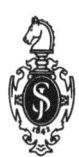

René Hojdeger, Anna Margarethe Faust

Homunculus-Pflegetherapie®

Taktil-haptisch und faci-oral

Springer-Verlag Wien GmbH

René Hojdeger
geb. 1971 in Graz
Dipl. psych. Gesundheits- und Krankenpfleger, Intensivpfleger
Landeskrankenhaus West in Graz

Mag. phil. Anna-Margarethe Faust
geb. 1950 in Halbenrain (Steiermark)
DGKS, Intensivschwester und Lehrerin für GuK

Unsere Kontaktadresse: e-mail: homunculus-pflegetherapie@chello.at

Das Werk ist urheberrechtlich geschützt.
Die dadurch begründeten Rechte, insbesondere die der Übersetzung, des Nachdruckes, der Entnahme von Abbildungen, der Funksendung, der Wiedergabe auf photomechanischem oder ähnlichem Wege und der Speicherung in Datenverarbeitungsanlagen, bleiben, auch bei nur auszugsweiser Verwertung, vorbehalten.

© 2004 Springer-Verlag Wien
Ursprünglich erschienen bei Springer-Verlag Wien New York 2004

springer.at

Die Wiedergabe von Gebrauchsnamen, Handelsnamen, Warenbezeichnungen usw. in diesem Buch berechtigt auch ohne besondere Kennzeichnung nicht zu der Annahme, daß solche Namen im Sinne der Warenzeichen- und Markenschutz-Gesetzgebung als frei zu betrachten wären und daher von jedermann benutzt werden dürfen.
Produkthaftung: Sämtliche Angaben in diesem Fachbuch/wissenschaftlichen Werk erfolgen trotz sorgfältiger Bearbeitung und Kontrolle ohne Gewähr. Insbesondere Angaben über Dosierungsanweisungen und Applikationsformen müssen vom jeweiligen Anwender im Einzelfall anhand anderer Literaturstellen auf ihre Richtigkeit überpüft werden. Eine Haftung des Autors oder des Verlages aus dem Inhalt dieses Werkes ist ausgeschlossen.

Satz: Belichtungsfertige Vorlage der Autoren

Gedruckt auf säurefreiem, chlorfrei gebleichtem Papier – TCF
SPIN: 10992197

Mit zahlreichen (teils farbigen) Abbildungen

Bibliografische Informationen der Deutschen Bibliothek
Die Deutsche Bibliothek verzeichnet diese Publikation in der Deutschen Nationalbibliografie; detaillierte bibliografische Daten sind im Internet über http://dnb.ddb.de abrufbar.

ISBN 978-3-211-21209-7   ISBN 978-3-7091-0593-1 (eBook)
DOI 10.1007/978-3-7091-0593-1

Geleitwort Pflege

Die anhaltende professionelle Weiterentwicklung der Pflege wird nicht zuletzt durch die zunehmende Zahl an fachspezifischer Literatur transparent. Die vorliegende Arbeit, in der eine Pflegetherapie vorgestellt wird, verweist auf das deutliche Bemühen von Pflegefachkräften, die gemeinsamen Ziele im Rahmen rehabilitativer Maßnahmen durch eigene therapeutische Konzepte und Methoden zu unterstützen. Mit der Homunculus-Pflegetherapie® liegt eine theoretisch und praktisch dokumentierte Pflegetherapie vor, die sich auf die pflegeberuflichen Qualitäten von Erfahrung und Beobachtung ebenso stützt wie auf Erkenntnisse aus anderen wissenschaftsorientierten Disziplinen. Gerade im Zusammenhang mit dem prozessualen Charakter einer Neurorehabilitation - ja der gesamten Pflege überhaupt - ist die Vernetzung aller ärztlichen, pflegerischen und therapeutischen Maßnahmen von größter Bedeutung. Eine Pflegetherapie, die von den physiologischen und psychologischen Erkenntnissen der Wahrnehmung, den afferenten und efferenten Nervenbahnen und der cerebralen Struktur sowie eines kortikal repräsentierten Körperschemas ausgeht und die Lernfähigkeit des Gehirns, so weit dies möglich ist, zu nutzen versucht, entspricht schon in ihrem theoretischen Ansatz den gehobenen Anforderungen, die an den Pflegeberuf im Rahmen der Neurorehabilitation gestellt sind. Zugleich erfüllt sie mit ihren ausschließlich pflegerischen Mitteln die Voraussetzungen, um innerhalb des Pflegeprozesses wie im Ausbildungsrahmen den gebührenden Platz zu finden. Im Zusammenhang mit der Anwendung von Pflegediagnosen sind Maßnahmen, wie die Homunculus-Pflegetherapie®, nicht nur theoretisch-logische sondern praktisch notwendige Folge. Mit Pflegetherapien dieser Art werden allgemeine Postulate, wie sie etwa von Dorothea Orem aufgestellt wurden, wonach sich Krankenpflege mit der kontinuierlichen therapeutischen Betreuung von Patienten befasst, in wünschenswerter Weise konkretisiert.

Wenn wir von einem allgemeinen Trend oder einer generellen Forderung ausgehen, wonach Pflege in der Lage sein soll, ihr Handeln wissenschaftlich zu begründen, so kann die Homunculus-Pflegetherapie® als gelungenes professionelles Bemühen gelten, diesem Kriterium zu entsprechen. Und jeder, der in der Pflegepraxis zum Wohle der Patienten tätig ist, weiß, wie schwierig es sein kann, über die Anforderungen des beruflichen Alltags hinaus für die professionelle Entwicklung beobachtend, forschend und systematisierend kreativ zu werden. Die erkennbaren Initiativen zu einer zunehmenden Akademisierung des Pflegeberufes lassen hoffen, dass dadurch in Zukunft die wissenschaftlich orientierten Pflegefachkräfte in neue Kooperationen eingebunden und in ihren Anstrengungen vermehrt unterstützt werden. Insgesamt zeigt der Pflegeberuf - hier mit der Homunculus-Pflegetherapie® -, dass er in Bewegung und auf gutem Wege ist.

Franz Allmer
Dipl. GuKP, akad. gepr. Pflegemanager
Präsident des BoeGK und Fachbuchautor
Neurologisches Krankenhaus Rosenhügel, Wien

Geleitwort Medizin

Die Vielzahl neurologischer, neurophysiologischer und psychischer Ausfallerscheinungen, die im Rahmen der Schädel-Hirn-Verletzungen, hypoxämischer Hirnschädigungen oder bei Schlaganfällen an ein und demselben Patienten auftreten können, erfordert, dass in der Rehabilitation solcher Patienten ein multiprofessionelles Team von Physio- und Ergotherapeuten, Logopäden, Neuropsychologen sowie speziell ausgebildetem Pflegepersonal unter der koordinierenden Leitung eines in der Neurorehabilitation erfahrenen Neurologen harmonisch mit- und ineinander arbeitet.

In diesem multiprofessionellen Team stellt die Pflege nicht nur die größte Berufsgruppe, sondern dem Pflegeteam fällt gerade in der Vorbereitung ebenso wie in der Frühphase der Neurorehabilitation eine zentrale Rolle zu.

In den letzten Jahrzehnten sind aufgrund der intensiven Bemühungen Patienten mit Hirnschädigungen bzw. auch Patienten im Wachkoma zu rehabilitieren, eine Reihe von ganzheitlichen Konzepten aus den verschiedensten Berufsgruppen entstanden, wobei die Wahrnehmungsförderung von entscheidender Bedeutung ist.

Beispielsweise zu nennen sind: Die Basale Stimulation® nach Andreas Fröhlich, das Affolter-Konzept, das Konzept der Wahrnehmungsförderung von Farouk Bouachba, aber auch das Kinästhetik-Konzept sowie das Bobath-Konzept zur Mobilisation von gelähmten Patienten. Sie alle sind primär aus der Beobachtung von Patienten entstanden und fanden erst im Laufe ihrer praktischen Durchsetzung ihre neurophysiologischen und neuropsychologischen Erklärungen. Grundlegend ist dabei, dass alle höheren (neuropsychologischen) Fähigkeiten wie Sprache und Sprechen, Denken, Erkennen, Handeln, Wahrnehmen etc. über äußere Anreize im Gehirn organisiert werden und bei Schädigungen desselben über die vorhandene Plastizität (Lernfähigkeit des Gehirns) durch therapeutische Maßnahmen mehr oder weniger wieder erworben werden können. Dabei ist die Wahrnehmung von zentraler Bedeutung. Philosophisch gesehen ist für mich das Leben Wahrnehmen, das sich stetig unbewegt durch Reflexion in Bewegung zur Freude erlebt (perpetuum mobile). Dieses Reflexionsprinzip lässt sich auch als Bauplan in allen äußeren sichtbaren Lebensformen finden.

Das Gehirn als Gedächtnisspeicher und Informationsfilter ist gleichsam unser Werkzeug zur Wahrnehmung. Die Qualität des Wahrnehmens bestimmt ganz entscheidend unser Verhalten, Erleben und Handeln.

Diejenige Wissenschaftsdisziplin, die den Zusammenhang zwischen Gehirnfunktion und Verhalten untersucht, wird heute Neuropsychologie genannt. Die Sensorik und damit das Wahrnehmen ist auch neurophysiologisch gesehen in der Steuerung (Kybernetik) der Körpermotorik durch sensomotorische Rückmeldekreise von entscheidender Bedeutung. Auch die Homunculus-Pflegetherapie® von René Hojdeger und Helmut Leitner ist eine somatosensorische pflegetherapeutische Maßnahme, die von der kortikalen Repräsentation des Körperschemas, der Körperteile und der Sinnesorgane ausgeht. Erfreulicherweise wurde sie in unserer Abteilung an der Arbeit mit unseren Patienten entwickelt.
Mag. Anna-Margarethe Faust hat ebenfalls als Fortbildungsreferentin lange in unserem Haus gewirkt und in diesem Buch einen bemerkenswerten neurophilosophischen, wissenschaftlichen und anthropologischen Rahmen über den menschlichen Homunkulus aus ganzheitlicher Sicht verfasst.
Für alle Berufsgruppen, die in der Neurorehabilitation tätig sind, stellt dieses Buch eine lesenswerte Bereicherung dar, da neben der Homunculus-Therapie sehr viel neuroanatomisches, neurophysiologisches und neurologisches Wissen über die Funktionsweise des Gehirns angeboten wird, das für das Verständnis von Wahrnehmungskonzepten von Bedeutung ist.
Diesem Buch ist daher eine weite Verbreitung zum Wohle der Patienten zu wünschen.

Prim. Dr. Hans-Werner Wege
Ärztlicher Leiter der neurologischen Abteilung
Landesnervenklinik Sigmund Freud, Graz

Vorwort

Im Mittelpunkt dieses Buches steht die Homunculus-Pflegetherapie®, deren theoretische Grundlage und praktische Anwendung vorgestellt werden. Die spezielle Pflegetherapie geht von der neurowissenschaftlichen Erkenntnis aus, dass Körperteile und Sinnesorgane in der Kortex des Gehirns neuronal repräsentiert sind und abgrenzbaren Regionen des Gehirns zugeordnet werden können. Die entsprechende graphische Darstellung dieser Hirnareale durch den Chirurgen und Wissenschaftler Wilder Penfield, der "Penfield-Homunkulus", gab daher den Anstoß, die therapeutische Pflegemethode *Homunculus-Pflegetherapie* zu nennen. Sie stützt und erschließt sich aus dem Wissen über die menschliche Wahrnehmung, die Nervenbahnen und die cerebralen Funktionen und Strukturen. Mittels Erkenntnissen aus neuropsychologischer und neurophysiologischer Forschung, sowie pflegeberuflicher Beobachtung und Erfahrung versteht sich die Therapie als Methode, um kranken und damit wahrnehmungsbeeinträchtigten Menschen zu helfen, ihre physiologisch-psychosomatische Integrität möglichst wieder zu erlangen oder zu erhalten. Ihre nicht-invasive, ja sanfte Methode, bei der das omnipräsente "Werkzeug" der Pflege, nämlich die Hände zum Einsatz kommt, ermöglicht ihre Anwendung auch bei Patienten, denen durch andere bewährte therapeutische Maßnahmen noch nicht oder nicht mehr geholfen werden kann. Ihre stimulierende Wirkung ist nicht auf neutrale Reize mit unbestimmter "Weckwirkung" ausgerichtet, sondern ganz konkret auf die Verbindung zwischen Körperzonen und Hirnarealen, über welche die Sinneswahrnehmung einer "bewegten Berührung", wie es die händische Anwendung der Homunculus-Pflegetherapie® taktil-haptisch und faci-oral ist, als konkrete Botschaft den ihr entsprechenden kortikalen Adressaten erreicht. In erster Linie soll mittels bewegter Hautberührung die Aufmerksamkeit gestärkt werden, die nötig ist, um innere und äußere Wahrnehmung zu ermöglichen, um zu erreichen, dass Körperschema (neuronal), Körperbild (objektiv) und Körpergefühl (subjektiv) von erkrankten oder verletzten Menschen möglichst wieder ins rechte Lot kommen. So einfach diese manuelle Therapie in ihrer Methode manchem auch erscheinen mag, so komplex ist der gesamte Zusammenhang, in dem sie steht. Daher ist dieses Buch in drei Teile gegliedert, die gemeinsam die Position der Homunculus-Pflegetherapie® als theoretisch und praktisch aufbereitete, wissenschaftlich orientierte, in den Pflegeprozess eingebundene und am kranken Menschen interessierte professionelle Methode deutlich machen sollen.

Der erste Teil mit der Bezeichnung *Intro*, der als Einführung zu verstehen ist, befasst sich mit Welt- und Menschenbild, mit Erkenntnisproblemen und -möglichkeiten, mit Wissenschaft und Wahrnehmung, also mit *Ausgangspunkten*, von denen her der Mensch individuell und gemeinsam sich und die Welt zu erschließen versucht. Die dabei formulierten Prinzipien, logischen Argumente, die Hypothesen und behaupteten Fakten bedienen sich sprachlicher Mittel, wodurch die Brauchbarkeit der verwendeten Begriffe und deren Definition auch für die Homunculus-Pflegetherapie® relevant sind. Deshalb wird in diesem Teil auf den Terminus der Ganzheitlichkeit ebenso eingegangen wie auf die Begriffe Homunkulus oder Therapie. Es wird versucht, Zufall und Notwendigkeit, Kausalität und Wechselwirkung zu definieren und letztere in der Verbindung zwischen Hand und Hirn aufzuzeigen. Die Bedeutung von Perioden, Zyklen und Rhythmen wird für die menschliche Wahrnehmung thematisch ebenso aufgegriffen, wie die dem Wahrnehmungsprozess zugeordnete Motorik und Sensorik. Insgesamt soll dieser Teil inhaltlich dem menschlichen Vermögen entsprechen und ist damit anthropologisch zu verstehen.

Der zweite Teil, der sich *Centro* nennt, beinhaltet die spezifischeren Grundlagen für die Entwicklung der Homunculus-Pflegetherapie®, die Erklärung und Beschreibung der Anwendung in Wort und Bild, die durch Fallbeispiele und Hinweise auf ergänzende pflegetherapeutische Maßnahmen, sowie Ansätze möglicher Erweiterung bzw. Weiterentwicklung der Homunculus-Therapie komplettiert wird, wie z.B. mit einer "thermoprovozierenden" Therapievariante.

Im dritten Teil, der sich *Conclusio* betitelt, sind wir bemüht, Konzept und Methode der Homunculus-Pflegetherapie® zu analysieren, wird versucht, den Anspruch an eine wissenschaftsorientiere Pflegetherapie (ja Pflege insgesamt) deutlich zu machen und möglichst gerecht zu werden. Dabei wird auf Fragen und Probleme hingewiesen, die sich aus dem Therapiekonzept, den wissenschaftlichen Erkenntnissen und Theorien ergeben. Wiederum geht es dabei um für die Therapie und den Pflegeberuf insgesamt relevante Begriffe, ihre Definition und die möglichen Konsequenzen daraus. Dabei wird die Homunculus-Pflegetherapie® in den größeren Rahmen des praxisorientierten Pflegeprozesses gestellt und mit bestehenden theoretischen Pflegemodellen in Verbindung gebracht. Für die Autoren ergibt sich aus alledem, dass Pflege einer ethischen Grundlage bedarf, und die daraus resultierende Berufsethik nur als integrative verstanden werden kann; eine Annahme, die in diesem dritten Teil ebenfalls näher erörtert wird.

Die gesamte Arbeit ist zu einem großen Teil von themen- oder fachspezifischer Literatur getragen, was den Vorteil hat, dass die geschätzte Leserin oder der geschätzte Leser bei entsprechendem Interesse auf diese zurückgreifen und sich näher mit der jeweiligen Thematik befassen kann. Die Autoren sind selbst keine Wissenschaftler, dennoch ist Pflegefachkräften zuzugestehen, dass sie aus den vorgestellten Untersuchungsergebnissen und Expertisen pflegerelevante Annahmen machen, Zusammenhänge herstellen und Schlüsse ziehen. Zugleich ist auf das banale Faktum hinzuweisen, dass nicht nur der Pflegeberuf, sondern auch die Wissenschaft insgesamt in Bewegung ist. Daher ist die Aktualität der zitierten oder einbezogenen Literatur an ihr jeweiliges Erscheinungsdatum gebunden. Für die Homunculus-Pflegetherapie® ergeben sich daraus aber keine negativen Konsequenzen, da sie selbst so konzipiert ist, dass sie für eine Weiterentwicklung offen bleibt. Die Therapie ist lehr- und erlernbar und grundsätzlich in den Pflegeprozess integrierbar. Die angeführte Literatur und die Erkenntnisprobleme der Wissenschaft, die sich aufgrund der Komplexität des Interessensgegenstandes und der damit verbundenen Phänomene ergeben, zeigen allerdings hohe theoretische Ansprüche und das erforderliche Engagement auf, das für Entwicklung, Umsetzung und Nachweis der Wirksamkeit nötig ist, um der Therapie die notwendige konzeptuelle und methodische Kraft zu verleihen.

Am Ende des Buches findet sich ein Bildnachweis und ein Namenregister, in dem alle Personen angeführt sind, die in den Texten Erwähnung finden. Auf ein Sachregister wurde aus Gründen der vielfältigen Positionen und themenspezifischen Teile verzichtet, da es zu schwierig erschien, entsprechende Prioritäten zu setzen.

Zusammengenommen verstehen sich die drei Teile als Ordnung, die dem Pflegeparadigma der Ganzheitlichkeit entspricht. Gesamtinhaltlich ist das Buch deshalb auf das ausgerichtet, was wir, die Autoren, als *rationale Empathie* bezeichnen, die wir für den Pflegeberuf als notwendig erachten. Wir meinen, dass nur in der Symbiose der menschlichen Eigenschaften von Emotion und Vernunft dem kranken Menschen, ja dem Menschen überhaupt, der nötige Respekt entgegengebracht werden kann, der ihm als biologischem, physiologisch-psychologischem, sozialem Wesen, mit individuellem und allgemeinem Geschichtsbewusstsein gerecht wird und dessen Integrität es zu wahren gilt; eine Aufgabe, die dem Pflegeberuf entspricht.

René Hojdeger
Anna-Margarethe Faust

Inhaltsverzeichnis

Danksagung ... XV

INTRO

Ausgangspunkte
Menschenbild ... 2
Wissenschaft ... 8
Ganzheitlichkeit ... 16
Homunkulus: Metapher, Analogie oder Homologie? ... 22
Zufall und Notwendigkeit, Kausalität und Wechselwirkung ... 28
Hand und Hirn, Hirn und Hand ... 36
Zeit und Perioden, Zyklen und Rhythmen ... 45
Der Prozess der Wahrnehmung: Sensorik ... 58
Der Prozess der Bewegung: Motorik ... 76
Therapie ... 98

CENTRO

Die Homunculus-Pflegetherapie® taktil-haptisch und faci-oral ... 113

Grundlagen von Kopf bis Fuß ... 114
Der kortikale Penfield-Homunkulus ... 114
Eigene Körpererfahrung als Anregung ... 116
Neuronale Plastizität ... 118
Probleme und Argumente zu Homunkulus und Plastizität ... 127
Tasten und Greifen, Bewegen und Wahrnehmen ... 130
Somatosensorische Wahrnehmung über die Haut ... 134
Der kortikale Adressat ... 138
Verbindungskomplexe und -faktoren ... 139
Sensible Bahnen ... 142
Ich-Bild, Körperschema, Körperbild und Körpergefühl ... 144
Somatosensorische Wahrnehmung von Kopf bis Fuß ... 147
Initialberührung ... 151
Annahmen und Konsequenzen ... 154
Die Therapie ... 156

Methode: taktil-haptisch ... 164
Die Durchführung der Homunculus-Pflegetherapie®: taktil-haptisch ... 164
Bildliche Darstellung und Erklärung der Homunculus-Pflegetherapie® ... 168
Thermorezeptoren: Temperatur und Empfinden ... 174
Chronischer Schmerz ... 175
Bildliche Darstellung vor und nach der Homunculus-Pflegetherapie® ... 176
Ergebnisse taktil-haptisch: Fallbeispiele ... 178
Das Problem der Kontrakturen ... 183
Die thermoprovozierende Pflegetherapie bei Kontrakturen ... 183
Versuchsergebnisse bei temperaturrelevantem Druck- und Berührungsreiz ... 184

Durchführung der thermoprovozierenden Pflegetherapie bei Kontrakturen 187
Ruhepausen mit Kuscheltier 191
Vorläufiges Resümee 192
Pathologische Beispiele 193
Kriterien einer neurofunktionellen Therapie 195
Grundlagen der Homunculus-Pflegetherapie®, faci-oral 198
Hygiene und Therapie 199
Die orofaziale Region: Muskel, Nerven, Sinneszellen 200
Vom Geruch in den Kortex 207
Vom Geschmack zum Gehirn 208
Bezüge zur faci-oralen Methode 209
Methode: faci-orale Gesichtswäsche 215
Durchführung 215
Faci-orale Gesichtswäsche: Praxis 1 - 7 218
Methode: faci-orale Gesichtsbehandlung 226
Faci-orale Gesichtsbehandlung: Praxis 1 - 12 231
Ergebnisse der Homunculus-Pflegetherapie® -
taktil-haptisch und faci-oral; Fallbeispiele 243
Ergebnisse Kopfwendebewegungen 259
Ergebnisse: Lagerungen 264
Ergebnisse: Ergänzungen und Kombinationen mit anderen Pflegekonzepten 276

CONCLUSIO
Analyse, Prozess, Ethik 281
Analyse; Definition, Abgrenzung und Ziel 282
Logik und Ontologie 283
Methode 284
Die Frage der "rationalen Empathie" 288
Fragen über Zusammenwirken, Integration, Wissenschaftlichkeit 292
Das Problem der Wirksamkeit 303
Die Frage nach der Plastizität 305
Mensch - Person - Patient 308
Ethik 315

Bildnachweise 328
Namenregister 329

Die Literaturangaben finden sich jeweils nach jedem abgeschlossenen Thema oder Kapitel.

Danksagung

In erster Linie gilt unser Dank den Patienten und ihren Familien, welche uns die Möglichkeit gaben, die Ausführungen über die Homunculus-Pflegetherapie® durch Fallbeispiele und Illustrationen zu ergänzen. In unserer Danksagung ist vor allem Herr DGKP Helmut Leitner als Partner der ersten Stunde und "Entwicklungshelfer" für das erste Konzept der Homunculus-Pflegetherapie® hervorzuheben. Und es gilt all jenen Kolleginnen und Kollegen aus Pflege, Physio-, Logo- und Ergotherapie, ja dem gesamten therapeutischen Team zu danken, die uns bei der Entwicklung der speziellen Therapie, ob sympathisierend, diskutierend oder praktisch, unterstützt haben. Frau Petra Bauer als Logopädin ist für ihre Beteiligung an der Entwicklung der faci-oralen Gesichtswäsche und Gesichtsbehandlung besonders zu danken. Hier ist nicht zuletzt auch Herr DGKP Johann Rannegger zu erwähnen, der unser Bemühen motivierend und fördernd unterstützte. Herr DGKP Bernhard Strini stellte sich dankenswerter Weise als Fotomodell für die Lagerungen zur Verfügung.

Dank gilt auch den Ärzten, für die Herr Primarius Hans-Werner Wege, OA Dr. Walter Kreuzig und Frau Ass. Dr. Maria Held hier genannt werden.

Bei all den Dankesworten soll nicht vergessen werden, wie wichtig für den Inhalt der vorliegenden Arbeit die Aus-, Fort- und Weiterbildung für uns war, und deshalb gilt auch den Fortbildungseinrichtungen der KAGes an dieser Stelle unsere Anerkennung.

Zu danken ist der Künstlerin Maria Spannring, die sich spontan bereit erklärte, uns ein themenbezogenes Bild zu malen und deren Kreation den Umschlag dieses Buches ziert.

Persönlich gilt unser größter Dank unseren Lebenspartnern, Frau Doris Niederl und Herrn Helmut Faust, die nicht nur unsere intensive "Freizeitgestaltung" tolerierten, sondern sich tatkräftig und hilfreich beteiligten. Besonders Herr Faust war für uns beim Verfassen der Texte wertvoller Berater bei der Literaturauswahl, in wissenschaftlichen und philosophischen, logischen und stilistischen Fragen und im Zusammenhang mit satz- und drucktechnischen Problemen der Experte. Insgesamt war das Zusammentreffen unseres "Vierer-Teams" ein absolut glückliches, das von Anfang an von gemeinsam erbrachtem Interesse, von Freude an der Sache und der nötigen Ausdauer geprägt war und in der Theorie und Praxis harmonierte. Vielen Dank an alle!

INTRO

Ausgangspunkte

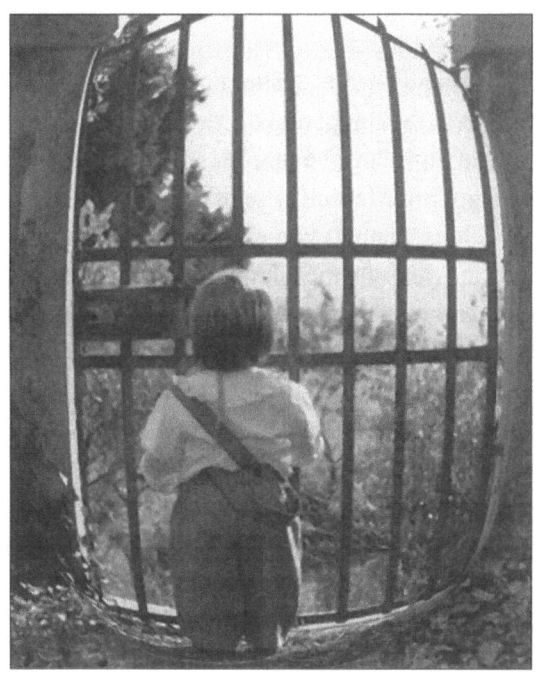

Ausgangspunkte

*"Der Mensch ist keine fertige Wirklichkeit,
vielmehr auch selbst Idee."*
Karl Jaspers

Menschenbild

Es scheint brauchbar, sich auch im Zusammenhang mit der Abhandlung einer Pflegetherapie mit dem Menschenbild zu befassen. So sehr wir uns nämlich in Alltag und Beruf unserer Haltungen und Handlungen gewiss sind und uns dabei an Gewohnheiten und Erfahrungen aus der Vergangenheit orientieren, so wenig ist uns dabei bewusst, dass all unser Denken und Handeln von einem Welt- und Menschenbild - meist dem aktuellen - beeinflusst ist. Zweitens hat sich das Interesse am Menschen seit Renaissance, Humanismus und Aufklärung ständig vermehrt und ihn zunehmend in den Mittelpunkt philosophischer Überlegungen und wissenschaftlicher Arbeiten gerückt. Der Mensch scheint überhaupt "Menschenbilder" für unentbehrlich zu halten, "da er ständig in und mit Bildern lebt".[1]
Bereits bei den weniger am Menschen selbst interessierten Griechen der Antike treffen wir auf ein "Menschenbild von erstaunlicher Würde".[2]
Allerdings weisen die Menschenbestimmungen zu allen Zeiten die dem Menschen selbst eigene Ambivalenz auf und sind nicht selten von einem Reduktionismus bestimmt, der weder einer "Idee" vom Menschen, noch einem faktischen Sein von Homo gerecht wird. Vom *homo faber* (Benjamin Franklin), *dem Tier, das lügen kann* (Arthur Schopenhauer), einem *manipulierten Automaten* (John B. Watson, Frederic B. Skinner), über *das Mängelwesen* (Arnold Gehlen) bis zum *Irrläufer der Evolution* (Arthur Koestler) reicht die Palette der Kriterien für die Bestimmung des Menschen, die oftmals durch ein "nur" eine weitere Einschränkung erfährt.[3]
Der Mensch, der sich und andere an der eigenen Lebenserfahrung misst, wird sehr leicht feststellen können, dass Menschen keine idealisierbaren Wesen sind, deren Geist sie über alles erhebt; ebensowenig kann sich der Mensch damit begnügen, bloß atomare Struktur, chemische Fabrik, Maschine oder von Trieben gesteuertes Tier zu sein. Sicher kann man Sir Charles Sherrington zustimmen,

wenn er meinte, dass "des Menschen Leben unter allem Leben am vollkommensten und stärksten an die Erde gebunden ist, weil die ganz und gar irdische Erfahrung des Lebens beim Menschen die vollkommenste und stärkste ist."[4] Der Mensch ist aber darüber hinaus in der Lage, Welten zu "denken", die seiner Erdgebundenheit nicht entsprechen, der Mensch hat Ideen; auch von sich selbst.

Wenn der Mensch sich als bloßes Naturobjekt betrachtet, wie dies in den Biowissenschaften geschieht, dann wird dabei ein "archimedischer Standpunkt" eingenommen, also einer ausserhalb der Welt, von dem aus man glaubt, über die Menschen und ihre Stellung in der Naturgeschichte reden zu können. "Damit soll nicht behauptet werden, es sei unsinnig oder gar unmöglich, den Menschen biowissenschaftlich zu beschreiben und bestimmte seiner Leistungen kausal zu erklären. ... Aber es wäre verfehlt, der naturwissenschaftlichen Beschreibung und Erklärung einen *Ausschließlichkeitsanspruch* zuzuerkennen."[5] So kann man zwar etwa in evolutionären und biologischen Erklärungen "die Leistung des Gewinnens und Speicherns von Information in die Definition einbeziehen, ebenso wie die strukturellen Mechanismen, die beides vollbringen", aber in dieser Definition wären die "spezifischen Eigenschaften und Leistungen nicht enthalten. Es fehlt in dieser Definition des Lebens ein essenzieller Teil, nämlich alles das, was menschliches Leben ausmacht, *geistiges* Leben. Es ist daher keine Übertreibung zu sagen, dass *das geistige Leben des Menschen eine neue Art von Leben sei.*"[6]

Dennoch werden immer wieder aus Einzeldisziplinen der Wissenschaft heraus Beiträge geliefert, welche unser Bild vom Menschen beeinflussen oder sogar bestimmen. Dabei unterliegen die wissenschaftlichen Disziplinen wiederum übergeordneten und veränderlichen Paradigmen oder Weltbildern. Jacqueline Fawcett hat eine der möglichen Einteilungen solcher Weltbilder getroffen: Sie nennt ein reaktives, ein reziprok-interaktives und ein simultan-aktives Weltbild, welche miteinander konkurrieren. Im *reaktiven Weltbild* ist demnach der Mensch ein bio-psycho-spirituelles Wesen, welches linear und kausal auf externe Umweltreize reagiert und Erkenntnis wird nur aus objektiven, quantifizierbaren Phänomenen gewonnen, die sich problemlos isolieren, definieren, beobachten und messen lassen. "Das *reziprok-interaktive Weltbild* stellt eine Synthese organischer, simultaner, totalitärer, dynamischer, statischer und interaktiv-integrativer Elemente dar." Der Mensch wird ganzheitlich und interagierend gesehen, der sich nicht auf seine einzelnen Teile reduzieren lässt und von seinem Wesen her aktiv ist; Erkenntnis gewinnt man durch empirische Beobachtung in methodisch kontrollierten Situationen, die Analyse erfolgt mittels statistischer Methoden. Im *simultan-aktiven Weltbild* werden organische, simultane, dynamische und einheitlich-transformative Elemente vereint. Menschen sind darin ganzheitliche, selbstbestimmte Wesen, deren Interaktion mit der Umwelt ein wechselseitiger, rhythmischer Prozess ist; wobei sich der Mensch kontinuierlich verändert. Persönliches Wissen und die Erkenntnis von Mustern stehen bei der Untersuchung im Vordergrund.[7]

Selbstverständlich lässt sich im reaktiven Weltbild ein Behaviorismus erkennen und nicht wenigen Menschen werden die beiden anderen Paradigmen "sympathischer" erscheinen und möglicherweise wahlweise brauchbar. Aber alle drei Weltbilder beinhalten Tücken, welche auf das jeweilige Menschenbild "abfärben", die beispielsweise in dem "selbstbestimmten Wesen" oder im induktiven oder introspektiven "persönlichen Wissen" stecken können.

Die Selbstbestimmung verweist auf die Eigenverantwortlichkeit des Menschen, der zu autonomen Entscheidungen fähig ist. Allerdings ist er dies nur zu gewissen Zeiten und nicht in jeder Lage. Autonomie ist ein angestrebtes Ideal, das immer wieder errungen werden muss; sie ist kein Zustand. Wenn man den Menschen in dieser Weise definiert, dann verliert er in der pränatalen Phase und frühen Kindheit ebenso an "Menschlichkeit", wie bei Krankheit und im Alter. In ethisch-rechtlicher Hinsicht wird der Mensch zur *Person* und nach der empirisch-rationalistischen Definition hat er sein Ende erreicht, wenn er die Fähigkeit zur selbstbestimmten Lebensentscheidung verloren hat. "In den meisten Hinsichten unterscheiden sich diese Menschen . . . nur unerheblich von behinderten Säuglingen. . . . es ist schwer einzusehen, warum man solche menschliche Wesen am Leben erhalten sollte, wenn ihr Leben insgesamt elend ist."[8]

Wenn man, wie es nach dieser Auffassung geschieht, der Potenz zum Person-Sein überhaupt keinen Eigenwert zugesteht, "dann müsste analog auch die Erziehung von Kindern durch Eltern und Pädagogen ebenso wie die Arbeit von Therapeuten ihren Sinn verlieren. Auch sie beruht auf der Überzeugung, dass ein Mensch Fähigkeiten entwickeln kann, die er aktuell noch nicht besitzt - und dass es sich deshalb lohnt, in seine Zukunft zu investieren."[9]

Es geht dabei um die alte aristotelische Scheidung von Person *in actu* und Person *in potentia*: "Ein Kleinkind oder ein Suchtkranker haben über einen bestimmten Zeitraum keine aktuelle Persönlichkeit (im Sinne der Selbstverfügbarkeit). Ein geistig dementer Patient wird diese aktuelle Verfügbarkeit auch nie mehr erlangen, er hat seine Würde aus der Vergangenheit. Eine Gesellschaft, die das Sterben und die Ohnmacht des Menschen nicht akzeptiert, tut sich allerdings schwer mit solch einer Würde, die der aktual handlungsfreudigen Person den Spiegel ihrer Existenz vor Augen hält."[10]

Gerade deshalb wird an anderer Stelle der Literat und Philosoph Jean-Paul Sartre genannt, "der in all seinen Werken sein Menschenbild, seine Anthropologie gerade von einem besonders schwachen, kranken, bösen oder verzweifelten Menschen aus aufbaut, weil er mit Recht davon ausgeht, dass die Konstruktion eines Menschenbildes vom Durchschnittsmenschen oder von einem idealen Menschen aus von vornherein die Minderwertigen - oder wie wir heute gleichbedeutend gern sagen: die Randständigen - ausklammern und aus dem Reich der Menschen in das Reich der Sachen verbannen würde."[11]

Problematisch kann auch der Erkenntnisgewinn durch persönliche Erfahrung sein. Es kommt zu endlosen induktiven Versuchreihen, welche durch Erfahrungswiederholung über einen längeren Zeitraum hinweg bestimmt sind. Selbstverständlich wird auf diese Weise gerade im Alltag Erfahrung, nicht zuletzt Lebenserfahrung gesammelt, ob daraus aber allgemein anwendbares Wissen oder bloß Vorurteile entstehen ist fraglich und hängt stark von den Fähigkeiten und Fertigkeiten des jeweiligen Menschen ab. Es fehlt die intersubjektive Überprüfbarkeit und häufig begegnet berechtigte Kritik an den Schlußfolgerungen der Intoleranz des von sich überzeugten Meisters. Persönliches Wissen muss in einem Rahmen erworben werden, in dem Erkenntnisse systematisierbar, organisierbar und damit lehrbar sind, sonst gleitet das Wissen in eine "esoterische Meisterschaft" ab, in der sich New-Age-Denker, Gurus, Schamanen, Propheten und auch Scharlatane versammeln.

Es gilt sowohl die durch Beobachtung und Erfahrung gewonnenen Erkenntnisse zu beachten ohne zugleich auf die objektiv-quantitativen Möglichkeiten zu verzichten. Wenn der Mensch sich Theorien von der Welt, ja von sich selbst macht, dann sollte er nicht einige seiner Eigenschaften und Fähigkeiten einfach weglassen, da er damit wiederum zu einem Welt- oder Menschenbild gelangt, welches unvollständig und in den Konsequenzen problembehaftet ist.

Eine mögliche Beschreibung des Menschen kann kein einfaches "Bild" sein, und die folgende Definition versteht sich nicht als mutwillige Zugabe zu den vielen bestehenden, sie versucht aber dem "Menschen" näher zu kommen als so manch anderer Entwurf. Der Mensch wäre demnach ein *evolutionär-biologisches, psycho-physisches, soziales Wesen mit Geschichtsbewusstsein*. Dies ist weder als ein "ist nur", noch als ausreichende Definition im Sinne von "umfassend" gemeint. Die menschlichen Eigenschaften werden als eine Art Fächer aufgefasst, der nicht immer gleich offen oder geschlossen ist, der aber stets den Perspektivenwechsel ermöglicht, um ihn von verschiedenen Seiten her zu betrachten. Bei all den mehr oder weniger gelungenen Versuchen, eine Beschreibung zu finden, die dem Menschen "gerecht" wird, sollten wir bescheiden bleiben; ob in unserer persönlichen privaten Existenz oder im Berufsleben; besonders gilt dies für Wissenschaftler und Intellektuelle.

"Natur (bzw. die wahre Konstitution eines Gegenstandes) liebt es, sich zu verbergen", meinte etwa 500 Jahre vor unserer Zeitrechnung Heraklit von Ephesus.[12]

Dies trifft wohl höchst aktuell auf die Probleme zu, wenn die Frage "Was ist der Mensch?" gestellt wird. Schon Martin Heidegger meinte: "Keine Zeit hat so viel und so Mannigfaltiges vom Menschen gewusst wie die heutige - aber keine Zeit wusste weniger, was der Mensch sei, als die heutige. Keiner Zeit ist der Mensch so fragwürdig geworden wie der unsrigen."[13]

Demnach gibt es in allen Bereichen noch viel zu tun, um dem Menschen und damit uns selbst gerechter zu werden.

Literatur und Hinweise

1 Eckhard Meinberg: "Das Menschenbild der modernen Erziehungswissenschaft." Darmstadt, 1988, S. 1

2 Johann Fischl: "Was ist der Mensch?" Graz, 1948, S. 10
z. B. Heraklit (535-475 v. Chr.): Der erste große Sinndeuter der Welt sah im Menschen einen heiligen Tempel, in dem der göttliche Logos wohnt, jenes heilige Gesetz, nach dem die ganze Welt regiert wird. Pythagoras oberstes Gebot hieß: Habe Ehrfurcht vor dir selber! Aristoteles sprach von der Würde des Menschen, weil er bis in die letzte Zelle seines Leibes durch die geistige und vernünftige Seele ("Entelechie") gestaltet worden ist.

3 Dazu z.B.: Konrad Liessmann, Gerhard Zenaty: "Vom Denken." Wien, 1996, S. 170ff

4 Charles Sherrington: "Körper und Geist. Der Mensch über seine Natur." Bremen, 1964, S. 231

5 Peter Janich, Michael Weingarten: "Wissenschaftstheorie der Biologie". München, 1999, S. 64f
Dazu: In der Beschreibung des Menschen als Gegenstand der Biowissenschaften kommt es zu einem Ausschluß all derjenigen Aspekte, die dem Menschen das Treiben von Biowissenschaften ermöglichen. "Als Wissenschaftler ist der Mensch Kulturwesen, gehört einer Handlungs- und Redegemeinschaft an und nimmt mit ihr einen historischen Ort in der Kulturgeschichte ein." S. 65

6 Konrad Lorenz: "Die Rückseite des Spiegels." München, 1997, S. 217

7 Jacqueline Fawcett: "Pflegemodelle im Überblick." Bern/Göttingen, 1996, S. 27ff

8 Peter Singer: "Praktische Ethik.", Stuttgart, 1994, o.S.

9 Regine Kather: "Was ist Leben? Philosophische Positionen und Perspektiven." Darmstadt, 2003, S. 211

10 Olaf Breidbach: "Die Materialisierung des Ichs. Zur Geschichte der Hirnforschung im 19. und 20. Jahrhundert." Frankfurt/M., 1997, S. 415f

11 Luc Ciompi/Hans-Peter Dauwalder: "Zeit und Psychiatrie." Bern, 1990, S. 212

12 Frgm. 51, Hippolytos *Ref.* IX, 9,2: zitiert bei G. S. Kirk/J.E. Raven/M. Schofield: "Die vorsokratischen Philosophen". Stuttgart/Weimar, 1994, S. 210

13 Martin Heidegger: zitiert bei Konrad Liesmann/Gerhard Zenaty: "Vom Denken." Wien, 1996, S. 170

Wissenschaft

"Wenn du ein wirklicher Wissenschaftler werden willst, denke wenigstens eine halbe Stunde am Tag das Gegenteil von dem, was deine Kollegen denken."
Albert Einstein [1]

Die Definition von Wissenschaft im weitesten Sinne des Wortes - wenn damit Natur- und Geisteswissenschaften sowie reine Logik und reine Mathematik gemeint sind - lautet: Wissenschaft ist "jede objektiv überprüfbare Untersuchung von Tatbeständen und die auf ihr beruhende systematische Beschreibung und - wenn möglich - Erklärung der untersuchten Tatbestände." In den Naturwissenschaften gibt es zusätzlich noch die Kriterien der intersubjektiven Kontrollmöglichkeit ihrer Thesen durch Beobachtung und Experiment, und dass ihre Thesen nicht nur einzelne, unwiederholbare Tatsachen betreffen, sondern auch allgemeine Gesetzmäßigkeiten, wodurch Prognosen möglich sind. Weiters kann sich die vorsystematische Darstellung von empirischen Tatsachen von ihrer Systematisierung durch eine Theorie formal und inhaltlich unterscheiden; dies kann auch in den sogenannten "beschreibenden" Wissenschaften der Fall sein.[2]
In dieser (stark gekürzten) Beschreibung von Wissenschaft liegt aber viel weniger Klarheit als mancher aus der Definition heraus vermuten könnte. Offensichtlich ist vor allem das Abgrenzungsproblem: Woran sind Wissenschaften von Nicht-Wissenschaften zu unterscheiden? In der Alltagssprache setzt man *Wissenschaft* mit Institutionen wie Ministerien, Hochschulen und Laboratorien ebenso in Verbindung wie mit entsprechenden Publikationen, die unter wissenschaftlicher oder zumindest populärwissenschaftlicher Literatur angeboten werden. Insgesamt gilt vielfach die Annahme: Dort wo Wissenschaft drauf steht, sei auch Wissenschaft drin. So falsch dies ist, so schwierig scheint es, entsprechend befriedigende Abgrenzungskriterien zwischen Alltagswissen und Wissenschaft zu finden, die sich nicht bloß in partikularen Unterschieden oder einem selbstgewählten Regelwerk erschöpfen. Einerseits könnte ein Ergebnis lauten, dass es bei Wissenschaft "um eine besondere Erkenntnisform mit Geltungsansprüchen auf Transsubjektivität und Universalität geht"; andererseits gilt diesem "Wissen" ein kritisches Augenmerk, ob nämlich dieser Anspruch auf Wissenschaftlichkeit auch als *gerechtfertigter* Anspruch erhoben werden kann.[3]

Wissenschaft wird schließlich von Menschen betrieben und erforscht, zumindest in der idealen Annahme für Menschen, um deren Probleme zu lösen. Die Frage nach der Abgrenzung von Wissenschaftlichkeit ist nicht die einzige, die in diesem Zusammenhang gestellt werden kann.

So kann etwa gefragt werden, was die Naturwissenschaften unter Natur verstehen, und es stellt sich heraus, dass sie, "wenn man ihren Aussagen Glauben schenken darf, keinen Begriff der Natur" haben, "und kein Student eines naturwissenschaftlichen Faches bekommt über den Begriff der Natur etwas zu hören." Es wird von der Grundannahme ausgegangen, dass es in der Natur nichts gibt, was sich der Mathematisierung entziehen könnte. Der Naturbegriff wird hier nicht aus einer Definition abgeleitet, sondern ist als die Gesamtheit jener Operationen zu bezeichnen, "die diese Wissenschaft voraussetzt, auf denen ihre Konsistenz beruht, und die sie bei ihren Theoriebildungen zugrundelegt."[4]

Natur- und Biowissenschaftler geben sich bei der Verwendungsweise des Wortes Natur recht unentschlossen. Einerseits sprechen sie vom Naturgesetzlichen als ihren Gegenstandsbereich, anderseits sind *"alle den Naturwissenschaften bekannten Sätze von Menschen gemachte Sätze"* (die von anderen Sätzen unterschieden werden).[5]

Im Gegensatz zum historisch-begrifflichen Durcheinander zum Begriff "Natur" unterscheidet die kluge Alltagssprache zwischen natürlichem Tod und künstlichen Zähnen, zwischen natürlichen und künstlichen Blumen und tradiert damit die alte aristotelische Unterscheidung. Wenn aber Wissenschaftler von der biologischen "Natur" des Menschen sprechen, dann geht es nicht um den *Naturgegenstand, sondern um den Gegenstand der naturwissenschaftlichen Disziplin.*

Nicht nur die Naturwissenschaften insgesamt, auch die Biologie selbst vermag ihren eigentlichen Gegenstand nicht zu definieren und es wird zugegeben: "Wir besitzen keine wissenschaftliche Definition des Lebens."[6]

So finden wir in Büchern oder Lexika zum Thema Biologie den Begriff "Leben" gar nicht, nur als Attribut oder im Zusammenhang mit Be- oder Umschreibungen. Dennoch scheinen sogar Molekulargenetiker ohne die Begriffe "Organismus" und "Leben" nicht auszukommen, bei denen es sich wohl um so genannte Reflexionstermini handelt, die zum Zwecke der Unterscheidung, Klassenbildung und Reflexion objektsprachlicher Ausdrücke verwendet werden.[7]

Begriffe spiegeln in den Wissenschaften nicht den Gegenstand des wissenschaftlichen Interesses, sondern dienen der Erklärung und Beschreibung und bilden oft die auffälligste Abgrenzung zu anderen Wissenschaftsdisziplinen.

Zusätzlich dienen Modelle der Erklärungsleistung, um durch Zugriff auf anschauliche, gut bekannte und begrifflich wie technisch beherrschte Zusammenhänge eine Erklärung beobachteter Sachverhalte zu geben, und neue Sachverhalte am Modell hypothetisch zu behaupten und zu vergleichen. Aber die gewählten Beispiels-Modelle bergen Gefahren. So hat die Anwendung des Maschinen-Modells auf das Lebendige die Biologen dazu verführt, "eines der am weitesten verbreiteten Charakteristika physiologischer Systeme einfach zu ignorieren: die Abhängigkeit von den an der Ausgangsposition herrschenden Lebensbedingungen." Dies gilt nicht für Maschinen, deren Funktionstüchtigkeit losgelöst ist von Erfindung und Entwicklung. "Daher muss ein Mechaniker nicht wissen, wie die Montagestraße einer Autofabrik funktioniert oder wie der Verbrennungsmotor erfunden wurde, um zu verstehen, wozu ein Auto eine Benzinpumpe besitzt. Aber ein Biologe ist kein Mechaniker."[8]

"Der große Populationsgenetiker Theodosius Dobzhansky stellte fest: ‚Nichts in der Biologie ergibt einen Sinn, außer im Lichte der Evolution.'" Dazu kommt hier noch die Eigenzeit des einzelnen Organismus, also dessen spezielle Geschichte; und - nicht zu vergessen - die Geschichte der Biologie selbst, die es zu verstehen gilt.[9]

Nicht nur die Biologie, sondern beispielsweise Psychologie oder Neurowissenschaften sind vom "Modell-Problem" betroffen. Darauf verweist auch Alexander Lurija, der aus den Erfahrungen in russischen Rehabilitationskliniken zur Basis für Neuropsychologie und Neurolinguistik einen wesentlichen Beitrag leistete: "Viele Forscher geben sich dem Glauben hin, die Beobachtung realen Verhaltens ließe sich durch Computersimulationen oder durch mathematische Modelle ersetzen." Und dahinter verbirgt sich für ihn die große Gefahr, die Realität der bewussten menschlichen Tätigkeit durch mechanische Modelle zu ersetzen.[10]

Hier handelt es sich aber nicht um *Modelle von etwas*, sondern *für etwas!* So ist das Herz keine Pumpe und ein Modell des Sonnensystems entspricht keiner unmittelbaren Beobachtung, sondern wird aus den ungezählten Beobachtungen "rekonstruiert". Wir sind derart vertraut mit Abbildungen "oder sogar kunstvollen astronomischen Antiquitäten (mechanischen Modellen), dass wir glauben, sozusagen das Sonnensystem als Beobachter von außen, ‚als Ganzes' anschauen zu können.[11] Von diesem falschen Verständnis über das Verhältnis zwischen Modell und Realität ist nicht bloß der Alltagsverstand, sondern der des Wissenschaftlers ebenfalls betroffen.

Zwei der Hauptprobleme und zugleich eines Ansatzes zur Kritik wissenschaftlicher Hypothesen, Theorien und Postulate sind logischer und ontologischer Art. So kann eine Hypothese auch dann in sich logisch konsistent sein, wenn sie von falschen Prämissen, also von falschen Vorannahmen ausgeht. Märchen oder Sagen weisen meist eine solche Struktur auf. Der blonde, etwas naive Held der Nibelungensage, Siegfried, tötet einen Drachen, badet in dessen Blut, wodurch seine Haut unverwundbar wird. Leider fällt, von ihm unbemerkt, das Blatt eines Baumes zwischen seine Schulterblätter und verhindert an dieser einzigen Stelle seines Körpers diesen Schutz. Seine ebenso naive Freundin Krimhilde verrät dieses Geheimnis an Siegfrieds Widersacher, den finsteren Hagen, der diese Information nutzt, um während einer Jagd sich seines Rivalen durch einen gezielten Speerwurf zu entledigen und das ganze als Jagdunfall zu tarnen. Die Geschichte weist eine logische Konsistenz auf, die Folgerungen sind plausibel, aber die Annahmen sind falsch. Es gab zur Zeit der Nibelungen keine Drachen und wenn, dann gibt es keinen Hinweis auf den "Schutzfaktor" mittels "Blutbad". Die Sage hat ein ontologisches Problem; das "Sein" des Drachen und der Wirkung dessen Blutes kann nicht nachgewiesen werden. Dieses Problem gilt nicht nur für Sagen, sondern findet sich auch in wissenschaftlichen Expertisen.

Umgekehrt hat etwa die sogenannte *monistische Emergenztheorie*, wonach Seele und Geist aus passenden stofflichen Bedingungen als deren eigene zusätzliche Seinsmodalitäten aus der Natur selbst hervorgegangen sind; eine strikt immanente Herkunft. Zwar hat demnach die neue "Stufe" die Kraft, die Unterlage, aus der sie hervorgegangen ist, zumindest mitzubestimmen; zugleich aber kam das Neue nur dem Vorherigen hinzu, ohne es zu verändern. "Eine bloße Qualität könnte dies tun, aber sie müsste kausal unschuldig sein, das heißt, sie dürfte trotz der neuartigen Wirkungsformen (einschließlich ihrer selbst), in denen das komplexe Kausalgefüge im Unterbau sich nun ausdrückt, nicht selber Faktor in diesem Gefüge werden. Nur neue Wirkungsstrukturen, nicht neue Wirkungen kann diese Theorie erklären."[12]

Im Zusammenhang mit dem menschlichen Bewusstsein mündet eine so aufgefasste Emergenztheorie in einen psychophysischen Parallelismus oder Epiphänomalismus.

In letzterem Fall wäre menschliches Bewusstsein eine bloße Begleiterscheinung physiologischer Prozesse, wobei evolutionstheoretisch Bewusstsein aus der Materie als "Neben- oder Abfallprodukt" entstanden ist, und zwar nicht im aristotelischen Sinne eines Planes, welcher der sich auf ein Ziel hin entwickelnden

Natur zugrundeliegt, sondern per Zufall. Das logische Problem liegt bei der als "stark" bezeichneten monistischen Emergenztheorie darin, dass eine "hierarchisch höhere Schicht (z.b. das menschliche Bewusstsein) Eigenschaften hat, die durch keinerlei zwischenschichtige Koppelungsgesetze aus hierarchisch tieferen Schichten erklärbar sind.[13]

Der *psychophysische Parallelismus* behauptet ein Parallelgehen von zwei Ereignisketten, die grundsätzlich in keinem logischen Zusammenhang miteinander stehen. "Niemand bestreitet", so meinte der Nobelpreisträger Konrad Lorenz dazu, "dass alle Erlebnisvorgänge von einem nervenphysiologischen Geschehen begleitet sind, doch lässt sich dieser Satz keineswegs umkehren." Oder anders gesagt: "Es gibt nervenphysiologische Vorgänge ohne psychisches Korrelat, und es gibt umgekehrt subjektive Vorgänge, deren physiologische Entsprechung nicht nachweisbar ist."[14]

Um es formallogisch auszudrücken: Wenn A dann B, aber wenn B dann nicht automatisch A. Wenn es regnet, dann wird die Straße nass; aber wenn die Straße nass ist, muss es nicht regnen oder geregnet haben. Sowohl Epiphänomenalismus wie psychophysischer Parallelismus haben weniger ein ontologisches denn ein logisches Problem.

Eine weiteres szientistisches Fangeisen zeigt sich in dem, was man *ontologischen Reduktionismus* nennt. "Der Mensch ist ein Säugetier aus der Ordnung der Primaten" ist ebenso offensichtlich richtig wie die Aussage, der Mensch sei "eigentlich nichts anderes als ein solches", offensichtlich falsch ist.[15]

Dies führt uns geradewegs zu dem von vielen und oft zu Recht skeptisch betrachteten *Reduktionismus* in den Naturwissenschaften. Einerseits stellt die Wissenschaft oft lieber Fragen, von denen sie meint, sie könne sie beantworten, da sie in das herrschende oder tradierte Paradigma der jeweiligen Disziplin und zu den vorhandenen Theorien und Methoden passen; oder aber die Fragen sind "zeitgemäß", werden ideel und finanziell unterstützt und genießen mediale Aufmerksamkeit. Andererseits kommt es nicht bloß zu einer begrifflichen Reduktion, also einer Zurückführung von Begriffen auf Grundbegriffe, sondern zum Methodenreduktionismus ebenso wie zum tradierten, durch große Anstrengungen sehr erfolgreiche Reduktionismus, der bis hin zu einer Ideologie "auswachsen" kann. So wirft der Biologe Steven Rose dem neurogenetischen Determinismus eine fehlerhafte Reduktion vor, welche durch Reifikation (Verdinglichung), willkürliche Zusammenführung, unzulässige Quantifizierung, den unerschütterlichen Glauben an eine statistisch abgesicherte Normalität, fehlerbe-

haftete Lokalisation, falsch verstandene Kausalität, dichotome Kategorisierung in genetische und umweltbedingte Ursachen und der Verwechslung von Metapher und Homologie enstehen würde.[16]
Eine wahre Kaskade an möglichen Kritikpunkten, die aufgrund immer wieder erkennbarer Fehler des Reduktionismus durchaus zu beachten sind.
Es geht auch hier um Emergenz, die aber als *schwache Emergenz* bezeichnet wird. Neurobiologen werden in ihrer Ausbildung mit einer Lektion über das Farbenmischen konfrontiert, wobei eine emergente Eigenschaft zu Tage tritt, welche als etwas Neues aus einer Ansammlung der Teile hervorgeht und nicht sinnvoll auf diese Teile reduziert werden kann. Gewöhnlich, so der Neurophysiologe Calvin, vergessen die Studenten diese Erfahrung meist.[17]
Daher ist das "Neue", welches als neues Ganzes erscheint oder dem Ganzen eine neue, unabziehbare und unverwechselbare Eigenschaft verleiht, mehr, als sich aus den Bestandteilen ableiten lässt. "Emergente Eigenschaften setzen zumindest einem ontologischen Reduktionismus praktische Grenzen."[18]
Dazu gesellt sich noch die Frage nach den Mitteln. Sicherlich sind neue Technologien mit ein Garant für wissenschaftliche Entwicklung; dennoch - so der Neurowissenschaftler Vilaynur Ramachandran - "können mangelnde Mittel und Beschränktheit der Ausrüstung manchmal förderlich und nicht hinderlich sein, weil sie uns zwingen, erfinderisch zu sein."[19]
Beobachtung und Beschreibung weisen ebenfalls Mängel auf, da sie zu Pseudoerklärungen verführen können. Diese Gefahr drohe einer wirklich wissenschaftlichen Beobachtung nicht, so Alexander Lurija, denn sie erfasst nicht nur Einzelfakten; "ihr Ziel besteht darin, ihre Objekte aus so vielen Perspektiven wie möglich zu betrachten. Es geht darum, ein Objekt oder ein Ereignis nicht isoliert, sondern in seinen Beziehungen zu anderen Objekten oder Ereignissen zu verstehen."[20]
Deshalb muss das Phänomen oder Objekt des Interesses, wie mancher vielleicht zweifelnd einwendet, keineswegs aus den Augen verloren werden. Es entsteht daraus kein Relativismus, in dem Wahrheit und Gewissheit vermengt wird, da wir die Wahrheit nicht kennen und die Gewissheit immer graduell zu verstehen ist; also mehr oder weniger sicher ist.[21]
Relativ ist immer nur der jeweilige Standort, von dem aus ein Problem erkannt und behandelt wird. Dies gilt vor allem für den falsch verstandenen Begriff des "Fortschritts", wonach früher Gedachtes falsch und heute Gedachtes wahr sei, weil ersteres dem heute Gedachten widerspricht. Hinter dem Beispiel eines Spa-

zierganges auf einen Berg, der sich über einer Stadt erhebt, steht ein passendes Beispiel: Der Wanderer bekommt auf jeder Station des Weges von der Stadt ein anderes Bild; manchmal entzieht sie sich sogar seinem Blick. "Würden wir die Aussagen miteinander vergleichen, in denen wir die verschiedenen Bilder beschreiben, und würden wir diese Bilder ohne Rücksicht auf den Standort, von dem aus sie jeweils gewonnen würden, nebeneinanderstellen, so würde sich ergeben, dass sie einander widersprechen." (Es sind dennoch die Bilder von ein und derselben Stadt)[22]

Diese Analogie führt uns geradewegs zum Problem, welches interdisziplinäre Wissenschaft behindert. Ein Physiologe versteht den Psychologen nicht und umgekehrt. Beide behaupten den jeweiligen Standpunkt des anderen als "inkommensurabel" mit dem eigenen; ihre Ansichten erscheinen als unvereinbar und widersprüchlich. Dabei wird in der Wissenschaftspraxis nicht selten übersehen, dass der jeweilige Wissenschaftler in seiner Disziplin nur einen anderen Standort einnimmt; sein "Gegenstand" ist jedoch ein und derselbe.

Und noch etwas wird von Wissenschaftlern oftmals übersehen, wenn sie "objektive" Erklärungen verfassen, die ebenso einmalig wie unwiderruflich sind: Erklärungen ereignen sich "im Verstehen des Beobachters und sind selbst Erfahrungen, durch die der Beobachter sich selbst sozusagen von außen betrachtet, indem er in der Sprache operiert und mit dem, was er oder sie sieht, interagiert." Wissenschaft gilt noch immer als die höchste Form der Erkenntnis. Im Prinzip aber sind alle Erfahrungen, "die die Beobachter haben können, früher oder später wissenschaftlich" erklärbar.[23]

Damit wird nicht behauptet, wissenschaftliche Aussagen seien beliebig relativierbar, sondern festgestellt, dass der "Standort" des Wissenschaftlers historisch, fachlich und persönlich immer ein relativer ist.

Vor diesem kritischen Hintergrund gegenüber Reduktionismus, Relativismus und anderen möglichen Mängeln im Wissenschaftsbetrieb ist die Forderung nach Ganzheitlichkeit in der Wissenschaft zu betrachten. "Hinter dem sehr berechtigten Anliegen der Holisten, dass wir das System als Ganzes betrachten müssen, steckt auch die Befürchtung, dass dem Reduktionismus nicht so sehr daran gelegen ist, nur zu erklären, sondern vielmehr wegzuerklären; dass mit der Reduzierung der Menschen auf eine Ansammlung funktionierender Teile auch ihre Menschlichkeit in einem gewissen Maße reduziert wird. Diese Befürchtung ist durchaus von Belang, und man sollte ihr mit Respekt begegnen."[24]

Ausgangspunkte: Wissenschaft

Literatur und Hinweise

1 Albert Einstein: zitiert in Federico DiTrocchio: "Newtons Koffer." Frankfurt/M.., 1998, S. 13

2 St. Körner: in Josef Speck (Hg.): "Handbuch wissenschaftstheoretischer Begriffe" Göttingen, 1980, Band 3 (R-Z) S.726f

3/5/7/11 Peter Janich/Michael Weingarten: "Wissenschaftstheorie der Biologie." München, 1999, S. 21ff, S. 70, S. 121f und S. 88f

4/22 Georg Picht: "Der Begriff der Natur und seine Geschichte." Stuttgart, 3. Aufl., 1993, S. 199ff und S. 27

6 Erwin Chargaff: "Brevier der Ahnungen." Stuttgart, 2002, S. 22

8 Richard Lewontin: "Die Dreifachhelix." Berlin/Heidelberg, 2002, S. 86f

9/16 Steven Rose: "Darwins gefährliche Erben." München, 2000, S. 31, S. 296

10/20 Alexander R. Lurija: "Romantische Wissenschaft." Reinbek bei Hamburg, 1993, S. 179 und S. 181

12 Hans Jonas: "Das Prinzip Verantwortung." Frankfurt/M., 1979, S. 126f

13 Regine Kather: "Was ist Leben. Philosophische Positionen und Perspektiven." Darmstadt, 2003, S. 93

14 Konrad Lorenz: "Der Abbau des Menschlichen." München, 6. Aufl., 1995, S. 109f
15 Dazu: Der Biologe Julian Huxley (bezeichnete solche Fehler als "nothing-else-buttery".

17 William H. Calvin: "Die Symphonie des Denkens." München, 1995, S. 153

18 Regine Kather: "Was ist Leben. Philosophische Positionen und Perspektiven." Darmstadt, 2003, S. 94

19 Vilaynur Ramachandran/Sandra Blakeslee: "Die blinde Frau, die sehen kann." Reinbek bei Hamburg, 2001, S. 415

21 vgl. Karl R. Popper: "Auf der Suche nach einer besseren Welt." München, 1984, S. 14

23 Humberto Maturana: "Biologie der Realität." Frankfurt/M., 1998, S. 13

24 Steven Rose in W.H. Calvin: "Die Symphonie des Denkens." München, 1995, S. 131

Ganzheitlichkeit

Die Sorge, die sich die Öffentlichkeit heute wegen der Wissenschaft macht, beruht zum großen Teil auf der Befürchtung, dass wir über der endlosen obsessiven Beschäftigung mit den Teilen das Ganze übersehen können.
Lewis Thomas, Arzt und Essayist[1]

Der Begriff der Ganzheitlichkeit wird immer wieder als Ausdruck besonderer Aufmerksamkeit um ein geradezu schutzbedürftig erscheinendes "Ganzes" verwendet. Ganzheit ist eine Idee, und als solche durchaus ein Gegenstand von Erkenntnis. Allgemein spricht man von Ganzem, wenn mehrere Teile so miteinander verbunden sind, dass sie zusammen eine Einheit (das Ganze) bilden. Ganzheit bedeutet demnach mehr als die Summe seiner Teile (Aristoteles); sie wird als die Struktur bzw. der Strukturzusammenhang einer Mannigfaltigkeit betrachtet; als ein Gefüge, das die einzelnen Teile ordnet und gliedert. Der einzelne Teil kann nur aus dem Ganzen heraus verstanden werden; die Teile erhalten ihren Teilcharakter nur aus dem Ganzen heraus. Dies schließt nicht aus, dass sie unter anderen Gesichtspunkten bzw. Umständen ihren Eigenwert behalten.[2]
Die ganzheitliche Betrachtungsweise wird auch Holismus genannt und ist im engeren Sinne eine von J. C. Smuts eingeführte philosophisch-naturwissenschaftliche Konzeption, derzufolge alle Bereiche der Wirklichkeit eine einheitliche Ganzheit bilden. "Der Holismus ist von J. S. Haldane in der theoretischen Biologie und von A. Meyer-Abich philosophisch begründet worden"; er hat in der Folge z.B. auch Eingang in die Sozialwissenschaften gefunden.[3]
Dieser Holismus ist der entgegengesetzte Ansatz zum beharrlich fortbestehenden Reduktionismus und holistische Elemente finden sich auch im Denken der "Umweltschutzbewegung". Ein extremes Holismus-Beispiel ist die "Gaia"-Hypothese, nach der die Biosphäre, Atmosphäre und Geosphäre eine Gesamtheit formen, die ein Rückkoppelungs- oder Kybernetiksystem ausbilden, das eine für das Leben optimale physikalische und chemische Umwelt ermöglicht.[4]
Genau genommen greift die holistische Theorie auf das ältere wissenschaftliche Weltbild zurück, in dem versucht wird "von der Ganzheit her den Sinn der einzelnen Teile der Welt zu begreifen. Während im neueren auf einem anderen Weg der Blick auf kleinste Teile, auf die Atome gerichtet wird, um von hier aus die Welt als ungeheure Anhäufung dieser Partikel zu verstehen.[5]

Der Holismus versteht sich daher nicht als eine atomistisch-mechanistische Theorie, sondern als eine "organische". Daher werden Ganzheitlichkeit und Reduktionismus besonders in den Disziplinen der Biowissenschaften häufiger diskutiert als etwa in der Physik oder der Chemie.
Ungeachtet der immer wieder gestellten Forderung innerhalb der Biologie, wonach diese einen erkenntnistheoretischen Pluralismus brauche, hat sich dieses Wissenschaftsgebiet so entwickelt, "dass überdurchschnittlich viel Wert auf reduktionistische Formen der Erklärung gelegt wird, so als seien sie irgendwie die fundamentaleren, die ‚richtig wissenschaftlichen'."[6]
Damit wird allerdings keine Alternative in Form des Holismus gefordert, sondern auf die Problematik des Reduktionismus verwiesen, der sich nicht zuletzt dem Perspektivenwechsel in den Fragestellungen entzieht. In seiner extremen Form ist nämlich der Holismus in der Biologie (und nicht nur in ihr) als Grundlage von Studien wenig geeignet und dies trotz der berechtigten, rein methodischen Kritik am Reduktionismus, wonach wir die Welt verstehen und verändern könnten, wenn wir sie in Einzelteile zergliedern; dieses Vorgehen ist aus historischer Erfahrung heraus falsch. Aber im Unterschied zur holistischen Ansicht ist nicht alles mit allem in der Welt verbunden.
"Die Welt ist in nahezu unabhängige Subsysteme unterteilt. Innerhalb der Subsysteme herrschen vielfältige Interaktionen, zwischen ihnen jedoch sind keine Interaktionen messbar."[7]
Hier könnte man die Auffassung des ungarischen Journalisten und Schriftstellers Arthur Koestler einfügen, der den Begriff *Holon* prägte, wonach die ontologische Einheit des Universums nicht aus einer Pyramide mit vielen Ebenen, sondern aus einer Hierarchie von "Holonnestern" bestehen würde (aus Subsystemen, könnte man sagen). Ein lebender Organismus etwa ist in seinen körperlichen Aspekten eine Ganzheit, "bestehend aus ‚Sub-Ganzheiten' wie dem Blutkreislaufsystem, dem Verdauungssystem usw., die sich wiederum in Sub-Ganzheiten einer niedrigeren Ordnung, zum Beispiel in die verschiedenen Organe und Gewebe zerlegen lassen - und so fort bis zu den einzelnen Zellen und den Organellen in den Zellen." (Das Ganze ist demnach eine *Holarchie*.)[8]
Jedes *Holon,* jeder "Teil" muss ein Teil von irgendwas sein. Es kann keine Teile geben ohne Ganzes. Aufgrund der hierarchischen Struktur von Funktionen und der Vielfalt der unterteilenden Reaktionswege können biologische Systeme also nur in Einzelteile zergliedert werden, nachdem ihr "Ganzes" in geeigneter Weise definiert wurde."[9]

Der Vorsokratiker Heraklit hat diese Feststellung eines Evolutionsbiologen als allgemeingültiges Prinzip formuliert, wonach es keine Einheit ohne Vielheit gäbe und keine Vielheit ohne Einheit. Von "Teilen" zu sprechen, hätte demnach keinen Sinn, wenn es ein "Ganzes" nicht gäbe. Wie es wohl keinen Sinn macht ein nihilistisches bloßes "Nichts" zu postulieren, wenn dem nicht "Etwas" gegenüberstünde. Zugleich sind die Teile nicht verallgemeinernd mit *kleiner*, und das Ganze mit *größer* zu behaupten oder gar so etwas wie eine "objektive Größe" anzunehmen. Aristotels hat schon darauf hingewiesen, dass die "Atome" nicht der "Stoff" sein können, aus dem die Welt sich zusammensetzt, da sie selbst schon eine "Form" haben. Und die Behauptung eines weiteren griechischen Denkers, Anaxagoras, wonach es "keinen kleinsten Teil des Kleinen, sondern immer einen kleineren" und vom Großen immer etwas größeres gäbe, konnte bis heute nicht widerlegt werden.[10]

Während im Reduktionismus das Mikroskopische als Basis der Erklärung dienen soll ist es im Holismus die absolute Größe. In der zum Thema besonders relevanten Biologie, die sich heute explizit als Wissenschaft von Systemen mit dynamischer Stabilität versteht, geht es nicht um den bloßen Stoff, sondern um sein geordnetes Gefüge und damit um die Form. Ein Lebewesen ist demnach zwar auf den Stoff angewiesen und auf das Vorhandene abgestimmt; zugleich aber nicht in seiner Form davon konstituiert.[11]

In den Disziplinen der Biologie hat dabei der Begriff des *lebenden Systems* "den traditionellen Begriff des ‚Organismus' ersetzt oder wird weitgehend sinngleich verwendet.[12]

Vom Begründer der Systemtheorie, Ludwig von Bertalanffy, werden die Erscheinungen in den Organismen als zum großen Teil "ganzheitlich" oder "systemerhaltend" bezeichnet.[13] "Die Erkenntnis der ganzheitlichen Ordnung in organismischen Systemen kann daher durch die Analyse der kausalen Zusammenhänge zwischen einzelnen Teilen des Organismus und zwischen dem Organismus und der Umwelt nicht ersetzt werden."[14]

Daher kann im "Gegensatz zu einfachen, physikalischen Systemen, wie zum Beispiel dem sonnenumkreisenden Planetensystem ... bei biologischen Systemen das Ganze nicht aufgrund des Raumes, den sie einnehmen, definiert werden, sondern muss aufgrund von Funktionen und aufgrund von Reaktionswegen bestimmt werden."[15]

Zugleich müssten System wie Subsystem aber durch Grenzen von Form und Funktion erkennbar und bestimmbar sein. Mit den keinesfalls genau definierten

Begriffen von Genotyp (heute Genom genannt, wenn man die Summe aller Gene eines speziellen Organismus meint) und Phänotyp wurde und wird ein derartiger Abgrenzungsversuch unternommen. Dabei wurde der Begriff *Phänotyp*, mit dem man sich auf einige Merkmale eines Organismus bezieht - Haarfarbe, Körpergestalt, charakteristisches Verhaltensmuster oder Gangart - in einigen Fällen sogar auf Aspekte der äußeren Umgebung ausgeweitet, wie es der Evolutionsbiologe Richard Dawkins tut, der etwa den Damm, den ein Biber baut, als Teil dessen Phänotyps versteht.[16]

Diese Definition einer "Systemgrenze" führt entweder in die Theorie des Marxismus, wonach das "Milieu" zum bestimmenden Faktor wird; oder es kommt zu einem Relativismus, wenn es um Begründungen im Zusammenhang mit Eigenschaften eines Organismus kommt, da dieses "System" von seiner Umwelt nicht mehr abgrenzbar ist. Um die Grenzen eines Organismus zu erkennen, bedarf es keiner philosophischen oder wissenschaftlichen Instruktion. Wir verstehen uns selbst (und wahrscheinlich Richard Dawkins sich auch) als kohärentes Ganzes, wie wir auch eine solche Einheit bei anderen erkennen; nicht nur bei Menschen, sondern ebenso bei Hunden, Fröschen, Bäumen und Pilzen. Jedes Lebewesen - ob Amöbe oder Blauwal - "existiert als dreidimensionales Wesen, das ein definiertes Volumen innerhalb seiner Umgebung einnimmt. Jedes besitzt eine erkennbare äußere Struktur sowie innere Merkmale und eine bestimmte Organisation."[17]

Dazu kommt noch, dass den drei Dimensionen bei der Beschreibung eines Organismus eine vierte, nämlich die Zeit, hinzugefügt werden muss. Nicht zuletzt dadurch bilden "lebende Systeme" als Einheit eine dynamische Entität, als System innerlich heterogen mit offener Struktur, welche durch den charakteristischen Austausch zwischen Innen und Außen sichtbar wird.[18]

Das Problem der Abgrenzung im Zusammenhang mit Systemen betrifft einerseits umfassendere Systemmodelle, wie etwa in der "Gaia-Hypothese" oder die der Frage nach den Grenzen eines ökologischen Systems: wo hört der Regenwald auf und wo beginnt ein anderes System? Dabei kann der Regenwald bereits als Subsystem verstanden werden und gerade hierin besteht auch das Problem der Wissenschaften, nämlich die Grenzen der Subsysteme aufzuspüren und festzulegen.

Die Entität - wenn sie sich auf den Menschen bezieht - spiegelt sich in verschiedenen Erscheinungsweisen, in denen die Einheit und damit das *Ganze* ihre Bestätigung findet. Vom Fingerabdruck bis zum *Genetischen Code,* in allen phy-

sischen Merkmalen, in den vielfältigen Formen von Verhalten und Ausdruck, werden Individualität und Einheit beim Menschen sichtbar.
Dabei kommen den der Integration dienenden *Subsystemen* unterschiedliche Aufgaben und Bedeutungen zu. So trägt die chemische Integration mittels chemischer Botschaften zwar angemessen etwa zum Stoffwechsel des menschlichen Organismus bei, "aber sie verleiht nicht genügend rasche Koordination jenen ‚Akten externer Beziehung', wie Physiologen sie zu nennen pflegen." Hier ist eine andere Weise der Integration erforderlich. "Das Nervensystem liefert sie." Wie der Philosoph Henri Bergson bildlich sagte: "Dort besteht ein Streben des Körpers nach Einheit, wobei das Gehirn eine unentbehrliche Rolle spielt."[19] Und es ist eben dieses Gehirn, das in den Blickpunkt rückt, wenn für einen an schizophrenen Zuständen leidenden Menschen die Welt nicht nur "zu einem eintönigen Meer von Gleichgültigkeit ohne Zukunft und Hoffnung" erstarrt,[20] sondern er nicht selten gleichzeitig die Sicherheit seiner eigenen Körpergrenzen verliert. In der Neuropsychologie scheinen dabei anatomischen Studien Hypothesen zu stützen, die einerseits Umwelteinflüsse als Krankheitsursache ausschließen und anderseits (neben genetischen Ursachen) bei Schizophrenien auf eine reduzierte oder atypische funktionelle Hirnsymmetrie hinweisen.[21]
Zwar kann die Pathologie nicht als einziger oder wichtigster Ausgangspunkt für Beschreibung und Erklärung psychophysischer Probleme und Phänomene angesehen werden; immerhin liegt ihr aber die Feststellung zugrunde, dass es für uns Menschen allgemein leichter erscheint festzustellen worunter wir leiden, als klar zu definieren was uns glücklich macht.
Wir können "Ganzheiten" üblicherweise als solche erkennen, wenn wir z.B. von Organismen oder Umweltausschnitten sprechen. Die klare Mehrheit der Menschen erkennt einen Berg, einen Baum, einen Löwen ebenso wie einen Mitmenschen; nämlich ganzheitlich. Und die wenigsten unter uns werden diese *Ganzheiten* aus ihren atomaren, molekularen oder zellulären Strukturen heraus zu erschließen versuchen, um die Wahrnehmung einer Einheit zu verifizieren. Die Einheit, als die wir selbst uns verstehen, spiegelt sich in den Subjekten und Objekten der Außenwelt; wie sich die interne Einheit nicht zuletzt in unserem Gehirn, etwa in dem als Kortex bezeichneten Teil, spiegelt.

Ausgangspunkte: Ganzheitlichkeit

Literatur und Hinweise

1	Dazu: Lewis Thomas, zitiert bei William H. Calvin: "Die Symphonie des Denkens." München, 1995, S. 131
2	Alexander Ulfig: "Lexikon der Philosophie.", Wiesbaden, 1997, S. 137
3	A. Schramm: in Josef Speck (Hg.): "Handbuch wissenschaftstheoretischer Begriffe." Band 2, G-Q, Göttingen, 1980, S. 283
4	Dazu: James Lovelock: "Das Gaia-Prinzip." Zürich/München, 1991
5	Johann Fischl: "Was ist der Mensch?" Graz, 1948, S. 179
6/16/17	Steven Rose: "Darwins gefährliche Erben." München, 2000, S. 29, S. 118f, S. 152
7/9/15	Richard Lewontin: "Die Dreifachhelix." Berlin/Heidelberg, 2002, S. 108, S. 78
8	Arthur Koestler: "Der Mensch - Irrläufer der Evolution." Frankfurt/M., 1993, S. 36ff
10	Frgm. 3, Simplikios in Phys. 164, 17: zitiert bei Kirk/Raven/Schofield: "Die vorsokratischen Philosophen." Stuttgart/Weimar, 1994, S. 395
11	Dazu: Anfang des 20. Jahrhunderts stellte der Biologe/Philosoph Hans Driesch bei Versuchen mit Seeigeleiern fest, dass sich vollständige Seeigel-Larven nicht nur aus ganzen befruchteten Eizellen entwickeln, sondern auch aus daraus isolierten Furchungszellen; für Driesch ein klares Argument gegen die Möglichkeit, Lebensvorgänge allein aus Physik und Chemie erklären zu können.
12	vgl. dazu Helmuth Plessner: "Die Stufen des Organischen und der Mensch." Berlin/New York, 1975, S. 185-196
13	L. von Bertalanffy: zitiert in Ernst Cassirer: "Geist und Leben." Leipzig, 1993, S. 83f
14	Regine Kather: "Was ist Leben. Philosophische Positionen und Perspektiven." Darmstadt, 2003, S. 109
18	vgl. dazu:Humberto Maturana: "Biologie der Realität." Frankfurt/M., 1998, S. 99; und Richard Lewontin: "Die Dreifachhelix." Berlin/Heidelberg, 2002, S. 112 und S. 124
19	Charles Sherrington, der auch Bergson zitiert: "Körper und Geist. Der Mensch über seine Natur." Bremen, 1964, S. 227f
20	Luc Ciompi/H.-P. Dauwalder (Hg.): "Zeit und Psychiatrie." Bern/Stuttgart, 1990, S. 13
21	Dazu Lutz Jäncke: "Verhaltensstörungen durch hirnanatomische Asymetrien?" in Hans-Otto Karnath/Peter Thier: "Neuropsychologie." Berlin/Heidelberg, 2003, S. 654ff

Homunkulus: Metapher, Analogie oder Homologie?

> *"Wenn man in der Metapher nicht zu Hause ist, ...*
> *ist man nirgendwo sicher... Man ist nicht sicher in der Wissenschaft,*
> *man ist nicht sicher in der Geschichte."*
> Robert Frost[1]

Die Metapher, so kann behauptet werden, ist ein begrifflich-psychologisches, die Analogie ein logisches und die Homologie ein gegenständliches Problem. Während die Metapher die Übertragung eines Ausdrucks aus einem Bedeutungszusammenhang in einen anderen ist, wobei zwischen dem Ausdruck und dem damit Bezeichneten kein direkter Zusammenhang festgestellt werden kann, geht es bei der Analogie um eine besondere Art der Ähnlichkeit zweier Gegenstände oder Systeme bezüglich bestimmter Merkmale auf die Übereinstimmung oder Ähnlichkeit in anderen Merkmalen.[2] Die Homologie steht dagegen für Übereinstimmung oder zumindest eine tiefergehende Gemeinsamkeit.
Wenn etwa aus dem gleichen Grundorgan, um ein biologisches Beispiel zu wählen, sehr unterschiedliche Strukturen entstanden sind, sind sie einander *homolog* (z. B. Sproßknolle, -ranke, -dorn).[3]
Eine Analogie wäre, das Herz als eine Pumpe zu betrachten. So ist etwa die mathematische Beschreibung der Herzaktivität dieselbe wie die einer Wasserpumpe für einen Automotor.
Um eine Metapher handelt es sich bei der aus dem mechanischen Materialismus des 19. Jahrhunderts heraus entstandenen und gewöhnungsbedürftigen Behauptung, wonach das Gehirn Gedanken ausscheiden würde wie die Niere Urin, der dann die wesentlich mehr Popularität erlangende reduktionistische Version "Ohne Phosphor kein Gedanke" folgte.[4]
In welche Kategorie wäre der Begriff *Homunkulus* nun einzuordnen?
Der verwegendste Traum der Alchimisten hatte weder mit dem Stein der Weisen noch der Kunst der Goldherstellung zu tun, sondern mit der Schaffung eines künstlichen Menschen, eines Homunkulus. Vom "Golem" bis zu Dr. Frankenstein reicht der Bogen der Phantasien eines letztlich in der Retorte geschaffenen Menschen oder "Menschleins". Und so gelangte der Homunkulus im Wechsel der Geschichte in das menschliche Gehirn, um dort als populärwissenschaftliche Vorstellung hereinkommende sensorische Informationen zu beobachten, zu beurteilen und zu behandeln. Vor mehr als einem Jahrhundert befand er sich dabei

"in einer Art Telegrafenbüro voller Schaltpaneele mit ein- und ausgehenden Leitungen, eifrig mit Drähten und Stöpseln beschäftigt." Anfang des vorigen Jahrhunderts "arbeiteten die Homunkuli mit den neuesten Techniken der Aufzeichnung und Wiedergabe von Information: mit Filmkameras, Bildschirmen, Projektoren."[5]

Das Männchen im Gehirn konnte nie gefunden werden und auch der Vergleich mit diversen technischen Gerätschaften hat sich immer wieder als bloße Metapher erwiesen, um direkt oder indirekt als wahres "Stehaufmännchen" wiederzukehren. Im Informationsverarbeitungsmodell wird (im Rahmen von Wahrnehmungsstudien der Kognitionspsychologie) davon ausgegangen, "dass Informationen aus der Umwelt aufgenommen - codiert - und nach neuronalen Programmen verarbeitet werden" (Instruktionismus). Dieses Modell setzt unter anderem einen Homunkulus im Gehirn voraus, "der Instruktionen über fertige informationelle Kategorien oder ‚Etikettierungen' der Welt nach einem bestimmten im voraus gegebenen Code zu verstehen vermag und über Programme verfügt, um diese elementaren Informationen zu kontextabhängigem komplexem Wissen über Gegenstände, Sachverhalte und Ereignisse der Welt zu verdichten."[6]

Die ablehnende Haltung von Wissenschaftlern gegenüber einem Homunkulus-Begriff in voran beschriebener Form ist aus ontologischen und logischen Gründen verständlich. Es kann kein "Männchen" im Gehirn nachgewiesen werden und auch dann, wenn es hypothetisch angenommen würde, käme das logische Problem hinzu, dass dieser Homunkulus wiederum einen kleineren Homunkulus in sich haben müsste und so fort; man gelangt in eine der Sackgassen, die *Münchhausen-Trilemma* genannt werden. Im konkreten Fall ist es der *infinite Regress*, bei dem man nach der Suche von Gründen immer weiter zurückgeht; also die Ursache von der Ursache von der Ursache usf. sucht. Die weiteren Zweige der Sackgasse sind der logische Zirkel, wobei man auf Aussagen zurückgreift, die ihrerseits schon als begründungsbedürftig aufgetreten waren. Ein klassisches Beispiel wäre die Existenz Gottes durch die existierende Natur, durch die Schöpfung zu begründen; umgekehrt die existierende Natur mit einem Gott, der sie schuf. Die dritte Variante ist der Abbruch des Verfahrens an einem bestimmten, selbstgewählten Punkt. Dieser letzte Teil des Trilemmas birgt allerdings selbst ein Problem in sich. Da wir keine endgültigen Gewissheiten haben, müssen wir, ob selbst gewählt oder nicht, an einem bestimmten Punkt - zumindest vorläufig - abbrechen. Wäre dies nicht der Fall, wäre unser Wissen im Detail immer absolut und müsste irgendwann vollständig sein.[7]

Wenn der Homunkulus-Begriff allerdings mit dem sogenannten *Penfield-Homunkulus* identisch gebraucht wird, führt dies zu gänzlich anderen Konsequenzen.

Gegen Ende des 19. Jahrhunderts erkannte man durch Beobachtungen an Patienten, dass die elektrische Reizung der Hirnrinde körperliche Reaktionen und Erlebnisse wie beispielsweise ein Kribbeln in den Gliedern zur Folge hat, und in den dreißiger Jahren des vergangenen Jahrhunderts stellte ein Team in Montreal unter Leitung von Wilder Penfield durch eine umfassende Untersuchung einer großen Zahl von Patienten fest, welche Regionen der Hirnrinde welchen Teilen des Körpers "entsprechen".[8] Die daraus entstandene Karte über Lage und Größe von Regionen der Hirnrinde, die Information von verschiedenen Teilen des Körpers empfangen zeigt darüber hinaus, von welchen Regionen die Motorik dieser Körperteile gesteuert wird. "Es sind der Mund, die Hände, das Gesicht, die Füße und die Geschlechtsorgane, in ebendieser Reihenfolge."[9] Dabei sind Hand und Mund überproportional repräsentiert. Der daraus resultierende und 1950 erstmals veröffentlichte *neuronale* Homunkulus von Penfield und Rasmussen wurde weltberühmt.

Zu diesem Homunkulus von Wilder Penfield äußert sich etwa der ebenfalls weltberühmt gewordene Forscher Ramachandran wie folgt: "Von den vielen merkwürdigen Erinnerungsbildern, die ich aus den Tagen meines Studiums im Gedächtnis behalten habe, ist wohl keines lebendiger geblieben als das des missgestalteten kleinen Mannes", der verteilt auf die Großhirnrinde erkennbar wird. "Es handelt sich um den Penfield-Homunkulus. Durch den Homunkulus wird künstlerisch und humorvoll wiedergegeben, wie verschiedene Punkte der Körperoberfläche auf der Oberfläche des Gehirns kartiert sind."[10]

Und der ebenfalls berühmte Neurologe Antonio Damasio fügt bei der Erklärung des Diagramms eines menschlichen Gehirns nach der Lagebeschreibung des sogenannten motorischen Streifens auf die entsprechende graphische Darstellungen hinweisend hinzu: "Häufig befindet sich darüber noch eine hässliche menschliche Gestalt („Penfield-Homunkulus')."[11]

Beide Aussagen bestätigen nicht nur die rationale Kenntnis darüber, was unter diesem Homunkulus zu verstehen ist, sondern enthalten auch einen ästhetischen Anteil und eine emotionale Färbung. Die "grotesk verformte" Gestalt beeindruckt und bleibt im Gedächtnis. Selbst ein Laie kann sich durch diesen Homunkulus ein Bild von der Repräsentation des Körpers auf der Oberfläche des Gehirns machen.

Nachdem die Neurologie an der Klärung der entwicklungsgeschichtlichen Fragen interessiert ist, gibt es die Auffassung, dass sie noch herausfinden müsse, "warum die Hand eine so große Region im menschlichen Gehirn einnimmt." So hätte der Gehirnphysiologe John C. Eccles "eindeutig den Beginn der modernen Verbindung von Anthropologie und Neurologie" eingeläutet; vor allem weil er den wichtigsten Elementen des motorischen Systems und ihrer Rolle bei der allmählichen Vervollkommnung menschlicher Fortbewegung große Aufmerksamkeit widmet.[12]

Von ganz anderer Seite und in anderer Weise wird diese Verbindung von Homunkulus und Anthropologie ebenfalls eingefordert. Der Kommunikations- und Wissenschaftsphilosoph Vilém Flusser spricht dabei, ähnlich wie Ramachandran und Damasio, von einem sonderbaren, zugleich belustigenden und furchterregenden Männchen. Vor allem fällt ihm "die groteske Übertreibung der Größe der Zunge, des Penis und des rechten Daumens auf . . ." Und wenn dieses Männchen richtig gezeichnet sei, so Flusser, dann sollten alle Anthropologen eigentlich von diesem Menschenbild ausgehen. Originell, aber durchaus kritisch gemeint merkt er an, dass die Veränderungen unseres Verhaltens (digitale Kommunikation, Teleorgasmus, Drogengeschlechtlichkeit, Tastaturarbeit) vielleicht weniger in unserer äußerlichen Erscheinung denn in der Umkartierung und damit im geänderten Aussehen des Homunkulus "sichtbar" werden könnten. Wir sollten uns deshalb darum kümmern, weil eben dieses neue Gehirnmännchen der Zukunft, so seine Vermutung, "bereits jetzt niedlich und possierlich um unsere im Lehnstuhl vor dem Fernsehschirm ausgestreckten Beine wimmelt. Wir sollten uns über das ‚missing link' zwischen ihm und uns den Kopf zu zerbrechen beginnen."[13]

Wie steht es nun nach alledem mit dem Penfield-Homunkulus als Begriff? Als Metapher ist er wohl nicht zu verstehen. Eine Analogie ist dadurch zu behaupten, dass sich im Gehirn eine Art Äquivalent zum Körper findet, welches nicht von außerhalb herangetragen wird; als Homologie könnte der Homunkulus im Sinne des aus einer Zelle hervorgegangenen Teils verstanden werden; wie etwa die Blätter und Dornen einer Rose.

Schließlich soll zur Begriffsdiskussion folgendes eingewendet werden: Zum einen haben wir kein Kriterium für die korrekte Benutzung oder Anwendung eines Wortes; und zwar niemals.[14] Zugleich zeigt sich durch die Etymologie die stetige Veränderung von Begriffen im Laufe der Zeit. Der Begriff Kortex wird in der Medizin für die Bezeichnung der äußeren Zellschicht eines Organs verwendet und in den Neurowissenschaften spezieller auf die sogenannte Hirnrinde bezogen. Zwar findet sich ein Zusammenhang zum lateinischen Wort CORTEX, welches geschälte Rinde, Borke der Bäume, Rinde der Korkeiche, Schale der Früchte oder Eier oder Schwimmgürtel bedeuten kann; mit dem sprichwörtlichen Gebrauch von SINE CORTICE NARE (auf eigenen Füßen stehen), wird man das Wort Kortex nicht in Verbindung bringen. Ebensowenig wie das bekannte französische Wort *Pensée* (Gedanke) oder als Verb wie das italienische *pensiere* gebraucht mit der ursprünglichen Bedeutung von *wiegen* oder *wägen* assoziiert wird.

"Begriffe und Worte sind bloß Werkzeuge zur Formulierung von Aussagen, Annahmen oder Theorien. Begriffe oder Worte als solche können weder wahr noch falsch sein. Sie dienen nur der beschreibenden und begründenden menschlichen Sprache."[15]

Der Homunkulus-Begriff ist daher dann brauchbar, wenn er zur Beschreibung, zur Erklärung und zum Verstehen beiträgt. Der Penfield-Homunkulus hat sich, dies kann gesagt werden, bewährt. Aus den Arbeiten, die daraus folgten, entstand ein einsichtigeres Bild des menschlichen Gehirns, wurden Kausalitäten und Wechselwirkungen aufgezeigt und konnten zahlreiche Schlussfolgerungen gezogen werden. Für die Begriffe, die sich um den neuroanatomischen Schlüsselbegriff "Kortex" sammelten, gilt die Brauchbarkeit ebenso. Hier ist die damit verbundene Terminologie mit notwendiger fachlicher Abgrenzung verbunden, um konkrete und klare fachspezifische Aussagen machen zu können und eine Systematisierung zu erleichtern.

In der jüngsten neurowissenschaftlichen Literatur wird auf die primäre Bedeutung der Synapsen und damit der komplexen Netzwerke von Nervenzellen hingewiesen, womit die einzelnen Hirnregionen von sekundärer Bedeutung wären. Demnach gibt es nicht nur überlappende Repräsentanten der einzelnen motorischen Gebiete in der Hirnrinde, diese würden darüber hinaus auch die Gegenseite des Gehirns beeinflussen.[16] Sowohl Plastizität wie Vernetzung des Gehirns sind keine wirklich neuen Begriffe oder Vorstellungen in den Neurowissenschaften; damit allerdings den Homunkulus als überholt in die Medizingeschichte zu verweisen, wäre problematisch. Eine Veränderung in der Kortex hat noch immer andere Folgen als eine solche im Stammhirn. Es ist kein Fall bekannt, wonach die Kortex (trotz Vernetzung) Funktionen der Basalganglien übernehmen kann; das Gehirn hat eine funktionale Topographie.

Der Homunkulus-Begriff ist weder ein notwendiger, noch zufällig gewählter; und er ist brauchbar, sofern er der besseren Darstellung und Merkbarkeit dient.

Ausgangspunkte: Homunkulus; Metapher, Analogie oder Homologie?

Literatur und Hinweise

1   Teilzitat in William H. Calvin: "Die Symphonie des Denkens." München, 1995, S. 282

2   Alexander Ulfing: "Lexikon der philosophischen Begriffe." Wiesbaden, 1997, S. 24 und S. 265

3   Günter Vogel/Hartmut Angermann: "Atlas zur Biologie."München, 1996, Band 1, S. 117

4   Der genaue Wortlaut findet sich in Dieter Wittich: "Schriften zum kleinbürgerlichen Materialismus in Deutschland", Berlin 1971

5   Douwe Draaisma: "Die Metaphernmaschine." Darmstadt, 1999, S. 213ff

6   Erhard Oeser/Franz Seitelberger: "Gehirn, Bewußtsein und Erkenntnis." Darmstadt, 1995, S. 139

7   Dazu: Hans Albert: "Traktat über kritische Vernunft.", Tübingen, 1968, S. 13 und Gerhard Vollmer: "Evolutionäre Erkenntnistheorie." Stuttgart/Leipzig, 7. Aufl., 1998, S. 25

8   Homunkulus: In der Hinterwand der Zentralfurche ist die Körperoberfläche in Form einer geordneten Karte repräsentiert. Mechanische Stimulationen verschiedener Hautregionen (Schlüsselbein, Finger, Lippe) führen nach ca.50-60 ms zu einer deutlichen neuronalen Aktivierung von in der Zentralfurche liegenden Kortexregionen. Dazu in Hans-Otto Karnath/Peter Thier: "Neuropsychologie." Berlin/Heidelberg, 2003, S. 690

9   Tor Norretranders: "Spüre die Welt. Die Wissenschaft des Bewußtseins." Reinbek bei Hamburg, 2000, 3. Aufl., S. 333

10   Vilaynur S. Ramachandran/Sandra Blakeslee: "Die blinde Frau, die sehen kann." Reinbek bei Hamburg, 2001, S. 63

11   Antonio R. Damasio: "Descartes' Irrtum.", 2. Aufl., München, 1997, S. 111

12   Frank R. Wilson: "Die Hand - Geniestreich der Evolution." Stuttgart, 2000, S. 342f (Dazu John C. Eccles: "Die Evolution des Gehirns.", München, 1994)

13   Vilém Flusser: "Vom Subjekt zum Projekt." Bensheim/Düsseldorf, 1994, S. 181ff

14   Karl R. Popper: "Die offene Gesellschaft und ihre Feinde." Tübingen, Bd. 2, 7. Aufl., 1992, S. 464f

15   Karl R. Popper: "Auf der Suche nach einer besseren Welt." München, 1984, S. 200

16   Dazu Karl C. Mayer: "Lähmungen." www.neuro24.de, 12.11.2003, S. 2

Intro

Zufall und Notwendigkeit, Kausalität und Wechselwirkung

*Alles, was im Weltall existiert
ist die Frucht von Zufall und Notwendigkeit.*
Demokrit (ca. 460 - 370 v. Chr.)[1]

*Lassen wir die Ursachen, die uns unbekannt sind,
und sprechen wir auf Grund von Tatsachen."*
Denis Diderot (1713-1784)[2]

Ein radikaler Determinist würde an Demokrit vor allem kritisieren, dass er die Beteiligung des Zufalls am gesamten Sein und Geschehen annimmt. Für den Deterministen beruht nämlich alles auf Notwendigkeit, gibt es eine, wenn möglich einzige Ursache; und wenn sie nicht in der "Natur" behauptet werden kann, dann eben im Planen und Wirken einer göttlichen Kraft. Ein Beispiel lieferten die biologischen Deterministen, speziell Genetiker, bis zum Zweiten Weltkrieg, "die in den Genen die Hauptursache für soziale, psychologische und kognitive Unterschiede zwischen Individuen sahen."[3] Erst als die daraus folgenden Konsequenzen in den Rassen- und Charaktertheorien offenbar wurden, kam es zur Ablehnung des biologischen Determinismus, der durch neue Erkenntnisse in der Genforschung allerdings wieder aufzuleben scheint. So "finden" Forscher "immer mehr Verbindungen zwischen Verhalten, Persönlichkeit und genetischer Veranlagung; es wird von Genen gesprochen, die für eine Prädisposition von starken Angstgefühlen verantwortlich seien, und die Sensationspresse propagierte bereits das "Glücksgen".[4] Der Evolutionsbiologe Richard Dawkins, der als "Ultradarwinist" bezeichnet wird, spricht vom "egoistischen Gen", welches jeden Organismus zum Zweck der Selbsterhaltung und Fortpflanzung benutzt.[5] Wenn wir eine Kausalität zwischen dem Aussehen von Lämmern, Löwen und Schimpansen und den Genen herstellen, dann hat das Berechtigung. Wenn wir aber wissen wollen, "warum Lämmer untereinander verschieden aussehen, dann ist eine Beschreibung ihrer genetischen Unterschiede nicht mehr ausreichend und wäre für einige ihrer Charakteristika sogar völlig irrelevant."[6]
Ein strenger Indeterminist wird vor allem für den Menschen erklären, dass dessen Wille frei sei und deshalb sei er in keinem Fall determiniert. Ein Mitglied des sogenannten "Wiener Kreises", Moritz von Schlick, stellte die Willensfreiheit als "Scheinproblem" dar und verwies auf die Kausalität als Voraussetzung

für Verantwortlichkeit. Es werde dabei die Freiheit vom Zwang mit dem Fehlen von Ursachen verwechselt.[7]
Wenn daher ein Mensch, der nicht schwimmen kann, während einer Schiffsreise mitten im Atlantik über Bord springt, dann tritt die Notwendigkeit in Kraft, wonach er in absehbarer Zeit ertrinken wird. Sollte er zufällig bei seinem Sprung beobachtet und glücklicherweise gerettet werden, dann wird er nach den Gründen für sein Tun gefragt werden. Kann dieser Mensch kein Motiv für sein Handeln angeben, also keine "Determinante" für seine willentliche, freie Entscheidung, dann würden die anderen ihn wohl für verrückt halten. Die Kausalität umfasst sowohl den von Motiven bewirkten Sprung wie die durch zufällige Entdeckung bewirkte Rettung. Zufall und Notwendigkeit können gemeinsam erkennbare und erklärbare Phänomene erzeugen. Die Wellen eines Meeres, die an das Ufer branden, sind in ihren Ausmaßen, ihrer Kraft und zirka-rhythmischen Abfolge mathematisch wohl nicht berechenbar und was sie dabei mit sich ans Ufer bringen, kann nicht vorausgesagt werden. Das Resultat, nämlich die Struktur des Strandes beruht hingegen grundsätzlich auf der Notwendigkeit; nämlich der physikalischen Komponenten, wonach sich Sand und Treibgut ordnen, die Brandung eine Steilküste erodiert, Korallenstücke zu feinem, weißem Sand zermahlen werden. Und obwohl der Zufall hier eine Rolle spielt, können wir jederzeit einen Strand im Sinne einer Ganzheit erkennen; ebenso wie wir einen kausalen Zusammenhang zwischen den zufälligen Wellenbewegungen und den notwendigen Bedingungen, welchen die davon beeinflussten anorganischen und organischen Teile, die einen Strand ausmachen, herstellen können. Letzteres erfordert allerdings das, was man als "Kausalwissen" bezeichnen könnte, da in diesem Beispiel nicht beobachtbare oder nur unter gewissen Bedingungen zu beobachtende Elemente enthalten sind.
Damit keine Missverständnisse aufkommen, müssen wir hier zwischen einer Notwendigkeit unterscheiden, die durch naturwissenschaftliche Erkenntnisse beschrieben werden kann, welche sich nicht durch das *Prinzip der Konstanz* des Naturverlaufs ausdrücken lässt oder durch ein *Gesetz der Kausalität*. Die auf Isaac Newton bezogene ACTIO-REACTIO-Doktrin ist, wie in den Wissenschaften erkannt wurde, nur auf Detailbereiche anwendbar (dies gilt auch für Ergebnisse aus dem Behaviorismus). Eine strenge wissenschaftliche Methode muss nicht auf einem ebenso strengen Determinismus beruhen.[8]
Diese traditionelle, deterministische Wissenschaft, in der der Mensch von unentrinnbaren kausalen Gesetzen gegängelt wurde und keine Freiheit besaß, hat in

unserer Zeit mit heftiger Kritik zu rechnen. Einerseits verlieren Theorien ihren deterministischen Voraussagecharakter und anderseits können Zusammenhänge mit Hilfe von Regeln erkannt werden, die auch Ausnahmen gestatten. Es sind die sogenannten *Default-Regeln*, die präskriptiv formuliert für bestimmte Fälle und unter bestimmten Bedingungen angewendet werden. Dabei gilt der Kausalsatz wenn A dann B, wenn aber nicht A, dann B* oder C usw. Letztlich können Sätze formuliert werden, die eine Regel festlegen, wonach wenn A, B wahrscheinlicher ist als C oder D; aber alle drei (oder mehr) Möglichkeiten kann es geben. Es gibt Ausnahmen, deren Wahrscheinlichkeit mehr oder weniger häufig ist.[9]
"Es sind die vielfältigen Kausalketten, die es unmöglich machen, Gesetze, ähnlich denen von Kepler, für alle Beobachtungen der Natur festzuschreiben. Kausale Erklärungen sind normalerweise CETERIS PARIBUS[10], in der Biologie ist jedoch fast nichts gleichbleibend. Die zwischen Organismen beobachtbaren natürlichen Ausprägungsunterschiede besitzen normalerweise keine ausreichende, auf die Ursachen bezogene Regelhaftigkeit, weil diese individuell kausal relevanten Variablen jede für sich in ihrer Auswirkung zu schwach sind, um die große Zahl der anderen Variablen zu dominieren."[11]
Es geht dabei wohlgemerkt um das Kausalitätsprinzip (hier in der Biologie), aber nicht um das Kausalitätsgesetz, nach dem gleiche Ursachen gleiche Wirkungen haben (streng deterministisch). Zum Problem der Kausalität (alles hat eine Ursache) kommt bei Organismen und daher auch beim Menschen noch die CAUSA FINALIS, die Zweckursache. Da zwar nicht alle, "so doch die überwiegend meisten Lebensvorgänge", sich so geordnet zeigen, "dass sie auf die Erhaltung, Herstellung oder Wiederherstellung der Ganzheit eines Organismus gerichtet sind."[12]
Die Fortpflanzung (Reproduktion) ganzheitlicher "lebender Systeme", wodurch deren komplexer Aufbau von Generation zu Generation erhalten bleibt, beruht auf deren *Invarianz* einerseits und auf der Zielgerichtetheit des Aufbaus, die durch den Molekularbiologen und Medizin-Nobelpreisträger Jacques Monod mit dem Begriff *Teleonomie* bezeichnet wurde. Daher werden aus Mäusen, in jeder Phase ihrer Entwicklung festgelegt, wieder Mäuse, und aus Menschen wieder Menschen. Dabei verfügen sie über eine autonome Morphogenese. Die Autonomie zur Wandlung von der Eizelle zum Fötus, Embryo und Neugeborenen ist dem jeweiligen Organismus inhärent.[13]
Oder anders gesagt: Die Metamorphose von der Raupe über die Puppe zum Schmetterling trägt das Ziel (den Schmetterling) in sich.

Ausgangspunkte: Zufall und Notwendigkeit, Kausalität und Wechselwirkung

Seine originelle Hypothese über die Formbildungsursachen machte den promovierten Biochemiker Rupert Sheldrake bekannt. "Ein Embryo durchläuft bei der Entwicklung Stadien, die wie ein Echo der embryonalen Formen früherer Vorfahren sind; in gewisser Weise scheint die Entwicklung eines individuellen Organismus zu dem gesamten Evolutionsprozess, der ihn hervorbrachte, in Beziehung zu stehen. Der menschliche Embryo durchläuft beispielsweise ein fischähnliches Stadium, in dem er Kiemenspalten besitzt."[14]
Sheldrakes hypothetisches Modell holistischer Kohärenz hat das Problem, dass die dazu erforderlichen Kausalketten entweder nicht hergestellt werden können (so ist die Ähnlichkeit der Form für seine Schlussfolgerung, einen phylogenetisch-ontogenetischen Zusammenhang zwischen Fisch und Embryo abzuleiten, keine ausreichende Bedingung, da weder die Zellstruktur noch die Zweckursache, nämlich das aus den behaupteten "Kiemen" entstehende menschliche Ohr weitere Verbindungen ermöglichen), oder der Zirkelschluss sichtbar wird, da sich Sheldrake auf eine, nicht wirklich überprüfbare Theorie der Evolution in linearer Form (von der Amöbe zum Menschen) stützt und damit eine Annahme durch eine Annahme beweisen will.
Man benötigt nämlich, um den Aufbau von Lebenwesen zu erklären, Kausal- und Finalursachen. Denn "neue Funktionsganzheiten entstehen nicht dadurch, dass schon bestehende Systeme einfach überbaut werden; die verschiedenen Subsysteme werden zu einer neuen Funktionsganzheit integriert. Nur dadurch entsteht ein Zusammenspiel der verschiedenen Teilfunktionen."[15]
Wenn jemand einen Vogelflügel untersucht, den er zu diesem Zweck in immer kleinere Elemente zerlegt, so kann er den Flügel nur verstehen, wenn er weiss, wozu er dem Vogel dient. Der Forscher verhält sich dabei ebenso wie der Kriminalist, der Indizien sammelt, ja sogar erst herstellen muss (Rekonstruktion), um seine Vermutungen zu stützen. Dazu muss aber das schon erwähnte "Kausalwissen" vorhanden sein.[16]
Am Beispiel Sheldrakes ist es das Wissen um Mutationen. Wenn es im evolutiven Geschehen zu Mutationen kommt, wird die zuvor stabile Verteilung destabilisiert. "Sie verschwindet, und mit dem Aufbau der neuen besser angepassten Mutantenverteilung verschwindet schließlich auch die ‚Erinnerung' an die Vergangenheit." Um den historischen Ablauf umzukehren, müsste jedes mikroskopische Teil reproduziert werden. Was uns fehlt ist die Kenntnis der Anfangsbedingungen, wenn es um Evolution und Phylogenese geht.[17]
Wozu sollte ein Vogel in seiner zellulären, genetischen oder *morphogenetischen*

Entwicklung nach all den Veränderungen - sofern sie linear behauptet werden können - z.B. das Entwicklungsstadium eines Wurms durchlaufen; wäre es für ihn wichtig zu wissen wie es ist ein Wurm zu sein? Wenn ja, dann entspräche die Brauchbarkeit von Sheldrakes Hypothese einem Relativismus, wonach etwas nicht ohne Bezug auf etwas anderes bestimmt werden kann. Also ohne phylogenetischen Entwicklungsphasendurchlauf, ohne "Erinnerung" keine Evolution und daher auch kein Vogel.

Hier wäre es wohl günstig, den Embryo und den Fisch in eine faktische *Relation*, und damit reale Beziehung zu setzen. Mensch und Fisch können evolutionär und zugleich aktuell in eine Beziehung gebracht werden oder in einer stehen, ohne auf "erinnerbare" Gemeinsamkeiten angewiesen zu sein; dass sie beide erkennbare biologische Existenzen sind, reicht aus.

Der Begriff Relation ist sowohl für Kausalitäten wie Wechselwirkungen relevant. Dabei kann die Wechselwirkung als Prinzip verstanden werden, wie es Newton formulierte, wonach jede Kraftwirkung eines Körpers auf einen anderen Körper eine entgegengerichtete Kraftwirkung des anderen Körpers hervorruft.[18]

Um zum Beispiel die sehr weit reichende "Isomorphie" zwischen physiologischem und subjektivem Geschehen zu erklären, kann die Hypothese der Wechselwirkung herangezogen werden. Die Kritik an ihr hat Konrad Lorenz formuliert, denn so einleuchtend kausaler Zusammenhang und Wechselwirkung dabei erscheinen mögen, entsprechen sie einem "logisch unzulässigen Hin- und Herspringen zwischen zwei parallel, aber logisch unabhängig voneinander verlaufenden Ketten von Vorgängen." Wenn jemand einem anderen eine Ohrfeige versetzt, dann erschrickt der Getroffene, empfindet Schmerz und ist kurzzeitig tief depremiert und in seinem Selbstbewusstsein herabgesetzt. In Kürze aber weicht seine Depression einem Zorn, sein Selbstbewusstsein fordert Satisfaktion und die findet sich im Gegenschlag. Ein Physiologe würde den Vorgang anders beschreiben, wonach die Erschütterung des Kopfes und der Halswirbelsäule durch die Ohrfeige mit gleichzeitiger Reizung gewisser sensorischer Nervenendigungen im sympathischen Nervensystem zu einem plötzlichen Abfall des Tonus führt, der auf das Zentralnervensystem übergreift und zu einer teilweisen Lähmung der willkürlichen Muskulatur führt. Der Geschlagene lässt den Kopf hängen und wird durch das Absinken des Blutes in die Bauchhöhle blass, um plötzlich ins konträre Umzuschlagen: das Blut steigt zu Kopf, die Augen quellen hervor, motorische Erregung tritt ein und der Gegenschlag erfolgt. Nun ist es richtig, die Ursache des Geschehens von der psychischen wie physischen Seite her zu betrachten, es "ist aber falsch zu sagen, ein Mensch sei deprimiert, weil das Gleichgewicht zwischen Sympathikuserregung und Vaguserregung zugunsten der letzteren verschoben sei und er deshalb seinen Kopf hängen lasse. Kopfhängenlassen ist ja allgemein zum verständlichen Symbol der Trauer geworden, weil es der Ausdruck einer ganz bestimmten nervlichen Innensituation ist . . . *Das eine kann nicht die Ursache des anderen sein, weil es ja in gewissem Sinne dieses selbst ist, nur von einer anderen Seite her erlebt."*[19]

Obwohl dies ein Beispiel für komplexe Wechselwirkungen zwischen Körper und Gehirn ist, werden, wie es eigentlich die Regel ist, beide "als Einheiten aufgefasst, die nach Aufbau und Struktur getrennt sind. Der Vorstellung, dass der ganze Organismus und nicht nur das Gehirn oder der Körper allein mit der Umwelt interagiert, begegnet man mit erheblicher Skepsis, wenn man sie überhaupt zur Kenntnis nimmt. Doch immer wenn wir sehen, hören, tasten, schmecken oder riechen, sind der Körper im engeren Sinne und das Gehirn an der Wechselwirkung mit der Umwelt beteiligt."[20]

Leib und Seele oder Körper und Gehirn sind demnach eine zweiteilige Einheit, die in anderer Form ebenfalls beschrieben werden kann. "Die beiden Phänomenbereiche, in denen eine zusammengesetzte Einheit operiert, überschneiden einander nicht und können auch nicht aufeinander reduziert werden, denn zwischen ihnen besteht eine generative Relation." Und daher kann die psycho-physische Einheit des Menschen nicht als einfache Einheit (Psyche oder Physis) an ihrem eigenen Aufbau mitwirken.[21]

Dabei erzeugt der Raum den Phänomenbereich für Unterscheidungen von Relationen und Interaktionen jeweiliger Entitäten. Deshalb führt der Begriff der Interaktion weg vom Problem des "Verursachers" in einer Wechselbeziehung und hin zur Frage nach den verbindlichen Komponenten zwischen Hirn und Körper bzw. Körper und Umwelt. So kann der biologische Zustand des Selbst eines Menschen nur eintreten und aufrecht erhalten werden, wenn zahlreiche Gehirn- *und* Körpersysteme höchst aktiv sind. "Würde man alle Nerven durchtrennen, die Signale zum Körper im engeren Sinne befördern, würden sich Ihr Körperzustand und infolgedessen auch Ihr Geist radikal verändern. Würde man *nur* die Signalübermittlung vom Körper zum Gehirn unterbinden, würde sich Ihr Geist ebenfalls verändern."[22]

Schon der griechische Arzt Herophilos, der im frühhellenistischen Alexandria tätig war, erforschte das Gehirn und entdeckte den Unterschied zwischen sensorischen und motorischen Nerven, wobei er dazu allerdings grausame Vivisektio-

nen an zum Tode Verurteilten durchführte.[23] "Während sich von Herophilos ausgehend die Sensorik zu einem Paradepferd der Neurologie entwickelte, fristet die Motorik bis zum heutigen Tage ein beklagenswertes Dasein.[24]
Die Problematik des Leib-Seele- oder Körper-Geist-Kontinuums ist nicht zuletzt auf eine platonische Sichtweise zurückzuführen, wonach der Körper bloß der Sarg der Seele sei. Die für viele von uns wenig verständliche Leibfeindlichkeit kann transhistorisch nachgewiesen werden. Der Leib wurde jedoch bis in die mittelhochdeutsche Zeit mit *Leben* gleichgesetzt und spiegelt sich im englischen Wort *Life* und wurde in Philosophie und Religion mit dem irdischen, vergänglichen und sündigen Teil definiert; später (nicht zuletzt durch die Anatomie) durch den Begriff Körper ersetzt, der es dann ermöglichte, den Leib mit allen physikalischen Körpern gleichzusetzen, worauf sich cartesianisch-mechanistische und technische Modelle verständlicherweise leichter anwenden ließen.
Daraus entstand ein Gegensatzverständnis und die Vorstellung einer untrennbaren Kluft zwischen Geist und Körper; gewissermaßen ein Konkurrenzmodell, welches dem singulären Organismus des Menschen angelastet wurde und alle wissenschaftlichen Zweige, wenn sie sich mit dem Menschen befassten, belastet hat. Wie behauptet wurde geht es aber um zwei kooperierende Teile einer Einheit und nur wenn dessen Zusammenwirken optimal funktioniert entsteht für das "offene System Mensch" die notwendige Grundlage. Wie sagte doch der zuvor schon zitierte Heraklit von Ephesos? Die Harmonie entsteht erst durch die Gegensätze. Es ist die Asymmetrie welche die Harmonie erzeugt, es sind die uns scheinbar unverrückbaren Gegensätze, die uns dazu bewegen, nur die eine oder die gegensätzliche Position einnehmen zu wollen und dabei übersehen, dass es etwas Gemeinsames oder etwas gibt, das zwischen den behaupteten Gegensätzen liegt.
Wenn es um Erkenntnis geht, dann sollten dabei nicht bloß die äußeren erkennbaren "Enden" zentrale Bedeutung haben, wonach zwischen wissenschaftlich und unwissenschaftlich, objektiv und subjektiv usw. unterschieden wird, sondern es sollte festgestellt werden, inwieweit diese "Enden" verbunden werden können, wieviel diese Verbindungen mit Harmonie oder Symbiose zu tun haben und wieviel sie zur Lösung von Problemen beitragen.

Ausgangspunkte: Zufall und Notwendigkeit, Kausalität und Wechselwirkung

Literatur und Hinweise

1	Zitiert in Jacques Monod: "Zufall und Notwendigkeit." München, 1996, S. 17
2	Jochen Köhler (Hg.): Denis Diderot: "Über die Natur." Frankfurt/M., 1989, S. 208
3/5/6	Richard Lewontin: "Die Dreifachhelix." Berlin/Heidelberg, 2002, S. 14f, S. 16
4	Jeremy Rifkin: "Das biotechnische Zeitalter." München, 1998, S. 224ff
7	Moritz Schlick: "Warum ist der Mensch verantwortlich?" in Hermann Krings/Hans Michael Baumgartner/Christoph Wild (Hg.): "Handbuch philosophischer Grundbegriffe." München, o.Jg., 166ff
8	Karl R. Popper: "Die offene Gesellschaft und ihre Feinde." Tübingen, Bd. 2, 7. Aufl., S. 100f
9	Werner Leinfellner: in Johann Götschl/Franz M. Wuketits (Hg.): "Erkenntnis und Humanität." Wien, 1998, S. 18 und S. 30
10	Ceteris paribus = unter gleichen Umständen
11	Richard Lewontin: "Die Dreifachhelix." Berlin/Heidelberg, 2002, S. 94
12	Ludwig von Bertalanffy: "Theoretische Biologie." Berlin, 1932, Bd. 1, S. 11f
13	Dazu Jacques Monod: "Zufall und Notwendigkeit." München, 1971, S. 31ff
14	Rupert Sheldrake: "Das Gedächtnis der Natur." München, 1996, 2. Aufl., S. 31
15	Rupert Riedl in Regine Kather: "Was ist Leben?" Darmstadt, 2003, S. 111
16	Dazu Peter Janich/Michael Weingarten: "Wissenschaftstheorie der Biologie." München, 1999, S. 59
17	Manfred Eigen: "Evolution und Zeitlichkeit." in "Die Zeit." München, 3. Aufl., 1992, S.48f
18	Alexander Ulfig: "Lexikon der philosophischen Begriffe." Wiesbaden, 1997, S. 352 und S. 466
19	Konrad Lorenz: "Der Abbau des Menschlichen." München, 1995, 6. Aufl., S. 106ff
20/22	Antonio R. Damasio: "Descartes' Irrtum." München, 2. Aufl., 1997, S. 299 und S. 303
21	Humberto Maturana: "Biologie der Realität." Frankfurt/M., 1998, S. 168f
23	Wolfgang Eckart/Christoph Gradmann (Hg.): "Ärztelexikon." München, 1995, S. 181ff
24	Marco Wehr/Martin Weinmann (Hg.): "Die Hand." Heidelberg/Berlin, 1999, S. 15

Hand und Hirn, Hirn und Hand

"Der Mensch ist das klügste Lebewesen, weil er Hände hat."
Anaxagoras (ca. 500-428 v. Chr.)

*Wahrscheinlich ist,
dass er, weil er das klügste aller Wesen ist, Hände bekommen hat."*
Aristoteles (384-322 v. Chr.)[1]

Beide Aussagen sind als mögliche Begründung für die Vernunftfähigkeit des Menschen zu verstehen; sie widersprechen sich allerdings bezüglich des Entwicklungsverlaufs. Hat die Handentwicklung die Entwicklung des menschlichen Gehirns gefördert oder war es umgekehrt? Aus einer paläontologischen Sicht ist die Hand - die als Folge der Zweibeinigkeit und der damit veränderten Mobilität und Lokomotion frei wurde - beeinflussender Teil der Gehirnentwicklung. Es lag einfach nur näher, die vorrangige Bedeutung des Gehirns herauszustellen, obwohl diese zerebralistische Sicht der Evolution heute ungenau erscheint. Wenn es um die Beschreibung der Phylogenese geht, dann müsste sie demnach in der Reihenfolge lauten: "Das erste und bei weitem bedeutendste Merkmal ist der aufrechte Gang. ... Zwei weitere Merkmale sind dem ersten komplementär: der Besitz eines kurzen Gesichts und einer bei der Fortbewegung freien Hand."[2] Diese "rechtzeitige Befreiung" der Hände von der Lokomotion war auch nötig, "um die Kinnbacken von ihrer Greiffunktion zu entlasten." Ohne den bepiden Gang und die freien Hände "hätte sich das breite Band der Kiefermuskeln, das den Schädel einschnürte, nicht gelockert." Das Gehirn hätte nicht größer werden können, die Augen sich nicht einander nähern, um zu konvergieren und zu fixieren, was die Hände ergriffen.[3]
Damit ist verbunden, "... dass das Einzelwesen auf der Schwelle zur Menschwerdung die Tatsache entdeckte, dass seine tastende Hand ein Gegenstand derselben realen Aussenwelt ist wie der explorierte Gegenstand. In diesem Augenblick war der erste Brückenschlag vom Greifen zum Be-greifen vollzogen."[4]
Hält man an der anatomischen Priorität fest, dann kommt man zu Anaxagoras und vielleicht sogar zur Heuristik des Psychobiologen Henry Plotkin, wonach man von einer "manuellen Intelligenz" oder schlicht von "schlauen Händen" sprechen könnte[5]. In dieser Reihung "Hand vor Hirn" sind allerdings Probleme enthalten, auf die man hinweisen kann. So ist der durch die Hände ermöglichte

Werkzeuggebrauch, der immer wieder als Unterscheidungskriterium zwischen Primaten und Menschen herangezogen wird und durch entsprechende Funde belegt und datiert werden kann, gleichzeit mit dem Phänomen der Herstellung von Werkzeugen verbunden. Einige Tiere benutzen "Werkzeuge", aber unseres Wissens stellen sie keine Werkzeuge her. Um dies zu können, bedarf es nicht nur assoziativer Fähigkeiten, sondern auch der zur Abstraktion. Deshalb sind entsprechende zerebrale Entwicklungen nötig, um die durch die "freien" Hände eröffneten Möglichkeiten zu nutzen und die wiederum dadurch entstehenden Probleme zu behandeln.

Teilhard de Chardin und Leroi-Gourhan stellen zwar fest, dass bei der Entwicklung von Arten alles mit allem verbunden sei; aber insbesondere für Gourhan ist das Gehirn ein zweitrangiges Merkmal.[6]

Ganz anders die Meinung, wonach "die ‚durchgegangene' Gehirnevolution die Kraft" gewesen ist, welche die Menschwerdung in diese Richtung trieb.[7]

Sir Charles Bell meinte sogar, diese Hände seien dem Menschen gegeben worden, "weil er das klügste Geschöpf war". Mehr noch: die vollkommene Übereinstimmung zwischen dem Bau der Hand und der Intelligenz des Menschen bekunde - offenbare und beweise - Gottes Plan.[8]

Wenn Immanuel Kant von der Hand als unser "äußeres Gehirn" sprach, dann wären Hände wiederum als "Subsysteme" des Gehirns zu verstehen.

Um die Evolution des menschlichen Gehirns ermessen zu können, ist es hilfreich, sich die quantitativen Dimensionen klar zu machen. . . . Die Großhirnrinde des Menschen enthält etwa fünfzehn Milliarden Nervenzellen, ihre Fläche umfasst etwa ein Sechstel Quadratmeter und ist in etwa achtzig Funktionsareale aufgeteilt. Faserverbindungen bestehen sowohl innerhalb der Funktionsbereiche als auch quer durch das Gehirn zwischen ihnen.[9]

Zusätzlich ist noch der Funktionsbereich des Rückenmarks, welches zusammen mit Stammhirn, Kleinhirn, Großhirn und Hirnrinde das Zentralnervensystem bildet, mitzuberücksichtigen.

Um den Problemen von "bottom up" (Hand-Hirn) oder "top-down" (Hirn-Hand) in der Hominiden-Evolution zu entgehen, kann der Begriff Koevolution eingeführt werden. Es handelt sich dabei um eine *evolutionsstabile Strategie*, wonach selektive Prozesse bei sozial lebenden Tieren in eine "gegenseitige Evolution" münden können. Bei Hand und Hirn oder Körper und Geist würde sich ein koevolutiver Prozess abspielen, der im Sinne einer Wechselwirkung das betreffende Lebewesen nicht nur verändert, sondern diese Veränderung genetisch fixiert, um

eine neue Art hervorzubringen. Und nach Darwins Theorie ist der Mensch ein Teil des "Ensembles" von Variationen, der nach dem Ausleseprinzip hervorgegangen ist und sich bisher als resistent erwiesen hat (survival of the fittest).
Immer wieder wird dabei auf lange Zeiträume hingewiesen, die nötig sind, um nach darwinistischem Verständnis neue Arten entstehen zu lassen; es entsteht gewissermaßen das Problem der "Übergangsphase" von einem in den anderen Zustand. Dagegen meinen Kritiker, dass die Lebensform des Menschen wie jede andere ihren Ursprung einer plötzlichen Wandlung verdankt und wenn es eine Evolution im "englischen" und damit darwinistischen Sinn gäbe, "so könnte es weder abgegrenzte Erdschichten noch einzelne Tierklassen geben, sondern nur eine einzige geologische Masse und ein Chaos lebender Einzelformen, die im Kampf ums Dasein übriggeblieben wären."[10] Mit den Begriffen Anpassung, Kombination und Rekombination verbindet sich eben die Frage, "ob es möglich ist, den Übergang von einer morphologisch beschriebenen Art zu einer anderen als kontinuierlichen Vorgang der Aufspaltung und Differenzierung einer Population zu bestimmen." Diese Frage ist bis heute umstritten und führt zu heftigen Diskussionen um die Bedeutung der "Konvergenz" (Ausbildung ähnlicher Merkmale hinsichtlich Gestalt und Organe bei genetisch verschiedenen Lebewesen, die im gleichen Lebensraum vorkommen).[11]
Da in der Evolutionstheorie der Eindruck eines historischen Entwicklungsmodells sichtbar wird, wonach die Kette von der Amöbe geradewegs zum Menschen führt, gibt es diesbezüglich klar formulierte Kritik: "Der Homo sapiens ist eine Entität und keine Tendenz."[12]
Die Vorstellung, wonach die Entstehung einer neuen Art plötzlich auftritt stimmt mit dem Argument überein, wonach bei sukzessiven Veränderungen in den differenzierbaren Subsystemen eines Systems eine permanente Angleichung des Gesamtsystems erfolgen muss, um erfolgreich zu sein; damit müssten aber, bedingt durch das Zusammenwirken, mehrere, wenn nicht alle Teile des Gesamtorganismus eine Veränderung erfahren und zwar spezifisch auf die "neue" Detailmutation ausgerichtet, um ein brauchbares Resultat zu ergeben.
Offensichtlich ist auch die Diskrepanz zwischen Evolutionstheorie und Entwicklungsbiologie bezüglich der Entwicklungs-Kriterien. Grundsätzlich findet hier eine Fokussierung statt, die einzig auf kausale Zusammenhänge ausgerichtet ist, welche allgemeingültig sind. Diese müssen den Organismen immanent sein. "Sie rühren nicht von zufälligen und variierenden Kräften des externen Milieus her. Die Gene werden als Ort dieser grundlegenden Substanz betrachtet.[13]

Ausgangspunkte: Hand und Hirn, Hirn und Hand

Diese Reduktion läßt sich zwar mit der These vom "Kampf ums Dasein" und der Metapher vom "egoistischen Gen" vereinbaren, ignoriert aber die Tatsache, dass Lebewesen immer in einer Gemeinschaft mit anderen Organismen existieren; damit gehören zum Überleben zahlreiche Strategien zur Vermeidung von Konkurrenz. "Weniger der Kampf ums Dasein mit ‚Zähnen und Klauen' als vielmehr das Zusammenspiel verschiedener Lebensformen ist die Grundlage der Biodiversität. Evolution ist immer auch Ko-Evolution."[14]
Um sich eine koevolutive Theorie von Hand und Hirn bei der Menschwerdung vorstellen zu können, wäre die Annahme des "offenen Systems" ebenso günstig wie die daraus resultierende Frage nach den Verbindungen innerhalb des Organismus und denen zwischen Organismus und Umwelt.
"Um sich die Hände vor Augen führen zu können, müssen die Augen eine spezifisch menschliche Einstellung haben (die Sehfelder müssen zeitweise einander überschneiden) und das Zentralnervensystem muss ganz spezifische Kapazitäten ausgebildet haben. Dabei gibt es eine Feedback-Schleife. Die Hände leiten die Augen und das Gehirn an, sich im Dienst der Hände zu spezialisieren, und die Augen und das Gehirn leiten die Hände an, so und nicht anders zu handeln."[15]
Mit Feedback-Schleife sind hier Rückkoppelungsschleifen gemeint, die auf allen Ebenen des Nervensystems anzutreffen sind. "Zentrale Schleifen, wie vom Zerebellum über Thalamus und zerebralem Kortex zurück zum Zerebellum, unterstützen das gedankliche Durchspielen von Bewegungen mit direktem Einfluss auf die Qualität der anschließend tatsächlich ausgeführten Bewegung."
Dabei unterscheidet man afferente von efferenten Nervenbahnen. Die efferenten durchlaufen eine hierarchische Anordnung neuronaler Zentren; einige afferente Bahnen informieren über den Bewegungserfolg, andere übergeordnete Schaltstellen über die efferenten Signale.[16]
Man nimmt dabei an, dass diese Informationen als Kopien der abgeschickten Bewegungsimpulse in unmittelbarer Nachbarschaft der somatosensorischen Zentren des Zentralnervensystems abgespeichert werden. Diese neuronale Repräsentation der geplanten Bewegung und der erwarteten sensorischen Rückmeldung wird also Efferenzkopie genannt", welche in ein Bewegungsgedächtnis überführt wird.[17] So können Bewegungsabläufe "automatisiert" und wesentlich beschleunigt werden - es findet ein "learning by doing" statt.
Die erstaunlich intensive Kooperation zwischen Hand und Hirn begünstigt beide Teile. Wie die Hand sich durch die sensorische und motorische Qualität auszeichnet, ist eine außergewöhnliche Eigenschaft des Gehirns seine Plastizität.

Damit ist die Hand ein sensomotorisches "Subsystem", welches sich durch einen hochsensiblen Tastsinn, aussergewöhnliche Bewegungskapazität und größte Präzision des Greifens auszeichnet. Demgemäß ist es nicht verwunderlich, dass der Hand und den Fingern ein besonders großes Rindenfeld im Gehirn zugewiesen ist; wozu noch kommt, dass Hirn und Hand mittels afferenter und efferenter Bahnen optimal verbunden sind. Vor allem die Erkenntnisse um die Teile des Gehirns, die sich in der menschlichen Evolution am spätesten herausgebildet haben, nämlich die Stirnlappen, welche über 40 Prozent des Gehirnvolumens ausmachen und sich auch ontogenetisch zuletzt "vernetzen", bewirkten eine Korrektur des allzu erblastig behaupteten Einflusses der Gene.

Es gibt z.B. Menschen, die werden mit einer faustförmig verkümmerten Hand geboren (Syndaktylie); die Finger sind zwar erkennbar, aber so verwachsen, dass sie nur als Gruppe bewegt werden können. Bei Untersuchungen wurde festgestellt, dass in den Feldern, welche die einzelnen Finger abbilden, diese nicht als einzelne Gliedmaßen erscheinen, sondern weitgehend als Gruppe, indem das Gehirn ein geschlossenes Rindenfeld bildet und dieses der ganzen Hand zuweist. "Chirurgen haben Verfahren zur Trennung der verwachsenen Finger entwickelt, so dass die Patienten ihre Finger unabhängig voneinander bewegen können." Schon wenige Monate nach der Trennung hat das Gehirn jedem Finger sein eigenes Neuronenfeld zugeordnet. "Kurz die kortikale Organisation hat sich gewandelt, weil sich die Form der Hand verändert hat."[18]

Wäre die kortikale Organisation durch genetische Faktoren festgelegt oder gäbe es eine feste "Verdrahtung", wäre diese Umorganisation nicht möglich gewesen. Einerseits zeigt dies, was unter Plastizität des Gehirns zu verstehen ist, andererseits wurde das Phänomen durch die veränderte Form der Hand hervorgerufen. Es geht aber auch umgekehrt: "Wenn eine Hand für eine gewisse Zeit deafferentiert oder inaktiviert ist, verliert sie ihren Platz im sensorischen Rindenfeld. Dieser wird innerhalb von Stunden oder Tagen überlagert von der Repräsentation der anderen Körperteile, so dass im Kortex nun eine neue, ‚handlose' Abbildung des Körpers existiert."[19]

Hierin findet sich auch ein Problem der Biologie, nämlich, "dass sich die Grenzen der Subsysteme, die durch wechselseitige Interaktionen zusammengehalten werden, in Abhängigkeit bestimmter Umstände verschieben. Der Verlust der Kuppe meines linken, kleinen Fingers würde mein Leben nicht signifikant verändern. Wäre ich jedoch Konzertpianist, würde es sehr wohl mein Leben drastisch beeinträchtigen. Alle Primaten besitzen ausnahmslos einen kleinen Finger, während es zwischen terristrisch lebenden Vertrebraten insgesamt große Unterschiede der Handstruktur gibt. Die spezifische Ausbildung der Hand bei Primaten weist uns sicherlich darauf hin, dass dieses Greifwerkzeug während der frühen Evolution enorm wichtig gewesen sein muss."[20]

Ein "vorauseilendes Gehirn" kann im evolutionären Sinne vielleicht so verstanden werden, dass es sich in einem von Muskelzwängen "befreiten" Schädel entwickeln konnte und genetisch stabilisiert das Potenzial erhielt, um die neuronalen Kapazitäten für die Hand verfügbar zu machen. Umgekehrt zeigen nicht nur die vorab genannten Beispiele, sondern viele weitere, wie die von Braille-Lesern (Blindenschrift), welche mit Hilfe des Zeigefingers kleinste und zahllose Erhebungen ertasten müssen, die Zuordnung eines größeren sensorischen Areals für diesen Finger in der Kortex[21], dass wir nicht bloß durch das Gehirn gesteuert werden, sondern dass wir das Gehirn auch formen. Die Welt verwandelt uns, und wir verwandeln die Welt.

Hier passt nun die Kritik am Darwinismus, wonach dieser mit Mutation und Selektion eine viel zu passive Vorstellung von Evolution entwickelt, wenn es um die Organismen selbst geht. Diese sind höchst aktiv und beeinflussen die Evolution ihrerseits, und kein Beispiel dafür ist treffender als der Mensch und seine Hände.

Daher kann die Selektion einer Verhaltensweise aus einem willkürlich angebotenen Repertoire auch eine Wahl sein. "Ein Wahlvorgang kann ein Selektionsvorgang sein, und die Selektion kann aus einem Repertoire von Zufallsereignissen erfolgen, ohne ihrerseits zufällig zu sein." Dies entspricht einer Lösung mit Hilfe der Verursachung nach unten.[22]

Das Lebewesen, welches dem modernen Menschen vorausging, hat sich entschlossen aufzustehen, zum *homo erectus* zu werden; und tat dies im Sinne einer Möglichkeit und nicht aufgrund erzwungener Anpassung. Hypothetisch könnte man sagen, dass der heute als Art gefährdete Panda-Bär, weil er wählen konnte, sich entschieden hat, vom Raubtier zum Vegetarier zu werden; seine mächtigen Kiefer nicht mehr an Beutetieren, sondern am Bambus zu versuchen. Aus unserer Sicht war dies keine gute Entscheidung; aber diese Verhaltensänderung mit Genetik, mit Zwängen oder Anpassung zu erklären ist höchstens hypothetisch, und im Versuch, solche Begründungen zu verallgemeinern, indem man etwa alle Attribute und Verhaltensweisen von Tieren auf ihre Nützlichkeit hin überprüft und mit dieser begründet, logisch problematisch. Das Gesamtsystem "Panda" ist mögliche Ursache für Veränderungen seiner Teile.

Es lässt sich nach dem Physik-Nobelpreisträger Erwin Schrödinger zeigen, "dass die Verhaltensweisen des Einzelwesens, die Art, wie es von seinen angeborenen Fähigkeiten Gebrauch macht, ein erheblicher, ja sogar der ausschlaggebende Faktor in der Evolution ist." Nicht zuletzt argumentiert er damit, dass die Natur ein neuartiges Lebewesen und seine Organe gar nicht hervorbringen kann, wenn diese nicht ständig gebraucht und dadurch ausprobiert werden. "Wenn nun aber etwa ein neues Organ sich entwickelt, haftet ja das entsprechende Verhalten unzertrennlich an seinem Besitz, die beiden Dinge werden eins. Man kann einfach nicht geschickte Hände besitzen ohne sie zur Erreichung seiner Zwecke zu verwenden... Man kann nicht taugliche Flügel haben und nicht versuchen, damit zu fliegen.... Die natürliche Zuchtwahl wäre ohnmächtig, wäre außerstande, ein neues Organ hervorzubringen ohne die unausgesetzte Hilfe des Organismus, der es zweckentsprechend benutzt."[23]

Wie zu sehen war, eleminert das Gehirn ein ungenutztes "Organ" in seiner neuronalen Repräsentation und es verringern sich oder erlöschen die Verbindungen zwischen Organ/Körperteil und Hirn. So hat sich etwa der menschliche Kiefer durch geringeren Gebrauch zurückgebildet. Demnach wäre den kritischen Anmerkungen bezüglich der Hände des Menschen und der Art und Häufigkeit ihres Gebrauchs Aufmerksamkeit zu schenken. So beklagt ein kalifornischer Handchirurg, dass der Wert der Hand von unserer Gesellschaft leider völlig unterschätzt würde.[24]

Die geringe Wertschätzung der menschlichen Hand hängt eng mit ihrer Exteriorisierung zusammen, die sich in einem starken Rückgang manueller Tätigkeiten bestätigt. Es könnte sich - ganz im Sinne Schrödingers - in Zukunft das Problem einer Regression der Hand stellen. Es wäre möglicherweise nicht sonderlich wichtig, "dass die Bedeutung der Hand, dieses Schicksalsorgans, abnimmt, wenn nicht alles darauf hindeutete, dass ihre Tätigkeit eng mit dem Gleichgewicht der Hirnregionen verbunden ist, die mit ihr in Zusammenhang stehen." Und weiters bedeutet mit seinen Händen nicht denken zu können, "einen Teil seines normalen und phylogenetischen menschlichen Denkens zu verlieren."[25]

Die Verbindungen zwischen Hand und Hirn können eben nicht nur mittels Durchtrennung der Nerven unterbrochen werden, wie Damasio richtig erklärt; sie erfolgt auch durch "Nichtgebrauch" eines Körperteils und würde im Falle des Menschen sein Denken wesentlich verändern. Nicht nur Raumwahrnehmung, sondern auch Zeitvorstellung und Rhythmizität wären ohne Hände von ganz anderer sinnlicher und motorischer Qualität.

Ausgangspunkte: Hand und Hirn, Hirn und Hand

Literatur und Hinweise

1	Beide Zitiert in Konrad Liessmann/Gerhard Zenaty: "Vom Denken." Wien, 1996, S. 172

2/6/25	André Leroi-Gourhan: "Hand und Wort." Frankfurt/Main, 1988, S. 35, S. 42f, S. 320

3	Pierre Teilhard de Chardin: "Der Mensch im Kosmos." München, 1981, S. 171

4	Konrad Lorenz: "Der Abbau des Menschlichen." München, 1995, 6. Aufl., S. 68

5	Henry Plotkin: "Darwin Machines and the Nature of Knowledge." Cambridge, Mass., 1993, ohne Seite

7	Christopher Wills: "Das vorauseilende Gehirn." Frankfurt/M., 1996, S. 20

8	Charles Bell, zitiert in Frank R. Wilson: "Die Hand - Geniestreich der Evolution." Stuttgart, 2000, S. 311

9	Alfred Gierer: "Im Spiegel der Natur erkennen wir uns selbst." Reinbek bei Hamburg, 1998, S. 301

10	Oswald Spengler: "Der Untergang des Abendlandes." München, 1997, 13. Aufl., S. 592

11	Peter Janich/Michael Weingarten: "Wissenschaftstheorie der Biologie." München, 1999, S. 246

12	Stephen Jay Gould: "Zufall Mensch." München/Wien, 1991, S.362

13/20	Richard Lewontin: "Die Dreifachhelix." Berlin/Heidelberg, 2002, S. 8f, S. 108f

14	Emil Florey: "Was kann das Leben?" in E.P. Fischer/K. Mainzer (Hg.): "Die Frage nach dem Leben." München, 1990, S. 185ff

15	Vilém Flusser: Vom Subjekt zum Projekt." Bensheim/Düsseldorf, 1994, S. 192f

16	Reinhard Blickhan: "Motorische Systeme bei Vertebraten." in Josef Dudel/Randolf Menzel/Robert F. Schmidt (Hg.): "Neurowissenschaft."Berlin/Heidelberg, 1996, S. 191 und 207

17	Marco Wehr/Martin Weinmann (Hg.): "Die Hand." Heidelberg/Berlin, 1999, S. 100

18	Ian Robertson: "Das Gehirn und sein Potential." in Angela Hausner (Hg.): "Denkanstöße 2003." München, 2002, S. 118ff

19	Oliver Sacks: "Der Tag, an dem mein Bein fortging." Reinbek bei Hamburg, 1995, S. 234

Intro

Literatur und Hinweise

21 Manfred Spitzer: "Der Geist im Netz." Heidelberg/Berlin, 1996, S. 11

22 Karl R. Popper: "Die natürliche Selektion und ihr wissenschaftlicher Status."
    in David Miller (Hg.) "Karl R. Popper Lesebuch." Tübingen, 1997, 2. Aufl., S. 233

23 Erwin Schrödinger: "Geist und Materie." Braunschweig, 1959, S. 11ff

24 Erwähnt in Norbert Treutwein: "Die Hand - unser äußeres Gehirn."
    in "P.M. Peter Mossleitners interessantes Magazin." München, 1/1996, S. 51

Zeit und Perioden, Zyklen und Rhythmen

"Panta rhei!" (alles fließt)
Heraklit (6. Jahrhundert v. Chr.)[1]

Der ionische Philosoph meinte mit diesem oft zitierten Grundsatz eine ständige Bewegung, einen Wandel, der die sich wandelnden Dinge trägt. "Wer in denselben Fluss steigt, dem fließen andere und wieder andere Wasser zu."[2]
Ein späterer griechischer Philosoph namens Melissos meinte: "Immer wenn der Finger reibt, reibt er eine unsichtbare Menge Eisen ab; wenn er aber nicht reibt, was gibt es dann für einen Grund zu der Annahme, dass das Eisen sich auch dann verändert?" In Heraklits Verständnis verändert sich das Eisen durch die Reibung des Windes oder durch Oxydation; in jedem Fall sieht altes Eisen anders aus als neugeschmiedetes, "ebenso wie ein alter Mann anders aussieht als ein Kind."[3]
Damit ist weder ein chaotisches Prinzip gemeint, noch ein lineares Fließen von A nach B. Denn mit einem weiteren Satz, nämlich "Die Sonne ist jeden Tag neu (jung)"[4] verweist der Vorsokratiker sowohl auf die permanent veränderte wie auf die immer wiederkehrende Sonne. Damit bekommt Heraklits Veränderung einen zyklischen Charakter. Und bei dem Atomisten Demokrit wird der Begriff des Fließens mit dem Wort Rhythmus gleichgesetzt. Rhythmus hat heute allzusehr mit gemessener und geordneter Wiederholung zu tun; eigentlich entspricht er aber einem Zeitverständnis, welches als eine Spur des Ur-Rhythmus gedacht werden kann.[5]
Unsere so stabil und determinierend behaupteten Gene werden nicht nur von ihrer Aminosäurenzusammensetzung bestimmt, "sondern auch durch ihre Umgebung, das Vorhandensein von Wasser, Ionen und manchmal auch anderen kleinen Molekülen sowie vom Säure- und Basengehalt."[6]
Denn diese Gene sind "selbst ein integraler Bestandteil von Prozessen, die definiert und hervorgebracht werden durch ein komplexes selbstreguliertes dynamisches System, in dem und für das die ererbte DNA das entscheidende und absolut unentbehrliche Rohmaterial liefert, aber nicht mehr als das."[7]
Ein französischer Professor an der Sorbonne, Jacques Turgot, steht als Beispiel für jene, welche die moderne Weltsicht eingeläutet haben. Er hat 1750 die Geschichte als einen linearen Prozess behauptet, welcher durch eine ersichtliche Entwicklung hin zur Perfektion des Lebens auf der Erde bestätigt würde.[8]
Dieser Gedanke, der den linearen Fortschritt und das Wachstum proklamiert, ist

eng mit unserem Zeitverständis verbunden. Einerseits kommt ein lineares Zeitverständnis der uns Menschen eigenen Anisotropie entgegen, wonach in der rückschauenden Erinnerung der zeitliche Ablauf nicht umgekehrt werden kann, obwohl wir beliebig in die Vergangenheit zurückgreifen können. Bei räumlichen Erinnerungen kann ein Weg in beide Richtungen beschrieben werden. Ernst Mach stellte dazu fest, dass es beim Zeitsinn keine Symmetrie geben würde.[9] Daher scheint die Vorstellung von linear verlaufender Geschichte, Evolution oder Fortschritt durch ihre beschreibende Form dieser Anisotropie und damit unserem Gehirn zu entsprechen und deshalb "verständlich" zu sein.

In der materialisierten Form kann ebenso die Uhr wie die Dampfmaschine als "Schlüssel" oder treibende Kraft der Veränderung unserer Zivilisation angesehen werden, in jedem Fall kam es immer mehr dazu, dass nicht mehr die Handlung die Dauer bestimmte, sondern die Dauer für die Handlungen durch den Chronometer festgelegt wurde; diese "Rahmenzeit" bestimmt heute mehr denn je den Wert und die Grenzen einer Handlung. Von dem Augenblick an, als das Postulat "time is money" ins Zeitverständnis von Industriegesellschaften integriert war, wurde Zeit zur Ware und effizient war nur, was Zeit sparte; der Tagelöhner, der Stundenlohn, der Halbtagsjob liegen hier als Begriffe nahe. Um Zeit und damit Geld zu sparen, wurden und werden unzählige Versuche unternommen, Handlungen und Prozesse permanent zu beschleunigen, welche durch Akkordarbeit, Fließbandarbeit, Schnellzug, Überschallgeschwindigkeit, Just-in-Time-Konzept und das "Echtzeit"-Ideal in Medien- und Informationstechnologie (live) ihren begrifflichen Ausdruck finden. Es muss keine spezielle und überaus zahlreich vorhandene Literatur zur Beschreibung herangezogen werden, wir können es täglich erleben und dafür von Tatsachen im Sinne Diderot's sprechen, um festzustellen, dass ein guter Teil der Wissenschaften, Politik und Technik dem "Zeitgeist" zugewandt erscheint, dessen Ziel die totale ökonomische Nutzung des "Rohstoffes" Zeit ist, welches durch die Rationalisierung und damit Beschleunigung erreicht werden soll. In einer solchen Rahmenzeit, die einem "survival of the fastest" entspricht, ist für Intervalle, Pausen, Akzente oder Kontemplation kein Platz; alles besteht aus einem egalisierenden "flow", in dem das "Neue" schon vor seinem Erscheinen als veraltet gelten muss. Die Hände bewegen sich nervös, fahrig, oberflächlich, ja hyper- und zugleich pseudoaktiv in dieser Welt, wobei sie minderwertig, wenn nicht gar nutzlos erscheinen, da sie die vorbeihuschenden Gegenstände - zunehmend virtuelle - nicht mehr ergreifen und begreifen können.

Alles ist formlos geworden. Banale Phänome werden superlativ apostrophiert; das Wunder des Lebens banalisiert; es gibt weder Staunen noch Selbstverständnis, sondern es sind bloß die in einer wertlosen Gleichförmigkeit erscheinenden Sensationen und Skandale uns kurze Zeit wert, um augenblicklich in ein geschichtsloses Nichts zu fallen. Hervorbringung und Verschwinden sind ein und dieselbe Bewegung, und das Hervorgebrachte ist nicht festzuhalten, weil ihm die lineare, die geschwindigkeitsverzerrte Rahmenzeit keine Form geben kann.

Hier fehlt vielleicht schon der rhythmische, phylogenetisch erworbene Rahmen des Ganges, zu dem beim Menschen "noch die rhythmische Bewegung des Armes" hinzutrat; "während die Rhythmik des Ganges für die raum-zeitliche Integration sorgte und für den Ursprung der Bewegung im sozialen Bereich steht, öffnet die rhythmische Bewegung der Arme einen anderen Weg; die Integration des Individuums in ein Dispositiv der Schöpfung nicht mehr von Raum und Zeit, sondern von Formen."[10]

Heute sind Zeit und Zeitknappheit identisch und Ereignisse sind nicht mehr integrativer Bestandteil natürlicher und sozialer Rhythmen, zumindest sind sie sprachlich von diesen bereits getrennt. Wenn zu irgendeinem angegebenen Zeitpunkt etwas stattfindet, so ist das Ereignis an die chronometrische Zeit gebunden. Reisen, ein Event, ein Vortrag oder eine Vorlesung zum Thema "Zeit" dauern nicht so lange, wie es der Inhalt verlangt, sondern wie es der dafür vorgesehene Zeitrahmen vorgibt. In der Vergangenheit wurde der tägliche Zeitverlauf in erster Linie durch die Reihenfolge der Aufgaben und ihre Beziehungen zueinander bestimmt. Daraus wird verständlich, dass etwa in Madagaskar die Zeit mit Tätigkeiten wie "einem Reiskochen" oder dem "Braten einer Heuschrecke"; oder in Chile im 17. Jahrhundert die Zeit oft in "Credos" angegeben ist (ein Erdbeben wurde 1647 beschrieben als "zwei Credos lang").[11]

"Ereignisse werden hier nicht als ‚Funktion zur Zeit' betrachtet, vielmehr bestimmen Ereignisse und Rhythmen die zeitliche Dauer. Zeitabschnitte sind demnach dann beendet, wenn ein Sinn- und Bedeutungsgehalt sich erfüllt hat."[12]

Die sichtliche Ignoranz gegenüber dem Sinngehalt des Handelns und dessen Dauer einerseits und der Eigenzeit der organischen Entität und seiner physiologischen Bedingungen anderseits ist primär in der Arbeitswelt erkennbar, wobei versucht wird, die dabei offensichtlich entstehende Kluft durch behauptete Sachzwänge zu überbrücken. Indirekt wird die Ausblendung des Leibes durch die soziologische Theorie unterstützt, die in der Arbeitswelt den Körper zwar als faktische Grundlage voraussetzt, ihm aber weiter keine Aufmerksamkeit schenkt.[13]

Bei wilden Säugetieren, die in Gefangenschaft gehalten werden, führt die Verkümmerung der körperlichen Operationsketten zu einer künstlichen Rhythmik, zu periodischen Schaukelbewegungen, die für das gefangene Tier einen Rahmen schaffen, in das es räumlich und zeitlich integriert ist. Beim Menschen zeigen sich gleiche Erscheinungen "einer exteriorisierten Rhythmik, wenn die Schaffung eines künstlichen Rahmens mit der Loslösung von normalen Operationszyklen zusammenfällt oder wenn dieser künstliche Rahmen an die Stelle der natürlichen Rhythmen tritt . . ."[14]

Diese Einwände sind nicht bloß als polemische Gesellschaftskritik zu verstehen, denn das wissenschaftliche Bemühen um Raum und Zeit hat zu einigen überraschenden Erkenntnissen geführt, wonach Mensch und Welt viel weniger von linearen Zeitparametern, welche sich in statische Punkte unterordnen lassen, bestimmt sind, sondern vielmehr einer zyklischen und vor allem rhythmischen Zeitlichkeit entsprechen.

Sicherlich ist es möglich, jede zyklische Zeit auf eine lineare Zeit zu projizieren. "Es wäre jedoch verkehrt, die Zyklizität der Zeit auf die Linearität zu reduzieren."[15] Für Rhythmen kann dies schon gar nicht gelten, es sei denn, man verwechselt Rhythmus mit Takt.

Wir sind also physisch durch biologische Rhythmen wesentlich mehr bestimmt als wir vielleicht wahrhaben wollen. Jeder Musiker wird das Ausmaß "periodisch-rhythmischer Dimension" erkennen, wenn er erfährt, dass das Verhältnis zwischen den schnellsten und den langsamsten biologischen Zyklen 10^{15}" ist; also eine Zahl mit 24 Nullen ergibt (Quadrillion) und damit einen Bereich, den ein Musiker als 78 Oktaven beschreiben würde.[16]

Neben Biologie, Physiologie und Neurowissenschaften haben sich vor allem die "jungen" Disziplinen Chronobiologie und Chronomedizin den biologischen Rhythmen zugewandt. Dabei wurde zuallererst festgestellt, dass die biologischen Rhythmen genetisch repräsentiert und vererblich sind; sie zeigen sich in biochemischen Prozessen, bei denen etwa Substratkonzentrationen bei metabolischen Abläufen rhythmischen Oszillationen unterworfen sind; und moderne Bildgebungsverfahren haben gezeigt, "dass intrazelluläre Botschaften, wie sie innerhalb der Zelle in Gestalt veränderlicher Calciumionenkonzentrationen als allgegenwärtige Signale übermittelt werden, ebenfalls in Wellen durch lebende Zellen pulsieren."[17]

Gut bekannt ist uns der Tag-Nacht-Rhythmus, eine "physiologische Uhr", welche selbst ohne erkennbarem tageszeitlichen Wechsel sozusagen "freilaufend"

Ausgangspunkte: Zeit und Perioden, Zyklen und Rhythmen

eine Eigenperiode entwickelt, die ungefähr dem astronomischen Tag entspricht. Für die Chronobiologie und Chronomedizin, welche sich erst seit 1937 zu eigenen Wissenschaftszweigen entwickelten, hat einer ihrer bekanntesten Vertreter (Halberg) für diese "Uhr" das Beiwort "circadian" vorgeschlagen, gebildet nach dem lateinischen "circa" (ungefähr) und "dies" (der Tag).[18]

Die intensive Forschung brachte ein komplexes Multiuhrensystem zutage, welches die zeitliche Harmonie zwischen den Lebensvorgängen sowie deren "phasengerechte Einordnung in die periodischen Zeitstrukturen der Umwelt gewährleistet. Die inneren Uhren ermöglichen auch eine präzise Orientierung in der Zeit."[19]

Da der Mensch als "offenes System" bezeichnet werden kann, geht es bei diesen Rhythmen im lang-, mittel- und kurzwelligen Bereich um exogene, endo-exogene und rein endogene Bezüge. Es wird vor allem zwischen endogener Rhythmizität und exogener Periodizität unterschieden. Die Periodizität bezieht sich beispielsweise auf Gezeiten, Mondzyklen und Tageslänge. Ihre Periodik bestimmt je nach Lebensweise etwa eines Tieres in verschiedener Kombination dessen biologische Zeitstruktur. Hier besteht eine Abhängigkeit des biologischen Systems von äußeren Faktoren. Die exo-endogenen Rhythmen werden im Organismus selbst erzeugt, müssen aber von periodischen Umweltreizen ähnlicher Frequenz synchronisiert und auf bestimmte Phasenbeziehungen eingestellt werden. Endogene Spontanrhythmen, die unabhängig von äußeren Zeitgebern sind, müssen mit anderen Spontanrhythmen innerhalb des Organismus koordiniert sein und dabei bestimmte Frequenz- und Phasenbeziehungen zueinander einstellen können. Im lang- und mittelwelligen Bereich finden sich Jahres- und Monatsrhythmen, im kurzwelligen Spektrum geht es z.B. um Gehirntätigkeit oder Nervenaktion.[20]

Dem Menschen sind viele dieser rhythmischen Vorgänge im eigenen Körper nicht bewusst, ja selbst die exogenen, die äußeren Zeitgeber sind ihm fremd geworden. Er bekämpft die dadurch auftretenden Symptome mit Agonisten und Antagonisten und dies oftmals zugleich. Ob mit Koffein oder Weckaminen, ob mit Alkohol oder Schlafmittel, in jedem Fall sollen sich die physischen Reaktionen auf das arhythmische Verhalten steuern lassen. Die urbane Nacht wird illuminiert und das Licht der Städte soll bereits den Zugvögeln Probleme bereiten, während wir selbst kaum noch die Sterne sehen. Das absolute Ideal ist die Technik geworden, welche - wenn sie nur mit Energie versorgt wird - "rund um die Uhr" und ohne Pause produziert und funktioniert.

Bei Maschinen und Computern ist aber schon ein völlig anderer Energiedurchfluss und -umsatz gegeben, wie bei lebenden Systemen. Der Stoffwechsel eines Organismus ist, genau wie er selbst, rhythmisch organisiert.
Zeit beruht bei Lebewesen daher nicht bloß auf einer auf Konvention basierenden Einteilung und bestimmten Messverfahren. Zeit ist etwas an den Systemen selbst, insofern sie werdend und vergehend sind. Lebende Systeme sind zeitlich verfasst.[21]
In diesem Sinne ist die in der Fachliteratur häufig vertretene Behauptung, wonach die Entwicklung biologischer Uhren dem Organismus das Überleben ermöglichte, genauso unpassend "wie die Behauptung, die Musiker eines Orchesters hülfen dem Orchester, Musik zu machen. Musiker helfen nicht dem Orchester, sie sind das Orchester."[22] Dahinter verbirgt sich übrigens das Problem der Adaption, worauf noch zurückzukommen sein wird.
Bedingt durch seine rhythmische Organisation wird der Organismus, ja sogar seine momentane Stabilität "nicht statisch, sondern dynamisch aufrechterhalten. Es ist ein naheliegender Fehler anzunehmen, Lebenszyklen umfassten eine Periode des Wachstums . . ., dann eine lange Periode relativen Stillstands und schließlich den Niedergang in Alter und Tod."[23]
Und der tägliche Zyklus von abwechselnder Tätigkeit und Ruhe ist ebenfalls ein charakteristischer Zug des lebenden Gehirns. "Viele Organe außer dem Gehirn zeigen Zyklen von abwechselnder Tätigkeit und sogenannter ‚Ruhe'. Die Ruhe ist nicht Stillstand. Die Magendrüsen sekretieren während den Mahlzeiten, und in Zwischenzeiten verharren sie im sogenannten ‚Ruhezustand.' Aber letzterer ist nicht Stillstand. Vielmehr ist er eine Phase intensiver Vorbereitung für die nächste Sekretionsperiode. Beide Phasen sind gegensätzlich, sogar bis zu dem Grade, dass die eine aufhebt, was die andere tut, aber beide Zustände sind Tätigkeit."[24]
Die Intervalle, welche den Rhythmen des Organismus eigen sind, entsprechen nicht den Pausen zwischen zwei zu verbindenden Punkten, wie bei technischen Prozessen oder in Geometrie oder Mathematik, sondern sie sind Phasen (nicht Leerstellen oder Leerlauf), in denen Subsysteme oder System in einen anderen dynamischen Zustand übergehen. Der ganze Organismus "ist ein verflochtenes, dynamisches System, das mit vielen verschiedenen Frequenzen arbeitet. Das führt zu der Vorstellung einer Homöodynamik anstelle der Homöostase. Statt der immer gleichen physiologischen Variablen hat man rhythmische Variablen: Temperatur, Konzentration verschiedener Substanzen im Blut, Herzschlag, At-

Ausgangspunkte: Zeit und Perioden, Zyklen und Rhythmen

mung, Tagesrhythmus und Menstruationszyklus - alles, was man heute als Chronobiologie bezeichnet."[25]

Rhythmen, wie der des Atmens können sogar Erinnerungen hervorrufen, die uns entfallen sind oder "verdrängt" werden. Wenn jemand seinen Atemrhythmus bewusst verändert, um eine Erinnerung wachzurufen, treten diese sehr häufig wieder in den Vordergrund, etwa bei verdrängten traumatischen Erlebnissen. "Viele Betroffene erinnern sich an das Ereignis, das mit dem Atmungsmuster verknüpft war, bevor es sich veränderte."[26]

Beschleunigter Puls, erhöhte Herz- oder Atemfrequenz oder Fieber können ausgleichende Funktion für den Organismus haben; meist sind Abweichungen bei den biologischen Rhythmen aber negative Anzeichen für den Gesamtorganismus. Selbst wenn Beschleunigungen eintreten ohne eine Gegenmaßnahme erforderlich zu machen, entsprechen sie keiner permanenten Veränderung zugunsten zunehmender Effizienz. Daher widersprechen biologische Systeme dem Beschleunigungspostulat, wonach höhere Geschwindigkeit mit mehr Erfolg gleichgesetzt wird. Der gesamte Organismus ist darum bemüht, optimal zu kooperieren, hier geht es nicht um Maximierung; außer in Notfällen.

Die kulturell-endogene Beschleunigung von Prozessen, in die der menschliche Organismus eingebunden ist, führt, wenn die - durchaus vorhandenen - Toleranzgrenzen überschritten werden, zur Desynchronisation der "inneren Uhren". Mit dem Begriff *Antezipation* ist ein Beschleunigungsparameter in die Neurowissenschaften eingegangen, der im Hinblick auf ein rhythmisch organisiertes Lebewesen interessant ist. "Bei Armbewegungen braucht der Mensch für die Rundreise vom Arm zum Gehirn und wieder zurück mindestens 110 Millisekunden. Bewegungen wie Hämmern oder Stoßen, die innerhalb eines Sekundenbruchteils ausgeführt sind, können daher nicht von Korrekturen während der Ausführung profitieren."[27]

Der Physiologe Benjamin Libet war es, der herausfand, dass unbewusste Akte der tatsächlichen Bewegung eines Körpergliedes vorausgehen. Dies ist vor allem für gezielte Handbewegungen von Bedeutung, bei der, so Forscher, einzelne Neurone eine ungenaue Richtungsweisung liefern.[28] "Mittelt man aber alle Richtungsweisungen für eine Population von Neuronen (Minimum ca.100 Zellen), so zeigt das resultierende mittlere Richtungssignal genau in die Bewegungsrichtung." Wird eine Richtungsänderung notwendig, ist die Korrektur im Motorkortex bereits vor der Bewegungsänderung zu beobachten (160-180 ms). "Die Richtungskodierung erfolgt also bereits im Stadium der Bewegungsplanung."[29]

Für die Beschreibung des Zusammenhangs zwischen der Aktivität einer Neuronengruppe und der Bewegungsrichtung verwendete Anastopoulos Georgopoulos den Begriff *Populationsvektor*. Das Ergebnis dieser Experimente war keineswegs zu erwarten, wonach eine Bewegung im motorischen Kortex vorab repräsentiert ist.[30]

Daraus wurden die unterschiedlichsten Schlüsse gezogen. Nicht zuletzt die Deterministen griffen damit die Indeterministen und die Willensfreiheit an. Aber gerade der Entdecker der Antezipation, Libet, glaubte, dass diese es dem Menschen ermögliche, seine Aktionen besser zu kontrollieren. Der Gehirnphysiologe John Eccles vertritt die Auffassung, dass dieser Antedatierungsprozess nicht aus einem neurophysiologischen Prozess erklärbar zu sein scheint. Er vermutet dahinter eine Strategie, die durch den selbstbewussten Geist erlernt worden ist.[31]

Ein anderer Wissenschaftler, der Psychologe Robert Sternberg, verbindet mit schnellen Reaktionszeiten eine ganz andere Hypothese. Danach haben intelligentere Leute schnellere Gehirne als weniger intelligente. In Verbindung mit den Erkenntnissen von Antezipation wäre erfolgreiches Lernen mit schnellerem Gehirn zu assoziieren und damit wäre es ein pädagogisches Ziel, die Fähigkeit schneller zu lernen zu unterstützen.

Leider lernt das Gehirn überhaupt nicht schnell, seine Synapsen "lernen" zwar, aber langsam. "Es dauert jeweils Tausende von Stunden, bis eine Bewegung so gut abläuft, dass sie nicht mehr verbessert werden kann."[32]

Spitzensportler wissen um das Problem, wonach die Übung den Meister macht. Sternberg spielte aber weniger auf die physische "Intelligenz" an, sondern auf den Intellekt. Wenn er recht hätte, dann wäre Pädagogik ein Selektionsinstrument für "schnelle und langsamere Gehirne" und müsste in das Fach der Neurowissenschaften fallen. Psychologen wie Sternberg vermuten letztlich bei der Frage nach dem "Wie" erfolgreicher Schüler, die leicht lernen, dass diese viel Zeit damit verbringen, Informationen zu kodieren, um sie reichlich und im Detail verarbeiten zu können.[33]

Lernen braucht also Zeit. Egal welche Gründe angegeben werden, der Zeitaufwand ist bei allen Lernformen gegeben. Was nun den Leistungssportler, etwa den Tennisspieler angeht, der mit Hilfe von Übung zur verbesserten neuronalen Vordatierung fähig ist, kann er trotz seiner Erfahrung und seines Könnens eine schlechte Leistung bringen; nicht selten vermutet dann ein Sportreporter, der Tennisstar könnte in dem aktuellen Spiel seinen Rhythmus nicht finden. Könnte es sein, dass bloß seine Körperuhren an diesem Tag nicht synchron oszillieren?

Ausgangspunkte: Zeit und Perioden, Zyklen und Rhythmen

Es kann nämlich in den Rhythmen von Subsystemen eines Organismus zu Veränderungen kommen, wie etwa beim Kammerflimmern des Herzens. Das Flimmern ist ein regelmäßiger, rhythmischer Vorgang, allerdings wird die Blutzirkulation dadurch beeinträchtigt. Was für das Herz nur ein Rhythmuswechsel ist kann für das Gesamtsystem letale Folgen haben. Der Einfluss kann sowohl intern als extern gegeben sein und die Bandbreite reicht vom Kreislauf bis zur Atmung, die von einem eingeklemmten Nerv beeinträchtigt wird.

Dies führt uns direkt hin zur Chronomedizin und Chronopathologie. Zahlreiche Untersuchungen weisen auf den Zusammenhang zwischen biologischen Rhythmen und Krankheiten hin. So wurden bei Krebskranken frequenzielle Abweichungen der zirkadianen Temperaturrhythmik festgestellt, vegetative Regulationsstörungen können zum Herzinfarkt führen; schon Schlafstörungen müssen im Prinzip als Störungen der biologischen Tagesrhythmik aufgefasst werden. Ebenso haben Umweltrhythmen als endogene langwellige Rhythmen Einfluss auf Krankheitsanfälligkeit und -häufigkeit. Jahresrhythmische Saisonkrankheiten sind hier ebenso zu nennen wie periodisch auftretende Pollenallergien, zyklisch-klimatisch bedingte Erkrankungen durch Hitze, Krankheitserreger und vieles mehr.

Zahlreiche Krankheiten weisen charakteristische Zeitstrukturen auf, wie z.B. Malaria, periodisch verlaufende Infektionskrankheiten und andere; wobei 14- und 21tägige Perioden z.B. für Infektionen und die folgende zirkaseptane Reaktionsperiodik gehäuft auftreten.[34]

Mit den Erkenntnissen über die "inneren Uhren" beim Menschen wird dem Chronomediziner die Möglichkeit geboten zum richtigen Zeitpunkt eingreifen zu können. Es war der theoretische Biologe Arthur Winfree, der initiierend von der Dynamik der Krankheiten sprach. Damit ist auch die Idee der ganzheitlichen Behandlungsmethoden verbunden. Diese wirken wahrscheinlich gerade deshalb, "weil sie dafür sorgen, dass die verschiedenen rhythmischen Systeme stets aufeinander abgestimmt bleiben."[35]

Ganzheitliche Medizin ist zwar ein häufig verwendetes Schlagwort geworden, aber weder die Mediziner selbst noch die Medizin insgesamt scheint davon wirklich überzeugt zu sein. Sie betrachtet in der Diagnostik den Kranken einerseits als statisches Element, aus dem man Informationen abrufen kann, die als Momentaufnahme dann die Therapie bestimmen, und anderseits begegnet sie dem passiv gedachten Organismus als Modell für Chirurgie und Pharmazie mit dem Triumphirat von *Ausschaltung* (operative Entfernung), *Lenkung* (kontinu-

ierliche Anwendung von Pharmaka) und *Ersatz* (umfassend zu verstehende Prothetik). Während die drei Prinzipien der Chronomedizin mit *Entlastung, Erholung* oder *Normalisierung* und *Training/Übung* lauten.
Man muss nicht an der möglichen Notwendigkeit eines chirurgischen Eingriffs zweifeln, zweifelhaft ist eher, dass jedweder Eingriff dieser Art nicht auch eine Verletzung des Leibes bedeutet, ein Umstand, der in der Nachsorge zu wenig beachtet wird. "Operation gelungen, Patient tot", ist sicherlich als makabrer Scherz gedacht, dennoch ist mit der operativen "Ausschaltung" nicht alles getan. Die Zahl der "Pharma-Chroniker", wie wir sie nennen möchten, nimmt deutlich zu, wobei häufig das mögliche Selbstheilungspotenzial durch die Medikamente ausgeschaltet wird; die Probleme der sogenannten Nebenwirkungen sind allseits bekannt. In der Prothetik hat die sogenannte Schulmedizin vieles geleistet und stehen noch weitere Verbesserungen bevor. Zugleich hat sich diese Disziplin auf ein Gebiet ausgeweitet, in dem ein funktionierender Organismus dennoch als pathologischer verstanden wird. Von Geschlechtsumwandlung, Brustvergrößerungen, Penisversteifungen und -verlängerungen ist hier ebenso die Rede, wie von vorhergesagten artifiziellen Implantaten etwa in Form von unter die Schädeldecke plazierten Mikrochips, über die man von Gehirn zu Gehirn telefonieren kann oder im Kopf eines Kampfpiloten bewirkt, dass dieser während eines Überschallkurvenfluges, bei dem er aufgrund der extremen Körperbelastung kurz das Bewusstsein verliert, von einer Bodenstelle per Funksignal über seinen Kortex gesteuert dennoch den Knopf drücken kann, um eine Rakete abzufeuern.
Dies alles führt uns zum Problem der Adaption zurück, welches sich in den Bodybuilder- und Fitness-Studios, in Energie-Drinks, Drogen und der ganzen Palette technischer Gerätschaften zeigt, und mit dem Begriff *Fitness* zusammengefasst werden kann.
Der große Biologe und Genetiker J.B.S. Haldane hat dereinst auf ein merkwürdiges Phänomen hingewiesen, wonach nämlich Arten in der Evolution durch internen Wettbewerb eine so gute Ausstattung erwerben, dass die gesamte Art schließlich - bei höherer Dichte - mit einem Handikap gegenüber ihrer Umwelt behaftet ist. "Der Schwanz des Pfaus und die Kampfausrüstung mancher Käfer lassen Haldane zu dem Schluss gelangen, dass der Wettbewerb innerhalb der Art gelegentlich zu einer Entwicklung der Schmuckformen und Waffen führt, die der betreffenden Art schließlich schadet."[36]
Die Gerätschaften, die uns umgeben, sind keineswegs optimal auf den menschlichen Körper und auf den physischen Rhythmus abgestimmt. Der amerikani-

Ausgangspunkte: Zeit und Perioden, Zyklen und Rhythmen

sche Chirurg Robert Markinson forderte schon vor Jahren mit Nachdruck, "dass sich die Konstrukteure aller Gerätschaften des täglichen Bedarfs ... erst einmal mit der Anatomie der menschlichen Hand befassen sollten, bevor sie weiterhin ‚Folterwerkzeuge' entwickeln."[37]
Die Hyperproduktivität, "bei der der Mensch nicht mehr der Drehzahl seiner computergesteuerten Instrumente zu folgen vermag, ist nach dem Stress für die Ausbreitung einer neuen Berufskrankheit verantwortlich, die als RSI bezeichnet wird." Unter Repetative Strain Injury (Verletzungen durch wiederholte Belastung) leiden auch Computerarbeiter, da die nur scheinbar kraftlosen Bewegungen auf der Tastatur bei zugleich unnatürlicher Haltung der Hände und Arme zu winzigen Verletzungen an Muskeln, Sehnen und Knochen führen; zu akuten Entzündungen, die langfristig in eine Lähmung münden können.[38]
Alle eingeforderten Veränderungen gegen die Mängel kollidieren mit strukturellen und ökonomischen Hindernissen. Würden die Erkenntnisse aus der gesamten Medizin ernst genommen, wäre ein umfassender gesellschaftlicher Wandel nötig.
Leben erscheint jedenfalls als ein dynamischer Prozess, ein rhythmisches Fließen, eine ganzheitlich bewegte Veränderung in Raum und Zeit. Und wir meinen Lebendiges vor allem durch die Bewegung erkennen zu können; deshalb haben wir manchmal den Eindruck, mechanische Geräte seien "lebendige" Erscheinungen (ähnlich biologischer Existenzen). Wir erkennen aber sehr schnell, dass die lebendige Erscheinung von Maschinen und Fahrzeugen, von beweglichen Artefakten aller Art nicht auf innere Kohäsionskräfte zurückzuführen ist, sondern es sind *äußere* Kräfte, "die die Struktur *gestaltet* haben." Die Struktur eines Lebewesens geht aus einem völlig anderen Prozess hervor; "es verdankt fast nichts der Einwirkung äußerer Kräfte, aber alles - von der allgemeinen Gestalt bis in die kleinste Einzelheit - seinen inneren morphogenetischen Wechselwirkungen." Äußere Einwirkungen können die Entfaltung lebender Objekte zwar behindern, jedoch nicht lenken oder ihm seine Organisation aufzwingen.[39]
Deshalb rollen Vehikel, gleiten sie, schweben sie zwar; weisen allerdings einförmige oder auch ruckartige, gegliederte Bewegungsabläufe auf, die keinem Rhythmus sondern einem Takt entsprechen.
Das bewegte Leben im biologischen Sinn ist mehr als derartige artifizielle Motorik, ist bewegter Rhythmus, ist ein Wechselspiel von physiologisch-neurologischer Motorik und Sensorik mit afferent-efferenter Kompetenz, ein Zusammen- und Wechselspiel, ist Ursache und Wirkung zugleich.

Intro

Literatur und Hinweise

1	In Alexander Ulfig: "Lexikon der philosophischen Begriffe." Wiesbaden, 1997, S. 301
2	Fragment 12, in Wilhelm Capelle (Hg.): "Die Vorsokratiker." Stuttgart, 1968, S. 132
3	Karl R. Popper: "Die Welt des Parmenides.", München, 2001, S. 51f
4	Frgm. 6, Aristoteles Meteor. B2, 355a13: in G.S. Kirk/J.E. Raven/M. Schofield: "Die vorsokratischen Philosophen." Stuttgart/Weimar, 1994, S. 220
5	Robin Durie: "Die Spur und der Rhythmus." in Antje Gimmler/Mike Sandbothe/ Walter Ch. Zimmerli: "Die Wiederentdeckung der Zeit." Darmstadt, 1997, S. 157f
6/23	Steven Rose: "Darwins gefährliche Erben." München, 2000, S. 149, S. 175
7	Evelyn Fox Keller: "Das Jahrhundert des Gens." Frankfurt/M., 2001, S. 97
8	Dazu Jeremy Rifkin/Ted Howard: Entropy. A New Worl View." London, 1985, S. 25
9	Otto-Joachim Grüsser: "Zeit und Gehirn." in Heinz Gumin/Heinrich Meier (Hg.): "Die Zeit." München, 3. Aufl., 1992, S. 110f
10/14	André Leroi-Gourhan: "Hand und Wort." Frankfurt/M., 1988, S. 384 und S. 356
11	Der Ethnologe Evans-Pritchard zitiert bei E. P. Thompson: "Plebeische Kultur und moralische Ökonomie." Frankfurt/M., 1980, S. 37
12	H. W. Hohn: ""Die Zerstörung der Zeit. Wie aus dem göttlichen Gut eine Handelsware wurde." Frankfurt/M., 1984, S. 122
13	Hans Joas: "Die Kreativität des Handelns." Frankfurt/M., 1996, S. 245f
15	Herbert Hörz: "Philosophie der Zeit." Berlin (DDR), 2. Aufl., 1990, S. 38
16	Klaus Kümmerer: "Zeiten der Natur - Zeiten des Menschen." in Held/Geißler (Hg.): "Ökologie der Zeit. Vom finden der rechten Zeitmaße." Stuttgart, 1993, S. 88f
17	Benno Hess/Alexander Mikhailov zitiert in Steven Rose: "Darwins gefährliche Erben." München, 2000, S. 184
18	Dazu Jürgen Aschoff: "Die innere Uhr des Menschen." in Heinz Gumin/Heinrich Meier: "Die Zeit." München, 1992, 3. Aufl., S. 137
19/20	G. Fleissner: "Rhythmizität, zirkadiane Rhythmik und Schlaf." in Josef Dudel/Randolf Menzel/Robert Schmidt (Hg.): "Neurowissenschaft."Berlin/Heidelberg, 1996, S. 519ff Dazu auch: Gunther Hildebrandt/Maximilian Moser/Michael Lehofer: "Chronobiologie und Chronomedizin." Stuttgart, 1998

Ausgangspunkte: Zeit und Perioden, Zyklen und Rhythmen

Literatur und Hinweise

21	T. v. Uexküll: "Der Mensch und die Natur. Grundzüge einer Naturphilosophie." München, 1953, S. 195 Humberto Maturana: "Biologie der Realität." Frankfurt/M., 1998, S. 47
22	Julius T. Fraser: "Die Zeit." München, 3. Aufl., 1993, S. 164
24	Charles Sherrington: "Körper und Geist. Der Mensch über seine Natur." Bremen, 1964, S. 273
25/35	Brain Goodwin: "Biologie ist nur ein Tanz." in John Brockman: "Die dritte Kultur." München, 1996, S.131f
26	Frank R. Wilson: "Die Hand - Geniestreich der Evolution." Stuttgart, 2000, S. 270
27	William H. Calvin: "Die Symphonie des Denkens." München, 1993, S. 245
28/33	Kenneth Jon Rose: "Die menschliche Uhr." Hamburg, 1991, S. 28ff
29	R. Blickhan: "Motorische Systeme bei Vertebraten." in Josef Dudel/Randolf Menzel/Robert Schmidt (Hg.): "Neurowissenschaft."Berlin/Heidelberg, 1996, S. 206f
30	Manfred Spitzer: "Geist im Netz." Heidelberg/Berlin, 1996, S. 77ff
31	Karl R. Popper/John C. Eccles: "Das Ich und sein Gehirn." München, 1989, 10. Aufl., S. 438
32	Manfred Spitzer: "Lernen." Heidelberg/Berlin, 2002, S. 66f
34	Gunther Hildebrandt/Maximilian Moser/Michael Lehofer: "Chronobiologie und Chronomedizin." Stuttgart, 1998, S. 30ff
36	Edward Tenner: "Die Tücken der Technik." Frankfurt/M., 1999, S. 356
37	Dazu Norbert Treutwein: "Die Hand - unser äußeres Gehirn." in: "P.M. Peter Moosleitners interessantes Magazin." München, 1/1996, S. 52
38	Paul Virilio: "Die Eroberung des Körpers." München/Wien, 1994, S. 146 und Norbert Treutwein: "Die Hand - unser äußeres Gehirn." in: "P.M. Peter Moosleitners interessantes Magazin." München, 1/1996, S. 51
39	Jacques Monod: "Zufall und Notwendigkeit." München, 1996, S. 25ff

"Esse est percipi." *(Sein ist Wahrgenommenwerden)*
George Berkeley, 1685-1753[1]

Verstand:
"Nur scheinbar gibt es Farben, nur scheinbar Süße, nur scheinbar Bitterkeit.
In Wirklichkeit gibt es nur die Atome und den leeren Raum."
Darauf antworten die Sinne:
"Armer Verstand! Hoffst Du, uns zu schlagen,
wo du doch deine Beweise von uns borgst? Dein Sieg ist deine Niederlage!"
Nach Demokrit, ca. 460-370 v. Chr.[2]

Die Annahme, wonach wir durch die Sinne einzig und allein einfache
Eindrücke aufnehmen, woraus sich die sensorische Natur der Wahrnehmung
erklären ließe, gilt heute als weitgehend unhaltbar.
Dies wäre naiver Empirismus.[3]

",Wie geht's?' sagte ein Blinder zu einem Lahmen.
,Wie Sie sehen', antwortete der Lahme."
Georg Christoph Lichtenberg, 1742-1799[4]

Der Prozess der Wahrnehmung: Sensorik

Der erste Ausspruch entspricht dem Prinzip, nach dem ohne Wahrnehmung nichts existieren würde; der zweite zeigt auf, wie sehr unsere Theorien und unsere Vernunft an die Sinne gebunden sind. Im dritten Ausspruch wird auf die funktionalen Zusammenhänge und Wechselwirkungen in der menschlichen Kortex hingewiesen und der spöttisch formulierte Aphorismus des Physikers und Philosophen Lichtenberg lässt auf humorvolle Weise die Problematik erkennen, wenn wir sensorisch oder motorisch beeinträchtigt sind.
Unsere fünf Sinnesorgane, die allgemein bekannt sind, scheinen im Großhirn jeder für sich "seine gesonderte, hauptsächliche ‚Enklave'" zu haben.[5] Charles Sherrington stand damit vorausschauend bereits weit im Feld neuerer Erkenntnisse über die Beschaffenheit des Gehirns und speziell der Hirnrinde. Heute sind Begriffe wie "sensibler und motorischer Kortex" oder "somatosensorischer Kortex" üblich für die Hirnareale, welchen Bewegung und Sinneswahrnehmung zu-

geordnet werden. In diesem Zusammenhang wird von *Repräsentation* gesprochen, welche Ähnlichkeiten "hinsichtlich der räumlichen oder zeitlichen Relationen haben, wie dies bei sogenannten ‚primären Karten' in den sensorischen Systemen des Gehirns der Fall ist, die etwa räumlich-nachbarschaftliche Beziehungen korrelieren. Die Existenz solcher Karten ist eine wichtige Voraussetzung für kognitive Operationen, sie sollte jedoch selbst nicht als ‚kognitiv', sondern als ‚präkognitiv' . . . angesehen werden, und zwar unabhängig davon, ob diese primären Karten durch Erfahrung entstehen oder nicht."[6]

Unter präkognitiv könnte man eine Art Vorstadium verstehen, in dem sich unsere Sinnesaufnahme im kortikalen Bereich unseres Gehirns befindet. Es kann vielleicht auch anders formuliert werden: "Es gibt keine ‚Sinnes-Daten'. Vielmehr gibt es eine aus der Sinnenwelt einlaufende Fragestellung, die dann das Gehirn oder uns selbst veranlasst, sie zu bearbeiten, zu interpretieren. . . . Was die meisten Menschen für ein einfaches Sinnes-‚Datum' halten, ist in Wirklichkeit das Ergebnis eines intensiven Bearbeitungs-Vorgangs. Nichts ist direkt ‚gegeben': Wahrnehmung ist erst das Ergebnis vieler Schritte, zu denen die Wechselwirkung zwischen den die Sinne erreichenden Reizen, dem Interpretations-Apparat der Sinne und der Gehirn-Struktur gehört."[7]

Dabei ist Wahrnehmung immer aspekthaft, so groß der Ausschnitt oder die Perspektive auch scheinen mag; alle Aspekte können nicht erfasst werden. Ja es wird sogar festgestellt, dass unsere bewusste Wahrnehmung sich "auf einen winzigen Ausschnitt der über die Sinnesorgane aufgenommenen Informationsfülle aus der Umwelt" beschränke.[8]

Wenn wir von Wahrnehmung sprechen, dann kann nur bewusste Wahrnehmung gemeint sein. Mit der Feststellung wonach pro Sekunde Millionen von Reizen oder Signalen oder Bits aus den Sinnesorganen an das Gehirn gesendet werden ist damit zugleich die wichtige Folgerung verbunden, dass diese Fülle von Sinnes-‚Daten' auf wenige komprimiert werden. In der Terminologie der Informationstheoretiker wäre demnach die "Bandbreite des Bewusstseins . . . viel geringer als die der Sinnesdaten."[9]

Allerdings wird nach alledem niemand an der Bedeutung von Wahrnehmungsorganen für das Überleben zweifeln, und ob Grübler einer damit wahrgenommenen "Realität" skeptisch gegenüberstehen oder nicht; als erfolgreich haben sich die unterschiedlichsten Wahrnehmungssysteme und Sinnesorgane zugunsten einer brauchbaren Interpretation immer erwiesen. Wichtig scheint uns dabei, dass Wahrnehmung, welche Interpretation erfordert oder ermöglicht, nicht -

wie es bei artifiziellen Sensoren und Motoren möglich ist - z.B. im Falle des Menschen getrennt verstanden und behandelt werden kann. Nicht nur Motorik und Sensorik stehen in Verbindung, sondern die Wahrnehmungsorgane insgesamt decken den größtmöglichen Wahrnehmungshorizont ab. Wir hören, sehen und fühlen gleichzeitig und nur in den seltensten Fällen werden wir in der Lage sein, uns auf ein einziges Sinnesorgan konzentrieren zu können. Unsere Sinne fotografieren oder kopieren weder die Außenwelt, noch können sie als statische Elemente wie Fotoapparate, Kopierer oder Rechner betrachtet werden.
Wenn wir von Wahrnehmung sprechen, so ist es notwendig, "die Motorik in die Überlegungen mit einzubeziehen, denn erst durch eine Korrelation von Bewegung mit den von ihr verursachten Veränderungen der Sinneswahrnehmungen erlaubt die Konstruktion kohärenter und stabiler Vorstellungen."[10]
Der Epistemologe Jean Piaget verwies schon darauf, dass keine Erkenntnis allein aus Perzeption entspringt, "denn diese sind immer von Aktionsschemata begleitet, Erkenntnis also entspringt aus Tätigkeit."[11]
Die Sensoren (Rezeptoren), welche Reize aus der Umwelt perzipieren und die man in Licht-, Mechano-, Wärme-, Chemo-, Elektro- und Magnetrezeptoren unterteilen kann, werden als selektiv verstanden. Die Sinnesorgane selbst besitzen vielfach spezielle Strukturen, welche die Reizaufnahme begünstigen oder die Zusammensetzung eines Reizes modifizieren (z.B. Umwandlung von Luftschwingungen in Lageveränderungen von Sinneshaaren im Ohr).[12]
Im Innenohr (Cochlea) des Menschen befinden sich etwa 30.0000 Haarzellen, welche in etwa einhundert Vierer-Reihen plaziert sind. Sie enthalten Eiweiselemente wie sie im Muskelgewebe vorkommen und die Basis für Kontraktionen bilden; sie können also aktiv sein. "Wenn ein Ton erklingt, richten sich immer auch schon die Zilien (feine Härchen) der nächstverwandten Obertöne - Oktaven, Quinten, Quarten - auf." Diese Beobachtung deutet darauf hin, "dass unser Ohr eine Disposition besitzt, der es nicht gleichgültig ist, welcher Ton erklingt." Die Zilien "bevorzugen" Töne, deren Schwingungen zur Grundschwingung harmonisieren, einem Rhythmus entsprechen.[13]
Es findet demnach in den Wahrnehmungsorganen selbst eine Vorselektion statt, welche die Interpretation beeinflusst. Wenn man nun die Verbindungen zwischen den Sinnesorganen und dem Gehirn betrachtet, so kann man sowohl die efferenten wie afferenten in motorische und sensorische unterteilen, es gibt allerdings die Möglichkeit, die Funktion mit "Wie"- oder "Was"-Bahnen zu benennen, wie es der Neurowissenschaftler Ramachandran getan hat. Er zeigt an-

hand von Fallbeispielen wie sehr sich die Wahrnehmung von Menschen mit Schlaganfällen, Kopfverletzungen oder anderen Hirnschädigungen in seinem Bahnenschema verändern kann. Zwei Wissenschaftler der Universität von Chicago haben bei Affen die Schläfenlappen entfernt, welche im Sinne Ramachandrans den Was-Bahnen entsprechen. "Die Tiere können umhergehen, ohne gegen die Käfigwände zu laufen - weil ihre Wie-Bahn intakt ist -, doch wenn man ihnen eine brennende Zigarette oder eine Rasierklinge gibt, stopfen sie sie ins Maul und beginnen zu kauen. Männliche Affen versuchen sich mit jedem anderen Tier zu paaren . . . Dabei sind sie nicht hypersexuell, sondern lediglich zu keiner Unterscheidung mehr fähig." Ein derartiges Phänomen tritt auch bei entsprechend geschädigten Menschen auf. So konnte eine Patientin visuell zwei unterschiedlich große Holzblöcke nicht adäquat in "grösser" oder "kleiner" unterscheiden; wenn sie jedoch aufgefordert wurde, diese jeweils zu ergreifen, "bewegte sich ihr Arm zielstrebig auf das Objekt zu, und Daumen und Zeigefinger wichen exakt auf den Abstand auseinander, der der Größe des Blocks entsprach."[14]

Diese Zweiteilung in *wie* und *was* lässt sich gut auf Schlaganfallpatienten übertragen. Wenn ein solcher Patient zwar keine Wortfindungsstörung hat, sondern das Problem, ein bestimmtes Wort auszusprechen, da er in seiner Sprachmotorik eingeschränkt ist, dann würde dies einer Schädigung der "Wie-Bahn" entsprechen; wäre er nicht in der Lage das entsprechende Wort zu "finden" obwohl er es aussprechen könnte, dann entspräche das einer geschädigten "Was-Bahn."

Es zeigt sich, dass Sinneswahrnehmung ein äußerst komplexes Geschehen ist, welches nur im synchronisierten Zusammenspiel funktioniert und mit sinnesphysiologischer Vorselektion sowie Korrekturfähigkeiten einhergeht.

Das motorische System ist nicht vom sensorischen trennbar (wahrnehmungslose Bewegung oder bewegungslose Wahrnehmung gibt es nicht). Deshalb ist auch die kortikale Repräsentation der Körperteile in Form einer Somatotopie (Penfield-Homunkulus) durch Überlappungen und Anbindungen gekennzeichnet und nur die Aktivierungsspitzen oder die Schwerpunkte der Areale sind topographisch abgrenzbar; dies gilt auch für die sekundären motorischen Areale. Eine oft getroffene funktionelle Gliederung erfolgt in drei Teile. Die *primären Areale* haben die meisten direkten auf- und absteigenden Verbindungen zu den Sinnesorganen und Extremitäten. Die *sekundären* leiten Informationen an die primären weiter oder verarbeiten aus diesen kommende; wobei sie noch modalitätsspezifisch sind. Erst in den *tertiären* Arealen kommen die verschiedenen Modalitäten zusammen, sie sind modalitätsunspezifisch. Zum Beispiel sind Kortexregionen um das primäre Handfeld herum "zwar somatotop angeordnet, aber die Parameter für eine automatisierte Bewegung, die in diesen Arealen kodiert werden, sind funktionell unabhängig." (Die Paramater werden unabhängig von der ausführenden Extremität gespeichert.)[15]

Bilaterale Symmetrie und die Herausbildung des "vorderen Relationsfeldes", mit dem in der Physiologie der Hirnrinde feststellbaren engen Zusammenhang zwischen den manuellen und fascialen Fasern, verweisen auf das primäre Wahrnehmungs-Dreieck zwischen Kopf und Händen beim Menschen ebenso, wie auf Propriozeption und Bewegung.[16]

Die Hand ist wesentliches und brauchbares Beispiel, wenn es darum geht afferente und efferente Relationen zwischen Körper und Kortex zu beschreiben, Bewegung und Wahrnehmung darzustellen. "Aktives Tasten" (ein Begriff, den Sherrington geprägt hat), ist die bewusste Steuerung der Hand zur Untersuchung und Identifizierung von Objekten in der äußeren Welt. "Aktives Tasten lässt sich erst leisten, wenn Hand- und Augenbewegungen miteinander verknüpft worden sind. Und das kann erst geschehen, wenn Kopf- und Augenbewegungen aufeinander abgestimmt sind." Für die Vervollkommnung der motorischen Fertigkeiten der Hand wird die Reifung eines bestimmten Nervenstranges, die "Pyramidenbahn", die vom primären Kortex ins Rückenmark zieht, in Zusammenhang gebracht, wobei die raschen Fingerbewegungen bei Kindern nicht von Übung, sondern von der Reifung dieser Nervenbahn abhängt.[17]

Allerdings entwickeln sich Auge und Hand als Sinnesorgane mittels Übung oder Gebrauch. Man könnte sagen, das Gehirn bringt sich selbst bei, visuelle und taktile Wahrnehmungen miteinander zu verbinden, indem es Hand und Auge veranlasst, gemeinsam zu lernen. Dies ist jedoch nicht immer der Fall, sondern es scheint - gerade was Bewegungen anbelangt - dass viele Menschen den Kontakt zu ihrem Körper verlieren; sei es durch den gesellschaftlichen "Aufstieg der Kopfarbeit", sei es durch entwickelte Hilfsmittel oder einfach durch Gedankenlosigkeit.

Der israelische Arzt Moshe Feldenkrais war es, der Bewusstsein und Bewegung explizit in Zusammenhang gebracht hat. Er stellte fest, dass die meisten Menschen *gelernt* haben, sich anomal zu bewegen. "Dabei ging es ihm nicht darum, Bänder und Muskeln zu dehnen oder mehr Kraft zu entwickeln, sondern den Nachrichtenfluss wieder in Gang zu bringen und das Gehirn zu veranlassen, auf ihn zu achten."[18]

Ausgangspunkte: Der Prozess der Wahrnehmung: Sensorik

Wenn in diesem Zusammenhang von Übung oder Gebrauch die Rede ist, geht es bei der Verbindung zwischen Hand und Hirn nicht um "Vermehrung" von Neuronen oder die Vergrößerung des Bizeps, noch geht es um Bewegung ohne Zweck. Es geht vielmehr um die Aufrechterhaltung der funktionellen Wechselbeziehung zwischen Körperbewegung und Hirnaktivität. Antrainierte Muskelpakete bewirken weder besondere Geschicklichkeit noch ökonomisch-elegante Bewegungen.
Menschen entstehen nicht aus Muskeln, sie haben Muskeln. Oder anders ausgedrückt, Bewusstsein besteht nicht aus Information, sondern nährt sich von Information; wir bestehen nicht aus Nahrung, sondern aus Nahrung, die gegessen worden ist. Logische und ontologische Probleme entstehen auch, wenn Termini aus der Computertechnologie und Informatik für biologische Systeme übernommen werden. Allerdings haben gerade die führenden Informationstheoretiker wie Claude Shannon oder Warren Weaver deutlich darauf hingewiesen, dass ihr "Informationsbegriff" nicht mit Bedeutung gleichgesetzt werden darf.[19]
"Die alltagssprachliche Bedeutung von Information hat eher mit Exformation als dem Informationsbegriff Shannons zu tun. .... Wir haben keine Lust, über das zu reden, was am meisten Information enthält, denn es ist Wirrwar." Wir ziehen unsere Gedanken in Worte zusammen (Inzitation) und aus ihnen entnehmen wir eine begrenzte Information - hier entfaltet sich die Information zu mehr im Prozess der Exitation. "Die große Menge Information wird durch die Erzeugung von Exformation zu einer kleinen Menge Information zusammengefasst, die übertragen wird. Die Information hat Tiefe, denn es wurde bei der Entstehung Exformation produziert."[20] Was letztlich entsteht ist Komplexität der Kenntnis. Wie komplex daher eine Information ist, hängt nicht immer von der Länge der Beschreibung ab, doch ist die Definition von Komplexität zwangsläufig kontextabhängig, ja sogar subjektiv und die Beschreibungslänge ist an die Ausdrucksweise, den Bildungsstand und das Weltverständnis des Beschreibers gebunden. Zumindest kann man sagen, dass "grobe Komplexität" der Länge der kürzesten Nachricht entspricht, mit der man einem Abwesenden ein System auf einer bestimmten Ebene der Grobkörnigkeit beschreibt."[21]
Auf der Ebene von Algorithmen und Sprache, die sich translatieren lässt, mag ein Computer durchaus komplexere Information verarbeiten können. Wenn es aber um Wahrnehmung geht und die daraus gewonnene Information, die dann interpretiert wird, dann leistet selbst ein "lernfähiger" Rechner nur mathematische Wahr-Bilder. Das computierte "Wissen" ist kein Geheimnis; die Festplatte

eines Rechners kann kopiert oder entleert werden; jedes Bild, jede Datei ist eine errechnete, die beliebig geklont werden kann; es gibt hier weder Individualität noch Originalität. Gerade bei den Beschreibungen von Wahrnehmungsleistungen des Menschen wird von paralleler Verrechnung, von erstaunlich vielen Rechenschritten, von Gesamtverrechnung usw. gesprochen. Das menschliche Gehirn ist gerade wegen der Wahrnehmungsorgane des Menschen kein "Rechner", kein "Datenspeicher", kein Gefäß für den "Nürnberger Trichter", wie es ein Computer sein kann, bis seine Festplatte voll ist - was dem menschlichen Gehirn keineswegs entspricht. Und ein serieller Computer ist intolerant für Fehler, denn seine Rechenoperationen sind nur so gut wie sein schwächstes Glied. Das menschliche Gehirn besteht aus Komponenten, die - im einzelnen gesehen - äußerst unzuverlässig sind; gemeinsam aber höchst effizient.[22]

Hieran kann die Frage angeknüpft werden, ob die Welt *mathematisch* ist. Die Vergleiche des Universums mit einem Computer im Sinne von Struktur oder einem computierten Programm scheinen bei all den "Unberechenbarkeiten", die sich für jeden Mathematiker offensichtlich zeigen, wohl eher einer "Zeitgeistmetapher" und einem Wunschdenken zu entsprechen. Die Entstehung von Zählsystemen weist zwei Linien auf, wobei die Zählweise mit Zweiern (Eins und Paaren) die ältere Form zu sein scheint, deren Fortsetzung sich noch im "Dutzend" findet (oder *first* and *second*, die sich von drittens, viertens usw. unterscheiden, wie a pair, a couple, Duett). Das Zählen mit den Fingern ist noch heute weit verbreitet und der menschliche Körper wurde früher als eine Art "Kerbholz" genutzt.[23]

Der Mensch verfügt schon sehr früh über einen Zählsinn, was nicht heißt, dass er die Welt "mathematisch" gesehen hat. Mit den Fingern zu zählen, den Körper für das Zählen zu benutzen stellt einen Bezug her, wobei Menschen über das selbe Bezugssystem verfügen. Dabei sind uns Begriffe wie "Elle", "Klafter", "Handbreit" noch in Erinnerung. "Das ägyptische Wort für Fünf ist dasselbe wie das für Hand."[24]

Das "mathematische Gen" ist historisch nicht nachweisbar. Vor der altgriechischen Kultur gibt es keine Spur eines abstrakten Zahlenbegriffs. Durch zunehmende Abstraktion und damit Wissenschaft kam es dazu, die begrifflichen Relationen zu verlieren. Bei Kindern und wenig gebildeten Erwachsenen kommt es bei der Klassifikation von Worten nach ihrer Bedeutungsähnlichkeit oder bei einer Gegenstandsklassifikation gegenüber Erwachsenen oder gebildeten Erwachsenen zu deutlichen Abweichungen, wie unter anderen Alexander Lurija gezeigt

hat. Einem 31jährigen russischen Bauern wurden mehrere Zeichnungen vorgelegt, auf denen verschiedene Dinge abgebildet waren. So auch die Zeichnung mit einem Trinkglas, einer Bratpfanne, einer Brille und einer Flasche. Die Wissenschaftler wollten vom Bauern wissen, welcher Gegenstand nicht in die Gruppe passt. Seine Antwort lautete: "Diese drei gehören zueinander, aber ich weiss nicht, warum Sie die Brille hierhergelegt haben. Doch, entschuldigen Sie, sie passt auch dazu. Sieht ein Mensch schlecht, dann muss er eine Brille tragen, wenn er essen will."
"Aber jemand sagt, eines dieser Dinge gehört nicht dazu."
"Kann sein, dass er so denkt. Aber ich sage, dass sie alle zusammengehören. In einem Trinkglas kann man nichts kochen - man muss etwas hineinfüllen. Für die Zubereitung von Speisen braucht man eine Pfanne; und um besser sehen zu können, braucht man eine Brille. Wir brauchen alle vier Dinge, und deshalb hat man sie zusammen hingelegt."[25]
Eine andere Untersuchung mit Kindern ergab, dass diese dazu neigen, Wörter miteinander in Beziehung zu setzen, mit denen man über die gleiche Sache spricht. Wobei für sie "essen" und "Apfel", "Fuss" und "springen" korrelieren, während Erwachsene mit "schlafen, leben, essen, springen", "hart, weich, süß, kalt" syntaktische Bäume bilden.[26]
Abstrahieren heisst die durch sinnliche Anschauung erworbene Vorstellung wieder aufzugeben. Ihre "Rede vom Gesichtssinn abzuziehen", wie Johannes Kepler es ausdrückte.[27]
Ein mathematisches Universum würde ein menschliches Gehirn voraussetzen, welches entweder die Welt spiegelt oder sie festlegt (wie es radikale Konstruktivisten behaupten); was dieser Art von Wahrnehmung fehlt, ist ihre Beziehung zum Wahrgenommenen.
Frank Wilson berichtet von seiner Arbeit als Neurologe mit einem Kind, das unter zerebraler Lähmung litt und dem in der Schule das Rechnen schwer fiel. Auf die Frage "Wieviel ist zwei plus zwei?" antwortete der Junge: "Fünf." Er machte unentwegt Fehler, aber Wilson lobte ihn und bestätigte seine Antworten als "richtig". Dadurch motivierte er das Kind und fand heraus, worin dessen Problem lag. "Er hatte keine Vorstellung, was Zahlen bedeuteten. Er hatte einfach versucht, sich die richtigen Antworten einzuprägen. Der Neurologe vermittelte nun dem Jungen, dass Zahlen bestimmte Ereignisse oder Dinge bedeuten. Und am besten lässt sich das an unserem Körper zeigen. "Sobald ich ihm die Bewegungen demonstrierte, verstand er es."[28]

Viele Kinder lernen Mathematik wie der Junge mit der zerebralen Lähmung. Sie versuchen sich ohne einen wahrnehmbaren Bezug Zahlen und Formeln einfach einzuprägen und tun sich schwer dabei. Dessen Welt aus mathematischen Komponenten besteht, der zu ihr jedoch gar nicht oder nur schwer Beziehungen herstellen kann, ist kein computiertes Rechengenie, sondern möglicherweise ein bedauernswerter Autist.

Logische und ontologische Probleme bei der Beschreibung von Wahrnehmung sind nicht nur in diversen Darstellungen über die menschlichen Sinne zu finden, die Schwierigkeiten liegen schon den Theorien darüber zugrunde. Es gibt noch keine einheitliche Theorie der Wahrnehmung (das Leib-Seele-Problem müsste gelöst werden) und daher untersuchen Wahrnehmungsforscher Teilaspekte des Wahrnehmungsprozesses. Zu unterscheiden wäre vielleicht auch zwischen *Perzept* (Wahrnehmung) und *Empfindungen*; letztere sind elementare sensorische Eindrücke, während Perzeption mit Identifikation verbunden ist (ein grelles Licht blendet = Empfindung; das Licht der Sonne blendet = Wahrnehmung). Durch Empfindungen werden noch keine Relationen hergestellt (daher können sie wahrscheinlich nicht täuschen), erst die Perzeption stellt die Verbindung her (und kann täuschen). Auf Wilhelm Wundt gründet die empirische Tradition der Wahrnehmungsforschung als erster Bereich der 1879 autonom noch "jungen" Psychologie. Die Theorienpalette reicht seither von Wundts Strukturalismus über Gestaltpsychologie, Konstruktivismus, den ökologischen Ansatz von Gibson bis zum kognitiven Ansatz ("New Look"). Parallel wurden psychologische und physiologische Ansätze von Strömungen wie etwa dem Behaviorismus und philosophischen Entwürfen (Kant, Husserl, Merleau-Ponty) beeinflusst. Zwar kann man bei jeder der Theorien über Wahrnehmung sprechen und auf den drei Ebenen - psychophysikalische, physiologische und psychophysiologische - Untersuchungen durchführen; die daraus gewonnen Aussagen sind allerdings nur für den jeweiligen Teilbereich relevant.[29]

Wahrnehmung ist die interaktive Verarbeitung von Sinneseindrücken und kausalem Wissen; insgesamt damit Teilsystem des gesamten kognitiven Systems; ja mehr noch, es sind auch Emotionen für die Wahrnehmungsqualitäten relevant. Das limbische System, dessen Struktur im Inneren des Gehirns verborgen ist, soll wesentlichen Anteil an Gefühlen und Motivationen haben.[30] Es ist für uns tatsächlich nachvollziehbar, dass Emotionen unsere Wahrnehmung beeinflussen. Die Geräusche, die ein Nachbar macht, mit dem man im Streit ist, hören sich sehr schnell wie unzumutbarer Lärm an; ein Rasenmäher kann als unerträgliche

Ausgangspunkte: Der Prozess der Wahrnehmung: Sensorik

Lärmquelle wahrgenommen werden, während ein rauschender Wasserfall auf uns entspannend wirkt, obwohl in Dezibel gemessen das Tosen des Wassers weit über dem des Rasenmähers liegt. Wir fühlen uns manchmal von etwas oder jemandem *unangenehm berührt*, wir können manchmal *nicht hinsehen, es riecht nicht gut, es fühlt sich ekelhaft* an, es *schmeckt mir nicht*. In vielen Fällen wird also Wahrnehmung durch emotionale Beurteilung beeinflusst, die durchaus falsch sein kann. Wenn wir jedoch alle Emotionen ausblenden, dann wird unsere Perzeption nicht automatisch besser. Auf die Wahrnehmungstheorien bezogen, könnte gesagt werden: Kognition ist nicht ohne Emotion möglich. Der Paradefall des Hirnforschers Damasio, der amerikanische Ingenieur Phineas Gage, wird hier als Musterbeispiel (neben anderen) immer wieder angeführt, der bei einem Unfall schwere Hirnverletzungen erlitt. Gage war danach vollkommen emotionslos. Der Grund lag für Damasio in der Schädigung des orbiofrontalen präfrontalen Kortex, der das wichtigste Bindeglied zwischen dem übrigen Neokortex und dem limbischen System darstellt. Gage konnte zwischen unangenehmen und angenehmen Konsequenzen seines Planens und Handelns nicht mehr unterscheiden, er verlor seine Erkenntnisfähigkeit; seine Wahrnehmung war auf bloße Sinnesreize reduziert. Das Fazit daraus: "Wer nicht fühlt, kann auch nicht vernünftig entscheiden und handeln."[31]

Wenn sich Menschen als Rationalisten geben und dies besonders dadurch unterstreichen wollen, indem sie ihre Gefühle verbergen oder unterdrücken, dann wäre demnach ihrem angeblich rationalen Planen und Handeln gegenüber Skepsis angebracht.

Die Einheit der Wahrnehmung wird zwar subjektiv empfunden, ist aber teilweise phylo- und ontogenetisch vorgegeben oder durch prä- und postnatale Erfahrungen bestimmt, wobei erstere meist automatisch und damit präkognitiv ablaufen.[32]

Das Gehirn bildet dabei nicht einfach ab, sondern konstruiert die Wahrnehmung, allerdings nicht willkürlich, sondern nach den vorher genannten Kriterien. Daher sind die *Konstruktionen* in aller Regel verlässlich.[33]

Diese erstaunlichen Konstruktionen entstehen mittels einer komplexen neuronalen Verbindung aus Wahrnehmung, Gedächtnis und Denken.[34]

Dazu trägt eine der wichtigsten Leistungen der Sinnessysteme bei, nämlich deren Konstanzleistungen. "Dadurch wird die stark fluktuierende Welt der physikalischen und chemischen Reize innerhalb bestimmter Grenzen vereinfacht und geordnet."[35]

Damit sind die Konstanz von Farbe und Helligkeit, Größe und Form, Bewegung

und Richtung gemeint. Dazu kommt, dass die Synchronizität neuronaler Erregungen das Bindungselement zur einheitlichen Wahrnehmung darstellt.
"Viele Phänomene der Außenwelt werden gleichzeitig mit unterschiedlichen Sinnesmodalitäten wahrgenommen. Wir betrachten erwartungsvoll das fettglänzende Grillwürstchen in unserer Hand, spüren gleichzeitig seine Hitze, die krosse Pelle, ertasten seine geschwungene Form, riechen meterweit den Duft, vernehmen das knackende Geräusch beim Zubeißen und lassen uns den würzigen Geschmack auf der Zunge zergehen. Die Informationen über das Würstchen sind vielschichtig . . ."[36]
Das Gehirnwachstum des Fetus setzt sich nach der Geburt noch ungefähr ein Jahr lang fort. Dabei wachsen auch die Abschnitte für das Hören und insbesondere für das Verstehen von Sprache, "und der vordere Stirnlappenbereich (präfrontaler Cortex), der Sitz des bewussten Denkens und Planens, ist im Vergleich zu Primaten unserer Größe auf den doppelten Umfang angeschwollen."[37]
Allerdings entwickelt sich die Fähigkeit zur *Unterscheidung zwischen Lebendigem und Unbelebtem* nach Jean Piaget erst mit etwa sieben Jahren (die Bewegung ist dabei das wichtigste Unterscheidungskriterium, deshalb werden Pflanzen von Kindern sehr spät als Lebewesen erkannt). Fähigkeiten zur Koordination zweier Bezugssysteme, Verständnis für Proportion, Korrelation und Wahrscheinlichkeit etwa, sind üblicherweise erst ab dem 12. Lebensjahr entwickelt.[38]
Dennoch sind die Sinne schon längst ausgebildet, sehen, riechen, schmecken, fühlen und hören die jungen Menschen gut und dies ist der Gehirnentwicklung äußerst dienlich, denn zahlreich "sind die Hinweise darauf, dass sämtliche Sinne genutzt werden müssen, damit sich das Gehirn überhaupt entwickeln, eine Struktur bilden, die Wahrnehmung verarbeiten kann." Die "Feinabstimmung" der Milliarden von Nervenzellen, mit denen ein Baby zur Welt kommt geschieht erst durch Stimulation von außen.[39]
Denn die hohe Spezifität des perzeptuellen Lernens für viele Reizeigenschaften "weist darauf hin, dass perzeptuelles Lernen ganz wesentlich auf Veränderungen relativ "früher" oder "peripherer" Kortexanteile beruht, die noch keine Invarianz für diese Reizeigenschaften aufweisen." Es wird dabei sichtbar, dass die kortikalen Areale nicht hierarchisch-lineares, sondern ein komplexes, plastisches und rückgekoppeltes System sind.[40]
Gerade die menschlichen Hände sind durch die stark ausgeprägten afferenten und efferenten Bahnen beispielhaft für eine Wahrnehmungs- und Interpretationsleistung (Lernen) mit "Feedback"-Charakter.

Ausgangspunkte: Der Prozess der Wahrnehmung: Sensorik

"Mindestens vier Typen der vielen tausend Tastkörperchen sowie Zehntausende freier Nervenenden an Fingerspitzen und Handflächen senden ihre ‚Sicht' der Welt ans Hirn und machen sie ‚begreifbar'."[41]

So können wir eine Orange nie als kugelförmigen Gegenstand sehen (nur als Kreis oder Halbkugel), wenn wir sie aber mit der Hand erfassen, dann wird die Form "ersichtlich" und damit das prinzipielle Verständnis für kugelförmige Gegenstände.

Zwar können wir taktile Wahrnehmung von anderen Sinnesdaten unterscheiden, fast immer sind - wie schon gesagt - mehrere Sinne an einer speziellen Form von Wahrnehmung beteiligt. Um die subtile Vielfalt sinnlicher Wahrnehmungen zu ermöglichen, verfügen wir über ein kombinatorisches System von Repräsentationen, welches erst eine "Analyse" der Feinheiten jedes Sinneseindrucks erlaubt. Die Leistungsfähigkeit etwa des Geschmackssinns, der mit vielfältigen und komplexen Geschmacksqualitäten konfrontiert ist, hat selbst nur vier Typen von Geschmackszellen in der Zunge (Rezeptoren für süß, sauer, bitter und salzig; ein fünfter Rezeptor wird vermutet). Nehmen wir an, Sie beißen in einen reifen Pfirsich. Dann ist für das Erkennen des Pfirsichgeschmacks nicht so sehr von Bedeutung, wie stark ein einzelner Rezeptortyp reagiert, sondern vielmehr, wie das *Gesamtmuster* aller vier Rezeptoren aussieht. "Dieses Muster stellt eine Art Unterschrift oder Fingerabdruck dar, der allgemein für Pfirsiche spezifisch ist, und nicht nur eine Mischung der vier Grundgeschmacksrichtungen, wie man vielleicht annehmen würde."[42]

Eine Aussage, wonach ein Essigtropfen durch einen Rezeptor auf der Zunge als "sauer" erkannt wird und ein Nadelstich in denselben Rezeptor die idente Botschaft an das Gehirn weiterleiten würde, ist schon aus den oben genannten Gründen problematisch. Dazu kommt noch, dass wir keine "Zungenmenschen" sind, daher sind an der Wahrnehmung mehrere Sinnesorgane und meist ein "erfahrenes" Gehirn beteiligt, wodurch die "Rezeptortäuschung" zu keiner Sinnestäuschung führen muss.

Dennoch sind unserem großartigen Wahrnehmungspotenzial Grenzen gesetzt, die nicht ausschließlich in den immer wieder vorgeführten Beispielen von Sinnestäuschungen (Fehlinterpretationen) zu finden sind. Visuelle Täuschungen sind nicht selten auf die Uneindeutigkeit der Information zurückzuführen, wodurch das Sehsystem selbst beeinträchtigt ist. Das visuelle System interagiert allerdings mit dem vestibulären reziprok inhibitorisch, und kann daher bei widersprüchlichen Sinnesmeldungen Zweideutigkeiten in der Wahrnehmung vermeiden helfen. Dieses Prinzip erlaubt, den Eingang sensorischer Informationen von einer Modalität zur anderen zu verschieben.[43]

Aufmerksamkeitsstörungen, wie sie bei Patienten mit Extinktion, Neglect oder dem Balint-Holmes-Syndrom auftreten, sind besonders mit Defiziten beim Erkennen von Farben und Formen verbunden. Es gibt jedoch auch andere Gründe, wenn unsere Aufmerksamkeit und damit unsere Wahrnehmung beeinträchtigt ist. Neben der Übermüdung des gesamten Organismus liegen die Gründe einer Wahrnehmungsbeeinträchtigung wohl kulturellen und technischen Wirkungsfaktoren zugrunde. Wie sehr die Reizfülle und -stärke, mit der unsere Sinne in einer von Geschwindigkeitsfetischismus, permanenter Medienpräsenz und technischem Wandel bestimmten Welt konfrontiert werden, Auswirkungen auf unser physisches, psychisches und soziales Wohlbefinden hat, ist noch umstritten. Dennoch zeigen die Erkenntnisse der Sinnesphysiologie und Neurologie, dass die Quantität der Reize, die Qualität der Wahrnehmung entscheidend beeinflusst. Zum einen benötigt Sinneswahrnehmung ein Intervall, welches in übergangslosen, durch Technik bewirkten Geschehen nicht gegeben ist. Bei Hören, Sehen und Fühlen ergaben Untersuchungen einen Grenzwert für ein leeres zeitliches Intervall zwischen zwei denselben Sinnesrezeptoren angebotenen aufeinanderfolgenden Reizen von 50 und 250 Millisekunden. Muss ein Doppelreiz von einem Einzelreiz unterschieden werden, so ist die kritische Zeit dafür kürzer (für das Sehen 30-120 ms, für Berührungsreize 25-80 ms). "Zwei rasch aufeinanderfolgende Duftstöße müssen unter beiden Versuchsbedingungen jedoch fast eine Sekunde getrennt sein, um auch als getrennt wahrgenommen zu werden." Dies wäre allerdings immer noch eine sehr begrenzte Wahrnehmung, welche zur Darstellung der menschlichen nicht ausreicht. So wird die Gestaltwahrnehmung durch die langsamere zeitliche Signalverarbeitung in Neuronennetzen der visuellen Hirnrinde begrenzt. ... Je komplexer die Struktur der Wahrnehmung ist, desto länger ist die Zeitkonstante der neuronalen Mechanismen, die dieser Wahrnehmung zugrunde liegen."[44]

Die Beschleunigung der wahrzunehmenden Phänomene unserer Welt führt daher weniger zur Information als zur Desinformation. Wenn wir uns rasch im Kreise drehen, verschwimmt die Umwelt nicht nur visuell, wir verlieren zusätzlich die Raumwahrnehmung; uns wird schwindelig. Schnellere Bewegungen, rasch aufeinanderfolgende Reize münden in einen vom französischen Architekten und Philosophen Paul Virilio so genannten "rasenden Stillstand"[45], der durchaus empirisch nachgewiesen werden kann.

Ausgangspunkte: Der Prozess der Wahrnehmung: Sensorik

Wenn jemand in einem Experiment einen Menschen in einem völlig abgedunkelten Raum vor eine Apparatur setzt, welche aus einem drehbaren Zylinder besteht, auf den ein Band gespannt ist, aus dem in gleichen Abständen Dreiecke ausgeschnitten sind, und wenn er innerhalb des Zylinders eine Lichtquelle plaziert, dann sieht der Beobachter, sobald der Zylinder in rotierende Bewegung gesetzt wurde, ein helles Dreieck, auf das Dunkelheit folgt, wonach wiederum ein helles Dreieck erscheint und so fort. Erhöht nun der Experimentator die Drehgeschwindigkeit des Zylinders, erscheint in der visuellen Wahrnehmung des Probanden ein flackerndes Licht; bei nochmaliger Geschwindigkeitszunahme sieht der Proband ein stillstehendes helles Dreieck mit mehr oder minder scharfen Konturen. Es geht ihm wie der Schnecke, vor der wir einen Stock hin- und herschwenken, der jedoch von der Schnecke offensichtlich ignoriert wird. Dies liegt nicht an der fehlenden Wahrnehmung des Tieres, sondern an der Geschwindigkeit unserer Schwenkbewegung; sie ist für die sinnliche Wahrnehmung der Schnecke zu schnell.

Heute üben sich Kinder vor allem in Computerspielen darin, immer schneller sensomotorisch zu reagieren, ja sie versuchen sogar immer schneller Komplexität zu verarbeiten. Dabei befindet sich das Gehirn gleichzeitig einerseits in einem Trancezustand (weiteres Umfeld wird ausgeblendet, Perspektivenwechsel wird vom Programm oder System begrenzt, Nutzung der synchronisierten Sinne wird obsolet) und andererseits in steter Alarmbereitschaft (starke Reize erfordern noch stärkere, Reaktionen haben rasch auch auf Unbekanntes zu folgen). Aufmerksamkeit also nicht durch Konzentration oder Meditation, sondern durch Bombardement mit schnellen Reizen, die verarbeitet werden sollen.[46]

Wahrnehmungs- und Aufmerksamkeitsverluste entstehen sowohl durch Unter- wie Überforderung unseres Sinnessystems. Der permanente Knopfdruck auf einer Computertastatur ist automatisiert, was wahrgenommen wird ist bloß visuell auf dem Bildschirm erkennbar; was soll daraus - im Sinne einer Interpretationsleistung unseres synchron funktionierenden Sinnessystems - folgen?

Die Welt, so vermutet ein Kybernetiker, "scheint im Griff einer sich rasch ausbreitenden Krankheit zu sein, die schon fast globale Ausmaße erreicht hat. Im Individuum manifestieren sich die Symptome dieser Störung als ein fortschreitender Wahrnehmungsverfall."[47]

Wir nehmen zwar besser das wahr, was sich bewegt, aber die Geschwindigkeit muss unseren Wahrnehmungsfähigkeiten entsprechen, wobei ein statisches Moment als Kontrast zum Bewegten die Wahrnehmung schärft.

Um zur Qualität von Erfahrung bzw. Wahrnehmung von Raum, Gegenständen usw. zu gelangen, bedarf es also, wie der französische Mathematiker Poincaré vorschlug, der Bewegung. Demnach liefert das Motorium die Interpretation des Sensoriums, "und das Sensorium liefert die Interpretation des Motoriums." Dies ist kein *circulus vitiosus*, sondern ein *circulus creativus*, eine kreative Schleife.[48]
Wie eng Sensorik und Motorik miteinander verknüpft sind, zeigt sich nicht nur im Sprachgebrauch, wenn von somatosensorisch-motorischer Integration gesprochen wird. So wird die Durchführung zielgerichteter Bewegung durch die über assoziative Bahnen angekoppelten, unmittelbar benachbarten somatosensorischen Areale unterstützt. Säulen der kaudalen Motorkortex enthalten Neurone, die bei Hautberührung aktiviert werden; demnach sind kortikale Neurone äußerst aufgabenempfindlich.[49]
Insgesamt könnte man wohl sagen, dass Elefanten und Schlangen keine Ahnung von der Menschenwelt haben, "weil sie keine Hände haben und sich daher nichts vorstellen können. ... Für alle Wesen, die Augen haben, sieht die Welt ungefähr gleich aus (für die einen etwas röter, für die anderen etwas violetter, für die einen etwas breiter, für die anderen etwas tiefer), aber für alle handlosen Lebewesen sieht alles so aus, als ob es ein geschlossenes System sei. Für uns hingegen sieht alles so aus, als ob wir daraus hinausreichen könnten, weil wir uns andere Welten vorstellen können."[50]
Gerade Handbewegungen sind durch ein ungewöhnliches Maß an Komplexität gekennzeichnet und fordern dem Gehirn, das Bewegungen plant und ihre Ausführungen kontrolliert, vieles ab. Es gilt dabei zwischen der Interpretationsleistung (Theorie) und sensorisch-motorischer Synchronizität (Praxis) zu vermitteln. Motorik ohne Sensorik wäre wie ein Leerlauf der Kräfte; Sensorik ohne Motorik bloß ein statisches Bild. Wahrnehmen ist eine Tätigkeit.

Ausgangspunkte: Der Prozess der Wahrnehmung: Sensorik

Literatur und Hinweise

1 George Berkeley: "Eine Abhandlung über die Prinzipien der menschlichen Erkenntnis." Alfred Klemmt (HG.), Hamburg, 1979, S. XVff

2 Abgeleitet aus Galen = Fragm. 125 in Wilhelm Capelle: "Die Vorsokratiker." Stuttgart, 1968, S. 438; und aus Galenus = Fragm. 125 nach Diels in Erwin Schrödinger: "Geist und Materie." Braunschweig, 1959

3 Dazu Ken Wilber: "Naturwissenschaft und Religion." Ulm, 1998, S. 189f

4 Zitiert in Eberhard Puntsch (Hg.): "Das richtige Zitat." Herrsching, 1991, S. 123

5 Charles Sherrington: "Körper und Geist." Bremen, 1964, S. 247

6 Gerhard Roth: "Das Gehirn und seine Wirklichkeit." Frankfurt/M., 1997, S. 30

7 Karl R. Popper in Karl R. Popper/John C. Eccles: "Das Ich und sein Gehirn." München, 10. Aufl., 1991, S. 511

8 Manfred Zimmermann: "Das Nervensystem - nachrichtentechnisch gesehen." in R.F. Schmidt/G. Thews (Hg.): "Physiologie des Menschen." Berlin/Heidelberg, 1993, 25. Aufl., S. 176ff

9 Tor Norretranders: "Spüre die Welt." Reinbek bei Hamburg, 2000, 3. Aufl., S. 190f

10/11 Heinz von Foerster: "Entdecken und Erfinden." in "Einführung in den Konstruktivismus." München, 1992, S. 58f
Piaget wird auf Seite 69f zitiert

12 W. Backhaus: "Allgemeine Sinnesphysiologie." in Josef Dudel/Randolf Menzel/Robert F. Schmidt (Hg.): "Neurowissenschaft." Berlin/Heidelberg, 1996, S. 279ff

13 Joachim-Ernst Behrendt: "Ich höre - also bin ich." München, 1993, S. 21f

14 Vilaynur S. Ramachandran/Sandra Blakeslee: "Die blinde Frau, die sehen kann." Reinbek bei Hamburg, 2001, S. 138ff

15 Michael Rijntes/Cornelius Weiller: Funktionsanpassung im motorischen und im sprachlichen System." in Hans-Otto Karnath/Peter Thier: "Neuropsychologie." Berlin/Heidelberg, 2003, S. 703f

16 André Leroi-Gourhan: "Hand und Wort." Frankfurt/M., 1988, S. 44ff

17/18 Dazu Frank R. Wilson: "Die Hand - Geniestreich der Evolution." Stuttgart, 2000, S. 355f und S. 261

Intro

Literatur und Hinweise

19	Claude E. Shannon/Warren Weaver: "Mathematische Grundlagen der Informationstheorie", München/Wien, 1976, S. 18
20	Tor Norrestranders: "Spüre die Welt." Reinbek bei Hamburg, 3. Aufl., 2000, S. 170ff
21	Murray Gell-Mann: "Das Quark und der Jaguar." München, 1996, S. 74
22	Dazu Paul M. Churchland: "Die Seelenmaschine." Heidelberg/Berlin, 1997, S. 13ff
23	John D. Barrow: "Warum die Welt mathematisch ist." München, 1996, S. 19 ff
24	Georg Adolf Narciß: "Es liegt in der Hand." München, 1964, S. 115
25	Alexander R. Lurija: "Romantische Wissenschaft." Reinbek bei Hamburg, 1993, S. 84f
26	Heinz von Foerster: "Wissen und Gewissen." Frankfurt/M., 2. Aufl., 1994, S. 199ff
27	Dazu Ernst Peter Fischer: "Wie wirklich ist die Wirklichkeit?" in Geo Wissen, 9/1997, S. 24
28	Frank R. Wilson: "Die Hand - Geniestreich der Evolution." Stuttgart, 2000, S. 270f
29	A. Bröder: ""D3 Wahrnehmungspsychologie." Skriptum des Psychologischen Instituts der Universität Bonn, WS 1999/2000, S. 4-12
30	Dazu Klaus Bachmann: "Wenn ich Worte höre, dann sehe ich sie farbig geschrieben vor mir." in Geo Wissen, 9/1997, S. 42
31/33	Dazu Gerhard Roth: "Das Gehirn und seine Wirklichkeit." Frankfurt/M., 1997, S. 211f und S. 125
32/35	Gerhard Roth/Randolf Menzel: "Neuronale Grundlagen kognitiver Leistung." in Josef Dudel/Randolf Menzel/Robert F. Schmidt (Hg.): "Neurowissenschaft." Berlin/Heidelberg, 1996, S. 544 und S. 542
34	Antonio R. Damasio: "Descartes' Irrtum." München, 2. Aufl., 1997, S. 141
36	Marco Wehr/Martin Weinmann (Hg.): "Die Hand." Heidelberg/Berlin, 1999, S. 19
37	Steven Pinker: "Wie das Denken im Kopf entsteht." München, 1998, S. 232
38	Peter Rossmann: "Einführung in die Entwicklungspsychologie des Kindes- und Jugendalters." Bern, 1996, S. 116 und 142ff

Ausgangspunkte: Der Prozess der Wahrnehmung: Sensorik

Literatur und Hinweise

39	Martina Freud: "Ein Männlein spielt im Walde." in Geo Wissen, 9/1997, S. 48
40	Manfred Fahle: "Perzeptuelles Lernen." in Hans-Otto Karnath/Peter Thier: "Neuropsychologie." Berlin/Heidelberg, 2003, S. 664
41	Hennig Engeln: "Die Hand - Geniestreich der Evolution." Geo Wissen, 7/1997, S. 130
42	Paul M. Churchland: "Die Seelenmaschine." Heidelberg/Berlin, 1997, S. 13ff
43	Marianne Dietrich: "Vestibuläres System und Störungen der vestibulären Raumorientierung." in Hans-Otto Karnath/Peter Thier: "Neuropsychologie." Berlin/Heidelberg, 2003, S. 208
44	Otto-Joachim Grüsser: "Zeit und Gehirn." in Heinz Gumin/Heinrich Meier: "Die Zeit." 3. Aufl., 1992, S. 92ff
45	Dazu Paul Virilio: "Rasender Stillstand." München/Wien, 1992
46	Florian Rötzer: "Ist Geduld eine Tugend?" in Ruthard Stäblein (Hg.): "Geduld." Bühl-Moos, 1994, S. 25f
47/48	Heinz von Foerster: "Wissen und Gewissen." Frankfurt/M., 1994, S. 195
49	R. Blickhan: "Motorische Systeme bei Vertebraten." in Josef Dudel/Randolf Menzel/Robert F. Schmidt (Hg.): "Neurowissenschaft." Berlin/Heidelberg, 1996, S. 205f
50	Vilém Flusser: "Vom Subjekt zum Projekt." Bensheim/Düsseldorf, 1994, S. 198f

Intro

> *"Die unbegrenzte Plastizität
> der menschlichen Bewegungen und Handlungsformen ist also nur zu verstehen
> von der ebenso unbegrenzten Fülle von Tatsachen aus, vor
> die ein weltoffenes Wesen zu stehen kommt, und in denen es nun fähig sein muss,
> irgendwelche auszunützen und einzusetzen."*[1]
> Arnold Gehlen (1904-1976)

> *"Es ist nicht von Bedeutung wie langsam du gehst,
> solange du nicht stehen bleibst."* Konfuzius (551-479 v. Chr.

> *"Ich halte meine Hand ausgestreckt vor mich. Es ist unglaublich! Ich kann sie
> öffnen und schließen! Einfach so. Kein Problem. Ich beschließe einfach, es zu tun,
> und es geschieht. Hier geht etwas sehr merkwürdiges vor!"*
> John Hoag[2]

Der Prozess der Bewegung: Motorik

Bewegung ist im weitesten Sinne jede Veränderung, im engeren Sinne die stetige Ortsveränderung eines Körpers. Letzere Bewegungsart ist eine wahrnehmbare, die am deutlichsten erkannt wird, wenn sie stetig ist, wenn sie nicht zu schnell und nicht zu langsam und wenn das Wahrgenommene sich so bewegt, dass es für den Beschauer dieselbe Form, Grösse, Beschaffenheit usw. behält. Nach dem sogenannten Carpenter-Gesetz erzeugt jede Wahrnehmung oder Vorstellung einer Bewegung in uns einen leisen Antrieb zum Mitvollzug dieser Bewegung.[3] In dieser kurzen Definition wird bereits ein weites Feld aufgetan, auf dem sich über Bewegung forschen und referieren lässt. Hier soll vor allem von der Bewegung des menschlichen Körpers und den damit verbundenen Begriffen die Rede sein. Lokomotion (Lokus = Ort, motion = Bewegung) ist jener, der für den menschlichen Gang, die Bewegung von einer Stelle zur anderen steht. Insgesamt wird mit dem Begriff Motorik (Motor = lat. Beweger) die Gesamtheit der willkürlichen aktiven Muskelbewegungen in der Physiologie, die motorische Steuerung in der Neurowissenschaft, und die Bewegungen des Menschen als Ausdruck seiner Persönlichkeit (Mimik, Gestik) in der Psychologie abgedeckt. Ob und wie ein Körper bewegt werden kann hängt von mehreren Faktoren ab. Zum einen vom Körperbau selbst, also von der Anatomie. Damit sind Knochen und Knorpel, die Knochenhaut, Muskeln, Sehnen, Gelenke und das Ligament (elastisches Bindegewebe), sowie die Lage der Organe zu verbinden. Weiters das Zentralnervensystem mit den Verbindungen zu Sensorik und zu den motorischen Systemen (motorischer Kortex) zwecks Steuerung der Bewegungsabläufe; welche durch den visuellen Kortex unterstützt wird. Nötig ist weiters ein Empfindungsvermögen für die Muskeln und die Bewegung selbst, die Kinästhetik. Dazu bedarf es noch der Propriozeption, also den Lage- und Bewegungssinn der Muskulatur. Insgesamt kann von prinzipiellem Körperschema, individuellem Körperbild und subjektivem Körperempfinden gesprochen werden. In diesem physiologisch-psychologisch strukturierten, somatosensorisch-motorisch organisierten Rahmen findet Fremd- und Eigenbewegung statt.

Bewegung wird einerseits sehr früh durch Umweltreize ausgelöst, kann allerdings schon beim Fötus als willkürliche Bewegung festgestellt werden. Dabei spielt die taktile Wahrnehmung eine große Rolle. "Die ganze Haut des Fötus ist in engstem Kontakt mit der ‚Haut' des Fruchtwassers. Und zwar so sehr, dass der Rücken des Fötus die geringste Haltungsänderung oder unvorhersehbare Bewegungen der Mutter als Reibung empfindet. Wenn die Mutter geht oder liegt, sich freut oder ärgert, jedesmal empfängt das Kleine eine klare Botschaft und antwortet darauf, indem es seine Position ändert."[4]

Sonographische Untersuchungen haben ebenso Bewegungen (Körperstreckung, isolierte Bein- und Armbewegungen, Hand-Gesichtskontakte) sichtbar gemacht, die als autochthon und damit ohne erkennbaren Auslöser klassifiziert wurden.[5]

Dazu werden Untersuchungen angeführt, die bei Tieren lokomotorische Bewegungsschablonen nachwiesen, rhythmische Bewegungsmuster, die von spinalen Neuronenverbänden generiert werden.[6] Diese "Central Pattern Generators" sollen auch beim Menschen existieren.

Dies führt zu dem Schluss, dass willkürliche Motorik zum Verlauf der motorischen Entwicklung (wonach der Entwicklungsstand bei Kindern meist bewertet wird) wesentlich beiträgt.

Der zuvor mit anderen Worten angesprochene Mustergenerator für Lokomotion kann, zum Beispiel bei Salamandern, zu einer als caudat laufender undulatorischen (bewegungswelligen) Welle führen, wenn sich das Tier im Wasser bewegt; bei der terrestrischen Lokomotion des Salamanders kann eine stehende Körperwelle sowie eine strikt alternierende Bewegung der kolateralen Beine beobachtet werden (die stehende Welle ist hierbei ein mit neuer Funktion bedachtes ursprüngliches Merkmal (Präadaption).[7]

Die terrestrische Lokomotion beim Menschen setzt eine Abstimmung des Taktes und der Phasenbeziehungen der Mustergeneratoren des Rumpfes und der Beine voraus. Zum einen liegt damit dem Gehen ein neuronal und physiologisch abgestimmtes rhythmisches Muster zugrunde; zum anderen zeigt sich, dass beim Wechsel der Gangart - vom Gehen zum Laufen - welcher allein durch eine unspezifische Erhöhung des Antriebsniveaus (durch übergeordnete lokomotorische Zentren) oder über chemische Stimulation dieser Bahnen (L.-DOPA) bewirkt wird, diese "Umprogrammierung" deshalb infolge der *nichtlinearen Koppelung der Oszillatoren* geschehen kann.[8]

Die Kontrollmechanismen der Willkürmotorik erstrecken sich über viele hierarchische Ebenen, von der kleinsten motorischen Einheit, die aus Nervenfaser und Motoneuron im Zentralnervensystem besteht bis zur motorischen Rinde. "Pyramidenzellen dieser motorischen Rinde senden ihre Axone die Pyramidenbahn hinab, um Motoneurone der Muskeln direkt oder indirekt zu innervieren."[9]

Der gesamte Motorkortex ist Ausgangspunkt des Teiles der kortikalen Efferenz, die Pyramidenbahn genannt wird (ca. 1 Million Fasern). Diese Bahn tritt phylogenetisch spät auf, wie überhaupt die medialen Motoneurone der axialen Muskulatur älter sind und lateral die phylogenetisch jüngeren Motoneurone der distalen Muskulatur. Diese Aufteilung spiegelt sich in den absteigenden Bahnen wider.[10]

Wenn nun "Pyramidenzellen der motorischen Rinde Impulse die Pyramidenbahn hinabsenden, um eine willkürliche Bewegung zustandezubringen (ein motorisches Kommando), werden die Muster dieser Entladung (die sich entfaltende Bewegung) in allen Details mit Hilfe der kollateralen Aufzweigung der Pyramidenbahnfasern zum Kleinhirn (Pars intermedia) übertragen. In der Kleinhirnrinde erfolgt die Verrechnung, und der resultierende Output kehrt zur motorischen Rinde zurück, so dass bei jedem motorischen Kommando alle 10 bis 20 msec ein fortgesetzter ‚Kommentar' vom Kleinhirn gegeben wird"; eine vom Kleinhirn gemachte fortgesetzte Korrektur, welche in modifizierte Kommandos in die motorische Rinde abgegeben wird.[11]

Wenn dadurch eine Bewegung bewirkt wird (in einer längeren Rückkoppelungsschleife), so erregt ihr Ablauf eine Vielzahl peripherer Rezeptoren in Muskeln, Haut, Gelenken usw., die wiederum in einer kleineren, direkten Schleife zu den gleichen Regionen der Kleinhirnrinde "rückmelden" - wieder und wieder. Gehirn, Nervensystem, Muskeln und Gliedmaßen befinden sich dadurch in permanenter Interaktion, innerhalb der informiert, korrigiert und kontrolliert wird.

Besonders klar zum Ausdruck kommt dies in der Wechselbeziehung zwischen Gehirn und Hand. Die Hand besteht aus 27 Knochen, 28 Gelenken, 33 Muskeln und wird anatomisch in Handrücken, Handteller, Handwurzel, Mittelhand und Finger unterteilt. Hand und vor allem Finger sind vollkommene Greif- und Sinnesorgane. Das Fingerspitzengefühl verdanken wir den etwa 140 "Meissnerschen Tastkörperchen" auf jeder Fingerkuppe, welche das Gehirn über die Zu- und Abnahme von Druck informieren. Andere Rezeptoren, z. B. die "Vater-Pacinischen Lamellenkörperchen", reagieren besonders empfindlich auf Vibration, die "Merkelschen Tastzellen" auf Verformungen und die "Ruffini-Körperchen" melden jede Dehnung der Haut. Zusätzlich fungieren zehntausende Nervenzellen als Melder, unter anderem für Wärme und Kälte. Härchen auf der Hand informieren das Gehirn bereits über einen möglichen Hautkontakt. Über die Hautleisten auf den Fingern können Blinde die kleinsten Erhebungen der Braille-Schrift lesen. Und auf den Kämmen der Leisten sitzen die Schweißporen, die den für jeden Menschen charakteristischen Fingerabdruck erzeugen.[12]

Wissenschaftler haben untersucht, wie Menschen reagieren, denen auf einem Tonband fremde wie die eigene Stimme vorgeführt wurde. Dabei mussten die Probanden immer dann einen Knopf drücken, sobald sie glaubten ihre eigene Stimme zu erkennen. Gemessen wurden Reaktionszeit und der sogenannte "psychogalvanische Hautwiderstand." Dabei stellte sich heraus, dass der Hautwiderstand beim Hören der eigenen Stimme stets höher ist, als beim Hören einer fremden; und die Reaktionszeiten waren ebenfalls länger. Dieses Ergebnis wurde erwartet. Von besonderem Interesse waren dabei mögliche Irrtümer. Wenn die eigene Stimme als fremd eingeordnet wurde, war der Hautwiderstand jedoch ebenfalls hoch, wenn eine fremde Stimme als eigene erkannt wurde, war dieser jedoch niedrig. Kurz gesagt: Obwohl es sich um einen auditiven Test handelte, lag der Hörsinn falsch, während der Hautsinn richtig lag.[13]

Wenn z.B. der Anblick eines Gegenstandes "für die praktische Vergewisserung über seinen Charakter nicht genügt, hilft eine Berührung als Einsatz des Tastsinns vielleicht weiter. Es ist deshalb nicht nötig, die analytische Reichweite einer Wahrnehmungsweise ganz auszuschöpfen . . ." Wenn solche Argumente zutreffen, "dann ergibt sich die Überlegenheit der menschlichen Wahrnehmung gegenüber den Versuchen ihrer Simulation nicht durch eine ‚höhere' Beschaffenheit des Geistes", die von den Programmen nicht geleistet wird, "sondern durch die Fundierung der Wahrnehmung in der Körperlichkeit des Menschen."[14]

Hände streicheln, packen zu, können sich zur schlagkräftigen Faust ballen; wir segnen und schwören mit ihnen, wir beruhigen und drohen mit Händen. Ohne Gesten wäre die Welt statisch, farblos. Der Sozialanthropologe Edward T. Hall behauptet, dass 60 Prozent unserer gesamten Kommunikation nicht verbal ablaufen. Dies findet seine Bestätigung beim Kommunikationsexperten Mario Pei, der schätzte, dass Menschen bis zu 700.000 verschiedene Körpersignale erzeugen können, davon sind, so der Forscher M. H. Krout 5000 Handgesten erkennbar, die eine verbale Entsprechung besitzen. Was Kinetiker und Kommunikationsforscher "nonverbal" nennen, ist von einer geradezu schwindelerregenden Mannigfaltigkeit.[15] "Die Hand ist eines der wichtigsten Instrumente aktiver Kommunikation zwischen uns und der Außenwelt."[16]

Neben der Vielfalt der Gestik, ja der gesamten Körpersprache, gibt es die noch viel diffizilere Gebärdensprache. Sie weist eine räumlich strukturierte Syntax auf und dies kommt durch Handform, Ausführungsstelle und Form der Bewegung zum Ausdruck. Studien haben ergeben, dass im Spracherwerbsprozess gehörlose und hörende Kinder eine erstaunlich ähnliche Entwicklung durchmachen, wenn sie in ihrer kritischen Phase mit einer natürlichen Sprache konfrontiert werden. Die gewonnenen Daten weisen nachdrücklich auf das biologische Substrat der menschlichen Fähigkeit zur Schaffung von Sprachsystemen hin und führen uns deutlich vor Augen, wie sich Sprache, unabhängig von ihren Übertragungsmechanismen, im Kind auf rasche, strukturierte und vor allem linguistisch motivierte Weise entwickelt."[17]

"Angesichts der Fülle von Funktionen und Verständigungsmöglichkeiten unserer Hände wird klar, welche Zwangsjacke eine Erziehung dem Menschen anlegt, die Verarmung der Bewegung . . . zum Ziel hat."[18]

Bei Gehörlosen ist es sogar lebenswichtig, "dass nur ein Arm für intravenöse Injektionen immobilisiert wird. Ebenso wird es immer wieder übersehen, dass das Anlegen von Handschellen für einen Gehörlosen soviel bedeutet wie Knebelung."[19]

Die Hände sind prinzipiell die aktivsten Körperteile des Menschen. "Sogar im hohen Alter, wenn die Beinmuskeln bereits müde und die Hüftknochen brüchig zu werden beginnen, bewegen sich die Hände, als könnten sie niemals müde werden. . . . Nach Desmond Morris biegen und strecken sich die Finger im Laufe eines Lebens etwa 25 Millionen Mal, ob es sich um einen Bäcker oder eine Konzertpianistin handelt."[20]

Diese "bewegte Vielfalt und Vielzahl" der Finger und Hände ist allerdings keine autonome Eigenschaft. Leonardo da Vinci notierte 1510: "Wenn du die Hand

abbildest, dann bilde mit ihr auch den Arm bis zum Ellenbogen ab und an diesem Arm die Sehnen und Muskeln, die den Arm vom Ellenbogen an bewegen.
... Alle Muskeln, die an den Schultern, am Schulterblatt und am Brustkorb entspringen, dienen zur Bewegung des Armes vom Ellenbogen bis zur Hand. Und alle Muskeln, die zwischen dem Ellenbogen und der Hand entspringen, dienen zur Bewegung der Hand." Dazu kommt die anatomische Form des Kugelgelenks der Schulter. Es sind die an das Gelenk anliegenden Muskeln, die verhindern (es sei denn, die Kraftanforderung kommt zu überraschend), dass bei entsprechenden Zugwirkungen nicht der ganze Arm auswandert.[21] Wer also der menschlichen Hand eine evolutionäre Sonderstellung einräumt, darf auf die begleitenden anatomischen Entwicklungen nicht vergessen.
Insgesamt ist Bewegung in jeder Hinsicht ein wesentliches Lebenselement des Menschen, "und es ist kein Wunder, dass sie das Erscheinungsbild des Menschen mit prägt, dass der unbewegte Mensch wie eine leere Maske wirkt", welcher bloß die Endgültigkeit der Totenmaske fehlt.[22]
Für die Bewegung gilt allerdings auch, dass sie ebenfalls auf der Fähigkeit des Menschen beruht, Rhythmik wahrzunehmen und zu erzeugen; und nicht nur der Mensch. Ein lebendes Fossil, das Meerneunauge (seit 450 Millionen Jahren wenig verändert), bewegt sich durch koordinierte Kontraktion und Relaxation der Muskeln schlängelnd im Wasser fort. Intensität und zeitlicher Abstand der "Bewegungswellen" bestimmen die Geschwindigkeit im Wasser. Dabei erfolgt lediglich das Startsignal aus dem Stammhirn, während sich ein oszillierendes Muster von Segment zu Segment durch den Körper ausbreitet.[23]
Ähnlich wie bei den Knochen, welche dem Körper Stabilität verleihen und den Muskeln als Ansatzfläche dienen, zugleich jedoch Speicher für Kalzium sind und im Knochenmark neue rote Blutzellen produzieren, ist die Muskelstruktur und dessen Innervierung keine klar abgrenzbare Untersuchungsebene, da es wiederum die Muskelfasern sind, die zur Muskelkontraktion führen, welche schließlich von der Chemie der Proteine Actin und Myosin abhängt. "Es gibt also eine hierarchische Kaskade von Funktionen, die für übergeordnete Funktionen notwendig sind, und keine dieser Ebenen ist die einzig wahre..."[24]
Bewegung wird zwar in höchstem Maße durch "learning by doing" perfektioniert, aber der Mensch kann durch intensive Vorstellung oder Beobachtung ebenfalls leichter Bewegungen lernen. Dabei kann man zunehmend feststellen, dass eine klare Abgrenzung zwischen motorischen und sensorischen Komponenten kaum sinnvoll, wenn überhaupt möglich ist.

"Rätselhaft bleibt schließlich auch der Aufbau der Nerven, die zum Muskel führen. Nur etwa zehn Prozent der Fasern sind für die Kontraktion erforderlich, rund 40 Prozent steuern die Blutversorgung des Muskels, und weniger als zehn Prozent genügen, um die Meldungen der Muskelspindeln und Sehnenorgane weiterzuleiten. Weitere 35 Prozent der Nervenfasern jedoch liefern Sinneseindrücke unbekannter Art."[25]

Jedes Gelenk in Arm und Hand wird von Gruppen antagonistischer Muskeln - Beuger, Strecker oder Rotatoren - bewegt. Zwei Typen von sensorischen Rezeptoren liefern dem Gehirn ständig Informationen über Änderungen von Muskellänge und Muskelspannung; Dehnungsrezeptoren z.B., die bei Dehnung oder Kontraktion der Muskeln gestreckt oder gestaucht werden. Der zweite Typ befindet sich am Sehnenansatz, als Golgi-Sehnenorgane bekannt.[26]

Es genügt allerdings nicht von einem Plus-Minus-Konzept zu sprechen; also gespannt oder entspannt, sondern zwischen Dehnung und Spannung liegt eine Phase der Bereitschaft, ein Ruhepotenzial, durch dessen Depolarisation ein Muskelaktionspotenzial mit einer Gesamtdauer von 1 bis 2 ms freigesetzt wird, wonach der Wechsel ins Ruhepotenzial (Repolarisation) folgt, wobei eine Zelle für wenige Millisekunden unerregbar wird.[27]

Ermüden kann die Muskulatur ohne erkennbare Bewegung und Kraftanstrengung. Dies geschieht wahrscheinlich durch "Anhäufung", die dann in Ermüdung zum Ausdruck kommt; dies entspricht einem physischen Gedächtnis.[28]

Die dabei geschätzte Menge an Nervenfasern, die unbekannte Sinnesdaten aus dem Muskelapparat liefert, so meinen Wissenschaftler, kann nicht länger als bloßer Hilfsapparat zur Bewegung angesehen werden. "Er ist möglicherweise unser größtes Sinnesorgan."[29]

Untersuchungen haben ergeben, dass der Zeitaufwand zur Perfektionierung komplexer Bewegungsabläufe groß ist (bei Fließbandarbeiten werden 1 bis 2 Millionen solcher Handgriffe benötigt).[30]

Die dabei gemachte Feststellung, wonach beim Üben zunehmend Bewegungen miteinander verknüpft werden und dadurch immer weniger bewusste Wahrnehmung notwendig ist, verweist ebenfalls auf ein "physiologisches Gedächtnis". Dabei scheint es so, dass es keine anatomische Möglichkeit gibt, komplexe sensorische Informationen in die Assoziationsfelder zu befördern, "die das Substrat der dispositionellen Repräsentationen darstellen, ohne zuerst in den früheren sensorischen Rinden haltzumachen."[31]

Selbst Mathematiker und Physiker weisen bei ihrer Selbstbeobachtung darauf hin, dass sie in Bildern denken (Beniot Mandelbrot = fraktale Geometrie, Richard Feynman = Physik). Und Albert Einstein bekannte, dass Wörter oder Sprache in seinem Denkmechanismus keine Rolle gespielt haben. Die psychischen Elemente seines Denkens bestünden aus Vorstellungsbildern und Zeichen, die sich willkürlich hervorrufen und kombinieren lassen, um dann möglichst in logische Begriffsverknüpfungen verwandelt zu werden, ein Wunsch, der die emotionale Grundlage dieses "unbestimmten Spiels" bietet. Konkret meinte Einstein: ",Die oben erwähnten Elemente sind in meinem Fall von visueller und . . . muskulärer Art. Nach konventionellen Wörtern oder anderen Zeichen kann ich erst in einer zweiten Phase suchen, wenn sich das beschriebene assoziative Spiel hinreichend konkretisiert hat und nach Belieben reproduziert werden kann.'"[32]

"Die dispositionellen Repräsentationen, auf denen Bewegungen beruhen, ereignen sich im prämotorischen Kortex. Nach vorliegenden Daten aktivieren sie sowohl die Bewegungen selbst als auch Vorstellungsbilder von Körperbewegungen. Da aber Bewegungen sehr rasch ablaufen, werden die Bewegungsvorstellungen in unserem Bewusstsein häufig von tatsächlichen Bewegungen überlagert."[33]

Diese "Überlagerung" wird gerade bei Bewegungsabläufen wirksam, die durch Üben im Sinne von Konditionieren perfektioniert werden, wie dies bei Fließbandarbeit der Fall ist. Die Problematik dabei liegt einerseits im Fehlen der Vorstellungsbilder, welche für viele Menschen - so scheint es - wesentlich sind, und im Zusammenhang von Monotonie und Motivation. Dazu gesellt sich noch das physiologisch-medizinische Faktum, wonach wiederholte Bewegungsabläufe, die an der vorgegebenen Manipulation von Gegenständen innerhalb eines Zeitrasters ausgerichtet sind, zu Schädigungen der Knochen, Gelenke, Sehnen und des muskulären Stützapparates führen. Es kommt bei vielen Arbeitsprozessen zu einseitigen Belastungen, wobei diese von Bewegungsüberforderung bis zur Bewegungsarmut reichen.

Der Bewegungsarmut, die nur als körperlich atypische und arhythmische verstanden werden kann, soll, dem Gesundheitsparadigma unserer Zeit entsprechend, vor allem durch sportliche Betätigung entgegengewirkt werden. Der Psychologe einer Eigenunfallversicherung weist darauf hin, dass Kinder heute zunehmend ein verplantes Innen-Leben führen und nur noch halbsoviel rennen, klettern und springen. "Noch im Kindergarten haben viele Jungen und Mädchen nicht gelernt, was sie im Alter von einem Jahr beherrschen sollten: sich beim Fallen mit den Händen abzufangen. Auf dem Pausenhof misslingt es Schülern, die Bewegung der anderen vorauszudenken und die eigene darauf abzustimmen - stoßen sie zusammen, tut's oft richtig weh. .... Da klappen ganz normale Alltagsbewegungen nicht mehr."[34]

Kulturhistorisch war körperliche Leistung immer schon mit niedriger Arbeit verbunden, woraus Bewegung nur dann positiv betrachtet werden kann, wenn es um freiwillige Aktivitäten geht, wenn sie dem Zeitvertreib oder der körperlichen Ertüchtigung von Müßiggängern dient. Die Symbolik der Körperhaltung wechselte zwischen der demütig-sitzenden oder demütig-stehenden hin und her. Der Homo erectus ist seit langer Zeit in keiner kulturell eindeutig anerkannten "aufrechten und aufrichtigen körperlichen Position".[35]

Alles das, was durch Lehrer wie Horst Rumpf oder Martin Wagenschein in die pädagogischen Konzepte eingebracht wurde, ist aus denselben verschwunden oder gar nicht erst übernommen worden.[36] Die vorab genannten Probleme haben mit Mängeln der Propriozeption zu tun, zu der ein System von inneren Sensoren in Gelenken und Muskeln gehört, die Druck- und Lageveränderungen registrieren. Diese sind neben den taktilen Empfindungen nötig, um in gemeinsamer Abstimmung mit anderen Sinnesorganen haptische Aufgaben lösen zu können.[37]

Insgesamt ist der senso-motorische Komplex derjenige, von dem sich Erkenntnisse extrahieren lassen, wodurch auf die Art und Weise geschlossen werden kann, wie wir Erkenntnis gewinnen. Die Kritik ehemaliger Schüler an der Institution Schule ist von transhistorisch nachweisbarer Konstanz. Stellvertretend sei hier der Nobelpreisträger Gerd Binning angeführt, der monierte, dass er den Würfel, mit dem er als Kind gespielt habe, während seines ganzen Studiums nie mehr in die Hand bekam. "Der Würfel wurde vor meinen Augen gedreht, mal rechts und mal linksherum, und dann sollte ich gefälligst auch alles verstanden haben..."[38]

Insgesamt ist es bemerkenswert, "dass die Erziehung, die darauf abzielt, Erkenntnisse zu vermitteln, blind gegenüber den Realitäten der menschlichen Erkenntnis ist ... und sich überhaupt nicht darum kümmert, zu lehren", was unter Erkenntnis zu verstehen sei.[39]

Zum einen wird damit Bewegung zu einem abstrakten Geschehen, welches meist passiv-visuell oder geistig-vorgestellt verstanden werden soll und muss. Zum anderen wird die körperliche Aktivität, wird der Sport zum probaten Mittel erkoren, um der insgesamten Bewegungsarmut entgegenzuwirken. Die dabei bemühte Turnlehrer-Regel, wonach ein gesunder Geist in einem gesunden Körper wohne, musste schon vor den wissenschaftlichen Erkenntnissen der jungen

Disziplinen, die sich auf akademischer Grundlage für Sport interessieren, revidiert werden. Nicht selten verwies man, falsch zitierend, auf den römischen Dichter Juvenal, der allerdings meinte: "Wir wollen beten, dass in einem gesunden Körper auch endlich einmal ein gesunder Geist wohnen möge."
Selbstverständlich kann moderater Sport den Blutdruck senken helfen, kann er gewichtsreduzierend sein, wenn dies nötig erscheint. Es fällt dabei auf, dass die Argumente der Mediziner dann für die sportliche Betätigung sprechen, wenn die Bewegung wohldosiert oder eben moderat sei und wenn sie vor allem "Spaß macht". Genau genommen sollte sie den individuellen Rhythmen des jeweiligen "Sportlers" - insgesamt seiner Konstitution - entsprechen. Im Spitzensport gibt es einige eindeutige und viele unklare Hinweise auf Vor- und Nachteile für die Gesundheit. So scheinen Leistungssportler besonders anfällig für Infektionskrankheiten zu sein (von den vielen möglichen Verletzungen des Bewegungsapparates ganz abgesehen). Sowohl bei den Befunden über die weißen Blutkörperchen wie bei Antikörpern bietet sich ein äußerst konfuses Bild. Ein Eishokkeyteam wies während der Vorbereitung auf die Olympischen Spiele 1988 insgesamt ein Maß an T4-Helferzellen (T-Lymphozyten) auf, das Mediziner sonst nur von AIDS-Patienten kennen, während die Körper einer anderen Untersuchungsgruppe nach intensivem Ergometertraining vorübergehend mehr Helfer- und sogenannte "Killerzellen" produzierten. Insgesamt scheint Leistungssport die Immunabwehr vorübergehend zu schwächen, während der sogenannte "Breitensport" diese zu fördern scheint. Eine Untersuchung von Wissenschaftlern aus Shanghai ergab, dass Frauen und Männer über 60 Jahre, die regelmäßig dem chinesischen Nationalsport Taiji frönten, über rund 40 Prozent mehr aktive T-Zellen als inaktive Kontrollpersonen verfügten.[40]
Es geht, wie daraus geschlossen werden kann, weder um spezielle Bewegungsarten noch um besonders leistungsbezogene, sondern um Bewegung als Prinzip. Bei den meisten Untersuchungen sind die Eigen- und Fremdbedingungen weitgehend ausgeschlossen. Sie lassen Bezüge zur Konstitution, Kondition und altersbedingten Fähigkeiten ebenso aus, wie die Wirkungen der Umweltbedingungen. Wer auf verkehrsreichen Straßen joggt oder nach einem physisch anstrengenden Tag ein Tennismatch absolviert, hat sehr wahrscheinlich wenig gutes für seinen Körper getan. Wie auch der biologisch-natürliche Anbau von Nahrungsmitteln kein Garant für den Nährwert des Produktes ist. Dieser wird bestimmt von der Bodenbeschaffenheit und der Luft- und Wassergüte, verbunden mit den klimatischen Bedingungen (etwa Sonneneinstrahlung, Temperatur etc.)

Damit wären wir bei den Begriffen von Kraft und Energie angelangt, die beim Menschen mit Nahrung und Stoffwechsel im Zusammenhang stehen. Dabei wissen wir - dies sei vorausgeschickt - sehr wenig über die Mechanismen für Hunger und Sättigung. Heute steht fest, dass den sogenannten Hungerkontraktionen der Magenwand eine geringe Rolle bei der Entstehung von Hunger zugeordnet werden kann. Bei der Entfernung des Magens wird die Hungerentstehung kaum beeinflusst. Ansonsten gibt es nur Hypothesen, nämlich die glukostatische (Glucoseabnahme erzeugt Hungergefühl), die thermostatische (Rückgang der Gesamtwärmeproduktion, ist experimentell nicht eindeutig gestützt), die lipostatische (sensorische Kontrolle der Zwischenprodukte des Fettstoffwechsels, primärer Wirkort ist der Hypothalamus), und die konditionierte Nahrungsaufnahme, also kulturelle Festlegung von Essenszeiten.[41]
Die Muskulatur ist neben der Leber das größte Stoffwechselorgan des Körpers, eine "chemische Kraftmaschine", die bei Leistung enorme Mengen an Kohlehydraten und Fetten umsetzt. Die Moleküle werden dabei quasi auf "kaltem"Wege verbrannt, um den Stoff zu erzeugen, der die Motorproteine des Muskels antreibt, nämlich das Adenosintriphosphat (ATP). Voraussetzung für jede körperliche Arbeit ist der reibungslose Nachschub von ATP, da die in den Muskelzellen eingelagerten Mengen bei starker Beanspruchung gerade für ein bis drei Kontraktionen ausreichen. Selbst bei entsprechendem Training wachsen die ATP-Depots nur bis zu 20 Prozent an. Ist der Vorrat erschöpft, werden von der Zelle nach einer festen Hierarchie unterschiedliche Energiequellen angezapft. Zunächst ein sogenannter Zwischenspeicher, das Kreatinphosphat, mit dessen Hilfe aus einem Vorläufermolekül, dem Adenosindiphosphat (ADP) das ATP gewonnen wird. Bei voller Leistung erlischt auch diese Kraftquelle nach sechs bis acht Sekunden. Dabei wird von zwei Arten von Stoffwechselmechanismen gesprochen. Bei dem einen verbrennt die Muskulatur Glucose und Fettsäuren unter Sauerstoffverbrauch "aerob", beim anderen baut sie gleichzeitig Glucosemoleküle ohne Sauerstoff "anaerob" ab. Wenn genug Sauerstoff zugeführt werden kann, hat das aerobe System in den Mitochondrien sozusagen Vorfahrt, und dort werden Kohlenhydrate und Fettsäuren in einer biochemischen Reaktion zu Kohlendioxyd abgebaut; wobei Wasserstoff freigesetzt und zu Wasser verbrannt wird, um die daraus gewonnene Energie im ATP zu speichern. Bei zu hohem ATP-Verbrauch wird durch den anaeroben Mechanismus über mehrere Zwischenstufen aus der Glucose das "Abfallprodukt" Milchsäure (Laktat) erzeugt, die Muskulatur wird dadurch buchstäblich sauer und die Beine schwer.

Durch Training wird, so die Sportmediziner, neben dem anaeroben vor allem die aerobe Kapazität gesteigert und das Glucosereservoir viel länger geschont, also aus dem nahezu unerschöpflichen Fettvorrat des Körpers Energie gewonnen. Das Schlüsselwort in dieser Beschreibung ist das Kürzel ATP.[42]
Neben dem allgegenwärtigen ATP werden im Rahmen unmittelbarer und mittelbarer Energie Kreatininphosphat, Glukoseeinheiten im Glykogen und Tryglizeride genannt. Bei mäßiger Arbeit wird der schnell verbrauchte Vorrat an ATP von aus dem Blut aufgenommenen Fettsäuren (zu 75%) und Glucose nachgefüllt. Nur bei kurzdauernden Hoch- und Höchstleistungen dreht sich das Verhältnis um. Die Glykosespeicher in den Muskelzellen werden nur bei Extremleistungen in Anspruch genommen. Bei schwerer Muskelarbeit wird ständig ein Teil der Energie anaerob gewonnen, wodurch es zur Ermüdung kommt.[43] Spitzensport erzeugt demnach - im vorab beschriebenen Konzept - für den Körper eine energetische Extremsituation.
Der nahezu allgegenwärtige biochemische Prozess, durch den die bei der Oxydation von Glucose und anderen Nährstoffen freiwerdende Energie in kleinen Portionen eingefangen und in verfügbarer Form im Zellinneren vorrätig gehalten wird, indem die Zelle diese Energie in die Bildung eines Moleküls namens ATP investiert, hat zu einer populären Metapher geführt. ATP wird als "Energiewährung" angesehen, und einer der Entdecker, Albert Lehninger, verglich Fluss und Speicherung der Energie vermittels ATP mit den Abläufen in einer Bank. ATP bildet das laufende Konto der Zelle, andere Moleküle (Kreatinphosphat beispielsweise) die ‚Rücklagen'.[44]
Die bereits vorangegangenen Beschreibungen der Sportmediziner ähneln diesem Modell in der Formulierung noch immer, allerdings enthalten sie mehr eine Tendenz zu ausgefeiltem Management und Informationsfluss. Doch die Modelle verführen zu einer starken Verkürzung und der Vorstellung, wonach es sich bei einem heterotrophen, also sich von Molekülen wie Zucker oder Fetten ernährenden Organismus um ein homöostatisches System handeln würde. Zugleich sind die Abbaureaktionen (in Form von Kohlendioxid und Wasser) so gestaltet, dass sie in die Bildung von ATP eingebunden sind, dass sie ein breites Spektrum an zellulären Aktivitäten ermöglichen - von der Protein- und Nukleinsäure-Synthese bis hin zur hier wesentlichen Muskelkontraktion und der Übertragung von Nervensignalen.[45]
Es geht beim Energieumsatz in einem Organismus daher grundsätzlich um mehr, als um die Steigerung der Muskelleistung. Wenn körperliche Betätigung auf eine

Leistungsmaximierung (z.B. Ausdauerleistung) ausgerichtet ist, dann greift der geforderte Organismus zuerst die Kohlehydratdepots der Leber an; dabei kann regelmäßiger Sport zur Aufstockung der Vorräte führen, was eine Vergrößerung der Leber bis zu einer Handbreit in den Brustkorb hinein bewirken kann. Was die Kohlenhydratreserven anlangt, lassen sich diese für einen Wettkampf dadurch steigern, dass sich der Athlet einige Tage davor völlig verausgabt, um dann Kohlenhydrate (etwa in Form von Teigwaren) in großen Mengen zu sich zu nehmen, wodurch seine Muskeln diesen "Brennstoff" mit maximaler Rate speichern.[46]

Keines dieser Beispiele kann in einen Zusammenhang mit Gesundheit oder einer medizinischen Diätetik gebracht werden, welche dem menschlichen Organismus als biologisches System gerecht wird. In all diesen Ausführungen sind ungelöste Fragen und Probleme enthalten. Wichtig wäre z.B. die Information, dass es sowohl Muskeln gibt die nur aerob arbeiten können und andere die dies nur anaerob tun, und nicht bloß die spezielle Leistung oder deren Dauer über die beiden Nutzungsmechanismen entscheidet. Des weiteren nutzen Muskeln "food energy when they are exerting force, even if they are holding constant length and so doing no work." Das so "einfach" erscheinende "Tankstellen-Modell" der Sportmedizin für Muskelleistung und Energie ist keineswegs so klar, wie es scheint. Selbst wenn wir wissen was ein Muskel "tut", we are not "able to calculate the metabolic energy it would use."[47]

Darüber hinaus ernähren sich Menschen (auch Sportler) von Lebensmitteln, welche sie normalerweise mit allen Sinnen wahrnehmen. Vitamine, Mineralstoffe, Kohlenhydrate, Spurenelemente sind kein Anreiz dafür, Appetit zu entwickeln. Essen hat (oder hatte?) eine sozio-kulturelle Bedeutung und bezieht sich auf die Wahrnehmung von Frische, Reife, von Genießbarkeit, die zu sehen, zu fühlen, zu riechen und zu schmecken ist.

Des weiteren ist der Bereitschaftsumsatz bezüglich der Energie bereits kleiner als der Ruheumsatz (der keiner Ruhe entspricht). Zudem darf festgestellt werden, dass der Acht-Stunden-Tag eines Computerarbeiters denselben Bedarf an Kalorien aufweist, wie der eines Marathonläufers. Die Vorstellung, wonach beim Sport viel mehr Energie verbraucht würde als bei Kopfarbeit, ist ein Irrtum. Der hohe Kalorienverbrauch bei Sportlern rührt von der aufgebauten Muskelmasse her, wodurch ein Muskelprotz für Atmung und Verdauung, das Zirkulieren des Blutes, ja Denken und Träumen, selbst wenn er sich nicht aus dem Bett erhebt mehr Kalorien verbraucht als ein schlapper Körper.[48] Dies bedeutet

zugleich, dass der muskulöse Mensch mehr für die Erhaltungsenergie aufwenden muss und daher eine höhere Durchflussrate (energy flow rate) hat als körperlich weniger trainierte Menschen.
"Lebendige Organismen nehmen energiereiche Stoffe auf und metabolisieren sie. Ihre Entwicklung und ihre Aktivitäten sind durch eine entsprechende Balance zwischen Aufnahme und Verbrauch von Energie begrenzt. Wesentlicher Energieverbraucher bei Säugetieren sind zum einen das Gehirn, das beim Menschen etwa 20% der gesamten aufgenommenen Energie verbraucht (obgleich es nur 2% des Gesamtkörpergewichts ausmacht) sowie der Darm, dessen Aktivitäten ebenfalls extrem energieaufwendig sind. . . . Die großen Därme werden von Pflanzenfressern gebraucht, große Gehirne benötigen Fleischfresser für eine erfolgreiche Jagd."[49]
Im großen Gehirn des Menschen laufen, wie es scheint, energetisch überaus verschwenderische Prozesse ab. "Das heißt, das Gehirn verbraucht vielleicht . . . mehr Nahrung als wir eigentlich erwarten." Heute kann man (durch über die Arteria carotis injizierte Substanzen) die Durchblutung des Gehirns und einzelner Hirnregionen feststellen und daraus auf den Energieaufwand schließen. So erhöht die Produktion gesprochener Sprache "die Durchblutung des Brocaschen Zentrums und zu einem geringeren Ausmaß des Wernickeschen Zentrums und auch der motorischen Abschnitte."[50]
Dabei geht es um recht erhebliche Blutmengen und es zeigen sich große Unterschiede zwischen den Formen des Denkens. Bei motorischen Aufgaben, bei denen natürlich die beteiligten Körperteile stärker durchblutet werden, und Sinneswahrnehmungen, wird die Durchblutung im Gehirn weniger verstärkt als bei Denkprozessen. In einer Untersuchung der Zunahme des Stoffwechsels im Gehirn bei geistiger Aktivität konnte gezeigt werden, "dass der Sauerstoffumsatz im Gehirn, der mit der Durchblutung eng zusammenhängt, beim Denken um 10 Prozent steigen kann. Das ist ein sehr hoher Wert, zumal das Gehirn ohnehin schon einen großen Teil der Ressourcen des Körpers, nämlich ein Fünftel seines gesamten Energieverbrauchs, für sich beansprucht."[51]
Es ist daher nicht weiter verwunderlich, wenn geistige Betätigung ebenso ermüdet wie körperliche; zumal beim Denken (etwa Büroarbeit) auch der Muskeltonus ansteigt.
Zum einen lässt sich nicht nachweisen, dass größere Gehirne und damit besseres Problemlösungspotenzial mit dem Konsum von Fleisch einhergeht. Der pflanzenfressende Elefant ist kein gutes Beispiel dafür. Der Vorteil des Men-

schen bestand und besteht wohl darin, dass er ein "Allesfresser" geworden ist. Lebewesen sind nicht einfach in Pflanzen- und Fleischfresser zu unterteilen, da ihre anatomischen und organischen Unterschiede ebenso wie ihre "Strategien" im Zusammenhang mit Stoffwechsel, Energieumsatz und -erhalt und die entsprechenden Durchflussraten zu berücksichtigen sind. Ein Baum wird, lebt und stirbt anders als ein Löwe oder ein Mensch. Das "Futteraufnahmeverhalten" ist ein komplexer Prozess, der nicht nur seine physiologische Grundlage hat, sondern auch neuronal und metabolisch gesteuert wird. Praktisch alle Untersuchungen und Expertisen können Teileinflüsse behaupten, sind letztlich aber hypothetisch und unvollständig. Heute ist Adipositas (Fettsucht) die häufigste Ernährungsstörung der westlichen Gesellschaft, wobei genetische, kulturelle, sozioökonomische und psychologische Faktoren als Ursachen angenommen werden.[52]
Auf der anderen Seite zweier Pole finden wir die Anorexie (Magersucht), für die, was ihre Begründung anlangt, ebenfalls keine eindeutigen Erklärungen vorliegen. Nun kann diese Anorexie bei gewissen Menschen mit einer Bulimie wechselnd einhergehen (Fressorgien mit anschließendem Erbrechen).[53] Unter Bulimie versteht man ja ein starkes Essbedürfnis ohne jegliches Hungergefühl. Genau genommen verhält sich ein Sportler, der sich zuerst vollkommen verausgabt, sich dann mit Kohlenhydraten vollstopft, um seine Leistung zu steigern, wie ein Kranker, bei dem die vorher beschriebene Dysorexia diagnostiziert wird. Körperliche Fitness hängt im wesentlichen vom Ernährungszustand ab. Jedes Lebewesen mit guter Kondition hat eine leicht gerundete Gestalt und nur wenn es krankhaft übergewichtig ist, hat es überflüssiges Fettgewebe am ganzen Körper. Ob dies der Fall ist hängt auch von der Konstitution ab, von der Dicke der Knochen etwa, die den Körperbau zart oder robust erscheinen lässt.[54]
Was nun die Bewegung angeht, so ist es schon richtig, dass sportliche Betätigung die Durchblutung fördert, und zwar nicht nur die der Muskeln, sondern auch des Gehirns. Wissenschaftler vom Forschungszentrum Jülich weisen dabei darauf hin, dass normalerweise eine intensivere Durchblutung einen auf höheren Touren laufenden Stoffwechsel und damit einen höheren Zuckerverbrauch signalisiert. "Entgegen dieser Regel verbrannten die Nervenzellen . . . acht bis 15 Prozent weniger Glucose."[55]
Hier sei an den Energieverbrauch beim Denken verwiesen und auf die Möglichkeit, dass die Durchblutung allein kein eindeutiger Parameter für optimale Hirnfunktion oder gar bessere Denkfähigkeit sein kann. Vielmehr geht es bei körperlicher Aktivität um psychologische Effekte, die sich in Form von Freude an der

Bewegung äußern. Den möglichen Folgen einer längeren Inhaftierung, wie Depression und Aggression, wird mit körperlicher Aktivität begegnet. Verbesserte Denkleistungen bei Haftentlassenen lassen sich allerdings nicht feststellen.
Um dem Zusammenhang von motorischer Antriebslosigkeit und depressiver Stimmung entgegenzuwirken reicht es übrigens aus, die großen Skelettmuskelgruppen jeden Tag mehrmals für fünf Sekunden lang mit mindestens zwei Drittel der Maximalkraft anzuspannen.[56]
Bewegungsarmut, nicht zuletzt in der frühkindlichen Lebensphase, wird häufig mit verminderter Wahrnehmungs- und Denkleistung in Verbindung gebracht. Bei einem Indianerstamm im südlichen Mexiko, den Zinacanteco, welcher sich als besonders "resistent" gegenüber zivilisatorischen Veränderungen erwies, wurde vor längerer Zeit auch deren Kindererziehung untersucht. Die Säuglinge dieses Stammes wurden den ganzen Tag über in einem sogenannten Rebozo, einem Schal so eingewickelt herumgetragen, dass sie nichts sehen konnten und von niemandem gesehen wurden (geschützt gegen den "bösen Blick"). Die Kleinkinder hatten in dem Schal wenig Bewegungsfreiheit und konnten nicht alle Sinne zur Umgebungswahrnehmung nutzen. Sie wurden tagsüber auf der Hüfte der Mutter getragen und hatten durch einen Schlitz in deren Kleid jederzeit Zugang zur Brust. Während des Nachtschlafes hatten sie engen Körperkontakt zu Geschwistern und Eltern. Nach Meinung amerikanischer Kinderärzte "mussten die Kinder in ihrer Entwicklung erheblich zurückbleiben, da ihnen jegliche Anregung für die motorische, feinmotorische und kognitive Entwicklung vorenthalten wurde." Zu ihrer Verblüffung lagen die Zinacanteco-Kinder in ihrer Entwicklung gegenüber den Standards im Durchschnitt nur um einen Monat zurück. Sie wurden mit Reizen über das Gleichgewichtsorgan beim Gehen und Arbeiten der Mutter, über die Hautkontakte und durch die Umgebungsgeräusche stimuliert.[57]
Die abergläubischen Zinacanteco verletzten die Regeln der Entwicklungsphasen des Kindes nicht, da es spätesten einjährig Spielzeug erhielt und den Schal verließ, um zum richtigen Zeitpunkt Laufen zu lernen. Ähnliches gilt für die "Crade boards", die Wiegetragen nordamerikanischer Indianer. Sie hatten "die Form einer festen Tasche, die nur Kopf und Arme des Babies freiließ und im Rückenteil den Kopf gepolstert überragte.... Wiegetragen wurden in einer Familie bewahrt und immer wieder verwendet und bei manchen Stämmen galten sie als heilig... Gewöhnlich blieb ein Baby etwa ein Jahr lang in der Wiege. Starb ein Baby, so wurde die Wiegetrage gewöhnlich mit ihm bestattet."[58]

Hier gilt ähnliches wie für die Zinacantecos, wobei die nordamerikanischen Kleinkinder über mehr Zugang zu handtaktiler und visueller Wahrnehmung hatten.
Bewegung und Denken stehen mit Sicherheit in einem Zusammenhang, jedoch können physische Aktivität und Denkinhalte nicht in einen solchen gebracht werden, wird die bessere Durchblutung kaum etwas zur Qualität dieser Inhalte beitragen. Ebenso ist die Antwort auf die Frage nach der Dosierung von "gesunder" Bewegung keine eindeutige. Die großen Denker aller Zeiten waren in den meisten Fällen keine sportiven Athleten. Aristoteles erhielt den Spitznamen "der Umhergehende" und Immanuel Kant pflegte, zeitlich penibel, seinen täglichen Spaziergang zu absolvieren. Einzig René Descartes fällt uns ein, der als Fechtmeister sportliche Fähigkeiten entwickeln musste; allerdings bevorzugte er ein mechanisches Körperbild und trennte dieses deutlich vom Geist. Insgesamt war trotz vieler körperlicher Mängel und wenig Muskulatur die endlose Reihe von Menschen wie Kierkegaard, Jaspers, Einstein, Nietzsche und vielen mehr bis ins hohe Alter denkfähig geblieben. Lebenslange körperliche Aktivität schützt dagegen nicht automatisch vor Demenz in ihren diversen Formen.
Der Stauferkönig Friedrich II. (1212-50) "wollte herausfinden, welche Sprache und Mundart die Kinder hätten, wenn sie heranwachsen würden, ohne je mit irgendwem sprechen zu können. Daher befahl er den Ammen und Nährmüttern, die Kinder zu säugen . . ., aber niemals mit ihnen zu reden. Er wollte nämlich erfahren, ob sie die hebräische Sprache sprechen würden, welche die erste gewesen war, oder die griechische oder die lateinische oder die arabische, oder ob sie nicht immer die Sprache ihrer Eltern sprechen würden, von denen sie abstammten. Doch er bemühte sich vergebens, denn die Kinder starben alle."[59]
Die Angaben zu diesem grausamen Experiment sind nicht umfassend, dennoch kann daraus geschlossen werden, dass der "Verlust" vor allem der Stimme der Mutter bedeutsam für die Kinder war. Ebenso zeigt das Beispiel, dass die Ernährung nicht für das Überleben von Säuglingen ausreicht. Zudem scheint der Mangel an Zuwendung und körperlicher Berührung ein entscheidender Faktor für das tragische Ergebnis gewesen zu sein.
Berührungswahrnehmung ist ein ganzheitlicher Vorgang und wie jede Wahrnehmung stark kontextabhängig. "Einem Ziegelstein begegnen wir anders als der Hand eines Neugeborenen, einen Apfel heben wir anders auf als ein rohes Ei. und trägt eine Person eine Lederjacke, vielleicht berühren wir sie anders, als wenn es ein Seidenhemd ist. Wir haben gelernt, auf spezifische Eigenschaften

der Menschen und der Dinge in unserer Umgebung adäquat zu reagieren und unsere Handlungen anzupassen.[60]
Wir können dies aber nur, weil wir uns erinnern, weil wir Erfahrungen mit Berührungen, mit Berührtwerden haben. Dazu bedarf es ebenfalls der Bewegung, die uns zum Gegenstand des zu Berührenden führt oder ein Berührtwerden ermöglicht. So hat Ludwig Boltzmann darauf verwiesen, dass bei tatsächlicher Kommunikation das "lebendig Anwesende" nötig ist. Dabei sind es weniger die eingeprägten Muster als die erworbene Empathie, denn wenn "außergewöhnliche Bewegungen, Gerüche und rhythmische Geräusche Zustände der Exteriorisierung gegenüber alltäglichen Ketten auszulösen vermögen, so kann man sich tatsächlich nur schwer eine Konditionierung durch Berührung vorstellen."[61]
Psychisches entwickelt sich in einer Wechselwirkung mit der körperlichen Erfahrung: "Die psychische Hülle entwickelt sich auf der Grundlage der körperlichen Hülle."[62]
Während primäre Gefühle, wie Antonio Damasio meint, angeborene und präorganisierte sind und auf Schaltkreisen des limbischen Systems beruhen, wobei die Amygdala und der vordere Teil des Gyrus cinguli eine besondere Rolle spielen, sind sekundäre Gefühle, "die auftreten, sobald wir Empfindungen haben und systematische Verknüpfungen zwischen Kategorien von Objekten und Situationen auf der einen Seite und primären Gefühlen auf der anderen herstellen, ... auf die Mitwirkung des präfrontalen und somatosensorischen Cortex angewiesen."[63]
"Eine Berührungswahrnehmung ist gleichzeitig verbindend und trennend. In ihrer trennenden Funktion ermöglicht sie die Wahrnehmung des eigenen Selbst als ein Getrenntes von der Außenwelt, als getrennt auch von der Mutter. In ihrer verbindenden Funktion ermöglicht sie gleichzeitig das Erleben der Nähe, des Kontaktes und der Verbundenheit."[64]
Berührungen führen zu Gefühlserlebnissen, die viele Teile des menschlichen Körpers in einen erheblich veränderten Zustand versetzen, und beim gesunden Menschen ist diese Vielfalt an gleichzeitigem Geschehen ein Wunder an Koordination. Dadurch wird "Bewegung" erzeugt, nämlich Emotionen und damit Gefühle; wird ein emotionaler Körperzustand erzeugt, der im Gehirn ebenfalls geistige Veränderungen bewirkt, was im Normalfall äußerlich zum Ausdruck kommt, denn Emotion heißt "Hinausbewegen".[65]
Das gegenwärtig gesteigerte Interesse an den unterschiedlichen Modalitäten des Körpergefühls ist nur selten ein Symptom für Narzissmus. Der Trend zu sport-

licher Aktivität, zu Selbstfindungsseminaren, zu allem, was unter dem Sammelbegriff Wellness boomt, entspricht eher dem Ausdruck einer Sehnsucht.
"Der Verlust sinnlichen Erlebens, gerade des Tastens und Fühlens in einer visuell geprägten Kultur", so wird behauptet, trage zu Kontaktstörungen bei. Und sei nicht die Medizin selbst dafür ein Beispiel? "Dass Ärzte kaum noch in der Lage seien, Tastbefunde zu erheben und richtig einzuordnen, kritisieren auch Ärzte - fast alle Massage-Patienten haben es erlebt. Orthopäden haben sie durchleuchtet und durch Hoch- und Niederfrequenz-Elektrobehandlungen gescheucht, durch Stimulations-Apparate und "Spritzkabinen-Alleen", wie ein Rentner das nennt. Als wollten sich die Ärzte - noli me tangere - so weit wie möglich vom Körper, dessen Säften und Unebenheiten fernhalten."[66]
In der modernen Medizin verschwindet der Patient hinter den technisch immer ausgefeilteren Diagnosegeräten, um beim Arzt als Datenmenge wieder aufzutauchen, wobei dieser dann nicht den Patienten untersucht, sondern die Daten analysiert, um zu diagnostizieren und eine Therapie zu verordnen. Diese Struktur findet sich zunehmend in allen Lebensbereichen wieder: Wir kommunizieren über Computer und Handys, wir erleben festgeschnallt auf Sitzen in Auto- oder Flugzeugkabinen die Welt vollklimatisiert und durch getönte Scheiben, und wir durchstreifen die Natur in Zeitlupe oder Zeitraffer am Bildschirm oder überhaupt als virtuelle Simulation.
"Ist es nicht verständlich, dass in einer Welt, in der die Beherrschung der natürlichen Objekte durch die Technik so rasante Fortschritte gemacht hat, der Wille zum Fühlen - und Sich-Fühlen - als Kompensation auftaucht und damit ein notwendiges Gleichgewicht für unser psychisches Überleben wiederherstellt?"[67]
Die "Sehnsucht" nach sinnlichem Erleben, nach Körpererfahrung wurde von Werbung und Industrie rascher erkannt, als von so manchem Soziologen. Dadurch wurde die Vermittlung von Sinnes- und Körperwahrnehmung zum kalkulierten Geschäft. Ob in esoterischen Zirkeln, Sportvereinen oder Thermal-Wellnesscentern, es wird die Erfüllung der Sehnsucht unter dem Prinzip therapeutischer Dienstleistung verkauft. Damit wird der Verlust des natürlichen Bedürfnisses von Bewegung und Empfindung mit einer Krankheit oder mangelnder Anpassung an den Zeitgeist in Zusammenhang gebracht und die Angebote konkurieren als "Pakete", bei denen man in kürzester Zeit größtmögliches Wohlbefinden erreicht. Diese Form der "Therapie" ähnelt der des Konzeptes einer Reparaturmedizin und hat artifiziellen Charakter, die mit dem ursprünglichen Begriff und der eigentlichen Bedeutung von Therapie nichts zu tun hat.

Ausgangspunkte: Der Prozess der Bewegung: Motorik

Literatur und Hinweise

1	Arnold Gehlen: "Der Mensch." Wiesbaden, 13. Aufl., 1997, S. 42
2	Zitiert in William H. Calvin: "Die Symphonie des Denkens." München, 1995, S. 217
3	Georgi Schischkoff: "Philosophisches Wörterbuch." Stuttgart, 1991, S. 75
4	Boris Cyrulnik: "Das Drehbuch menschlichen Verhaltens." München, 1996, S. 57
5	J.I.P. de Vries/G.H.A. Visser/H.F.R. Prechtl: "The emergence of fetal behavior. 1. Qualitative aspects." Early Human development 7, 1982, S. 301-322
6	H. Forssberg/S. Grillner: "The locomotion of the acute spinal cat with clonidin." i.v. Brain Research, 1973, S. 184-186
7/8	R. Blickhan: "Motorische Systeme bei Vertebraten." in Josef Dudel/Randolf Menzel/ Robert F. Schmidt (Hg.): "Neurowissenschaft." Berlin/Heidelberg, 1996, S. 199. S. 200
9/11	Karl R. Popper/John C. Eccles: "Das Ich und sein Gehirn." München, 10. Aufl., 1991, S. 337 und S. 351
10	R. Blickhan: "Motorische Systeme bei Vertebraten." in Josef Dudel/Randolf Menzel/ Robert F. Schmidt (Hg.): "Neurowissenschaft." Berlin/Heidelberg, 1996, S. 204 und Robert F. Schmidt: "Physiolohie kompakt." Berlin/Heidelberg, 3. Aufl., 1999, S. 39ff
12	Henning Engeln: "Die Hand - Geniestreich der Evolution." in Geo Wissen, 7/1997, S. 120ff Norbert Treutwein: "Die Hand - unser äußeres Gehirn." in P.M. Magazin, 1/1996, S. 46ff
13	Volker Sommer: "Lob der Lüge." München, 1994, S. 128ff
14	Hans Joas: "Die Kreativität des Handelns." Frankfurt/Main, 1996, S. 234
15	Roger E. Axtell: "Reden mit Händen und Füßen." München, 1994, S. 19ff
16/18	Samy Molcho: "Körpersprache." München, 1996, S. 159f
17	Dazu Howard Poizner/Edward S. Klima/Ursula Bellugi: "Was die Hände über das Gehirn verraten." Hamburg, 1990
19	Oliver Sacks: "Stumme Stimmen." Reinbek bei Hamburg, 1995, S. 189
20	Dodo Kresse/Georg Feldmann: "Handbuch der Gesten." Wien/München, 1999, S. 24 Dazu: Desmond Morris: "Bodytalk. Körpersprache, Gesten und Gebärden." München, 1995

Intro

Literatur und Hinweise

21/22   Georg Adolf Narciß: "Es liegt in der Hand." München, 1964, 32f

23/26   Marco Wehr/Martin Weinmann (Hg.): "Die Hand - Werkzeug des Geistes." Heidelberg/Berlin, 1999, S. 45 und S. 26f

24   Richard Lewontin: "Die Dreifachhelix." Berlin/Heidelberg, 2000, S. 77

25/29   Henning Engeln: "Konzert der Muskeln und der Sinne." in Geo Wissen, 1/1994, S. 97

27/41/43   Robert F. Schmidt: "Physiologie kompakt." Berlin/Heidelberg, 3. Aufl., 1999, S. 14 und S. 76 sowie S. 30 und S. 266

28   Dazu Alfred North Whitehead: "Prozess und Realität." Frankfurt/M., 2. Aufl., 1995, S. 437

30   Manfred Spitzer: "Lernen." Heidelberg/Berlin, 2002, 65ff

31/32/33   Antonio R. Damasio: "Descartes' Irrtum." München, 2. Aufl., 1997, S. 153 und darin zitiert Albert Einstein, S. 154 sowie S. 152f

34   Zitiert in Martina Freud: "Ein Männlein spielt im Walde." in Geo Wissen, 9/1997, S. 55

35   Dazu Richard Sennett: "Fleisch und Stein." Frankfurt/M., 1997

36   Dazu Horst Rumpf: "Die übergangene Sinnlichkeit." München, 1981 und Martin Wagenschein: "Naturphänomene sehen und verstehen." Stuttgart/Dresden, 3. Aufl., 1995

37   Howard Rheingold: "Virtuelle Welten - Reisen im Cyberspace." Reinbek bei Hamburg, 1995, S. 28f

38   Gerd Binning: "Aus dem Nichts." München, 4. Auflage, 1995, S. 14

39   Edgar Morin: "Die sieben Fundamente des Wissens für eine Erziehung der Zukunft." Hamburg, 2001, S. 15f

40/42/46   Beiträge verfaßt von Klaus Wilhelm in Geo Wissen, 1/1994, S. 104ff

44/45   Steven Rose: "Darwins gefährliche Erben." München, 2000, S. 48f und S. 284f

47   R. McNeill Alexander: "Exploring Biomechanics." New York, 1992, S. 13 und S. 237

48   Walter Krämer/Götz Trenkler: "Lexikon der populären Irrtümer." München, 1998, S. 339ff

Ausgangspunkte: Der Prozess der Bewegung: Motorik

Literatur und Hinweise

49	Manfred Spitzer: "Verdacht auf Psyche. Grundlagen, Grundfragen und Grundprobleme der Nervenheilkunde." Stuttgart, 2003, S. 90
50	Karl R. Popper/John C. Eccles: "Das Ich und sein Gehirn." München, 10. Aufl., 1991, S. 642ff
51	Tor Norretranders: "Spüre die Welt." Reinbek bei Hamburg, 3. Aufl., 20000, S. 179
52	Robert F. Schmidt: "Physiologie kompakt." Berlin/Heidelberg, 3. Aufl., 1999, S. 77
53	Raymond Battegay: "Die Hungerkrankheiten." Frankfurt/M., 1989, S. 27
54	Dazu András Szunyoghy/György Fehér: "Anatomische Zeichenschule." Köln, 1996, S. 8
55/56	Dazu "Kondition nützt auch dem Kopf" in Geo Wissenschaft, Hamburg, 1/1994, S. 108f
57	Marco Wehr/Martin Weinmann (Hg.): "Die Hand." Heidelberg/Berlin, 1999, S. 223ff
58	H. J. Stammel: "Indianer." München, 1992, S. 289
59	Zitiert in Umberto Eco: "Die Suche nach der vollkommenen Sprache." München, 2. Aufl., 1994, S. 13
60	Uta Wagener: "Fühlen - Tasten - Begreifen." BIS Universität Oldenburg, 2000, S. 85
61	André Leroi-Gourhan: "Hand und Wort." Frankfurt/M., 1988, S. 369
62/64	Didier Anzieu: "Das Haut-Ich.", Frankfurt/M., 1991, S. 113 und S. 63f
63/65	Antonio R. Damasio: "Descartes' Irrtum." München, 2. Aufl., 1997, S. 186f
66	Christiane Grefe: "Deutschland fühlen." in Geo Wissen, Hamburg, 9/1997, S. 74
67	Jean Starobinski: "Kleine Geschichte des Körpergefühls." Frankfurt/M., 1991, S. 32

*"Der menschliche Verkehr besteht ganz einfach darin,
dass jeder des anderen Irrenwärter ist.
Nur aus diesem Altruismus kann man die Kraft schöpfen
zu der noch viel schwierigeren und ernsteren Aufgabe:
sein eigener Irrenwärter zu sein."*
Egon Friedell (1878-1938)[1]

*"Für den modernen Menschen ist es nicht mehr wichtig, Lust oder Unlust zu
empfinden, sondern angeregt zu werden."*
Friedrich Nietzsche (1844-1900)[2]

Therapie

In der deutschen Sprache findet man das Wort Therapie (Heilbehandlung) erst im 18. Jahrhundert, während Therapeutik schon im 16. Jahrhundert geortet wird.[3] Entnommen ist es aus dem Griechischen, wobei *therapeia* soviel wie Dienen, Dienst bedeutete. Demnach ist der Therapeut (therapon) einer, der dient, einen Dienst leistet. Allerdings findet sich in der altgriechischen Literatur der Begriff *Therapeuein* neben pflegen, behandeln, bedienen auch im Zusammenhang mit Götter verehren, Eltern ehrfurchtsvoll behandeln, Kinder versorgen, Land bebauen, "und Platon verwendet den Ausdruck *psychän therapeuein* - mit sich um die eigene Seele kümmern. Therapeuein bezieht sich also auf alles, worum man sich kümmert, sei es aus freien Stücken oder aus Pflichtbewusstsein."[4]

Damit ergibt sich - etymologisch gesehen - ein enger Zusammenhang zwischen Therapie und Pflege, einer Pflege, die nicht allein berufsspezifisch, sondern allgemeiner verstanden wird. Genau genommen geht es um das Kultivieren, um das Pflegen von Beziehungen, kultureller Traditionen, um Landschaftspflege und letztlich auch darum, ein Gesundheitssystem mit ganzheitlichen Therapiekonzepten zu pflegen, jenseits von einer Kosten-Nutzen-Dienstleistung. Wie wir mit unserer Sprache, den Bäumen, alten und kranken Menschen umgehen, so der Biochemiker Erwin Chargaff, hat mehr Aussagekraft über den gegenwärtigen Zustand einer Gesellschaft als jede ökonomisch-technische Erfolgsmeldung.

Unter dem Begriff "Therapie" findet sich heute eine Vielzahl, um nicht zu sagen "Unzahl" im Angebot. Im Zusammenhang mit Krankheiten kann zwischen einer *allgemeinen* (den Gesamtzustand des Kranken behandelnde) und einer *speziel-*

len (sie zieht besondere Heilverfahren heran) unterschieden werden; um dann von einer *symptomatischen* Therapie zu sprechen, die eine Linderung der Symptome unabhängig von ihrer Entstehungsursache herbeiführen will; oder einer *kausalen*, die spezifisch oder unspezifisch auf die Krankheitsursache abgestimmt, die Heilkräfte des Körpers unterstützt. Neben physiologischen Therapieformen gibt es psychologische, wobei weiters zwischen natürlichen, chemischen, artifiziellen und manuellen unterteilt werden kann.[5]

Die Problematik der Therapien ist vielfältig. Zum einen hängt dies mit der Vorstellung zusammen, den Patienten als Kunden behandeln zu müssen. Dadurch wird die Auswahl an Therapien zu einer Angebotspalette, die einem beliebigen Warensortiment gleicht. Zudem scheint sich in der allgemeinen Therapeutik die zeitgeistige Auffassung durchgesetzt zu haben, dass so viel wie möglich in so kurzer Zeit wie möglich besonders attraktiv und wirksam sei. Auch ein standardisiert vorgegebener Zeitrahmen ist oftmals für einen geringen Therapieerfolg verantwortlich.

Zwei Probleme von Therapien bestehen einerseits in der mangelnden Überprüfung der zugrundeliegenden Theorie und der Anwendung erfolgreicher Methoden, denen es an Ursachenforschung und Alternativkonzepten fehlt. So können verschiedene Formen der Psychotherapie (sogar physiologisch messbar!) erfolgreich sein, wobei dies nicht die jeweilige Theorie bestätigt, sondern dass der Therapeut in solchen Fällen größere Bedeutung hat als die therapeutische Theorie selbst. Bei sogenannten hyperaktiven Kindern, bei denen "attention deficit hyperactivity disorder", kurz ADHD, diagnostiziert wird (eine Diagnose, die nur in wenigen Ländern anerkannt ist), kommt es zur Behandlung mit dem Psychopharmakon Ritalin, welches zu "funktionieren" scheint. Oftmals wird beobachtet, dass die Symptome für ADHD bei den unbehandelten Kindern an Wochenenden oder in den Ferien nicht feststellbar sind. Was die Theorie hier in die kindlichen Gehirne "hineinlegt", kann durchaus seine Ursachen im Umfeld haben. Da das Medikament aber wirksam ist, findet niemand einen Grund, dieser Möglichkeit nachzugehen.[6]

Im Zusammenhang mit Informationen aus fremden Kulturen und einer zunehmenden Liberalisierung der Zulassungskriterien, haben sich Therapieformen etabliert, die für viele Menschen ein undurchschaubares und unüberprüfbares Angebot darstellen. Von modernem Schamanismus bis hin zur Gen- und Quantentherapie reichen die publizierten und propagierten therapeutischen Möglichkeiten, die oftmals im Wissenschaftsjargon aufbereitet sind, hinter denen sich jedoch nur pseudowissenschaftliche Aussagen finden lassen. Durch die amerikanische Professorin Dolores Krieger wurde eine Therapiemethode entwickelt, die sich *Therapeutic Touch* nennt, und in vielen Ländern in verschiedene Heilberufe integriert wurde. Die Heilmethode behauptet ihre Wurzeln in der uralten Praxis des Handauflegens, welche dennoch auf fundierten medizinischen Kenntnissen und Erfahrungen beruhe. Frau Kriegers Methode, die sich auf die Heilkraft der Hände beruft, sollte außer für das professionelle Pflegepersonal allen erschlossen werden, die ihre eigene Heilfähigkeit nutzen möchten. Die heilkräftigen Hand-Chakren (Chakren sind nichtphysische Bewusstseinszentren in der indischen Philosophie) transformieren verschiedene universelle Energien, die der Mensch nutzen kann.[7] Aber gerade diese durch die Hände erzeugten Energiefelder, auf der die gesamte Theorie Kriegers beruht, sind das Problem. Im "UAB Final Report of Therapeutic Touch" (Universität Birmingham) wird festgestellt, dass "the existence of a human energy field has never been scientifically demonstrated." Und der Report stellt fest, dass keiner der Anwender des Therapeutic Touch mehr gezeigt hätte als den sogenannten Placeboeffekt.[8]

Krieger hat ein ontologisches Problem. Sie kann das Vorhandensein der Energiefelder nicht nachweisen und daher keinen logischen Zusammenhang zwischen diesen und der Wirkung der Hände nachweisen. Der Begriff "touch", der auf das altfranzösische "touche" (Berührung) zurückgeht, ist übrigens irreführend, denn Kriegers Hände berühren den jeweiligen Patienten überhaupt nicht, sondern wollen aus der Distanz spezielle Energie transformieren.

Die Berufung auf uralte Praktiken ist nicht negativ zu betrachten, denn nicht alles was "neu" ist, ist auch gut; und nicht alles Neue existiert ohne entsprechende vorausgegangene Grundlagen oder hat keine Wurzeln. Deshalb hat der Verweis auf die Heilkraft der Hände durchaus seine Berechtigung. Wer den Erfahrungen vergangener Generationen oder anderer Kulturen grundsätzlich misstraut hat möglicherweise bloß wenig Wissen darüber.

Als der deutsche Kaiser Wilhelm I. noch König von Preußen war, "besuchte er einmal das Bonner Observatorium und fragte den Direktor jovial: ‚Na, lieber Argelander, was gibt's Neues am Sternenhimmel?' Die prompte Gegenfrage Argelanders war: ‚Kennen eure Majestät das Alte schon?'"[9]

Die Wirksamkeit verschiedener Massagetechniken ist wohl unbestritten, wobei sie auf eine lange Tradition zurückblicken können und in verschiedenen Kulturen gepflegt wurden. *Massa* heißt das arabische Stammwort (berühren, betasten, bepinseln), welches über das französische *masser* etwa 1788 ins Deutsche kam.

Die Ableitung Massage erscheint erst seit dem 19. Jahrhundert.[10] "Effleurage" - die Ausstreichung; "Petrissage" - die Knetung; "Tapotement" - die Klopfung sind Begriffe, welche Massagetechniken bezeichnen. Mit der Massage werden Schmerzen gelindert, Muskeln zu neuem Leben erweckt, Gelenke beweglich gemacht und die Blutzirkulation beflügelt; ja durch Reizung bestimmter Nervenpunkte können einzelne Organe stimuliert werden. Über Jahrhunderte wurden in China, Persien, Ägypten und im klassischen Griechenland dieselben Griffe benutzt und zunehmend systematisiert.[11]

Im 17. Jahrhundert war man der Überzeugung, dass Wasser in den Körper eindringen könne (was Folgen für das Hygieneverhalten hatte), und da der Körper eines Neugeborenen extrem porös sei, "findet hier häufig eine Massagetechnik Anwendung, deren Wirkung durch das warme Wasser unterstützt wird. Durch das Baden soll das Neugeborene von Blut und Schleim gereinigt und außerdem seine Gliedmaßen durch die Massage in die gewünschte Form gebracht werden."[12]

In Indien gibt es die kulturspezifische Babymassage, zu der die Frauen im Winter Senföl und im Sommer Kokosöl benutzen; diese Massage wurde zur tradierten Kunst. Und die Begründung für diese "präventive Therapie" erinnert sehr an das grausame Beispiel der Kinder, die der Neugier Friedrichs II. zum Opfer gefallen sind. "Berührt, gestreichelt und massiert werden, das ist Nahrung für das Kind. Nahrung, die genauso wichtig ist, wie Mineralien, Vitamine und Proteine. Nahrung, die Liebe ist. Wenn ein Kind sie entbehren muss, will es lieber sterben. Und nicht selten stirbt es wirklich."[13]

In den ersten Lebensjahren kommt der Haut als Kommunikationsorgan hervorragende Bedeutung zu. "Sigmund Freud (1916/1917) hat mit seiner Betonung der Oralität in der ersten Phase der Kindesentwicklung wohl die bloße Nahrungsaufnahme überbewertet. Es ist schließlich gleichgültig, ob die angebotene materielle Ernährung künstlich hergestellt oder in natürlicher Form als Brustmilch gegeben wird. Wesentlich ist vielmehr die Art der Darreichung."[14]

In einer Gesellschaft, in der das Händeschütteln nachweislich abnimmt und Hautkontakt nur als technisch-sexuelle Notwendigkeit angesehen wird, in einer Art schizophrener schamloser Verschämtheit, wird die Distanz zwischen Jung und Alt, Frauen und Männern größer. Vor allem aber die Distanz zu kranken und siechen Menschen. "In der heutigen Gesellschaft *ein Kranker* zu sein ist nicht mehr nur eine rein biologische Befindlichkeit, sondern Bezeichnung für die Zugehörigkeit zu einem Status, ja sogar zu einer Gruppe. . . . wir ordnen unseren

Nachbarn auf fast dieselbe Weise als ‚Diabetiker' ein wie als ‚Lehrer' oder als ‚Maurer'; ein Kranker zu sein stellt von nun an eine der zentralen Kategorien der sozialen Wahrnehmung dar." Vor allem wächst seine Bedeutung durch die chronischen Krankheiten, mit denen man viele Jahre leben kann.[15]

Gesundheit wird zunehmend wieder zur Pflicht, und diese Pflicht fördert das Szenario der Therapien, die bis in die Lebensphase reicht, die wir pränatal nennen. Denken wir dabei an den möglichen Wechsel von der religiösen Prädestinationstheorie, die besonders im Calvinismus radikalisiert wurde, wonach das Leben des Einzelnen gottgewolltes Schicksal ist (ob man Dieb oder Heiliger, König oder Bettelmann wird); einem Dogmatismus, der heute durch die Genforschung ein biologischer werden kann.

Diverse Therapien aus der breiten Palette der Möglichkeiten sind nicht immer im zeitgemäßen Paradigma der Medizin vertreten; auch manche der erfolgreichen geraten in Vergessenheit, während andere wieder in Erinnerung kommen. Sei es die Reflexzonenmassage, die übrigens auf das Hochkulturvolk der Maya zurückgeht, welche diese Therapieform 300-700 nach Christus entwickelten[16], sei es die heute (allerdings nicht durch die Schulmedizin) zum Verkaufsschlager gewordene Pflanze namens Asphodelaceae, von der es über 200 Arten gibt und deren "Königin" die Aloe barbadensis Mill., bekannter unter dem Namen Aloe vera, ist. Von der "wahren" Aloe erfahren wir bereits durch 3500 Jahre alte hieroglyphische Zeugnisse aus der ägyptischen Kultur, wo sie von Königinnen zu kosmetischen Zwecken verwendet wurde. Heute sagt man ihr und ihren 160 Wirkstoffen nach, sie würde den Heilungsprozess bei Wunden beschleunigen, durch Vitamin E die sogenannten "freien Radikale binden", den Blutbildungsprozess fördern, bei Hautproblemen helfen, der Darmflora guttun, ja sogar der Bildung von Tumoren entgegenwirken.[17]

Oder die heute noch aufzufindende - stark zurückgedrängte - Verknüpfung empirischer und magisch-religiöser Elemente in sogenannten volkstümlichen Erkenntnissen über Krankheiten, bis hin zu noch immer behaupteten Wunderheilungen. Volkstümliche, alternative oder "abweichende" Therapieformen standen schon immer unter Beobachtung und Kritik einer zuständigen Instanz. Schon dort, wo Schamenen und Medizin-Männer großen Einfluss hatten und für Diagnose und Behandlung sorgten, und zugleich einen besonderen Rang in der Gemeinschaft einnahmen, wobei sie meist zusätzlich als Priester, Wahrsager und Berater fungierten.[18]

Es gibt frühe Anmerkungen zur Medizin nordamerikanerischer Völker, in denen der Medizinmann eine wesentlich geringere Rolle spielt, und darauf hingewiesen wird, dass die einfache Arzneikunst der "Wilden" weder durch zuviel Nachforschung noch durch eine unendliche Menge an Wörtern verworren gemacht wurde, "die sie nur allzusehr verdunkeln, und eine Wissenschaft gleichsam zu einem unauflöslichen Räthsel machen, die doch von rechtswegen von jedwedem Menschen um deshalb begriffen werden solte, weil jederman daran Antheil haben mus, und einem jeden besonders daran gelegen ist, daß dasjenige, was zur Unterhaltung der Harmonie des Leibes und der Gesundheit erforderlich, nicht blos in den Händen einiger weniger Personen verwarlich aufbehalten werde, deren Profeßion sie berechtigt, durch betrübte Proben und durch Unsträflichkeit des Menschenmordes, sich einen Ruhm zu erwerben." Es war der Jesuit und Missionar Joseph-Francois Lafitau, der 1711 nach Kanada gereist war, der diese Zeilen schrieb. Er betonte allerdings zugleich, dass die Schulmedizin seiner Zeit bereits Fortschritte zeige, die zu loben wären; weist dabei zugleich mit mehreren Beispielen auf die große Heilkunst der nordamerikanischen Indianer hin, und verteidigt die Heilkundigen gegen seine Landsleute, die sie diffamierend als charlatan, sorcier (Zauberer, Hexenmeister) oder imposteur (Lügner, Betrüger) bezeichneten.[19]

Nach der ägyptischen Medizin, die sich einer Polypharmazeutik bediente, zum Teil eine Pharmakologie mit irrationalem Charakter, die besonders an den Verdauungsorganen angewendet wurde, kam der lange anhaltende Einfluss Galens (und Avicennas) in der Medizin zur Geltung, wonach Krankheiten "prinzipiell als ein Übermaß an Wärme, Kälte, Trockenheit oder Feuchtigkeit interpretiert werden. . . . Er verschreibt wärmende Mittel, wenn die Krankheit auf Kälte zurückzuführen ist; bei Rheuma und Gelbsucht verordnet er eine Diät, die die Säfte wieder flüssig machen soll."[20]

Die "Säftelehre" hat überhaupt die Theorien der Heilkunst lange Zeit mitbestimmt. Im "medizinisch dunklen" Mittelalter, kam der Aderlass, der von der Schule von Alexandria, dreihundert Jahre vor Christus eingeführt wurde, zur vermehrten Anwendung. Bei Celsus (erstes Jahrhundert nach Christus) wurde er allerdings noch nuancierter verordnet als in späteren Jahrhunderten. Mit dem Aderlass sollte "ein schrecklicher Missbrauch getrieben werden. Ursache war die Vorstellung, der menschliche Körper enthalte vierundzwanzig Liter Blut und die Natur sorge für den Ersatz des abgelassenen Blutes."[21]

Dieser gelehrte Irrtum war für viele die eigentliche Todesursache, zumindest hat sie den Tod, wie etwa im Falle Mozarts, oftmals stark beschleunigt.

Eine große Wende kam mit der Pockenimpfung, die im Orient seit langem bekannt war, und von Lady Montague in England eingeführt wurde, als sie 1721 aus Konstantinopel zurückkehrte. "Anschließend gelangte die Methode nach Frankreich; dort führte Tenon 1755 die erste Impfung durch." Es gab dagegen zahlreiche kritische Stimmen, nicht zuletzt aus dem Klerus; ja trotz der Angst vor Pocken "zögerte man vor der Impfung; sich impfen zu lassen heißt, sich der Krankheit freiwillig auszusetzen, heißt, die Krankheit in seinen Körper einzulassen, während die traditionelle Therapie - Aderlässe oder Blutegel sind Beispiele dafür - immer bestrebt gewesen war, sie aus dem Körper zu vertreiben."[22]
Immer hat dabei - trotz der veränderten medizinischen Theorien und Praktiken - die Ärzteschaft es verstanden, sich Kompetenz, ja Monopol zu sichern. So wurden nicht selten Hebammen oder heilkundige Frauen von Ärzten angegriffen oder gar als Hexen denunziert.
Dies ist sicher ein extremes Beispiel, das nicht auf die Ärzte insgesamt angewendet werden darf; dennoch ist anzumerken, dass "die ‚wissenschaftliche' Erklärung, die der Arzt uns gibt ... heute vollkommene Legitimität" besitzt. "Die laienhafte Wahrnehmung der Kausalität von Krankheiten ist daher niemals unabhängig von der Entwicklung ätiologischer Modelle in der Medizin."[23]
Es geht nicht zuletzt um die diagnostische Macht, die verbindlich definiert, was normal oder gesund sei und darüber hinaus auch die Verfahren monopolisiert, mit Hilfe derer die definierten Standards erreicht werden sollen. Dafür sorgt ein anwachsendes Heer von Experten, die als Legitimationsquelle dienen. Nur durch die Schule kann jemand gebildet werden, "nur durch den Arzt gesund, nur mit Hilfe der Wissenschaft vernünftig, nur durch die Medien informiert, nur durch den Rechtsspruch gerecht und nur durch den Therapeuten er selbst. Um sich in einer Gruppe zusammenzufinden, braucht man einen Sozialarbeiter, um einem Nachbarn zu begegnen, einen Gemeinwesenarbeiter, um einen Konflikt in der Familie zu lösen, einen Rechtsbeistand, um einen Freund zu begraben, einen Beerdigungsunternehmer, und um selbst zu sterben, einen Thanatologen."[24]
Insgesamt wird "Therapie" als Dienstleistung aufgefasst, die in allen Lebenslagen zu beanspruchen ist, und dementsprechend ist der Psychologe zeitgleich mit den übrigen Helfern am Ort der Katastrophe, um sofort professionelle "Trauerarbeit" zu leisten. In diesem Szenario gibt es auf der einen Seite nur Experten und auf der anderen nur Hilflose. Spitz formuliert kann man sagen: Geförderte Unmündigkeit mittels wissenschaftlich geschulter Weltverbesserer, für die alles und jeder therapierbar erscheint.

Ausgangspunkte: Therapie

Damit werden unter dem Sammelbegriff "Therapie" nicht nur Bedürfnisse geweckt, sondern ein gutes Quantum an Abhängigkeit erzeugt, wozu eine starke Prise an Aufdringlichkeit kommt, die in der Werbung wie in den populärwissenschaftlichen "Ratgebern" der Medien zu richtiger Lebensweise und empfohlenen therapeutischen Mitteln ihren Ausdruck findet.

Damit trifft man aber die Therapiemethoden, für die tatsächlicher Bedarf vorhanden ist, da ihnen finanzielle Mittel entzogen werden. Es sind vor allem die Therapien, die nicht als Konsumartikel verkauft werden und daher keine Bedürftigen "erzeugen" müssen, sondern sich im Gegenteil die notwendige Rehabilitation zum Ziel setzen. In einem therapeutischen Team einer Rehabilitationseinrichtung bildet der Patient den Mittelpunkt, "alle Bemühungen sind auf seine Rehabilitation gerichtet . . . und darauf, ihn als ‚Eigen-Therapeuten' in die Rehabilitation einzubeziehen."[25]

Physiotherapie etwa ist Arbeit mit Bewegung und bemüht, diese zu optimieren, also für Bewegungs- und Schmerzfreiheit zu sorgen. In geriatrischen Rehabilitationskliniken wird die Erhaltung der Selbständigkeit bei drohender Pflegebedürftigkeit angestrebt. "Bei der Behandlung hirnverletzter Kinder und Erwachsener wurden durch das Führen der Hände und des Körpers des Patienten während der Durchführung einer Aufgabe erstaunliche Erfolge erzielt."[26]

In der Ergotherapie (Ergon = sinnvolles Tun, Handeln), einer Beschäftigungs- und Arbeitstherapie, ist das zuvor genannte Konzept, welches von Felicie Affolter, einer Schülerin des Entwicklungspsychologen Piaget, entwickelt wurde, Teil der motorisch-funktionellen Therapie, nämlich das Führen von Handlungssequenzen. Mit dem Affolter-Konzept werden durch geführte Interaktionserfahrungen motorische, kognitive und emotionale Leistungen gefördert.[27]

Die Behandlungsstrategie der medizinischen Rehabilitation kann mit drei Begriffen skizziert werden: "Die *Restitution* bedeutet die teilweise oder völlige Wiederherstellung des ursprünglichen Gesundheitszustandes . . . Ist dies nicht möglich, wird eine *Kompensation* angestrebt, d. h. durch Nutzung der Restfähigkeiten werden Ersatzstrategien gesucht und eingeübt." Und letztlich die *Adaption*, die Anpassung der Umwelt an die Bedürfnisse der betroffenen Person.[28]

In der langfristigen Rehabilitation von psychisch Kranken hat man den Wert von Arbeit klar erkannt. Wobei den Beschäftigten nicht der Arbeitsinhalt, "also das was zu tun ist, sondern der soziale Zusammenhang, in dem ihre Arbeit und sie selber stehen, also mit wem sie zusammenarbeiten" wichtig war. Dabei wird be-

tont, dass Arbeit als Zweck zu stehen hat und es sich ungünstig auswirkt, wenn sie als Instrument zum erreichen bestimmter Rehabilitationsziele dient.[29]
Für die Psychiatrie wird allerdings festgestellt, dass man den "für jede nicht-medikamentöse Therapie im Bereich der Nervenheilkunde so wichtigen Begriff der Neuroplastizität ... in der Literatur vergeblich" sucht. ... Wir wissen, dass die Wohnverhältnisse, "Musik oder ein netter Blick mit dem mesolimbisch-mesokortikalen Dopaminsystem mindestens genauso viel zu tun haben wie Neuroleptika. Sie wirken zudem spezifischer, daher auch nebenwirkungsärmer, und obendrein sind ihre Effekte physiologisch bei uns allen dauernd vorhanden. Es wird Zeit, dass wir uns diesen für den Alltag unserer Patienten sehr bedeutsamen Zusammenhängen mehr widmen."[30]
Eine Vorstellung, wonach therapeutische Methoden automatisch wirksam sind, wenn sie für spezielle Anwendungen konzipiert und praktiziert und quantifiziert werden, verschließt sich der Erkenntnis, dass der Mensch kein Reflexwesen ist. "Selbst die reflektorische Schutz- und Abwehrreaktion als Antwort auf einen Schmerzreiz oder eine andere schädliche Einwirkung läßt sich als eine stark abgekürzte soziale Verhaltensreaktion interpretieren."[31]
Im Herbst 2003 ging eine Meldung durch die Medien, in der von Ergebnissen eines speziellen bildgebenden Verfahrens berichtet wird, mit dem an der Universität von Kalifornien Hirnaktivitäten von Testpersonen "sichtbar" gemacht wurden, wenn sie Schmerz empfanden. Schon seit geraumer Zeit wird mit technischen Gerätschaften wie MRI (magnetic resonance imaging) oder PET (Positionenemissionstomographie) versucht, dem Denken auf die Spur zu kommen. Dabei können Computerbilder konstruiert werden (Tomographien), die zeigen, in welchem Gehirnbereich bei welchem (grob erfassbaren Denk- oder Handlungsvorgang) Aktivität stattfindet. "Mit dieser Methode allein können wir jedoch nicht feststellen, wie lang die Aktivität in den betreffenden Gehirnregionen anhält und in welcher Reihenfolge die einzelnen Bereiche aktiv werden. Neuronen kommunizieren im Millisekundenbereich, doch dauert es ungefähr 40 Sekunden, um die für die Erstellung eines PET-Bildes von der Durchblutung des menschlichen Gehirns erforderlichen Daten zu sammeln."[32]
Die kalifornischen Wissenschaftler stellten nun fest, dass "Liebeskummer ebenso schmerzen würde wie ein Stich in den Schenkel", im Gehirn steige nämlich in beiden Fällen die Aktivität in einem Teil des Stirnhirns an. Diese mit großem technischen Aufwand gemachte Festellung ist einerseits nur auf neuronale Aktivität beschränkt und in ihrer Aussage eine Banalität. Denn das Schmerz-

empfinden bei seelischem und körperlichem Leid ist jedem sinnlich oder empfindungsmäßig bekannt; ja das Wissen darum tausende Jahre alt.
Therapien sind nicht selten gerade deshalb erfolgreich, weil sie auf altes Wissen, auf alten therapeutischen Traditionen beruhen, die sich einer ganzheitlichen Sichtweise befleißigten. So haben Handmassagen immer eine ganzheitliche Wirkung: Sie machen nicht nur die Hände geschmeidig, beweglich und kräftig, sondern bewirken zudem, dass diese positiven Eigenschaften sich auf den ganzen Körper und auf das Gehirn übertragen. . . . Wir ,denken' gewissermaßen mit den Händen, und unsere Hände drücken unsere Stimmung aus."[33]
Damit sei nicht gesagt, dass dieses Beispiel allgemein für erfolgreiche Therapie stehen soll. Es gibt Krankheiten, die nicht mit anthroposophischen Mitteln, mit Psychotherapie, mit Akupunktur oder Massage usw. adäquat therapiert werden können. Das ist klar. Wesentlich dabei ist allerdings, dass Therapieformen, in denen der Mensch auf beiden Seiten - sowohl als Therapierter wie als Therapeut - den entscheidenden Anteil hat, besonders wirksam scheinen. Die angewendeten Mittel sind das Beiwerk, nicht der Anwender; der Patient ist das Zentrum, nicht die Methode. Um dem gesamtheitlichen Konzept wirksamer Therapien gerecht zu werden, bedarf es also einer entsprechenden personellen Struktur, die sich im Begriff eines Therapeutischen Teams spiegelt. Gerade bei der Zielsetzung einer Rehabilitation ist um den zentral positionierten Patienten sein eigenes Umfeld ebenso miteinzubeziehen, wie alle an der Therapie beteiligten Praktiker.[34] Ob nun ein Arzt als Teamleader vorgesehen ist oder - wie in der Bezugspflege - eine Pflegeperson, die am häufigsten und am engsten im Kontakt mit dem Patienten steht, entscheidend ist, dass diese Person nicht hierarchisch übergeordnet verstanden wird, sondern im Sinne eines Vermittlers zwischen den Beteiligten. Wenn Therapie in dieser Form praktiziert wird, dann greift dieses Modell auf ein archaisches Konzept zurück, das von Ethnologen, die an ursprünglichen Formen menschlichen Zusammenlebens interessiert sind, für die Zeit vor der Entstehung von Hochkulturen behauptet wird. Lange verlief das Leben der Menschen ohne Könige, Präsidenten, Friedensrichter, Generäle, Gefängnisse und anderen Errungenschaften moderner Zivilisation. "Zum Teil liegt die Antwort in der Kleinheit der Bevölkerungseinheiten. Bei einer Horde, die nicht mehr als 50, oder bei einer Dorfgemeinschaft, die nicht mehr als 150 Menschen umfasste, kannte jeder jeden aufs genaueste, so dass die Verpflichtungen, die der gegenseitige Austausch schuf, ausreichten, um den Zusammenhalt zu gewährleisten." Dazu kam die Ungewissheit über den Erfolg bei Jagd und Ernteertrag. Der Ethnologe Ri-

chard Gould meint dazu: "Je größer die Ungewissheit, um so größer die Bereitschaft zu teilen." Gegenseitigkeit erfüllt in kleinen Gemeinschaften die Funktion der Sparkasse.[35]

In diesen Kleingesellschaften war der beste Jäger der Anführer bei der Jagd und derjenige, der mit dem Feuer umgehen konnte, für dieses zuständig. Es war eine Gesellschaft der Kompetenz und keine der Funktion. Ähnlich kann man sich die Struktur eines therapeutischen Teams im Idealfall vorstellen. Die jeweiligen Experten haben die Kompetenz für ihren Bereich und aus dieser ergibt sich die jeweilige Entscheidungskraft. Je größer eine Gruppe, um so weniger ist dieses Modell zu verwirklichen, sind hierarchische Strukturen und Regelwerk zunehmend behindernd für die praktische Arbeit; verbrauchen Information, Administration und Organisation neben den "innovativen Ideen" für Veränderungen aus den Führungsebenen einen großen Teil der Kraft, die dann den Therapeuten für ihre praktische Arbeit fehlt.

Wenn im Zusammenhang mit Therapie von Experten gesprochen wird, dann ist festzustellen, dass ein Experte, dem Begriff entsprechend ein Fachmann, ein Sachkundiger ist. Ein Spezialist ist hingegen viel enger gefasst. Ein Experte muss viel mehr wissen als das, was seinem beruflichen, wissenschaftlichen oder künstlerischen Betätigungsfeld entspricht. Ein Konzertpianist kann sicher als Experte gelten; allerdings beschränkt sich dieser Anspruch nicht auf das Klavierspielen. Der Musiker, selbst wenn er mehrere Instrumente beherrscht, muss viel mehr über Musik, über deren Wirkung, Generierung, Geschichte wissen, sich über weit mehr im Klaren sein, wenn er ein kompetenter Künstler sein will. Daher endet das Wissen um therapeutische Maßnahmen nicht mit der Fähigkeit, die Therapie anzuwenden; solche Therapeuten gibt es zwar, sind jedoch niemandem zu empfehlen. In der Krankenpflege können Pflegehandlungen entweder funktionell ausgeführt werden oder aber so, dass die spezifische pflegerisch-heilende Intention in ihr wirksam wird. Viele rein funktionell beschreibbare Pflegehandlungen sind nicht grundsätzlich berufsspezifisch und erfordern kein besonders Expertenwissen. Aus einer in die Pflege implementierten Pflegediagnose, die einer Beurteilung gleichkommt, hat eine entsprechende Therapie zu folgen. Hier, im pflegerisch-heilenden Bereich, ist über die Standards beruflicher Grundausbildung hinaus der gebildete Experte zu fordern. In einem Lehrbuch über anthroposophische Pflegepraxis wird darauf hingewiesen, dass man einem Patienten im therapeutischen Umgang nicht distanzlos zu nahe treten soll. "Sowohl Gespräche als auch Berührungen müssen taktvoll und rücksichtsvoll sein . . ." Takt leitet sich vom lateinischen TACTUS (= Berührung) ab und bezeichnet eine Haltung, die den anderen vorsichtig berührt, ohne seine Integrität zu verletzen.[36]

Es bedarf also menschlicher Kompetenz, einer Form von *rationaler Empathie*, die nicht durch das Erlernen technischer Handgriffe erworben werden kann. Im Bereich der Anwendung von pflanzlichen Mitteln sei, ohne hier eine Wertung vornehmen zu wollen, noch ein Beispiel aus der anthroposophischen Pflege genannt. Der Einsatz von Zitrusfrüchten zu therapeutischen Zwecken setzt die Auseinandersetzung mit der Pflanze als Heilmittel voraus. Dies ist nicht unproblematisch, da eine schulmedizinische Analyse der Wirkstoffe dieser Früchte keinen Anhaltspunkt für eine Indikation finden würde. Deshalb betrachtet der medizinische oder pflegerische Anthroposoph die Zitrone nicht als Endprodukt mit ihren chemischen Substanzen, sondern ihr Wachstum und z.B. ihre Fähigkeit, ihre Säure trotz Sonnenlicht und Reifung ebenso zu erhalten wie ihre Saftigkeit. Alles in allem muss die anthroposophisch orientierte Pflegeperson viel mehr wissen als nur die Anwendung, etwa bei beginnenden grippalen Infekten oder speziellen Stoffwechselproblemen, wenn sie die Wirkung im Blick hat.[37]

Physiotherapien haben nicht nur Skelett, Muskeln, Sehnen und Gelenke zum Inhalt, sie beziehen sich auch auf Wissen um die psychologischen Einflüsse bei Problemen des Bewegungsapparates. Es sind Arbeitsbedingungen ebenso zu berücksichtigen wie die Verhaltensweisen im Alltag, die allesamt wiederum innerhalb des jeweiligen kulturellen Rahmens zu setzen sind. Dieser kulturelle Rahmen ist nicht selten mitbestimmend für die Wirksamkeit einer Therapie. Bei einer Medikamententherapie ist z.B. nach chronomedizinischen Erkenntnissen der Zeitpunkt der Einnahme ein ernstzunehmendes Kriterium für die Wirkung.

Die Lebensweise, die Art, wie "gut zu Leben" in einer Gesellschaft verstanden wird, wie die Menschen dabei mit Zeit, Arbeit, Tagesrhythmus, Lebensmitteln und Esskultur umgehen, ist bedeutsam für grundsätzliche Feststellungen über die "Pflege" von Leben. Wenn in den Lebensmitteln einer Kulturgemeinschaft die Inhaltsstoffe schon enthalten sind, die in anderen "therapeutisch-künstlich" zugeführt werden müssen; wenn der Lebenslauf insgesamt als rhythmischer empfunden wird, wenn - kurz gesagt - das Leben harmonisch erscheint und beibehalten werden kann, dann handelt es sich um "Pflege". Erst wenn das Leben beschwerlich, mangelhaft, ja sinnlos empfunden wird, sind diverse Therapien gefordert. Selbstverständlich ist darüber hinaus die Therapie überall dort berechtigt, wo es sich um Krankheiten physischer und psychischer Art handelt.

Eine wesentliche Frage im Zusammenhang mit Therapien ist die nach dem CUI BONO; wem nützt sie. Vordergründig scheint die Frage unnötig, da sie selbstverständlich dem zu Therapierenden nützen soll. Dennoch können Therapien so angeboten und angelegt sein, dass sie mehr dem Therapeuten als dem Patienten zugute kommen; vielleicht auch dem Hersteller therapeutischer Mittel und Geräte. Es könnte sein, dass sie dem Erfinder der Therapie zu Ansehen verhilft, und dies ohne nachweisbare Wirksamkeit der Therapie. In einer Gesellschaft, in der Produktion und Handel ebenso stark liberalisiert sind wie die Medien, sind selbst wissenschaftlich fundierte Einwände von Ärzten und Therapeuten nur selten ein entscheidendes Hindernis für Fehlinformation und florierende Geschäfte mit dem Leid und dem Schmerz kranker Menschen.

Deshalb sollte vermehrt ein Augenmerk darauf gerichtet werden, Therapien nach ihrer theoretischen Grundlage zu hinterfragen, auf ihre empirische Beweiskraft hin zu untersuchen und schädliche Wirkungen auszuschließen. Fragen nach ontologischer und logischer Kohärenz können dabei hilfreich sein. Therapien sind immer das Bemühen, spezielle Methoden anzuwenden, welche die Rehabilitation des Patienten (des Leidenden, des Duldenden) zum Ziel zu haben. Rehabilitation heißt fachbezogen "wiederherstellen, eingliedern"; zugleich ist aber der Wortteil *habilis* oder *habitus* enthalten, wodurch von "wiederaufrichten" gesprochen werden kann. Der "aufrechte Mensch" ist das Ziel der Therapie, nicht im Sinne des HOMO ERECTUS, des aufrecht stehenden Menschen, sondern im Sinne von *geschmeidig, elastisch,* von *handlich* und *leicht,* und vor allem im Sinne des aristotelischen Begriffs des *Habitus*, der persönlichen körperlichen und geistigen Haltung, die der Therapierte wieder einnehmen kann. Jeder, der heute versucht, wissenschaftlich oder zumindest nahe den wissenschaftlichen Kriterien zu arbeiten, sollte sich daran erinnern, dass er aus dem reichen Fundus von bereits generiertem Wissen, den empirischen Belegen und der Erfahrung vergangener Generationen schöpft; kurz gesagt, dass er auf den Schultern von Giganten steht. Bescheidenheit und das Wissen um die ungeheure Dimension des Nichtwissens wäre ein guter therapeutischer Ansatz, um aus der Perspektive der Experten dem Menschen, auf den die Ergebnisse wirken, mit gebührendem Respekt zu begegnen: einem biologischen, physisch-psychologischen und sozialen Wesen mit Geschichtsbewusstsein. Ob der Mensch dabei als Geschöpf Gottes oder als ZOON POLITIKON verstanden wird, dieser Respekt, besonders wenn er dem kranken und hilfsbedürftigen Menschen entgegengebracht wird, ist aus jeder Position heraus menschliche Pflicht.

Literatur und Hinweise

1 Egon Friedell: "Steinbruch." 1922, S. 43

2 Zitiert in Paul Virilio: "Die Eroberung des Körpers." München/Wien, 1994, S. 108

3 Kluge. Etymologisches Wörterbuch der deutschen Sprache. Berlin, 23. Aufl., 1995

4 Dietrich H. W. Grönemeyer: "Therapieren." in Markus Schächter: "Was kommt. Was geht. Was bleibt." Freiburg im Breisgau, 2001, S. 327

5 Der neue Brockhaus. Wiesbaden, 1968, Bd. 5, S. 236

6 Dazu Steven Rose: "Darwins gefährliche Erben." München, 2000, S. 72ff

7 Dolores Krieger: "Therapeutic Touch. die Heilkraft der Hände." Freiburg im Breisgau, 1995, S. 17ff

8 Bela Scheibner/Carla Selby: "UAB Final Report of Therapeutic Touch - An Appraisal." in "Sceptical Inquirer" May/June'1997, Vol. 21, No. 3

9 Zitiert in Erwin Chargaff: "Ernste Fragen." Stuttgart, 2. Aufl., 2000, S. 259

10 Nabil Osman (Hg.): "Kleines Lexikon deutscher Wörter arabischer Herkunft." München, 4. Aufl., 1993, S. 88

11 Christiane Grefe: "Deutschland fühlen." in Geo Wissen, Hamburg, 9/1997, S. 70

12 Georges Vigarello: "Wasser und Seife, Puder und Parfüm." Frankfurt/M., 1988, S. 25

13 Frédérick Leboyer: "Sanfte Hände. Die traditionelle Kunst der indischen Baby-Massage." München, 14. Aufl., 1995, S. 17

14 Raymond Battegay: "Die Hungerkrankheiten." Frankfurt/M., 1989, S. 10f

15 Claudine Herzlich/Janine Pierret: "Kranke gestern - Kranke heute." München, 1991, S. 72

16 Jürgen Kaiser/Alexander Scharmann/Beate Poyck-Scharmann: "Hand-Reflexzonen-Massage." Wien, 1994, S. 12ff

17 Anton Curic: "Die Medizin der Pharaonen." Köln, 1999, S. 160ff

18 Dazu Max Barthels: "Die Medicin der Naturvölker." Leipzig, 1893, S. 47ff

19 Joseph-Francois Lafitau: "Die Sitten der amerikanischen Wilden." (1752), Neudruck: Weinheim, 1987, S. 444

Intro

Literatur und Hinweise

20/21   Richard Toellner: "Illustrierte Geschichte der Medizin." Vaduz, 1992, Bd. 1, S. 417f und Bd. 2, S. 733

22/23   Claudine Herzlich/Janine Pierret: "Kranke gestern. Kranke heute." München, 1991, S. 38

24   Marianne Gronemeyer: "Die Macht der Bedürfnisse." Darmstadt, 2002, S. 31

25/28   Wolfgang Hasemann in Martina Vohs/Ilse Winter (Hg.): "Fachpflege Rehabilitation." München/Jena, 1999, S. 10f

26   Patricia M. Davies: "Wieder Aufstehen." Berlin/Heidelberg, 1995, S. 27

27   Sabine Retter in Martina Vohs/Ilse Winter (Hg.): "Fachpflege Rehabilitation." München/Jena, 1999, S. 264ff

29   Holger Hoffmann/Daniela Pia: "Zur langfristigen Rehabilitation sozialpsychiatrischer Patienten." in Luc Ciompi/Hans-Peter Dauwalder (Hg.): "Zeit und Psychiatrie." Bern, 1990, S. 131f

30   Manfred Spitzer: "Verdacht auf Psyche. Grundlagen, Grundfragen und Grundprobleme der Nervenheilkunde." Stuttgart, 2003, S. 86ff

31   Lothar Pickenhain: "Basale Stimulation. Neurowissenschaftliche Grundlagen." Düsseldorf, 2. Aufl., 2000, S. 60

32   Michael I. Posner/Marcus E. Raichle: "Bilder des Geistes." Heidelberg/Berlin, 1996, S. 21

33   Gertrud Hirschi: "Mudras. Finger Yoga für Erfolg, Kreativität und Wohlbefinden". München, 2000, S. 31

34   Karl Schrei: "Die Teamarbeit in der Rehabilitation." in "Ganzheitliche Pflege - die Chance auf erfolgreiche Rehabilitation." Wien, 1994, S. 14ff

35   Marvin Harris: "Menschen. Wie wir wurden, was wir sind." München, 1996, S. 327f

36   Ursula von der Heide: "Die Rhythmische Einreibung nach Wegman/Hauschka." in Rolf Heine/Frances Bay (Hg.): "Anthroposophische Pflegepraxis." Stuttgart, 2. Aufl., 2001, S. 142ff

37   Dazu Gabriele Weber: "Wickel und Auflagen in der antroposophisch erweiterten Praxis." in Rolf Heine/Frances Bay (Hg.): "Anthroposophische Pflegepraxis." Stuttgart, 2. Aufl., 2001, S. 165f

Die Homunculus-Pflegetherapie

CENTRO

Die Homunculus-Pflegetherapie®
taktil-haptisch und faci-oral

Förderung von
Regeneration, Reorganisation,
Restitution und Rehabilitation

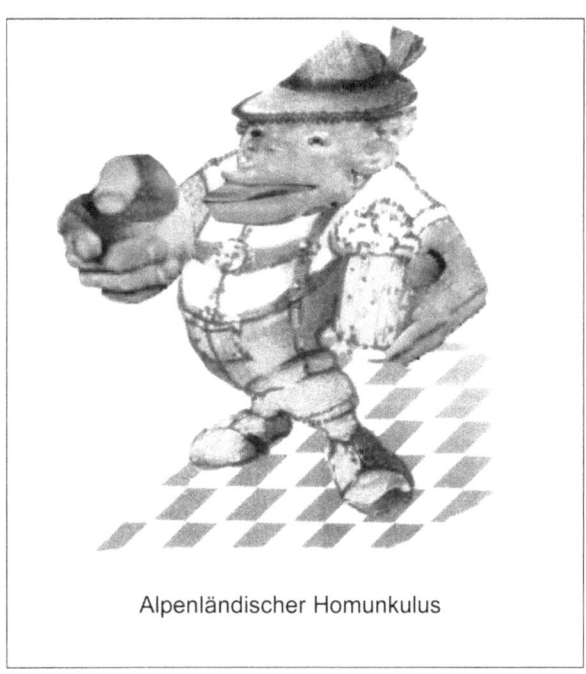

Alpenländischer Homunkulus

"Deine Arbeit wird nur gedeihen, wenn du an sie glaubst."
Wang Wei (699-759)[1]

Eine Idee und ihre Umsetzung - von Kopf bis Fuß

Der kortikale Penfield-Homunkulus

Mit dem Begriff *Homunkulus* wird ein sehr wichtiger Teil des Gehirns beschrieben, der den motorischen und sensiblen neuronalen Funktionsbereich repräsentiert. Vor und nach der Zentralfurche (Sulcus centralis), einer quer über die rechte und linke Hirnhälfte verlaufenden Vertiefung in der Hirnrinde, spiegelt dieser *Homunkulus* die Anatomie beider Körperhälften eines Menschen asymmetrisch wider. In den Neurowissenschaften wird diese Gehirnregion als *somatosensorischer und motorischer Kortex* definiert. In ihr finden sich unterschiedlich große neuronale Areale, die durchaus abgrenzbar Sinnesorganen und Gliedmaßen zugeordnet werden können; die das Körperbild spiegeln.

Das "neuronale Spiegelbild" des Körpers in den genannten kortikalen Strukturen wurde aufgrund von Erkenntnissen der Forschung am offenen Gehirn, das schmerzunempfindlich ist, durch den Neurochirurgen Wilder Penfield in eine bildhafte Form gebracht, die als "Penfield-Homunkulus" weltweit berühmt wurde und in zahlreichen Variationen erschien. So wurde der Penfield-Homunkulus vom renommierten Kognitionspsychologen Michael I. Posner und dem Neurologen und Radiologen Marcus E. Raichle, einem der Pioniere der Positronenemissionstomographie, 1996 in modifizierter Form neu "gezeichnet".[2]

Wesentlich ist, dass diese kortikalen Areale, die durch die graphische Darstellung ein proportional kurioses "Menschlein" sichtbar machen, in der topographischen Zuordnung empirisch bestätigt werden können.

Die Herausbildung dieser Areale, die den Händen, dem Daumen oder dem Mund eine weitaus größere neuronale Quantität widmen als anderen Körperteilen, beginnt bereits mit dem Heranreifen des Fötus in der Gebärmutter. Dabei zeigte sich, dass die Entwicklung des Homunkulus durch den Kontakt zur Umwelt bewirkt und gefördert wird. Durch pränatale Interaktion zwischen Kind und Umwelt (Mutter) bilden sich anfangs getrennte Körperrepräsentationen in der Kortex, die sich später allmählich zu einem einheitlichen System zusammenschließen. Daher sind vibratorische und somatische Sinneserfahrungen für die erste

Phase der Kortexentwicklung bedeutsam. Für später konnte ermittelt werden, dass z.B. die kortikale Projektionsfläche der Fingerspitzen, die bereits vor der Geburt groß ist, noch größer wird, wenn sie viele Nervenimpulse verarbeiten muss. Daraus lässt sich schließen, dass der sensorisch-motorische Homunkulus keine für immer festgelegte statische "Karte" darstellt, sondern durch Erfahrung veränderbar ist.[3]

Damit ist das angesprochen, was als *neuronale Plastizität* in den 80er- und 90er- Jahren in die Hirnforschung Eingang gefunden hat, wonach sich das Gehirn kontinuierlich selbst umorganisiert, und zwar auf mikroskopischer wie auf makroskopischer Ebene.[4]

Im Rahmen intensiver Forschungen wurden die Auswirkungen von Amputation oder Deafferentierung (durch Fixierung der Hände mit Bandagen beziehungsweise Gipsverbänden oder durch operative Unterbrechung sensibler Nervenfasern), wie umgekehrt, die von taktiler Stimulation und aktivem Gebrauch der Hände, auf das Bild der Hand im sensorischen Rindenfeld untersucht. Es wurde nachgewiesen, dass mit einer Unterbrechung der sensorischen Reize der Hand eine rasche Verkleinerung oder Löschung ihres kortikalen Bildes erfolgt, die mit einer zügigen Umorganisation der verbleibenden Reize einhergeht. Wenn eine Hand für eine gewisse Zeit deafferentiert oder inaktiviert ist, verliert sie ihren Platz im sensorischen Rinden-

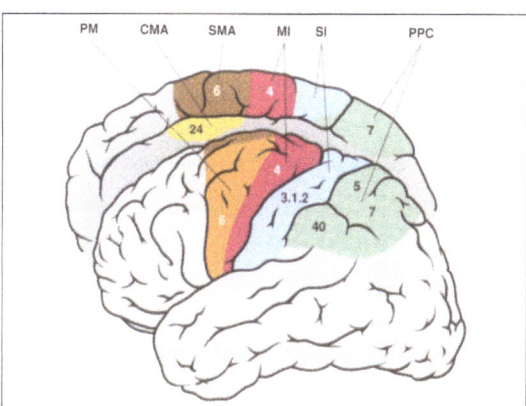

Sensomotorische Repräsentationsfelder der menschlichen Hirnrinde. Motorische Kortexgebiete sind der primär motorische Kortex (MI, Area 4), der prämotorische Kortex (PM, laterale Area 6), die supplementär-motorische (SMA, medial Area 6), und die zinguläre motorische Area (CMA, Area 24). Kaudal der Zentralfurche liegen der primär sensorische Kortex (SI, Area 1,2,3) und der posterior-parietale Assoziationskortex (PPC).

feld. Dieser wird innerhalb von Stunden oder Tagen überlagert von der Repräsentation anderer Körperteile, so dass im Kortex nun eine neue, "handlose" Abbildung des Körpers existiert. Zur Umkehr muss erst eine neue neuronale Organisation geschaffen werden, und zwar auf der Grundlage neuer Erfahrungen, neuer Reize und Handlungen. Das Körperbild ist demnach in der Kortex, also im Homunkulus, nicht fixiert.[5]

Verbindungen von Nervenzellen können daher vollständig zerfallen oder neu entstehen. Prozesse der Umorganisation "erfolgen in Abhängigkeit von der jeweiligen Gehirnaktivität, also insbesondere in Abhängigkeit von Erfahrung."[6] Zunächst sei nochmals in Erinnerung gerufen, dass die Eigenaktivität eines Menschen diesem das notwendige Maß an sensorischen Reizen zuführt, auch was die Wahrnehmung des eigenen Körpers betrifft. Ich spüre meinen Arm, weil ich ihn bewege, weil ich ihn berühre, weil die Kleidung auf ihm rutscht usw. Und weil ich mir meines Armes bewusst bin, bewege ich ihn auch. Entfällt die Eigenaktivität und liege ich nahezu regungslos im Bett, habe ich durch den weitgehenden Verlust an sensorischen Reizen kaum noch die Möglichkeit zu einer Körpererfahrung. In einem solchen Zustand bin ich auf Informationen über meinen eigenen Körper angewiesen, die mir von außen vermittelt werden. Sie können die Konfusion vervollständigen oder aber zu einer Hilfe für die Neuentfaltung des Körperschemas werden.[7]

Eigene Körpererfahrungen als Anregung

Vor dem Hintergrund des zuvor Beschriebenen entstand nach einem Urlaub in einem fernöstlichen Land die noch nicht präzisierte Idee für eine Pflegetherapie. Eine dort erhaltene Fußmassage trug ebenfalls dazu bei. Sie war so angenehm, dass wir ein leichtes Kribbeln in den unteren Extremitäten spürten. Dieser Zustand hielt etwa drei Stunden lang an. Die Beine fühlten sich so warm und intensiv an, dass wir das Gefühl hatten auf Wolken zu gehen. Dies war für uns, meinen Kollegen Leitner und mich, eine Art Initialzündung, und wir wollten etwas ähnliches in der Pflege mittels Einreibung der Hände und Füße einführen. Uns war sehr schnell klar, dass die Anwendungsmöglichkeiten sehr vielseitig sein können. So in speziellen Klinikbereichen, wie Neurologie, Psychiatrie, in der Kinderkrankenpflege, ja sogar in der geriatrischen Pflege. Da wir beide schon mehrere Jahre auf der neurologischen Intensivstation der Landesnervenklinik Sigmund Freud in Graz arbeiteten und unsere bislang erreichten Erfolge als zufriedenstellend anzusehen waren, gelang es uns durch Anwendung bald aufzuzeigen, dass bei pflegebedürftigen und/oder wahrnehmungsbeeinträchtigten Menschen mit wenig Aufwand bessere Pflegeoutcomes erzielt werden können. So kam es zur Entwicklung eines Projektes, mit dem Menschen geholfen werden soll, welche Bewegungs- und Wahrnehmungsdefizite aufweisen, die der *körperlichen Rehabilitation und der neuronalen Reorganisation* bedürfen.[8]

Grundlagen: Von Kopf bis Fuß

Dabei haben wir uns vor allem durch unsere berufliche Erfahrung und Wahrnehmung über Jahre hinweg ein genaues Bild von unserem eigenen Körper gemacht: Wir wissen und fühlen, wie groß wir sind. Wir wissen, was wir leisten können. Wir wissen, wie wir uns bewegen müssen, um Ziele zu erreichen (zumindest sind wir dabei meist erfolgreich). Und wir differenzieren den Überbegriff "Körperbewusstsein" in Körperschema, Körperbild und Körpergefühl.
"Das *Körperschema* scheint veranlagt und schon im Embryonalstadium vorhanden zu sein. Es beschreibt kategorisierend und ideenhaft unseren Körper und gibt uns die Möglichkeit, uns selbst als Mensch und andere Wesen als Nicht-Mensch zu erkennen: Ich habe zwei Beine, gehe aufrecht; ich bin ein Mensch.
Das *Körperbild* ist die persönliche Form des Körperschemas: Mein Beine sind so und so lang; ich gehe in einer bestimmten Weise aufrecht. Dieses Körperbild verändert sich nur langsam, z.B. benötigen hemiplegische Patienten einige Wochen, um ihr Körperbild der Realität anzugleichen.
Das *Körpergefühl* spiegelt das momentane Körperbild: Meine Beine fühlen sich heute so und so an. Das Körpergefühl kann sich innerhalb von Minuten an Situationen anpassen oder bei gleichbleibender Position auch verloren gehen: Ich spüre meine Beine nicht mehr."[9]
Anders formuliert hat dies schon Johann Christian Reil 1794, der von *Coenaesthesis* sprach, eine besondere Einrichtung des Körpers, durch welche der Seele der Zustand des Körpers vorgestellt wird, und zwar vermittels der Nerven, die allgemein im Körper verbreitet sind; während Empfindungen mit Hilfe der Sinne erregt werden und der Seele die Welt vorstellen; und im Seelenorgan selbst durch den inneren Sinn Einbildungen und Urteile gebildet, ihre Ideen und Begriffe vorgestellt werden, um sie bewusst zu machen. Schon sehr früh (die Schule von Montpellier und Diderot) wird naturalistischer vom Trieb zum motorischen Zweig eines sensomotorischen Paares gesprochen, dessen sensorischer Zweig von den "organischen Empfindungen" gebildet wird.[10]
"Die Wahrnehmung des Körperschemas bildet sich auf der Grundlage einer genetisch programmierten "Neuromatrix" aus. Ihr liegt ein adaptives neuronales Netzwerk zugrunde, das Neuronengruppen im somatosensorischen Thalamus und Kortex, im limbischen System und in der Assoziationsrinde miteinander verbindet.... Diese genetisch programmierten Neuronenverbindungen werden unter normalen Bedingungen für die Ausbildung der tatsächlichen Umwelterfahrungen genutzt."[11]
Dieses Körperschema kann neurologisch in der Kortex sichtbar gemacht wer-

den. "Topographische Karten, die geordnete Repräsentationen von Merkmalen enthalten, wurden beim Menschen erstmals von den Neurochirurgen Penfield und Boldrey (1937) beschrieben. Die Großhirnrinde ist nicht mit Schmerzfasern versorgt, weswegen neurochirurgische Eingriffe mit örtlicher Betäubung am wachen Menschen durchgeführt werden können." Daher war es den Chirurgen schon vor 60 Jahren möglich, Gehirne von Patienten mit Strom zu stimulieren, um durch Beobachtung und Befragung der Kranken während der Operation Informationen darüber zu erhalten, welche Teile der Gehirnrinde für welche Funktion zuständig sind. Daraus entstand der schon erwähnte Penfield-Homunkulus, ein Bild des motorischen und somatosensorischen Kortex, der eine landkartenartige Repräsentation der Körperoberfläche enthält. Von besonderer Relevanz war die Entdeckung, dass die Körperoberfläche nicht proportional zur entsprechenden Fläche, sondern zu deren Bedeutung repräsentiert ist. Obwohl oder gerade weil das dysproportionierte "Menschlein" so oft reproduziert wurde, hat man darüber die wesentliche Aussage nicht selten vergessen: *"Im Kortex existieren Karten, auf denen Eingangssignale (z.B. Tastempfindungen) nach Ähnlichkeit, Häufigkeit und Wichtigkeit (Relevanz) geordnet repräsentiert sind."*[12]

Neuronale Plastizität

Dieser kortikale "Homunkulus" ist in seiner Struktur zwar grundsätzlich so beschaffen, wie ihn Penfield oder Posner/Raichle skizziert haben, dennoch ist seine Topographie sowie die Größe der jeweiligen Areale nicht endgültig festgelegt. Es gibt zahlreiche empirische Beweise, wonach Kortexbereiche, etwa die für das Gehör, die Hände oder den Mund, in ihrem Umfang ab- oder zunehmen, ja sogar fast völlig verschwinden können, wobei die betreffenden Neuronengruppen andere Funktionen übernehmen.
Dieses Phänomen wird durch den Begriff *Neuroplastizität* zum Ausdruck gebracht. Durch eine größere Anzahl von Untersuchungen mit Tieren konnten die mit Neuroplastizität einhergehenden neurobiologischen Vorgänge aufgeklärt werden. Werden etwa Affen trainiert, "mit den Fingerspitzen von Zeigefinger, Mittelfinger und Ringfinger Vibrationensfrequenzen zu unterscheiden, so vergrößert sich das kortikale Feld, das die Fingerspitzen repräsentiert."[13] Auch zeitliche Muster werden kortikal besser verarbeitet, wenn ein entsprechendes Training erfolgt ist.[14] Der Einfluss von Übung oder von neuen Reizmustern auf die Kortexareale ist damit nachzuweisen.

Es sei noch erwähnt, dass diese Untersuchungen auch eine erhebliche Variabilität der kortikalen Repräsentationen bei verschiedenen Affen gezeigt hat. Selbst das scheinbar so niedrigstufige Sensorium für die Körperoberfläche ist damit individuell - je nach den Erfahrungen des Organismus - kortikal unterschiedlich repräsentiert. Dies ließ sich auch bei entsprechenden Untersuchungen der Vibrationsfrequenz für den sensorischen Kortex nachweisen. So konnten beim somatosensorischen Kortex von Affen deutliche Verlagerungen der Repräsentation der Körperoberfläche von mehr als einem Zentimeter festgestellt werden, wenn kortikale Areale vollständig von ihrem Input getrennt wurden.[15]

Es gibt im Kortex für jeden Finger ein eigenes Areal, da jeden Finger der Hand andere sensorische Signale erreichen. Dies führt zu einer deutlichen Begrenzung der kortikalen Felder, die die einzelnen Finger repräsentieren. Wird der sensorische Input zweier Finger jedoch künstlich vereinheitlicht, z.B. dadurch, dass sie chirurgisch zusammengenäht werden, so verschmelzen auch die kortikalen Felder der Repräsentation dieser Finger (Clark et al. 1988). Werden umgekehrt bei Syndaktylie (dem Zusammengewachsensein zweier Finger) die Finger chirurgisch getrennt, lässt sich bereits nach einer Woche eine entsprechende Trennung ihrer kortikalen Repräsentation nachweisen (Mogliner et al. 1993).[16]

Die kortikalen Veränderungen, so die wissenschaftliche Feststellung, sind zudem auf den neuen Input beschränkt und je höher ein kortikales Areal, um so plastischer scheint es zu sein: Man hat bei Affen inzwischen zeigen können, dass die operative Entfernung eines kortikalen Areals, das die gesamte Hand primär sensorisch repräsentiert, zunächst dazu führt, dass nachgeschaltete „komplexere" sensorische Felder (der sekundäre somatosensorische Kortex) nicht mehr auf sensorische Stimuli reagieren. Bereits nach zwei Monaten jedoch reagiert nahezu der gesamte sekundäre somatosensorische Kortex wieder - allerdings auf Stimulationen des Fußes! Das Feld hat sich also reorganisiert, was einer kompletten „Neuverdrahtung" gleichkommt.[17]

Bei Patienten mit Amputationen der Hand beispielsweise besteht ein kortikales Feld, dem jeglicher Input fehlt. Man spricht beim Fehlen des Input (d. h. der Afferenzen) für den Kortex auch von kortikaler Deafferentierung. Im Laufe der Zeit kommt es nach kortikaler Deafferentierung zu einem Umbau der Inputrepräsentationen in dem Sinne, dass Bereiche, die zuvor für die Hand zuständig waren, nunmehr für das Gesicht und den Arm zuständig werden.[18] Das Substrat solcher Veränderung sind nicht Neuronen selbst in dem Sinne, dass diese absterben oder sich teilen. Es werden vielmehr Verbindungen neu geknüpft, die entweder bereits zuvor bestanden, jedoch nicht aktiv waren (unmasking of silent connections), oder die neu entstehen (neuronal sprouting). Für beide Prozesse hat man Hinweise.[19]

Beweis für die kortikale Genese ist die Beobachtung von fehlbezogenen Empfindungen vom Bereich des Gesichts etwa in ein Armphantom (einen amputierten Arm): Ein Patient berichtete seinem Arzt, dass eine die Wange herunterlaufende Träne nochmals als den Phantomunterarm herablaufend verspürt wurde. Das subjektive Phänomen lässt sich nur so erklären, dass die für den Unterarm zuständigen Neuronen des Kortex nun für das Gesicht zuständig werden. Im Zuge solcher kortikaler Reorganisationsprozesse kommt es zu einer Neuorganisation (Remapping) von Empfindungen auf der Penfield-Karte. Während dieses Prozesses sind Neuronen, die zuvor nur Tastempfindungen aus dem Armbereich verarbeiteten, sowohl für das Gesicht als auch für den Arm zuständig.[20]

Der bedeutende Arzt Silas Weir Mitchell hat nach dem amerikanischen Bürgerkrieg die Bezeichnung "Phantomglied" geprägt. Mitchell ging mit dem Phänomen, von dem amputierte Soldaten ihm berichteten, die aus dem Bürgerkrieg nach Hause kamen, sehr vorsichtig um, da über die "Phantomglieder" zahlreiche Spekulationen angestellt wurden; die Meinung, wonach es sich um bloßes Wunschdenken der Betroffenen handeln würde, hielt sich in der Fachliteratur bis in die 80er-Jahre des 20. Jahrhunderts.

Der Forscher Tim Pons unterzog zusammen mit seinem Team Affen einer dorsalen Redikulotomie und setzte elf Jahre nach dieser vollständigen Durchtrennung aller Nervensfasern, die sensorische Informationen aus einem Arm an das Rückenmark übermitteln, die Tiere unter Narkose, um am offenen Schädel die somatosensible Karte im Gehirn zu vermessen. Dabei zeigte sich bei der Berührung der unbrauchbaren Hand keine Aktivität in dieser Hirnregion. "Als sie jedoch das Gesicht des Affen berührten, stellten sie zu ihrer Überraschung fest, dass die Gehirnzellen, die eigentlich für die ‚tote' Hand zuständig waren, feuerten. (Das taten auch die dem Gesicht zugeordneten Zellen, aber von denen wurde es auch erwartet.) Offenbar ging die sensorische Information vom Affengesicht nicht nur zur Gesichtsregion des Kortex, wie bei einem normalen Tier, sondern war auch in das Territorium der gelähmten Hand eingedrungen!"

Wenn man sich die Penfield-Karte ansieht, erkennt man, dass die Handregion im Gehirn "unten von der Gesichtsregion und oben von Oberarm- und Schulterregion begrenzt wird." Der Input in der Handregion geht nach Amputation verloren, es infiltrieren sensible Nervenfasern, die im Gesicht entspringen, die früher nur die Gesichtsregion des Kortex aktivierten, nach der Amputation auch das vakante Territorium der Hand. Daher ist es möglich, dass Empfindungen in der Phantomhand spürbar werden, wenn das Gesicht des Betroffenen berührt wird. "Doch an der Invasion des Handkortex sind auch sensible Nervenfasern beteiligt, die normalerweise die Hirnregion über dem Handkortex innervieren (das heißt Fasern, die in Oberarm und Schulter entspringen)." Daher ist zu erwarten, dass auch die Berührung von Punkten auf dem Oberarm Empfindungen in der Phantomhand auslöst. Und, wie der Hirn- und Kognitionsforscher Ramachandran an Beispielen aufzeigt, ist genau dies der Fall.[21]

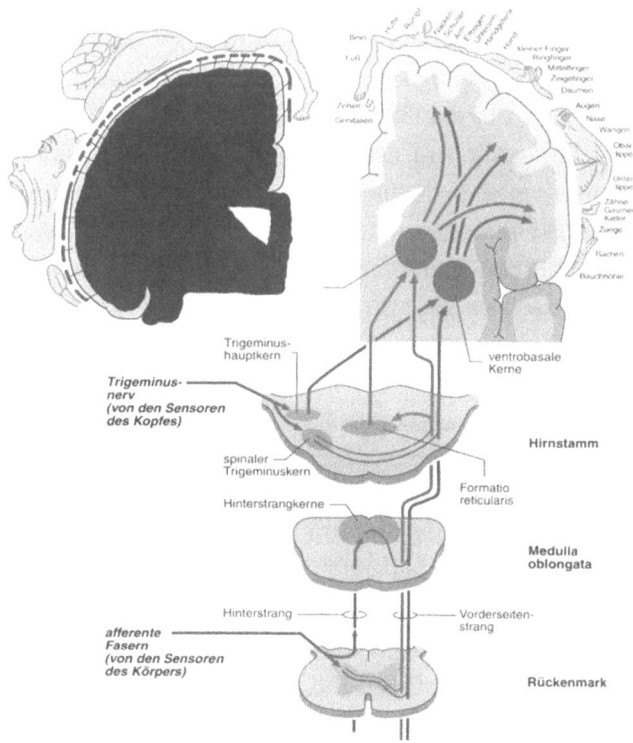

Zeichnerische Darstellung der Somatotopie des motorischen und sensorischen Homunkulus nach Penfield und Rasmussen.

Heute bedient man sich nicht-invasiver moderner bildgebender Verfahren, wie der Magnetenzephalographie (MEG), um die Penfield-Karte auf der Kopfhaut zu messen. Diese "Karten" weisen nicht nur große Ähnlichkeit mit dem ursprünglichen Penfield-Homunkulus auf, sondern - in groben Umrissen - gibt es kaum Unterschiede von Versuchsperson zu Versuchsperson. Erhebliche Veränderungen werden nur dann sichtbar, wenn pathologische Fälle vorliegen.

Und es bestätigen auch andere Forschungsprojekte diese Kortex-Areale in der von Penfield gewählten Darstellung des Homunkulus. Für das auf der Basis des Elektroenzephalogramms entwickelte "Brain-Computer-Interface-Konzept" (BCI), welches auf der Arbeit von Wissenschaftlern verschiedener Universitäten beruht, ist diese Kartierung äußerst nützlich. Die Wissenschaftler sind dabei bemüht, schwer behinderten Menschen Kommunikation oder auch Greifbewegungen wieder zu ermöglichen, bei denen neurologische Erkrankungen wie Tetraplegie (bei denen alle vier Extremitäten gelähmt sind), Lateralsklerose oder zerebrale Lähmung vorliegen, die zu einem "Locked-in-Syndrom" führen, was einem intakten Gehirn in einem gelähmten Körper entspricht. Gehirn-Computer-Wechselbeziehungen (Berührungspunkte) können dabei nach der jeweiligen Art von Hirnsignalen, den Prozessen und der Form der Operation, eingeteilt werden. Dabei kann beispielsweise zwischen "evoked potentials (EPs), slow cortical potential shifts, and oscillatory electroencephalogram (EEG) components" unterschieden werden.[22]

Bei der Überwachung von Komapatienten hat sich die EEG-Beurteilung mittels eines Compressed-spectrum-Verfahrens bewährt. Vor allem bei der Prognose und Beurteilung von SHT (Schädel-Hirn-Trauma) bewährte sich das "in Tagen bis wöchentlichen Abständen registrierte EEG zusammen mit evozierten Potenzialen und der klinischen Beurteilung und dem ‚Glasgow Coma Scale'"[23]

"Bei den evozierten Potenzialen unterscheidet man entsprechend den verschiedenen Reizmodalitäten visuell (VEP), auditorisch (AEP) und somatosensorisch evozierte Potenziale (SEP). Die häufigste Anwendung finden die frühen SEP, z.B. durch Vibration oder elektrische Reizung im Medianusbereich ... Die Funktionsüberwachung verschiedener Hirnrindenareale bei komatösen Patienten hat sich v.a. bei der klinischen Feststellung des Hirntodes bewährt. Es müssen allerdings vorher eine Innenohrschwerhörigkeit bzw. ein Hämatotympanon ausgeschlossen sein." (Bei einem Hämatotympanon handelt es sich um einen Bluterguss im Mittelohr). Übrigens sind die AEP (auditorische evozierte Potenziale) relativ resistent gegenüber der Einwirkung von Pharmaka.[24]

Forscher wie Pfurtscheller, Birbaumer und andere stützten sich bei ihrem BCI-Projekt auf die neurophysiologische Basis und damit auf die Tatsache "that actual performance of a limb movement and the imagination of the same movement activates similar cortical areas", die durch "functional magnetic resonance imaging" (MRI) oder Positronenemissionstomographie (PET) sichtbar gemacht werden können. Dabei wurde ein "virtuelles Keyboard" entwickelt, mit dem der Patient ohne Umwege über den Körper interagieren kann. Um dies zu erreichen werden derzeit zwei Wege eingeschlagen: zum einen die Implantation von Elektroden in das Gehirn und zum anderen die Ableitung der Hirnströme mit auf der Kopfhaut aufgeklebten Elektroden.

Einerseits gibt es Erfolgsnachweise mit einem Buchstabierprogramm, wobei der Patient versucht, durch bloßes Denken einen Cursor oder eine auf dem Bildschirm sichtbare Kugel zu bewegen, um etwa mit Ja oder Nein zu antworten oder einen Buchstaben oder ein Wort auszuwählen. Bei entsprechendem Training (wobei der Computer ebenfalls individuell auf den Patienten abgestimmt werden muss) ist es möglich, dass der Patient, dem dafür sonst völlig die Resourcen fehlen, mit anderen Kommunizieren kann.[25]

Etwas anders liegt der Fall, wenn es darum geht, Greifbewegungen bei Tetraplegikern zu ermöglichen. Hier sind die Elektroden, die über der Hirnrinde plaziert werden nicht mit einem Computer, sondern mit einer "Neuroprothese" verbunden. Wesentlich ist die Abstimmung zwischen den neuronalen Aktivitäten, den auslösenden Faktoren und den möglichst kontrollierten Bewegungen der "gelähmten Hand". Überraschend für die Forscher war, dass etwa imaginierte Fußbewegungen in Form von Beta-Oszillationen "with a dominant frequency of 17 Hz" registriert werden. Eine naheliegende Erklärung, so die Wissenschaftler, wäre "that the imagery task may have changed the properties of neural networks in the midcentral area close to the primary foot representation area and the suplementary motor area in such a way, that foot motor imagery is accompanied by oscillatory activity in the beta band." Dies ist deshalb überraschend, da üblicherweise die kortikalen Areale oder das kortikale Netzwerk generell mit einer Desynchronisation der oszillierenden Aktivität im Frequenzband unter 30 Hz einhergeht und nicht als ein synchronisierter Prozess.[26]

Innerhalb von Wochen oder Monaten kann also durch Wiederholung (Übung) im Gehirn eine Betaoszillation mit einer sehr stabilen Fequenz erzeugt werden. Für alle Bemühungen innerhalb des "Brain-Computer-Interface"-Konzepts hat dies große Bedeutung, die allerdings weit umfassender zu verstehen ist. "This phenomenon underlines the plasticity of the brain and the important role of training and feedback sessions in establishing new circuitries in the cortex capable of generating beta oscillation."[27]

Niels Birbaumer, der schon seit Jahren mit der BCI-Methode arbeitet, stellt bei seinen Bemühungen fest, dass die Psychologie eine große Rolle spielt, wenn es sich um Kommunikationsversuche handelt, die über den Bildschirm ablaufen. Trotz vorsorglich installierter Motivationselemente, wie etwa Kusshändchen werfende Figuren am Screen, zieht sich mancher Patient zurück. Vielleicht, so Birbaumer, sind viele Fragen in der Situation, in der sich seine Patienten befinden, einfach bedeutungslos geworden. Ein weiteres Problem ortet er in der Gruppe der "invasiv" orientierten Forscher, die durchaus weiter sind als es Birbaumer ist, wenn sie viel direkter durch Chip-Implantate in die Gehirne eingreifen wollen. "Einige haben Privatfirmen gegründet, manche erhalten Fördermittel vom Militär. Doch: ‚Was die wirklich wollen, ist ein ferngesteuerter Soldat,' sagt Birbaumer."[28]

Die Plastizität des Gehirns, der hier unser Interesse gilt, ist - wie es scheint - nicht altersabhängig. So wurde durch Pons et al. 1991 sogar eine größere Plastizität (1 cm und mehr) bei erwachsenen Affen festgestellt.[29]

Die von Pons durchgeführten Experimente zeigen, "dass im erwachsenen Gehirn bereits vier Wochen nach einer Verletzung neue, sehr genaue und funktional leistungsfähige Bahnen auftreten können." Dies lässt zwar nicht die Annahme zu, dass wir daraus revolutionäre Behandlungsformen für neurologische Syndrome entwickeln können, dennoch gibt es Anlass zu einem gewissen Optimismus. Noch immer sind medizinische Erklärungen zu finden, wonach Nerven, die einst die Hand versorgt hatten, nun, im Falle einer Abtrennung, den Stumpf innervieren würden. "Wenn die Neuromata gereizt würden, so die Theorie, würden sie Impulse zur ursprünglichen Handregion im Gehirn schicken, wo sie die "irrige" Annahme hervorriefen, die Hand sei noch vorhanden."[30]

Viele Maßnahmen, so vor allem chirurgische Eingriffe, sind für die unangenehmen Begleiterscheinungen, die mit "Phantomgliedern" einhergehen können, nur selten erfolgreich. Der Grund, so wieder der Neurowissenschaftler Ramachandran, ist sicherlich, dass das Phantom in keiner dieser Regionen existiert. . . . Grob gesagt, das Phantom entsteht nicht aus dem Stumpf, sondern aus Gesicht und Kiefer; wenn der Patient lächelt oder Gesicht und Lippen bewegt, aktivieren die Nervenimpulse die "Handregion" seines Kortex und rufen die Illusion hervor, die Hand sei noch vorhanden.[31]

Dies führt zu der Frage, wie das Gehirn lernt, wie es sich umorganisiert, wie also die neue Kartierung zustandekommt. Ergebnisse der Untersuchungen zum perzeptuellen Lernen "führen uns nicht nur das überraschende Ausmaß an Plastizität selbst im erwachsenen peripheren sensorischen Kortex vor Augen. Sie legen vielmehr auch nahe, dass die kortikale Informationsverarbeitung nicht als ein rein vorwärtsgekoppeltes ('feedforward'), hierarchisch organisiertes System aufeinanderfolgender neuronaler Ebenen anzusehen ist, sondern vielmehr ein komplexes und plastisches (also lernfähiges) rückgekoppeltes ('feedback') System darstellt, in dem 'Top-down'-Einflüsse eine wesentliche Rolle spielen, beispielsweise durch eine aufgabenspezifische Einstellung der rezeptiven Feldeigenschaften auf den frühen Kortexebenen."[32]

Im Zusammenhang mit der Reorganisation kortikaler Strukturen erwachsen wesentliche Fragen, die mit der Art und Weise, wie die Umstrukturierung erfolgt, zusammenhängen. Wenn z.B. Teile der Netzhaut bei erwachsenen Affen zerstört werden, "verändern die kortikalen Zielneurone der zerstörten Netzhautneurone in der primären Sehrinde ihre rezeptiven Felder. ... Auch die Mikroschaltkreise im primären visuellen Kortex, die für die rezeptiven Felder kortikaler Neurone wichtig sind, können sich nach umschriebenen Läsionen des visuellen Kortex relativ weitgehend verändern: In der Umgebung der kortikalen Läsion vergrößern sich die rezeptiven Felddurchmesser und übernehmen so einen Teil der Repräsentation der Außenwelt, die zuvor von den läsionierten Neuronen abgedeckt wurde." Die Latenz von evozierten Potenzialen durch das Auftauchen von Noniusversetzungen verkürzt sich durch Training signifikant und die Potenzialverteilung über dem okzipitalen Kortex verändert sich gleichzeitig hochsignifikant, für kurze Latenzzeiten ausgeprägt über dem primären visuellen Kortex. Damit ist das Problem gemeint, dass Lernen, auch wenn es spezifisch auf ein begrenztes Areal des visuellen Kortex ausgerichtet ist, zum Resultat führt, dass eine lernbedingte Veränderung auf mehreren Ebenen des (visuellen) Kortex angreift..[33]

Befunde wie die starke Abhängigkeit der Lerngeschwindigkeit von Aufmerksamkeit und Fehlerrückmeldung deuten auf eine Beteiligung höherer kortikaler Ebenen hin. Einer Beteiligung höherer kortikaler Areale bei perzeptuellen Lernprozessen kann wohl kaum widersprochen werden. Ja, man kann sogar folgendes feststellen: Das Zerebellum erhält "Informationen über die Aktivität sensorischer Afferenzen (Afferenzkopie: mit Ausnahme der olfaktorischen), spinaler Neurone, Neurone des Hirnstammes sowie über die Aktivität übergeordneter kortikaler Neurone (Efferenzkopie). Dies ermöglicht eine Rolle des Zerebellums in drei grundsätzlich unterschiedlichen Funktionsschleifen. Das Zerebellum kann den Kortex bei der Durchführung von Bewegung ersetzen, um kortikale Bereiche zu entlasten; bei kortikal kontrollierten Bewegungen kann es grundsätzlich durch die kortikalen Projektionen die Rolle der Afferenzen übernehmen (möglicherweise vor allem für ballistische Bewegungen von Bedeutung); und das Zerebellum ersetzt die Signale der Peripherie beim gedanklichen Nachvollziehen geplanter Bewegung.[34]

Dies wäre ein Beispiel für eine "höhere Ebene" in der Hirnstruktur, die an rein kortikalen Prozessen beteiligt sein kann, eben auch, wenn es ums Lernen geht. Wenn aber eine Extremität amputiert wird, kann die folgende Reorganisation der kortikalen Struktur nicht als ein solcher Lernprozess verstanden werden. Vilaynur Ramachandran hat zwei Hypothesen vorgestellt, welche den Mechanismen für den Umbau auf Zellebene zugrunde liegen könnten. Erstens eine Reorganisation mittels Ramifikation, wonach Nervenfasern, die normalerweise eine andere Region innervieren etwa mit neuen Verzweigungen in die Handregion der Kortex hinüberwachsen (Dentritenwachstum). Dies ist deshalb schwer vorstellbar, da eine hochorganisierte Ramifikation mit der Überbrückung von relativ weiten Entfernungen verbunden ist, die in sehr kurzer Zeit bewältigt werden müsste. "Mehr noch, wenn es sich tatsächlich um Ramifikation handelt, woher ‚wissen' die neuen Fasern dann, wohin sie sich zu wenden haben?" Eine zweite Variante wäre die einer enormen Redundanz von Verbindungen im normalen Erwachsenengehirn, wonach die meisten ohne Funktion oder zumindest ohne erkennbare Funktion sind. "Wie Reservisten werden sie nur aktiviert, wenn man sie braucht. Also auch im normalen Gehirn des gesunden Erwachsenen könnte es einen sensorischen Input vom Gesicht zur Region der Gesichtskarte *und* der Handkarte im Gehirn geben." Durch eine Amputation der Hand wird dieser stumme, von der Gesichtshaut stammende Input freigegeben und kann ungehindert zum Ausdruck kommen, sodass nun eine Berührung des Gesichts die Handregion aktiviert und entsprechende Empfindungen in der Phantomhand hervorruft. Da man Beispiele anführen kann, wonach solche Effekte bereits vierundzwanzig Stunden nach der Amputation festgestellt werden können, wird die Ramifikationstheorie empirisch wenig gestützt, obwohl die Möglichkeit neuer Verzweigungen von Nervenfasern damit nicht irrelevant für reorganisatorische Vorgänge im Gehirn geworden ist. In jedem Fall sind die Kortexareale von der Aktivität oder Nichtaktivität der angrenzenden Neuronen mitbestimmt.[35]

Probleme und Argumente zu Homunkulus und Plastizität

Es ist unserer Meinung nach nicht gerade so, wie es Manfred Spitzer formuliert, der sich vor allem um ein breiteres Wissen (nicht zuletzt in der Pädagogik) über die Plastizität des Gehirns bemüht, dass nach jüngst publizierten Daten zur kortikalen Neuroplastizität modellhaft die Kortex selbst als Rechenfläche aufzufassen wäre. Denn wäre dies so, hätten die Wissenschaftler es mit exakten Prozessen zu tun, die sie - wie bei einem Rechner - schnell ergründen und präziser erklären könnten. Jedes Modell kann ohnehin nur eines *für* das Gehirn und niemals eines *vom* Gehirn sein. Die Behauptung, wonach innerhalb dieser Kortex-Rechenfläche eine beständige Konkurrenz von Inputmustern um Verarbeitungskapazität stattfinde[36], scheint uns problematisch zu sein. Zumindest kann dies nicht verallgemeinert werden, denn für den "Homunkulus" macht dieses "Konkurrenzmodell" keinen Sinn, da die Vernetzungsstruktur an das physische Körperschema gekoppelt ist und damit widerspricht es systemtheoretischen Überlegungen. Ein Subsystem dient immer dem Gesamtsystem und würde durch zu große Überlegenheit eines Input-Konkurrenten der notwendigen Synchronisation zur Aufrechterhaltung des Organismus entgegenwirken; daher sind Input-Einflüsse von qualitativer Relevanz für den Organismus und können nicht neutral bewertet werden.

Ein weiteres Problem ist die Quantität, mit der wir konfrontiert sind, wenn es um das Gehirn geht, denn es besteht aus etwa einer Billion (10^{12}) Nervenzellen, "die untereinander mindestens eine Trillion (10^{15}) Verknüpfungspunkte, Synapsen, haben. Jede dieser Synapsen hat sehr viele, vielleicht 100 Freiheitsgrade."[37] Dies bedeutet zugleich, dass das Gehirn mindestens $2^{10^{11}}$ mögliche Zustände haben kann[38], also ... the number of possible permutations and combinations of brain activity, in other words the numbers of brain states, exceeds the number of elementary particles in the known universe." (10^{78} Protonen)[39]

Dazu kommen noch zirka hundert verschiedene morphologische Typen von Nervenzellen, "die zudem alle eine spezifische Kombination von Stoffen zur Erregungsübertragung und Aktivitätsmodulation, nämlich Transmitter und Neuropeptide besitzen und mit anderen Nervenzellen in spezifischer Weise verknüpft sind. Das Gehirn ist überwältigend komplex, aber zugleich überwältigend geordnet."[40]

Diese nicht mehr vorstellbaren Angaben verdienen größten Respekt und verweisen zugleich auf die kaum realisierbare Möglichkeit, für das menschliche Gehirn ein artifizelles Pendant zu entwickeln. Für uns und unser Vorhaben bedeuteten solche Angaben einerseits eine erweiterte und erstaunliche Erkenntnis und andererseits die Einsicht, dass wir uns auf "einfachere" Fragen und Erkenntnisse beschränken müssen, was ohnehin schon schwierig genug ist. Zugleich aber kann daraus geschlossen werden, dass die Annahme, wonach die neuronale Umorganisation, das Plastizitätsphänomen weniger auf Dentritenwachstum denn auf schnell verfügbaren freien Ressourcen beruhe, wie es der schon erwähnte Ramachandran annimmt, durch die enormen Quantitäten (nicht der Neuronen, sondern der möglichen Hirnzustände!) tatsächlich plausibler erscheint.

Der "most complexly organised structure in the universe"[41] wurden zahllose fachspezifische Artikel gewidmet, die auf ebensovielen Untersuchungen basieren. Eine ganze Reihe davon sind dem "Homunkulus" gewidmet, der durch sie in einigen Bereichen eine Modifikation erfährt. Wenn darauf hingewiesen wird, dass die lange vertretene Ansicht, wonach eine gut geordnete, "point-to-point representation of the movements or muscels of the thumb"[42] im Homunkulus festgelegt wäre, also jeder Muskel gesondert und nacheinander vom motorischen Kortex "gesteuert" würde, nicht mehr haltbar ist, dann muss dazu gesagt werden, dass Penfield und Rasmussen sich dieser Tatsache bewusst waren. "The motor homunculus", notierten sie schon 1950, "may be used as an aid to memory in regard to movement sequences and the relative extent of cortex in which such movement finds representation. It is a cartoon of representation in which scientific accuracy is impossible."[43]

Zuerst hatte der Neurologe John Hughling Jackson, der sich mit Epilepsie, motorischen Störungen und Aphasie beschäftigte, schon 1870 hypothetisch eine systematisch organisierte kortikale Region, welche die Bewegungen der verschiedenen Körperteile kontrolliert, angenommen. Heute wird für das Areal M1 (primärer Motorkortex) festgestellt, dass dieses weder räumlich noch aufeinanderfolgend geordnet sei, sondern die Repräsentationen verschiedener kleinerer Körperteile oder Muskeln würden kortikal ausgedehnt in das Gesicht, den Arm oder die Beine verteilt sein. Der primäre somatosensorische Kortex (S1) bilde dagegen eine geordnete somatotopische Repräsentation, was ebenso für den primären visuellen Kortex (V1) gilt.[44]

Für die "Homunculus-Therapie" ist dies eine wichtige Information, denn in ihr zeigt sich die große Bedeutung des taktil-haptischen Wahrnehmungsbereichs ebenso wie der von Bewegung. Die neuronal anders geartete Ordnung im primären motorischen Kortex hängt, so nimmt der Neurowissenschaftler Marc

Schieber an, mit der zumindest dreidimensionalen Anforderung zusammen, die an den Motorkortex gestellt ist. Ja die Aufgabe könnte sogar komplizierter sein, "if each muscle, each degree of freedom at each joint, and each kinematic or dynamic parameter of movement constitutes a possible dimension." Die Bewegungskontrolle ist fundamental unterschiedlich, da unzählige Kombinationen von Muskelkontraktionen und -bewegungen mit relativ wahrscheinlicher Ähnlichkeit repräsentiert sein müssen und dieses große Repertoire von Bewegungen ist neben dem Potenzial, Bewegungen vorzubereiten und zu generieren, vom Motorkortex (M1) zu leisten. "A well-ordered, discrete, somatotopic representation would limit its ability to do so."[45]

Michael Graziano von der Princeton University in New Jersey liegt auf dieser Linie, geht aber noch weiter. Er stimulierte elektrisch insgesamt 324 Orte in der motorischen Rinde von zwei Affen. In 86 Prozent der Versuche nahmen die Affen eine ganz bestimmte Pose ein. Graziano vermutet daher, dass der motorische Kortex keine Muskelgruppen repräsentiert, sondern Positionen des Körpers im dreidimensionalen Raum.[46]

Wenn wir zugleich an Sinneswahrnehmungen über die Haut denken, wobei vielen für gewöhnlich nur der Tastsinn einfällt, dann kommen wir zu einem nicht unähnlichen Bild. Denn an der Hautoberfläche entspringen auch verschiedene Nervenbahnen, "die Wärme-, Kälte- und Schmerzempfindungen übertragen. Diese Sinneswahrnehmungen haben ihre eigenen Zielgebiete oder Karten im Gehirn, doch die von ihnen verwendeten Bahnen sind manchmal auf komplizierte Weise miteinander verflochten."[47]

Während die Motorik die efferente Komponente darstellt, ist das Taktile der afferenten zuzuordnen. In Hand, Daumen und Fingern sind beide vereint, da Hände besonders dazu prädestiniert sind, sowohl zu begreifen wie ergriffen zu werden, also Sinneswahrnehmungen über die Haut zu erzeugen und zu erhalten. All das bisher Dargestellte hat sich für uns im Laufe der Zeit angesammelt, wurde durch unser Interesse aufgegriffen und immer wieder ergänzt. Daraus ergab sich schon sehr früh die Konsequenz, dass sich die von uns zu entwickelnde Therapie auf drei wesentliche Säulen stützen wird. Erstens auf das Gehirn und vor allem auf den motorischen und somatosensorischen Kortex, dessen Organisation und Plastizität und der damit verbundenen Fähigkeit zur neuronalen Reorganisation. Zweitens auf die Bedeutung des taktil-haptischen Bereichs. Motorik, Raum- und Körperwahrnehmung sind eng mit taktiler Wahrnehmung verbunden. Die pränatalen Erfahrungen mit Schwerkraft und Bewegung im Raum gehören neben der vibratorischen Wahrnehmung zu den ersten Erfahrungen eines Menschen, der die Körperwahrnehmung (Propriozeption) und die Körperbewegung (Kinästhetik) zusammen mit der taktilen Wahrnehmung folgen.[48] Dabei steht die Haut an erster Stelle, da sie in der pränatalen menschlichen Entwicklung das erste funktionierende Sinnesorgan ist. (Geschmackswahrnehmung ab dem dritten Monat, Geruch ab dem fünften, Hören ab dem sechsten und Sehen ab dem neunten Monat.)[49] Eine therapeutische Methode, die sich auf das größte Wahrnehmungsorgan des Menschen stützt, berührt dabei mit den Händen die möglicherweise wichtigste Verbindungsstelle des Menschen zur Außenwelt. Dazu kommt, dass die häufig auftretenden Einschränkungen anderer Sinnesorgane, die mit Komata, Schlaganfällen, Schädel-Hirn-Traumen, Behinderungen oder altersbedingten Verlusten einhergehen, die "Homunculus-Therapie" nicht behindern oder gar verhindern. Drittens hätte all das vorher gesagte wenig Sinn, wenn Hirn und Hand, Kopf und Fuß nicht in Verbindungen stünden. Daher war es notwendig, sich neben Rezeptoren und Neuronen ein möglichst klares Bild über Struktur und Funktion von Nervenbahnen zu machen, denn gerade in der verlorenen Verbindung bestehen die meisten Probleme der Patienten mit Hirnschädigungen, Wahrnehmungsverlusten und deren Folgen. Wir konnten daher den Grundlagenkomplex der Theorie innerhalb des Rahmens von *Gehirn (Kortex) - Nervensystem - Sinnesorgan Haut/Körperwahrnehmung* begrenzen.

Tasten und Greifen, Bewegen und Wahrnehmen

Wenn von Wahrnehmungsvorgängen gesprochen wird, dann ist der Umstand zu berücksichtigen, dass die Überschneidung der Prozesse, die komplex, dispersiv, korreliert oder parallel ablaufen können, eine Abgrenzung deutlich erschwert. Dies sehen wir am Beispiel der somatosensorisch-motorischen Integration: "Die Durchführung zielgerichteter Bewegung wird durch die über assoziative Bahnen angekoppelten, unmittelbar benachbarten somatosensorischen Areale unterstützt."[50] Dies betrifft auch die Erfahrung des eigenen Körpers und dessen Grenzen; Erfahrungen, die ontogenetisch sehr früh gemacht werden und über das größte Wahrnehmungsorgan des Menschen, die Haut erfolgen. Dabei liefert die Körperoberfläche "durch ein Mosaik unterschiedlicher Sinneszellen komplexe Reiz-Abbildungen gleichzeitig für mehrere Modalitäten und Qualitäten."[51] Und jeder Reiz, "der auf unser Gehirn trifft, . . . führt auch zu einer geringfügigen Veränderung der Gehirnaktivität."[52]

"An erster Stelle steht die sensorische Empfindung. Reize, die ihrerseits physikalische Energie sind, werden von den entsprechenden Sinnesorganen und Rezeptoren aufgenommen und in neurale Energie umgewandelt." Mechanischer Druck auf der Haut bewirkt elektrische Impulse der Nervenzellen, die an das Gehirn weitergeleitet werden (erste Unterscheidung/Auswahl nach einfachen Reizmerkmalen). "Der zweite Prozess ist der der Organisation. Die Reize werden klassifiziert und strukturiert, und so entsteht eine innere Repräsentation des Wahrgenommenen." An der durch Analyse stattfindenden *Prägnanzbildung* von Stärke und Ausbreitung des Druckes auf der Haut sind Nerven beteiligt, die sich im darunter liegenden Muskel befinden. Bei der nachfolgenden Klassifikation oder Interpretation durch Analyse und Vergleich, etwa dass es sich bei der Berührung der Hand um eine freundschaftliche Begrüßung handelt, sind Informationen anderer Sinnesorgane integriert.[53]

Für das Tasten und Greifen ist ein komplexes motorisches System für die Planung, Durchführung und Kontrolle von Bewegung notwendig. „Die Bewegungskontrolle durch das Nervensystem erfolgt sowohl parallel, d. h. durch kooperatives Einwirken verschiedener Instanzen, als auch in einer hierarchischen Folge von Verarbeitungsschritten."[54] So gehören zu „... den fünf Fingern einer Hand ... sechsunddreißig ‚Motoren', die über die zugehörigen Nerven gesteuert werden: achtzehn kurze Muskeln und achtzehn an langen Muskeln befestigte Sehnen. Fast die Hälfte dieser Bewegungsapparate ist den zwei Außenfingern zugeteilt ..."[55]

„Allein für das Ergreifen einer gesalzenen Erdnuss mit Daumen und Zeigefinger muss das Gehirn zehnmal mehr Befehle ausgeben als für die Bewegung des Fußes."[56]

Im Zusammenhang mit dem motorischen Areal der Kortex verdient ein weiterer Umstand unser Interesse: "... die Kontiguität der Bereiche von Gesicht und Hand in Area 4 ..." (Teil, der neben Motokortex, MK und Gyrus praecentralis als primärer motorischer Kortex gilt) „und ihre gemeinsame topographische Lage. Zwischen der Tätigkeit der Hand und der Tätigkeit der vorderen Gesichtsorgane besteht eine enge Koordination".[57]

Es läßt sich ein Wahrnehmungs-Dreieck innerhalb der beiden Hände und dem Gesichtsfeld erkennen, innerhalb dessen die Sinneswahrnehmungen in besonderer Weise kombinatorisch erfolgen. Dabei spielen die Hände als gleichermaßen Tast- und Greiforgan zusammen mit der Augenkontrolle eine wesentliche Rolle und ihre bevorzugte Repräsentation in der Kortex ist ein Spiegelbild der Fein-

heit der Kontrolle in den jeweiligen Abschnitten, wie es auch für den Mund der Fall ist. Äußerlich hat das "rezeptive Feld der einzelnen Sinneszellen, das durch die Vielzahl der von ihr innervierten Tastkörperchen gebildet wird, ... an den Fingerspitzen einen etwa 100fachen kleineren Durchmesser ... als im Bereich des Rumpfes. ... In allen Bereichen überlappen die Felder stark."[58]
Gerade diese taktile Reizempfindlichkeit macht die Hand für die Wahrnehmung bedeutsam. "Als solches ist das Getast rein rezeptiv, passiv. Die Tatsache aber, dass wir sagen: ‚wir betasten' oder ‚wir befühlen einen Gegenstand', zeigt an, dass der Tastsinn im Bereich der Hand zugleich ein aktiver Sinn ist ... Die Hand wird also, außer durch ihre hohe taktile Empfindlichkeit, noch durch die raumgreifende Motorik der Arme das Tastorgan schlechthin."[59]
Daher ist das Zusammenspiel der Tastorgane möglicherweise umfangreicher und vernetzter, als bisher angenommen. Die erkennbare funktionale Vielfalt erfordert eine adäquate Verarbeitung im Gehirn. Daher gilt die "... Unterschiedlichkeit der für ein Hautareal zuständige Anzahl von Neuronen ... durchgehend bis in den somatosensorischen Kortex hinein ..., so dass beispielsweise relativ kleine Flächen der Mundumgebung und der Hände im Kortex je durch ähnlich viele Neuronen repräsentiert werden wie der gesamte Rumpfbereich ... In der Projektion der Hautareale auf den Kortex bleiben die Nachbarschaftsbeziehungen der Areale trotz der verzerrten Größenrelation topologisch erhalten."[60]
Aber die Fähigkeit zur genauen Lokalisation einer Berührungsempfindung kann und muss erlernt werden. Dafür eignen sich die Hände, insbesondere deren Innenflächen, besonders gut. „Das innigste Zusammenspiel des taktilen und kinästhetischen Bereichs beim Tasten erfolgt im Zusammenwirken beider Hände, deren getrennte und doch gegenseitig sich ergänzende Wahrnehmungen so ineinanderfließen, dass wir ihnen die deutlichste und lebhafteste Wahrnehmung von Körperlichkeit verdanken, deren das Tastorgan fähig ist."[61]
Die Feinsteuerung aller Bewegungen des Menschen beruht auf der Rückkopplung von peripheren Rezeptoren. Da die pflegerische Arbeit immer mit der Berührung von Menschen verbunden ist, wird in der beruflichen Ausbildung darauf hingewiesen, dass Berührungen immer *eindeutig* zu sein hätten, um Irritation oder Verwirrung beim Patienten zu vermeiden. Daher ist "learning by doing" die beste Vorgehensweise, um mit den Händen das entsprechende Gefühl zu entwickeln. Lernbar wird dies dadurch, dass der Tastsinn jenen Bereich beeinflusst, "in dem die Bewegung wiederholter Berührung zu einer Transformation des Muskelverhaltens führt."[62]

So wichtig die sensorische Meldung von Rezeptoren in der Haut an den Gliedern auch ist, sehr viel wichtiger ist die sensorische Meldung von den Muskelrezeptoren (Matthews, 1981) "Bis vor kurzem glaubte man, die Meldung von den Muskelspindeln über die afferenten 1a-Fasern ... ende auf dem Niveau des Rückenmarks." Anhand einer Untersuchung eines Muskels, der ausschließlich für die Beugung des Endgliedes des Daumens verantwortlich ist, wurde festgestellt, dass es nach anhaltender Beugekontraktion durch eine erzwungene Streckung zu einer Reihe von Reflexreaktionen kam, die - durch starke klinische Belege unterstützt - darauf schließen lassen, dass diese automatischen Reaktionen "von den höheren Ebenen des Gehirns, insbesondere von der motorischen Rinde" ausgehen.[63]

Hier wird ein Wechselwirkungsprinzip sichtbar, wonach Tastwahrnehmungen mit Motorik und Muskelwahrnehmungen mit Sensorik interagieren und von *Sensomotorik* gesprochen werden kann. Es wird deutlich, dass wir nicht mehr von abgegrenzten Bahnen reden, die einem automatisierten Fluss von Aktion und Reaktion entsprechen, sondern von einem System. Die Hand wirkt auf unser Gehirn nicht zuletzt als multifunktionelles Wahrnehmungsorgan, das mehrdimensionale „Bilder" der Welt liefert, uns über Größe, Form und Struktur der „Körper" bestens informiert. Darüber hinaus beeinflußt die taktil-haptische Kofunktionalität der Hände die kortikalen Regionen.

So gibt es Hinweise, wonach das Volumen der kortikalen Handregion mit entsprechender Tiefe des Sulcus centralis (Zentralfurche) einhergeht. Sie kann als Indikator für die Größe des handmotorischen Areals angesehen werden. Bei Musikern etwa sind die Sulcus-centralis-Tiefen auf der rechten und linken Hemisphäre deutlich größer als bei Normalpersonen (je früher mit dem musikalischen Training begonnen wurde, je tiefer die Furche). "Interessanterweise koinzidieren diese Befunde auch mit Resultaten, wonach Streicher über ein vergrößertes sensomotorisches Areal verfügen (Elbert et al. 1995c). Diese makroanatomischen Befunde lassen vermuten, dass einerseits mehr Neurone für die Kontrolle der dominanten Hand zur Verfügung stehen, und dass andererseits bei professionellen Musikern grundsätzlich mehr Neurone für die Handkontrolle (auch der subdominanten Hand) vorgesehen sind." Darüber hinaus gibt es zwischen Sulcus-Tiefe und Rückenmarksniveau eine Entsprechung: "Eine kürzlich erschienene Arbeit konnte zeigen, dass in den entsprechenden Rückenmarkssegmenten, die die Motoneurone enthalten, welche die Handmuskulatur innervieren, auf der rechten Seite größere Motoneurone vorzufinden waren als auf der linken Seite.

Diese spinale Rechts-links-Asymmetrie ist nicht in jenen Rückenmarkssegmenten zu finden, welche die unteren Extremitäten innervieren (Melsbach et al. 1996)[64]

In jedem Fall scheinen Bewegung, Greifen und Tasten wesentlich zur menschlichen Wahrnehmung beizutragen, deren Bedeutung in der kortikal-spezifischen Entwicklung und anatomischen Veränderung im Gehirn sichtbar wird. Dabei ist jede Empfindung über die Rezeptoren zugleich Bewegung und umgekehrt. Gerade im Pflegeberuf sind Berührungs- und Bewegungsfähigkeiten gefragt, da in ihm direkte körperliche Aktionen gefordert sind, die auf Patienten positiv wirken sollen. Daher sind Berührungs- und Bewegungswahrnehmung, also *Kinästhetik*, für Pflegende bedeutsam. Der Begriff stammt vom englischen *Kinaesthetics* (kinetic = Bewegungssinn betreffend) und aestetic (durch Sinne wahrgenommen), und ist eng mit der klinischen Psychologin Lenny Maietta und dem Choreographen und Verhaltenskybernetiker Frank Hatch verbunden. In den Pflegeprozess hat die Kinästhetik als Handlungskonzept Eingang gefunden.[65]

Für die Berührung ist in der Pflege die Haut insgesamt ein zentrales Thema und die Hand das zentrale Mittel, denn sie ist im Pflegeberuf omnipräsent.

Somatosensorische Wahrnehmungen über die Haut

Die Haut erfüllt verschiedenste Funktionen. Sie hat Schutzfunktion (thermisch, mechanisch und chemisch), verhindert in Grenzen das Eindringen von körperfremden Erregern, Krankheitskeimen und Strahlung. "Die Haut hat auch Transportfunktion. Sie transportiert Hormone, Gifte, Stoffwechselprodukte, Zellen, Abwehrstoffe, Enzyme (Eiweiße) in den Körper hinein oder aus ihm heraus." Sie ist beteiligt am Wärmehaushalt, an der Regulation des Wasser- und Elektrolythaushaltes und sie verhindert ein Austrocknen des Körpers. Als Sinnesorgan vermittelt sie die Wahrnehmung von Berührungen, Wärme, Kälte, Druck in zahlreichen Variationen.[66]

Diese sensorischen Empfindungen wären "leer", würden sie nicht in das Gehirn weitergeleitet und dort organisiert, klassifiziert und interpretiert werden, um eine adäquate Reaktion zu ermöglichen. Reize, die durch die Rezeptoren der Haut empfangen werden, lösen bewusste und unbewusste, motorische, affektive (gefühlsmäßige), autonome oder kognitive (geistige) Reaktionen aus. Diese Vorgänge sind höchst komplex und bisher nur teilweise entschlüsselt. So ist es nur schwer vorstellbar, "wie die Qualität eines Reizes, die Eigenschaften einer Berührung über diese Strukturen vermittelt werden." Eine leichte, bewegte Reizung erzeugt beispielsweise einen Kitzel, der eine starke Weckwirkung hat, wodurch wir unter anderem sehr schnell auf kleine Insekten aufmerksam werden, die sich auf unserer Haut niederlassen. Natürlich kann man sich den Unterschied zwischen der Berührung von weichem glatten Leder und der sonnengewärmten Motorhaube eines Automobils auch als rezeptorische Differenzierung vorstellen. Wie ist das aber mit dem Unterschied von Weichheit bei Samt und Seide, einem Katzenfell oder einer menschlichen Wange? Wie genau die verschiedenen Eigenschaften der genannten ‚Berührungsobjekte' verschiedene Reaktionsweisen auf Rezeptorebene hervorrufen, "können wir gedanklich nur sehr schwer ergründen, und dennoch ist es eine alltägliche", üblicherweise ‚leichte' Aufgabe für das Gehirn.[67]

Diese Selbstverständlichkeit der Reizmodalität ist tatsächlich rätselhaft. Alle Sinnesrezeptoren, nicht nur die Mechanorezeptoren des Tastsinns, besitzen die Eigenschaft der Rezeptorspezifität. Jenseits der Wahrnehmung durch den Rezeptor - "nachdem der physikalische Reiz durch den gleichmacherischen Prozess der Reiztranslation in Muster von Aktionspotenzialen übersetzt worden ist", ist ihm anscheinend jede Beziehung zur ursprünglichen physikalischen Realität verlorengegangen.[68]

Was die Haut betrifft, so werden die verschiedenen, sie verformenden Reizkategorien durch getrennte Subsysteme wahrgenommen.[69] Die physiologische Beschreibung führt dabei zu vier verschiedenen Arten von Rezeptoren. So wandeln *Tastrezeptoren* (Mechanorezeptoren) mechanische Reize durch Verformung von Haut- und Haarzellen in Aktionspotenziale um. Dabei kommt es auf die entsprechende Reizstärke an, um einen Impuls auzulösen (es muss ein Schwellwert überschritten werden, was einem Alles-oder-Nichts-Prinzip entspricht). Die Tastrezeptortypen unterscheiden sich hinsichtlich ihrer Struktur, Empfindlichkeit, rezeptiver Feldgröße und Adaptionsgeschwindigkeit, wozu noch die je nach Körperteil unterschiedliche Verteilungsdichte kommt. *Druckrezeptoren*, die als kleine Tastscheiben in der oberen Hautschicht liegen und ‚Merkel-Zellen' genannt werden, können Stärke und Geschwindigkeit eines Druckreizes übermitteln (die Impulsfrequenz steigt mit zunehmendem Druck auf die Haut). Bleibt der Druck konstant, ‚adaptiert' sich der Reiz und die Impulsfrequenz sinkt. Diese Rezeptoren sind klein und scharf abgegrenzt, wodurch die entsprechende Stelle sehr genau lokalisiert werden kann; Form und Härtegrad von Objekten lassen sich deshalb sehr detailliert wahrnehmen. Die sogenannten Meissner-Körper-

chen sind Berührungsrezeptoren; mit zahlreichen Tastscheiben weit verzweigt in Verbindung stehende Nervenfasern. Jede Lageveränderung der Oberhaut wird über Bindegewebsfasern auf die Körperchen übertragen. Diese Rezeptoren haben die Fähigkeit, schwache und niederfrequente Schwingungen zwischen 10 bis 30 Hz zu unterscheiden. Sie sind ebenfalls scharf umgrenzt und nehmen daher feinste Berührungen klar lokalisiert auf. Sie adaptieren sich rasch an Reize und liefern genaue Informationen über Weichheit und Rauigkeit eines Gegenstandes (spielen z.B. eine entscheidende Rolle beim Erlernen der Blindenschrift). Unmittelbar dazu gehören Hautdehnungsrezeptoren (Ruffini-Körperchen), die ein spindelförmiges Aussehen haben und bei Dehnung gereizt werden. Die Vermittlung der Stärke der Hautdehnung erfordert allerdings die langsame Adaptionsgeschwindigkeit, welche sie aufweisen. Vibrationsrezeptoren sind schnell leitenden Nervenfasern mit lamellenartiger Struktur und werden Vater-Pacini-Körperchen genannt. Sie liegen in tieferen Hautschichten und finden sich auch nahe von Organen und Sehnen im Inneren des Körpers. Schwingungen im Bereich von 100 bis 300 Hz (die auch hörbar sind) werden durch sie vermittelt. Die Temperaturrezeptoren, die als freie Nervenendigungen an der Hautoberfläche zu finden sind, nehmen Temperaturunterschiede aus der Umwelt auf. Die Impulsfrequenz wird von der Quantität des Temperaturunterschiedes bestimmt. Wird ein schnell erfolgender Temperaturunterschied wahrgenommen, dann ‚feuern' diese Rezeptoren sehr intensiv. Bei gleichbleibender Temperatur tritt der Gewöhnungseffekt ein und zwar so lange, bis ein kritischer Temperaturwert erreicht wird, der nun als schmerzhaft empfunden wird. Die Größe der Hautfläche, welche einer Temperaturveränderung ausgesetzt ist, spielt ebenso eine Rolle wie die Zahl der dabei stimulierten Rezeptoren. Die Umgebungstemperatur bewirkt durch den Gewöhnungseffekt, dass z.B. an einem heißen Sommertag eine Dusche bei einer Wassertemperatur von $+30^0$C als angenehm kühlend empfunden wird, während nach einem Spaziergang in frostig-winterlicher Umgebung dieselbe Wassertemperatur ein angenehm wärmendes Empfinden auslöst.[70]
Man kann aber auch, wie es in der allgemeinen Sinnesphysiologie geschieht, von unterschiedlichen "Sensoren" sprechen, die mit nur einer physikalisch-chemischen Reizform optimal (meist der Reiz, der mit minimaler Energie erregt) reagieren. Demnach werden die Reize durch *Mechano-, Thermo-, Chemo-, Photo-* und *Nozisensoren* übermittelt, wobei Chemosensoren für Geruchs- und Geschmackswahrnehmungen zuständig sind, sich aber auch vielzählig in den Eingeweiden finden und hier Enterosensoren genannt werden. Die Nozisensoren

kommen praktisch in allen Geweben vor, registrieren potenziell gewebsschädigende physikalische oder chemische Reize und ihre Erregung führt meist zu Schmerzempfinden. Die Rezeptor- oder Sensorreizung löst nacheinander die Vorgänge der *Transduktion, Transformation* und *Konduktion* aus. Sensoren oder Rezeptoren haben ein normales Ruhepotenzial. Durch Erregung, also durch das Auftreffen eines Reizes, wird die Sensorenmembran (Zellmembran) kurzfristig verändert, indem Na+-Kanäle geöffnet werden, die nur für Natriumionen durchlässig sind. Diese Depolarisation der Membran dauert so lange an (meist ca. 1 ms) wie der Reiz selbst, wobei die Amplitude mit der Reizstärke wächst (daher reizabbildend). Diese Umwandlung des Reizes in ein Sensorpotenzial wird *Transduktion* genannt. (Bei der Absorption von Licht durch die Sehfarbstoffe mittels Photosensoren kommt es zur Konformationsänderung und Zerfall in Vorstufen und über eine intrazelluläre Botenkette zur Auslösung hyperpolarisierender Sensorpotenziale.) Erlischt der Reiz, schließen sich Na+-Kanäle wieder, und für kurze Zeit öffnen sich jetzt die K+-Kanäle noch mehr als sie es bereits sind. Dadurch strömen mehr Kaliumionen aus der Zelle und repolarisieren die Zellmembran zum Ruhepotential. Nachdem die K+-Kanäle sich ebenfalls wieder geschlossen haben, müssen unter entsprechendem Energieaufwand (ATP) die Natriumionen aus dem Zellinneren wieder entfernt werden (Ionenpumpe oder Na+/K+-ATPase-Pumpe), und die Nervenzelle ist von neuem erregbar. Als *Transformation* bezeichnet man den Prozess der Auslösung von Aktionspotenzialen durch das Sensorpotenzial in den benachbarten Abschnitten des Axons der afferenten Nervenfaser. Die elektrotonisch erfolgende Weiterleitung des Aktionspotenzials auf der Oberfläche der Nervenzelle bzw. entlang des Axons beruht darauf, dass das lokal angestiegene Membranpotenzial benachbarte Ionenkanäle öffnet, wodurch sich die Membranerregung als Depolarisationswelle über die ganze Zelle und somit auch entlang des Axons (es resultieren Salven von Aktionspotentialen, deren Frequenz von der Amplitude des Sensorpotentials abhängt) ausbreitet. Die *Konduktion* ist die Weiterleitung der afferenten Salven mit der von der Neuronenfaser abhängigen Geschwindigkeit an die erste Synapse im Rückenmark oder Hirnstamm (je nach Sinnesmodalität), wo dann die Umkodierung des Reizes in synaptische Potentiale des sekundären Neurons erfolgt.[71]

Nun sind am aktiven Berühren mehrere verschiedene physiologische Prozesse beteiligt, die mit Rezeptoren in den Gelenken und mit Muskelspindelrezeptoren zusammenhängen, wobei von *propriozeptiver* und *kinästhetischer* Wahrneh-

mung gesprochen wird. "Die Muskelspindelrezeptoren sind für die Veränderung der Muskellänge empfindlich; wenn der Muskel gedehnt wird, feuern die Sensoren und übermitteln damit Informationen über die Stellung des Gliedes." Rezeptoren in den Gelenken sind insbesondere an der kinästhetischen Wahrnehmung beteiligt; sie antworten auf bestimmte Bewegungen und Stellungen der Gliedmaßen. Dabei konnte nach Untersuchungen zwischen schnell adaptierenden Neuronen (feuern, wenn ein Glied gebeugt oder gestreckt wird), langsam adaptierenden (entladen sich, wenn ein Glied bewegt und in einer bestimmten Stellung gehalten wird; und je länger und je weiter, desto stärker), und Neuronen unterschieden werden, die bei gehaltenen Stellungen von Gliedmaßen maximal feuern. "Diese Neuronen heißen *Stellungsneuronen*, weil sie optimal bei eingenommenen Stellungen oder Positionen der Gliedmaßen statt bei deren Bewegung feuern." Darüber hinaus wurden Neuronen gefunden (solche etwa, die bei Beugung des Handgelenks feuern), die sich dann signifikant stärker entladen, wenn das Handgelenk und die Finger gebeugt werden. "Dieses Neuron übermittelt also eher Information über Haltungen als über Bewegung."[72]
Zudem ist das Vestibulärorgan (Gleichgewichtsorgan) zu erwähnen, welches über die Stellung des Körpers im Raum (im Verhältnis zur Schwerkraft) informiert. "Zur Propriozeption werden somit alle verfügbaren neuralen Informationen genutzt und integriert."[73]

Der kortikale Adressat

Sinneswahrnehmungen, die mittels Sensoren/Rezeptoren aufgenommen werden und mittels des Aktionspotentials Neuronen zum feuern bringen, finden ihren Adressaten, wie im Falle der Muskelspindeln, in Teilen des Gehirns. In erster Linie sind es die sensiblen/sensorischen Rindenfelder, also der somatosensorische Teil des Penfield-Homunkulus, in denen die "Informationen" ankommen. Die "sensiblen Rindenfelder" können wie folgt unterteilt werden:
Primäre sensible Rindenfelder: In diesem sensiblen Projektionsfeld (Gyrus postzentralis oder Area 1,2,3) endet das letzte vom Thalamus kommende sensible Neuron. Hier werden die sensiblen Empfindungen sowohl aus den Hautrezeptoren (Oberflächensensibilität) als auch aus den Propriorezeptoren (Tiefensensibilität) entsprechend dem Körperschema auf dem Kopf stehend abgebildet, so dass sich auch hier wie in der primären motorischen Rinde eine somatotopische Gliederung bildet. Läsionen führen zu umschriebenen Sensibilitätsstörungen. Herde

im Handfeld des Gyrus postcentralis führen zu einer taktilen Anästhesie - das heißt, Gegenstände können durch Abtasten nicht mehr erkannt werden, weil die Tiefensensibilität fehlt. Reizzustände äußern sich in sensiblen Jacksonanfällen.

Die *sekundären sensiblen Rindenfelder* sind das Assoziationsgebiet im Scheitellappen kaudal vom Gyrus postcentralis im Bereich der Area 5 und 7. Die Aufgabe liegt hier darin, sensible Reize zu verarbeiten, mit Erinnerungen zu vergleichen und in ein Verständnis umzuwandeln. Läsionen führen zur taktilen Agnosie und das heißt, dass bei geschlossenen Augen Gegenstände trotz erhaltener taktiler Sensibilität nicht erkannt werden können.

Tertiäre Rindenfelder liegen im unteren Scheitellappen, hier laufen die Meldungen sämtlicher sekundärer Assoziationsgebiete zusammen, sie haben keine Verbindung mit tieferen Hirnstrukturen.

Dazu kommen der *Gyrus circumflexus* (Area 40), das Handlungs- oder Praxiezentrum, hier werden die Vorstellungsbilder für bestimmte zweckgerichtete Handlungen gespeichert; und der *Gyrus angularis* (Area 39) als Zentrum des Erkennens. Hier wird das Phänomen Raum als ein gebündeltes dreidimensionales Gebilde zusammengesetzt, aber auch die Vorstellung vom eigenen Körper wird hier gespeichert (Rechts-Links-Differenzierung, Fingerdifferenzierung), ebenso das Erkennen von Buchstaben und Zahlen.[74]

Verbindungskomplexe und -faktoren

Zwischen dem "Absender" Rezeptor und dem "Adressaten" in der Kortex bedarf es immer der Verbindungen, die als afferente oder efferente Bahnen bezeichnet werden. Afferenz heißt in diesem Fall von der Pheripherie aufsteigend. Diese Nervenbahnen werden auch als "sensible" bezeichnet. Alles was wir sensorisch wahrnehmen wird über drei Neurone ins Zentralnervensystem (ZNS) weitergeleitet. Efferent heißt vom Gehirn zur Peripherie ("Botschaft von Innen nach Außen"), wie bei der Willkürmotorik vom ZNS in die Peripherie. Man bezeichnet diese Verbindung und ihre Richtung als motorische Bahn. Wenn wir z.B. unsere Hand bewegen wollen, werden hierfür zwei Neurone zur Umschaltung benötigt. Anders ausgedrückt ist das Gehirn ". . . für Umweltereignisse wie elektromagnetische Wellen, Schalldruckwellen, chemische Moleküle und mechanischen Druck unempfindlich ... Es besteht aus Nervenzellen, die ... (zum Unterschied von Nervenzellen, die zugleich Sinneszellen sind oder sogar Effektoren also Muskelzellen), . . . auf derartige physikalische oder chemische Ereignisse nicht

reagieren, sondern nur durch spezielle elektrische Signale, nämlich Nervenpotenziale oder bestimmte chemische Moleküle, nämlich Transmitter und Neuropeptide, erregt oder in ihrer Aktivität gehemmt werden. . . . Der Prozess der Reizübersetzung oder Transduktion kann einfach oder kompliziert sein ..." Relativ direkt zu einer elektrischen Erregung kommt es beispielweise bei den Mechanorezeptoren (Sinnesrezeptoren des Innenohres und der Haut!).[75]
Die Leitungsgeschwindigkeit ist dabei davon abhängig, ob die Neurone markhältig sind oder nicht. Man unterscheidet bei Nervenfasern unmyelinisierte und myelinisierte (markhaltig, von einer Myelinschicht umgeben). Elektrotonische Ströme breiten sich in myelinbeschichteten Internodien fast verlustlos aus und erreichen eine Aktionspotenzialsleitgeschwindigkeit von 100 Metern in der Sekunde. Die Art ihrer Weiterleitung wird *saltatorisch* genannt, da sie "sprunghaft", fast ohne Zeitverlust erfolgt. Selbst gleich dicke "gleitende" unmyelinisierte Axone sind weit langsamer. Nozizeptive (schmerzleitende) afferente Neurone z.B. besitzen in der Regel dünn myelinisierte oder unmyelisierte Axone mit niedriger Leitgeschwindigkeit. Diese Nervenfasern zweigen sich in der Peripherie in mehrere Endigungen auf ("freie" Nervenendigungen). Aus technischen Gründen konnte allerdings der Transduktionsprozess an der sensorischen Endigung selbst bisher nicht gemessen werden, sondern ist auf die Ableitung der Aktionspotenziale vom Axon beschränkt.[76]
Insgesamt sind sogenannte Rückkoppelungsschleifen charakteristisch und auf allen Ebenen des Zentralnervensystems anzutreffen (z.B. Schleifen vom Rückenmark über Muskulatur und Sensor zurück zum Rückenmark oder etwa zentrale Schleifen, wie die vom Zerebellum über Thalamus und zerebralem Kortex zurück zum Zerebellum). Wobei das Zerebellum als "Übertragungsnetzwerk", als ein durch Übung modifizierbares Netzwerk gilt.[77]
Wir haben es also mit einem umfassenden, komplexen Nervensystem zu tun, welches in seinen Teilen zugleich differenziert und zusammenwirkt. Was das periphere Nervensystem betrifft, so wird es in entsprechende "Geflechte" unterteilt.
Der *Plexus cervicalis*. Darin sind die Nerven des Halsgeflechtes zu finden, welche die Hals- und Schulterregion "sensibel" versorgen und für die motorische Innervation der Zungenbeinmuskeln und des Zwerchfells (N. phrenicus) verantwortlich sind. Aus dem zugehörigen Armgeflecht entspringen motorische Nerven für die Schultergürtelmuskulatur und die oberen Extremitäten, sowie sensible Äste für die Haut der Schulter- und Extremitätenregion. Von den Nerven, die

in die obere Extremität ziehen, sind die wichtigsten der Ellennerv (N. ulnaris), der Muskel-Haut-Nerv (N. musculocutaneus), der Mittelnerv (N. medianus) und der Speichennerv (N. radialis). Beim *Plexus lumbalis* handelt es sich um die Nerven des Lendengeflechtes, welche der sensiblen Versorgung der Bauchhaut, der Genitalregion und des vorderen Oberschenkels zuzuordnen sind. Die motorischen Äste versorgen hauptsächlich die Hüftmuskulatur und mit dem Oberschenkelnerv (N. femoralis) den großen vierköpfigen Oberschenkelmuskel (M. quadriceps femoris). *Der Plexus sacralis* (Kreuzbeingeflecht) schließlich ist an der motorischen und sensiblen Versorgung der Beckenbodenmuskulatur, der Muskulatur der unteren Extremitäten sowie der Haut der hinteren Genitalregion (Dammbereich) und der unteren freien Gliedmaßen beteiligt. Aus ihm entspringt auch der mächtigste Nerv des ganzen Körpers, der Ischiasnerv (N. ischiadicus).[78]
Die *Hinterhörner* enthalten sensible Nervenzellen, an denen ein Teil der über die hintere Wurzel eintretenden afferenten Nervenfasern aus der Peripherie synaptisch enden und umgeschaltet werden. Die *Seitenhörner* enthalten motorische Nervenfasern des vegetativen Nervensystems, welche das Rückenmark ebenfalls über die Vorderwurzel verlassen und z.B. zur glatten Eingeweidemuskulatur und zu den Drüsen ziehen.[79]
Die als *Hinterstrangbahnen (Funiculus posterior)* bezeichneten Nervenleitungen übermitteln Information über Berührung, Druck, Bewegung und Lageempfindung, das heißt sowohl über die Qualität der Oberfläche, als auch im Sinne von Tiefensensibilität. Sie bestehen aus dem medialen *Goll-Strang* (untere Körperhälfte bis Thorax) und dem lateralen *Burdach-Strang* (vom Thorax kranialwärts), der (ohne eine Umschaltung zu erfahren) auf der homolateralen Seite zu den Hinterstrangkernen führt und der zentralwärts gerichtete Fortsatz des Spinalganglions ist, eines peripheren, sensiblen Neurons. Mit den *Hinterstrangkernen* (Gollischer Kern und Burdach'scher Kern) beginnt das zweite Neuron welches durch die mediale Schleifenkreuzung (Lemniscus medialis) allmählich im Hirnstamm zur Gegenseite kreuzt, wobei dieses Kreuzen erst in der Höhe der *oberen vier Hügel* abgeschlossen ist. Auf der Gegenseite vereinigen und vermischen sich die Fasern der medialen Schleife mit den Fasern des Vorderseitenstranges (Tractus spinothalamicus) und ziehen gemeinsam zum Thalamus. Die *Vorderseitenstrangbahn (Tractus spinothalamicus lateralis)* beteiligt sich an der Übermittlung der Berührungs- und Druckreize, für die als zweite Leitung auch das Hinterstrangsystem zur Verfügung steht. Sie erhält ihre Afferenzen vor allem von den hochschwelligen Schmerzrezeptoren und aus den Thermorezepto-

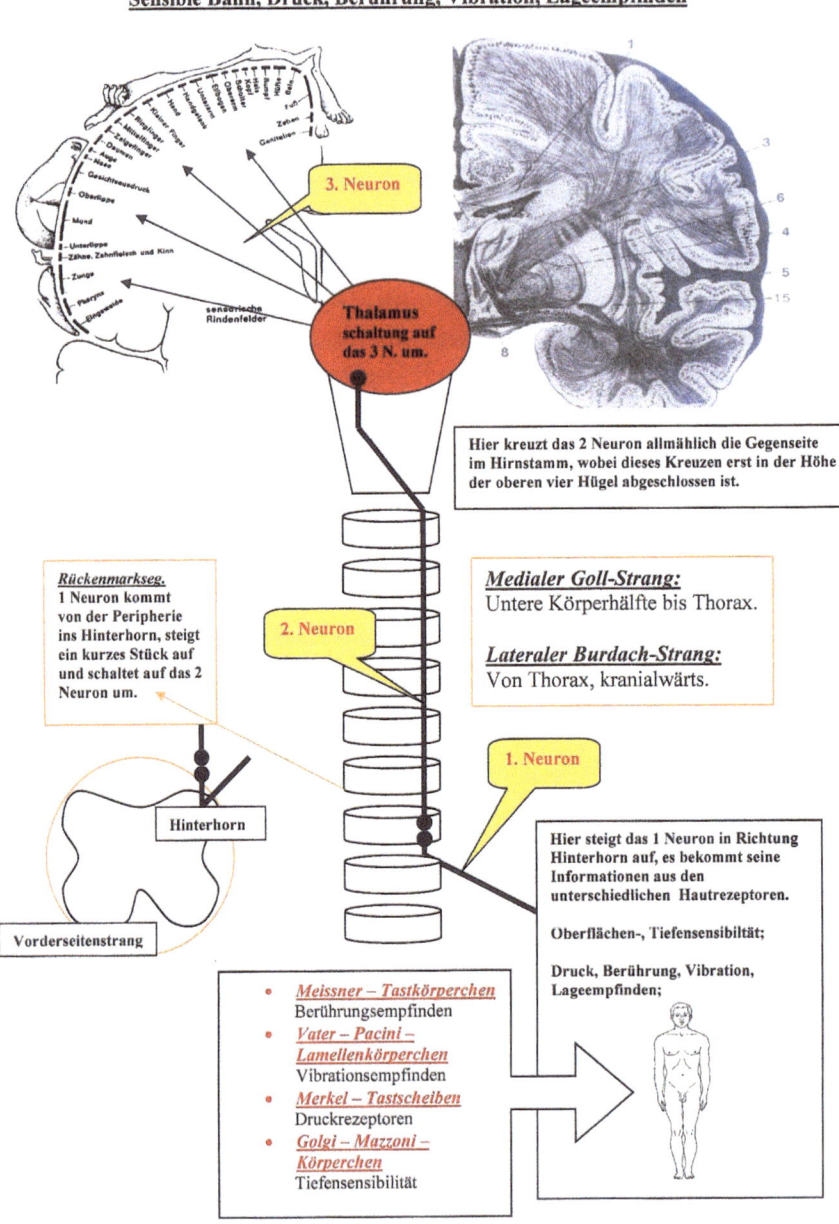

Sensible Bahn - Druck, Berührung, Vibration und Lageempfindung.
Grafische Darstellung: Rene Hojdeger, Hans Werner Wege

Grundlagen: Von Kopf bis Fuß

Sensible Bahn, Schmerz, Temperatur

3. Neuron

Thalamus schaltung auf das 3 N. um.

Hier kreuzt das 2 Neuron allmählich die Gegenseite im Hirnstamm, wobei dieses Kreuzen erst in der Höhe der oberen vier Hügel abgeschlossen ist.

Rückenmarkseg.
1 Neuron kommt von der Peripherie ins Hinterhorn, steigt ein kurzes Stück auf und schaltet auf das 2 Neuron um.

2. Neuron

Medialer Goll-Strang:
Untere Körperhälfte bis Thorax.

Lateraler Burdach-Strang:
Von Thorax, kranialwärts.

1. Neuron

Hinterhorn

Hier steigt das 1 Neuron, in Richtung Hinterhorn auf, schaltet auf das 2 Neuron um und wechselt im gleichen Segment die Kommissur.

Schmerz- und Temperaturrezeptoren;

Vorderseitenstrang

Blaue Linie, zeigt die sensible Bahn, die für Druck, Berührung, Lageempfinden und Vibration verantwortlich ist.
Rote Linie, zeigt die sensible Bahn, die für Schmerz und Temperatur weiter leitet.

Sensible Bahn - Schmerz und Temperatur.
Grafische Darstellung: René Hojdeger, Hans Werner Wege

ren der Gegenseite. Das periphere, zentral gerichtete Neuron endet bereits an den Hinterhornzellen, das zweite Neuron kreuzt dann in der vorderen Kommissur des gleichen Segments auf die Gegenseite, steigt im Vorderseitenstrang (Tractus spinothalamicus) auf und endet in der medialen Schleife im Thalamus.[80] Es gibt folgende *aufsteigende Bahnen*. 1. Vorderseitenstrangbahnen (afferent) zum Thalamus für Druck-, Berührungs-, Schmerz- und Temperaturempfindungen der Extremitäten und des Rumpfes (Tractus spinothalamicus lateralis und Tractus spinothalamicus anterior). 2. Hinterstrangbahnen (afferent) zum Thalamus für bewusste Tiefensensibilität (Stellung der Gelenke, Spannung der Muskel; Propriozeption), feine Tast- und Berührungsempfindungen der Extremitäten und des Rumpfes (Fasciculus gracilis und Fasciculus cuneatus). 3. Kleinhirnseitenstränge (afferent) zum Kleinhirn für unbewusste Tiefensensibilität (Propriozeption) aus Muskeln, Sehnen und Gelenken (Tractus spinocerebellaris ventralis und Tractus spinocerebellaris dorsalis). *Absteigende Bahnen*: 1. Pyramidenbahn (efferent), die von der motorischen Rinde zu den motorischen Vorderhornzellen für Willkür- und Feinmotorik der Extremitäten und des Rumpfes führen (Tractus corticospinalis). 2. Extrapyramidale Bahnen (efferent) aus dem Hirnstamm zu den motorischen Vorderhornzellen für die unwillkürliche Motorik, z.B. Stellung und Haltung, automatisierte Bewegungsabläufe, Parallelbewegungen (Tractus reticulospinalis etc.). Die meisten Fasern des afferenten (aufsteigenden) zweiten Neurons verlaufen im Rückenmark auf der homolateralen (gleichen) Seite aufwärts, wechseln im verlängerten Rückenmark auf die andere Seite und münden danach in den Thalamus.[81] Im Thalamus (wie ein Neurologe meinte, "die Chefsekretärin des Gehirns") werden die eingehenden Signale decodiert und analysiert, um dann auf das dritte Neuron umgeschaltet und z.B. als Druck-, Berührungs-, Lage-, Vibrationsempfindung an die Körperfühlsphäre, den sensiblen Homunkulus (Area 1, 2, 3, postzentral) weitergeleitet zu werden.

Ich-Bild, Körperschema, Körperbild und Körpergefühl

Nicht nur für uns Menschen formt sich über Jahre hinweg ein genaues Bild von unserem eigenen Körper. Das im Gehirn verankerte Körperschema ermöglicht im Zusammenhang mit Raumwahrnehmung und Kinästhetik *selbstbezogene Positionsreaktionen*, Bewegungen, die den eigenen Körper als Bezugspunkt verwenden. "Verhaltensweisen wie Drehungen nach links oder rechts und die Bewegungen von Armen und Beinen oder von anderen Körperteilen zählen dazu.

Um diese ausführen zu können, braucht man keinen externen Hinweisreiz."[82]
Dies liegt nicht zuletzt daran, dass das interne, selbstbezogene Körpergefühl und -schema früh erworben wird; in einer Lebenszeit, in der nach Ansicht einiger Entwicklungstheoretiker allerdings "paradiesische Zustände" herrschen. So wurde etwa ein passiver Säugling angenommen, der Adressat von Pflegehandlungen ist, kaum wahrnehmungs- und interaktionsfähig, sich selbst nicht als unterscheidbar von anderem erkennend. In einem Experiment hat D. Stern siamesische Zwillinge im Alter von drei Monaten untersucht. Es kam vor, dass ein Säugling am eigenen Daumen aber auch an dem des anderen lutschte. "Wenn die Zwillinge ihr jeweiliges Körper-Selbst nicht von dem des anderen unterscheiden könnten, dürften sie keinen Unterschied zwischen dem Lutschen am eigenen und dem Saugen am fremden Daumen bemerken. Sie wären miteinander verschmolzen und wüssten nicht . . ., dass ihre eigenen Hände zu ihnen gehören . . . Das tun sie aber nicht . . .: Saugt der Zwilling A am eigenen Daumen, und versucht man, diesen aus dem Mund zu entfernen, so wehrt er sich dagegen, indem er durch Anspannung seiner Armmuskulatur Widerstand . . . leistet. Saugt er aber am Daumen des Zwillings B", so leistet er beim gleichen Versuch keinen solchen Widerstand, "sondern folgt dem sich entziehenden Daumen mit dem Kopf. Er bemerkt also, dass der Daumen von B nicht sein eigener ist . . ."[83]
Solche Vorgänge beweisen die Abgrenzung eines "Selbst" innerhalb der körperlichen Erscheinung, die bereits auf differenzierter Wahrnehmung und Interaktion beruht. Die Grenzen, die dabei durch die multifunktionale Schutzschicht der Haut festgelegt werden, bleiben dennoch in beide Richtungen durchlässig. Diese Abgrenzung dient jedoch ausreichend der zunehmenden Stabilisation des ichbezogenen Körpergefühls wie des Körperbewusstseins. Die Mitteilung aus dem rezeptiven Feld der einzelnen Sinneszelle erfolgt - wie schon dargestellt - in den somatosensorischen Kortex hinein und damit erhalten wir sowohl Informationen über die Dinge, die wir berühren, als auch über das, was uns berührt.
Deshalb kann es dazu kommen, dass bei Störungen der sensiblen Diskriminationsfunktionen Körperschemastörungen auftreten.[84] Denn genau besehen "ist jeder Rezeptor, jeder Nerv nicht nur empfindendes, sondern auch ausführendes Organ. Umgekehrt sind die motorischen Funktionen im menschlichen Organismus niemals von sensiblen (fühlenden) Funktionen isolierbar, sondern jedes Bewegen ist auch immer Empfinden und jedes Empfinden auch ein Bewegen."[85]
"Für die Entwicklung der Körperwahrnehmung ist weniger die Myelinisierung der Leitungssysteme als die zentrale Verarbeitung sehr unterschiedlicher senso-

rischer und motorischer Afferenzen und Efferenzen verantwortlich. Dies gilt insbesondere für propriozeptive und kinästhetische Wahrnehmungsprozesse..."[86]
Die Wahrnehmung eines Säuglings, so René Spitz, besteht aus Gleichgewicht, Spannungen (nicht nur der Muskulatur), Körperhaltung, Temperatur, Vibration, Haut- und Körperkontakt, Rhythmus, Tempo, Dauer, Tonhöhe, Klangfarbe, Resonanz, Schall und wahrscheinlich noch einer Reihe anderer, die der Erwachsene kaum bemerkt. Spitz spricht von *coenästhetischer Rezeption,* einer nicht bloß individuell-ontogenetischen, sondern prinzipiell phylogenetischen Mitgift, die allerdings - vor allem in der westlichen Zivilisation - bei Erwachsenen weitgehend verschwunden ist und der sich nur mehr Menschen bedienen, die zu den besonders Begabten gehören. Was demnach der Säugling auf seiner Haut wahrnimmt, mit seiner Hand, seinem Mund, in seinem Leib und so fort, "alles das fasst er in den ersten Monaten nur über das coenästhetische Wahrnehmungssystem auf, und aktiviert dabei übrigens auch coenästhetische Reaktionsformen in der Mutter wieder."[87] Die Wahrnehmungsorgane dieses coenästhetischen Systems legen sich nicht auf ein bestimmtes isolierbares Faktum fest, sondern reagieren extensiv in Form von "Tiefensensibilität". "In der coenästhetischen Körperlichkeit also, so lässt sich folgern, ist das Rezeptions- und Reaktionspotenzial für das ‚umfassende Realitätsgefühl' niedergelegt - mit seiner Ambivalenz zwischen Urvertrauen und Urmisstrauen."[88]
Es sind allerdings nicht nur kulturelle Einflüsse, welche die Körperwahrnehmung im Sinne von Coenästhetik mit zunehmendem Alter in den Hintergrund drängen, denn unser Körper ist zwar die Grundlage des Erlebens, doch neigt er dazu, sich vom direkten Erleben zurückzuziehen. "Während der Körper in unserem Leben einerseits mehr als alles andere dauerhaft und unentrinnbar präsent ist, so ist er zugleich wesentlich durch Abwesenheit charakterisiert."[89]
Der Franzose Maurice Merleau-Ponty hob hervor, dass jedes unmittelbare Erleben in der Sinneswahrnehmung des Körpers verankert ist. Wir können nur wahrnehmen, weil wir einen Körper haben.[90] Wir verfügen allerdings mit dem bewusst kontrollierten Körper nur über einen kleinen Ausschnitt unserer gesamten Körperlichkeit und deren enger Verbundenheit mit der Welt. Dennoch kann, wie ein chinesischer Autor sich ausdrückte, "selbst der am meisten vergeistigte Mensch" sich nicht länger als vier bis fünf Stunden "der Gedanken ans Essen entschlagen."[91]
Heute werden Wahrnehmungsdefizite, die mit Körperbild, Coenästhetik und Propriozeption zu tun haben, zunehmend gerade bei Kindern geortet. Bildungs-

experten versuchen etwa mit einer "Museumspädagogik", in der die sinnliche Wahrnehmung im Vordergrund steht, mit Theaterveranstaltungen, der Alphabetisierung sinnlicher Wahrnehmung und ähnlichen Ansätzen dem Problem zu begegnen.[92] (Im Herbst des Jahres 2003 wurde im Deutschen Museum in München eine spezielle Abteilung eingerichtet, in der Kinder vor allem physikalische Phänomene, die mit Natur und Technik in Verbindung stehen, erproben und mit allen Sinnen wahrnehmen, mit ihnen in Berührung kommen. Dem Projekt sollen weitere folgen.) Taktile Wahrnehmung ist dabei bedeutsam für Körperwahrnehmung und -empfindung und damit für die Ich-Entwicklung und die Individuation. Dabei steht die Haut als Wahrnehmungsorgan im Mittelpunkt, um Körperschema, Körperbild und Körpergefühl verstärkt ins Bewusstsein zu rufen, und zugleich der zunehmenden "virtuell" erzeugten Distanz entgegenzuwirken.

Somatosensorische Wahrnehmung von Kopf bis Fuß

Die Wahrnehmungen über die Haut sind in verschiedene Gruppen zu unterteilen: Tastsinn (taktile Wahrnehmung), Temperatursinn und Schmerz. Diese drei Sinne sind im Eingangsbereich unabhängig voneinander und während andere Sinneswahrnehmungen auf ein Organ oder einen Bereich konzentriert sind, umfaßt Berührung den ganzen Körper. Darüber hinaus können wir im Normalfall - wie bei akustischen Reizen - Berührungswahrnehmungen nicht ausweichen. Damit steht die Haut an Komplexität und Bedeutung den anderen Sinnesorganen nicht nach, obwohl sie wesentlich seltener im Zentrum wissenschaftlicher Untersuchungen steht.[93]
Es gibt jedoch einige physiologische Untersuchungen zu taktiler Wahrnehmung und aktiver Berührung. James J. Gibson zufolge ist das aktive Berühren dem passiven überlegen, wenn es darum geht, Informationen über Gegenstände in der Umwelt zu sammeln. Er demonstrierte diese Überlegenheit folgendermaßen: Wenn seine Probanden verschiedene Ausstechformen für Plätzchen aktiv betasteten, erkannten sie die Form in 95 Prozent der Fälle richtig. Drückte jedoch eine andere Person die Ausstechform auf die Haut der Probanden, erkannten sie die Form nur in 49 Prozent der Fälle richtig. Andere Forscher zeigten jedoch, dass das aktive Berühren nicht immer zu einem besseren Erkennen von Formen führt als passives Berühren. Beispielsweise wiederholten die Forscher Schwartz, Perez und Azulaz (1975) Gibsons Experiment mit den Ausstechformen, erweiterten es jedoch um eine zusätzliche passive Bedingung. Und zwar sollten

die Probanden die Formen erkennen, wenn der Versuchsleiter die Kanten der Ausstechform über ihre Finger führte. Schwartz und Mitarbeiter stellten wie Gibson fest, dass es den Probanden schwer fiel, Gegenstände zu erkennen, die vom Versuchsleiter auf ihre Handflächen gedrückt wurden. Wenn jedoch die Ausstechform über die gestreckten (aber passiven) Finger geführt wurde, erkannten die Probanden die Form in 93 Prozent der Fälle richtig. Schwartz et al. zogen daraus den Schluss, dass sich aktives und passives Berühren zwar im subjektiven Erleben unterscheiden können, dass jedoch passives Berühren eines Gegenstandes die gleiche Information entnehmen kann wie das aktive Berühren, wenn der Gegenstand über die Haut des Probanden bewegt wird. Schwartz zufolge ist es also die Bewegung über die Haut und nicht der Faktor Absicht, die bei der Unterscheidung von Formen die wichtigste Rolle spielt. Außer der Studie von Schwartz et al. ergaben noch einige andere Untersuchungen, dass bei passivem Berühren bewegter Reize dieselben Erkennensleistungen möglich sind wie bei aktivem Berühren (z.B. Vega-Bermudez, Johnson und Hsiao, 1991).[94] Wesentlich erscheint auch, dass eine Besonderheit der Hautsinne darin besteht, dass hier Außenwahrnehmung und Wahrnehmung des Körpers immer gleichzeitig erfolgen. "Der eigene Körper und vor allem die Oberfläche desselben ist ein Ort, von dem gleichzeitig äußere und innere Wahrnehmung ausgehen können. Er wird wie ein anderes Objekt gesehen, ergibt aber dem Getast zweierlei Empfindungen, von denen die eine einer inneren Wahrnehmung gleichkommen kann."[95] Der Psychoanalytiker Didier Anzieu benutzt in dem Zusammenhang den Begriff der *Bipolarität*. Für ihn hat die Haut ausdrücklich die Funktion, das "Ich" des Menschen ganz wesentlich zu bewirken, denn "die psychische Hülle entwickelt sich auf der Grundlage der körperlichen Hülle." Er erarbeitete das Konzept des "Haut-Ichs", worunter er ein Bild versteht, mit dessen Hilfe das Ich des Kindes im Zuge des Werdegangs - "ausgehend von seiner Erfahrung der Körperoberfläche - eine Vorstellung von sich selbst entwickelt als Ich, das die psychischen Inhalte enthält."[96]
Der Physiker Fred Alan Wolf erinnert, dass wir als Kinder meist das Gefühl hatten, akzeptiert zu werden und die weichen Hände der Mutter, ihre "liebevollen Berührungen haben unsere Haut für weitere Empfindungen empfänglich gemacht. Wir atmeten mit jeder Pore. Die Nervenendigungen um die Poren unserer Haut ließen diese sich erwartungsvoll für die liebevolle Berührung öffnen. War die Mutter jedoch unaufmerksam und begann, unseren zarten Körper plötzlich grob zu behandeln, dann zog unsere Haut sich ängstlich zusammen - unsere

Poren schlossen sich, wir wollten nicht berührt werden. Es ist möglich, dass sich das im späteren Leben nachteilig auswirkt, dass sich die Wünsche nach Berührung und Nichtberührung in der Haut festsetzen und wir als Jugendliche und Erwachsene Akne, Gürtelrose oder Schuppenflechte bekommen."[97]

Stärker als solche Vermutungen werden die psychische Folgen einer "berührungsarmen" Kindheit immer wieder ins Feld geführt. Dabei wird von Humanethologen bei Untersuchungen der letzten archaischen Kulturen festgestellt, dass Kleinkinder in diesen traditionell lebenden Gruppen beinahe ständig Körperkontakt mit ihren Müttern, Vätern und Geschwistern haben. Und sie werden (dennoch) früher selbständiger als gleichaltrige Amerikaner und Europäer.[98]

Wie im Rahmen neuropsychologischer Forschung angeführt wird, ergab die Untersuchung an Strauchratten (Degus) der Neurobiologin Katharina Braun von der Universität Magdeburg zumindest im Tierversuch, "dass ein Mangel an gefühlvoller Zuwendung auch deutliche Spuren in den fein gesponnenen Nervennetzen des Gehirns hinterlässt." Die hamstergroßen Tiere scheinen für Vergleiche deshalb besonders geeignet, da sie - wie Menschenkinder - bereits mit offenen Augen und Ohren zur Welt kommen, und weil sich auch die "Väter" an der Jungenaufzucht beteiligen.[99]

Eine besondere Stellung nehmen Berührungswahrnehmungen ein, die im Gesicht oder über Lippen, Zunge und Rachenraum erfolgen. Einerseits sind solche Berührungen, ähnlich denen der Geschlechtsorgane, von intimerer Art, als jene an Händen und Füßen; andererseits ist der Mund nahe den Augen, mit dem Geruchs- und Geschmackssinn verbunden, wird durch ihn geatmet; in der oralen Phase der Kindesentwicklung mit den Lippen "die Welt" ertastet, gekostet und mit der Nase "errochen". Die äußerst sensiblen Rezeptoren der Lippen und der Zunge vermitteln noch feinste Nuancen möglicher Differenzierung und sind zugleich stärkstes Ausdrucksmittel für Zuneigung.

Das Bedürfnis, berührt zu werden, ist nicht nur ein psychologisch zu verstehender Affekt oder Ausdruck frühkindlicher Hilflosigkeit. Es bleibt uns, sofern wir durch Verhaltensänderung dies nicht unterdrücken, ein Leben lang erhalten. Und dieses Berührungsbedürfnis, das, was unsere Hautzellen auf Hochtouren bringt, wird in uns durch ein Hormon namens Oxytozin erzeugt. Ab 1830 begann man nicht mehr kaltem, sondern warmem Wasser Reinigungswirkung und der Haut eine Atmungsfunktion zuzuschreiben. Verstopfte Poren durch Schmutz sollten aus wissenschaftlichen Gründen verhindert werden.[100] Seither ist die Haut mit hygienischen und ästhetischen Vorstellungen verbunden, was sich in einer stark angewachsenen Hautpflegeproduktion niederschlägt und im Erkrankungsfall der Dermatologie zugeordnet wird. Aber die Haut mit ihrer taktil-haptischen Sinnesfunktion ist weit mehr, sie ist Grenze und Mittler zugleich, zwischen dem Individuum und der Welt und vor allem zwischen Menschen.

Und, was im Zusammenhang mit der Homunculus-Therapie wichtig ist, über die Haut finden, nicht zuletzt bei wahrnehmungseingeschränkten Menschen, Lernprozesse statt, die auf ein neurowissenschaftlich vermutetes, selbständiges Gedächtnissystem wirken, welches *Priming*-Gedächtnis genannt wird. („Priming' steht für "Prägung" oder "Bahnung", und damit dafür, dass eine unbewusst wahrgenommene Information sich bei Wiederholung verhaltenswirksam etablieren kann.) Im Sinne von Erinnerung zugunsten einer Rehabilitation ist es wichtig, "dass sich das Langzeitgedächtnis sehr resistent gegen Störfaktoren erweist" und eine sehr große Erinnerungskapazität hat.[101] Dabei sollten wir bei diesem Gedächtnis weniger an jederzeit ins Bewusstsein rufbare Erinnerungen denken, sondern vor allem auch an eine Art "physiologisches Gedächtnis", ein "Erinnern" auf physiologisch-neuronaler Ebene.

Es zeigt sich in einigen Untersuchungen der letzten Jahre, dass eine unbewusste Informationsaufnahme und -verarbeitung sich auch darin spiegelt, dass wahrnehmungs- und erinnerungsgestörte Patienten dann, "wenn sie wiederholt mit solcher Information konfrontiert werden, eine Abnahme ihres Hautwiderstandes aufweisen, ein Zeichen dafür, dass sie von dieser Information irgendwie "berührt" sind."[102]

Dies ist ein äußeres Zeichen eines "Lernens", bei dem wir ja zwischen dem eigentlichen Lernprozess, d. h. den Bedingungen und Prinzipien der Aneignung der Erfahrung, und dem Resultat des Lernprozesses, d. h. der Äußerung des neuen Verhaltens (allgemein: dem neuen Zustand des Organismus), zu unterscheiden haben. "Der einer Veränderung zugrundeliegende Lernprozess lässt sich nicht direkt beobachten, da er intern abläuft."[103]

Der Körper weiß um die Verbundenheit mit der Welt, die das Bewusstsein nicht spüren kann. "Deshalb arbeiten fast alle spirituellen und viele therapeutische Schulen mit Körperhaltungen, -stellungen und -bewegungen. Diesen Techniken liegt die Überzeugung zugrunde, dass sich in der Haltung des Körpers viel mehr ausdrückt, als das Bewusstsein weiß."[104]

Nicht nur bei physisch und psychisch kranken Menschen, bei denen es zu einem diffusen Körperbewusstsein, zum Verschwimmen der Körpergrenzen kommen kann, sondern bei uns allen haben deshalb Hautberührungen positive Wirkungen, da sie dem Problem der reinen Introspektion entgegenwirken. Unbewusste Prozesse gelangen nämlich nicht ins Bewusstsein, da sie seine Inhalte überhaupt erst erzeugen. "Durch den introspektiven Prozess allein erfahren wir nichts."[105] Daher ist die Wahrnehmung über eine Außenwelt wesentlich, um die nötige Reflexion innerer Zustände zu ermöglichen, die eigene Interpretation zu überprüfen und zu korrigieren. Wenn therapeutische Maßnahmen gesetzt werden, dann sind diese, wenn es sich wie hier um Hautberührungen handelt, keinesfalls beliebig durchzuführen. Vor allem bei Hautwahrnehmungen spielt - bedingt durch die speziellen Sinnesrezeptoren, die den im Gehirn ankommenden Reiz vorselektieren - die Qualität der händischen Tätigkeit, wenn Pflegepersonen also "Hand anlegen", eine wesentliche Rolle.

Die Problematik des „Handlings" ergibt sich für Pflegepersonen prinzipiell, da sie zu „Berufsberührern" gehören, ". . . denen vertrauliche und intime Körperberührungen zugestanden werden, die wir sonst nur nahestehenden und geliebten Menschen erlauben." Ärzte und Pflegepersonen, Masseure und Friseure können uns nämlich nicht behandeln, ohne ihren Patienten, Klienten oder Kunden die Hand aufzulegen.[106]

Initialberührung

Stellen Sie sich vor, Sie liegen im Bett eines Krankenzimmers, es kommt eine Person auf Sie zu, sagt kein Wort, reißt Ihnen die Bettdecke weg, zieht ihnen das Hemd aus und klatscht Ihnen einen Waschlappen ins Gesicht und dies vielleicht noch unterstützt durch ein "Jetzt wird gewaschen!" Wahrscheinlich würden Sie irritiert sein, Muskeltonus und die Herzfrequenz würden ansteigen; mit anderen Worten: Es käme zumindest zu einer vegetativen Reaktion. Diese Reaktion wäre ganz normal und wer eine gute Beobachtungsgabe besitzt, konnte ähnliche Situationen vielleicht schon beobachten. Die Darstellung ist im Hinblick auf Pflegepersonen und Kranke sicherlich überspitzt. Dennoch sind überzogene, überfallsartig vorgenommene Aktivitäten für einen kranken Menschen, der auf Hilfe angewiesen ist, äußerst unangenehm, können befremdend sein und haben ihren kongenialen negativen Zwilling in der oftmals mit Überlastung, schlechter Verfassung und anderen Umständen begründeten Ignoranz, wenn sie einem Menschen, der in seiner Mitteilungsmöglichkeit eingeschränkt ist, wiederfährt.

Der Neuropsychologe Alexander Lurija zeigt ein Beispiel auf: „Ich lag im Bett, ich brauchte eine Krankenschwester. Wie sollte ich sie rufen? Ich erinnerte mich plötzlich, dass man einen Menschen herbeiwinken kann, und ich versuchte, die Schwester zu mir zu winken. Das heißt, ich bewegte ganz langsam die linke Hand nach links und nach rechts. Aber sie ging an mir vorbei und schenkte meinen Gesten keinerlei Beachtung. Da begriff ich, dass ich vergessen hatte, wie man einen Menschen herbeiwinkt."[107]

Deshalb sind Aufmerksamkeit und Initiative seitens der Pflegenden einzufordern, um solchen Situationen vorzubeugen.

Im normalen täglichen Leben begrüßt man sein Gegenüber, man tritt in Kontakt (Handschlag, Umarmung usw.), tut dies verbal oder mittels Gesten. Im Pflegeberuf sind die Patientinnen und Patienten nicht nur Fremde, sondern können in vielfacher Hinsicht in ihrer Mitteilungsfähigkeit eingeschränkt sein. Dennoch sollen sie den Personen, die ihnen sehr nahe kommen, in einer Lage gradueller Hilfsbedürftigkeit vertrauen. Um bei diesen Menschen einen positiven Erstkontakt herzustellen, bedient man sich in der Pflege der *Initialberührung*. Diese Initialberührung kann von sehr unterschiedlicher Art sein. Günstig wirken sich Vorinformationen aus der biographischen Anamnese über den Patienten aus, da mögliche positive/negative Reaktionen auf eine solche Berührung daraus ersichtlich werden können. Die Initialberührung muss klar, eindeutig und unmissverständlich sein und mit mimischem, gestischem und habituellem Ausdruck übereinstimmen; also insgesamt wahrnehmbar entsprechen.

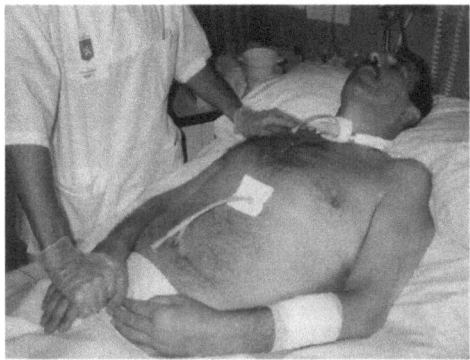

Bild oben zeigt eine Initialberührung am Patienten (rechte Hand und Schulterbereich). Informationen aus der biographischen Anamnese, wo der Patient Berührung zugelassen hat, sind hilfreich, damit man nicht in Gefahr kommt, in den Intimbereich des Patienten einzudringen. Nach der Initialberührung wird der Patient über weitere Pflegemaßnahmen informiert.

Selbst an schwer wahrnehmungsbeeinträchtigten Patienten sollten wichtige Informationen über Pflegemaßnahmen weitergegeben werden. Diese Mitteilungen sollten kurz, deutlich und einfach, also verständlich sein. Auch bei einem apallischen Patienten ist davon auszugehen, dass er zumindest Teile dieser Informationen verlangsamt aufnehmen und anschließend verarbeiten kann. Ja ausnahmslos jeder Patient muss über jegliche Pflegemaßnahme informiert werden, damit er sich darauf einstellen kann, was ihm besser ermöglicht, vorhandene Eigenkräfte freizusetzen. Bei der Initialberührung ist Kontinuität (regelmäßige Durchführung) ebenso anzuraten wie die jeweilige Berührung derselben Körperstellen, da sich der Patient dadurch auf die jeweilige Pflegeperson besser einstellen kann und es leichter wird, die wechselnden Pflegepersonen zu differenzieren. Grundsätzlich gilt: Die Initialberührung ist ein Erstkontakt (auch im Falle der Wiederholung), ist eine situationsbezogene besondere Form der Begrüßung. Die Berührung sollte so erfolgen, dass sie einer von der Pflegeperson erwünschten Art entspricht, wenn sich diese in die Situation eines Patienten versetzt.

Der Pflegeberuf ist im ständigen Umgang mit Menschen ohne Kommunikation und Interaktion nicht vorstellbar. Als Bindeglied zwischen Patienten und deren „unerreichbarer" Umwelt ist die Pflegeperson Informant, Vermittler, Gesprächspartner und Vertrauter. Bei Interaktionen findet neben der verbalen ständig die non-verbale Kommunikation statt. Diese Form verlangt - wie schon erwähnt - eindeutige Gestik und Ausdruck seitens des Pflegepersonals und anderseits Aufmerksamkeit den Mitteilungen des Patienten gegenüber, denen es an Klarheit mangeln kann. Wenn in diesem Zusammenhang von Kommunikation gesprochen wird, so darf man die Besonderheiten, welche bei Patienten im Koma oder nach Schlaganfällen, bei Menschen mit Tetraplegie, apallischem Syndrom, ja bei den meisten Patienten auf Intensivstationen vorliegen oder die für Patienten der Geriatrie, für Krebspatienten usw. gelten, nicht übersehen.

Menschliche Kommunikation kann grundsätzlich als ein In-Beziehung-Treten verstanden werden, „das darauf abzielt, mit Hilfe gemeinsam verfügbarer Zeichen wechselseitig vorrätige Bedeutungsinhalte im Bewusstsein zu aktualisieren." Das Gerüst der Kommunikation - eines Mitteilers, einer Aussage oder Botschaft, eines Mediums und eines Empfängers - ermöglicht zwar kommunikatives Handeln, welches aber erst erfolgreich ist, wenn die Verständigung hergestellt werden konnte.[108] Insofern ist die symbolische Interaktion, die bei der Pflege von Schwerstkranken auf eine nonverbale reduziert sein kann, eine kommunikative Vorgangsweise, deren Erfolg erst dann ersichtlich wird, wenn die Kommunikationspartner den Inhalt „miteinander teilen". Obwohl dieses "Teilen" in einigen Bereichen der Pflege nicht offensichtlich zutage tritt, bleibt Kommunikation wesentlicher Aspekt des pflegerischen Handelns, bei der die sonst genutzte Möglichkeit von objektivierender Distanz durch von rationaler Empathie begleitete Nähe aufgehoben werden muss, macht sie führende, stützende, begleitende Maßnahmen; macht sie Hilfe möglich.

So kann versucht werden, bei einem Komapatienten auf dessen Atemrhythmus einzugehen, ihn im Rhythmus seiner Atemfrequenz zu berühren (leichter Druck und Loslassen) und diesen Rhythmus beim Ansprechen des Patienten widerzuspiegeln.[109]

Annahmen und Konsequenzen

In den Neurowissenschaften wie in den damit verbundenen Disziplinen der Medizin ist man heute von der Plastizität des menschlichen Gehirns überzeugt. Die *neuronale Modulation* spiegelt sich dabei in der Entwicklungsplastizität, im Lernen und im Gedächtnis. Unterschiedlich komplex strukturierte Neuronenverbände repräsentieren dabei ein Ensemble von funktionellen Zuständen. Die Erregung von Neuronen hängt von den Ionenverteilungen, den Membranpermeabilitäten und den Wirkungen primärer und sekundärer Botenstoffe ab. "Extrazellulär wirkende Transmitter (primäre Botenstoffe) übermitteln nicht nur die Erregung von einem Neuron auf ein anderes, sondern können dabei auch intrazelluläre Regelungsvorgänge der Erregungsbildung und Erregungsübertragung beeinflussen. Dadurch werden Ionenkanäle ein- und ausgeschaltet, Enzymkaskaden aktiviert oder inaktiviert, die Proteinsynthese reguliert und die Struktur der Neuronen verändert.[110] Mit anderen Worten: Strukturelle Neuronenverbände sind dynamische Funktionseinheiten mit multiplen Erregungszuständen. Sensorische Reize und modulatorische Neurone verändern die synaptische Erregungsübertragung und organisieren auf diese Weise Neuronen-Ensembles neu. Diese neurowissenschaftliche Erklärung heißt verkürzt, dass sich beispielsweise kortikale Neuronengruppen mehr oder weniger umfangreich organisieren - vor allem aber auch *regenerieren* und *reorganisieren* können.

Die Homunculus-Therapie stützt sich damit auf Erkenntnisse möglicher Mechanismen der neuronalen Erholung. Eine der ersten Theorien über die Erholung von Funktionen wurde im Jahr 1881 von Hermann Munk dargelegt. "Er glaubte, dass Gehirnregionen, die ansonsten nicht funktional belegt sind, Funktionen übernehmen könnten, die normalerweise durch die verletzten Gehirngebiete erzeugt werden."[111] Diese Theorie resultierte aus Reizexperimenten, die als Vorläuferstudien des daraus resultierenden Penfield-Homunkulus gelten können und mit Namen wie Eduard Hitzig, Friedrich Goltz, David Ferrier, Hermann Nothnagel, Sigmund Exner oder eben Munk in Verbindung stehen. Die Experimente fanden allerdings damals im klinischen Alltag wenig Anerkennung und es schien für sie kein Bedarf gegeben zu sein.[112]

Die prinzipielle Möglichkeit neuronaler Wieder- oder Umstrukturierung ist einer der drei Pfeiler der Homunculus-Pflegetherapie. Eine weitere Konsequenz wird aus den Annahmen über die körperinternen Verbindungen gezogen. Die Nervenbahnen, Verbindungen zwischen Gehirn und Rückenmark mit ab- und aufsteigender "Transportfunktion", wie die efferenten und afferenten Fasern, welche Muskeln in Bewegung setzen oder Sinnesreize von den Sensoren/Rezeptoren aufnehmen, sind das physiologisch bedeutsame Netzwerk, um interne Prozesse zu koordinieren und es dem Gehirn zu ermöglichen, Informationen über die Außenwelt zu erhalten. Über diese Bahnen versucht die Therapie das Gehirn des Patienten zu erreichen, und tut dies in erster Linie über die Rezeptoren/Sensoren der Haut, womit der dritte Pfeiler der Pflegetherapie genannt ist.

Dabei ist es wichtig zu wissen, dass der Reiz über die Hautrezeptoren nicht als beliebiger aufgefasst werden kann, sondern dass die unterschiedlich spezialisierten Sensoren/Rezeptoren über die taktile Wahrnehmung vor allem qualitativ vorselektiv entscheiden.

Nicht selten wird in diesem Zusammenhang zwischen efferent und afferent im Sinne von aktiv/passiv unterschieden. Reizaufnahme ohne eigene Aktivität erhält dadurch den Charakter der Teilnahmslosigkeit, und nicht selten einer geringeren Wirksamkeit für neuronale Prozesse und Strukturbildung. Ein gegenteiliges Beispiel dafür ist die *motorische Aphasie*, welche durch Sprechstörungen gekennzeichnet ist und erstmals von Paul Broca untersucht wurde. Später hat der Psychologe Nikolai Alexandrowitsch Bernstein experimentell festgestellt, "dass die Bewegungssteuerung nicht nur über efferente Nervenimpulse verläuft, die die Muskelneuronen zum Feuern veranlassen, sondern auch über afferente Impulse, die den Zustand des Bewegungsapparates anzeigen. Diese afferenten Signale, die die Lage der Gliedmaßen und den Grad der Muskelspannung übermitteln, spielen bei der Begrenzung der zahllosen Innervationsmöglichkeiten und bei der Einschränkung der Freiheitsgrade einer Bewegung eine wesentliche

Rolle. Ist das System der afferenten Impulse gestört, leidet darunter auch die organisierte Bewegung." Und dies war auch im Zusammenhang mit Bewegungen zur Sprachproduktion zu erwarten. Die Vermutungen wurden bestätigt. Es gibt demnach eine spezielle Form der *afferenten motorischen Aphasie*, die der Neuropsychologe Alexander Lurija als *kinästhetische Aphasie* bezeichnet hat.[113]
Sensorische Wahrnehmung hat darüber hinaus wesentlichen, allerdings ganz spezifischen Anteil an der "Produktion" von Erinnerungen. Früher meinte man, dass das Einspeichern von Erinnerungen das Wichtigste sei. Dieser Prozess geht jedoch mit dem des Wahrnehmens einher, der sich wiederum durch eine Reihe von Filtern (physiologischer und psychologischer Art) vollzieht. Die Annahme war, die Konstruktion müsse ausschlaggebend für ein erfolgreiches Erinnern sein. Selbst noch so raffinierte Mnemo-Techniken, die das Einspeichern optimieren sollen, haben sich nicht besonders bewährt. Viel wichtiger ist es, um Erinnerungen wachzurufen, einen sogenannten Abruf-Reiz zu setzen, er ist das, was die Erinnerung "hervorruft." Abruf-Reize sind meist - wie etwa Hautberührungen - emotional stark angereichert, "und Emotionen können oft leichter an Erinnerungen herankommen als Gedanken."[114]
Wahrnehmung kann nach alledem als eine Leistung des Individuums verstanden werden und nicht als Erscheinung auf der Bühne des Bewusstseins. "Es ist Tuchfühlung-Halten mit der Welt, eher ein Erfahrung sammeln, als Erfahrungen haben. . . . Der Akt der Informationsaufnahme ist darüber hinaus ein kontinuierlicher Akt, eine Aktivität," in der auch die Wahrnehmung von sich selbst enthalten ist. "So muss der Kernbegriff Wahrnehmung neu definiert werden, um diesem Faktum Rechnung zu tragen, und auch der Ausdruck Propriozeption muss eine andere Bedeutung . . . bekommen."[115]
Gerade für Hautwahrnehmungen gilt, dass jeder von uns der Welt mit seinem Gehirn begegnet, "das mit dem, was ‚draußen' ist, über wenige Millionen gebrechliche sensible Nervenfasern verbunden ist. Diese sind unsere einzige Informationsquelle, unsere lebendigen Verbindungen zur Realität."[116]

Die Therapie

Auf diesen Annahmen, Erkenntnissen und empirischen Befunden beruht die Homunculus-Pflegetherapie. Durch gezielte Einreibung der Extremitäten soll bei Patienten mittels Stimulus, der durch diese Pflegetherapie erzeugt wird, die kortikale Funktion sowie die Verbindung zwischen Gehirn und dem übrigen Körper möglichst aufrechterhalten oder in Gang gebracht werden, und zwar so lange, bis andere Behandlungsformen (wie etwa die Physiotherapie) zum Einsatz kommen können. So ist es z.B. bei Schlaganfällen wichtig, in einer "Übergangszeit" Aktivitäten zu setzen, um erst später anwendbare, nachfolgende Rehabilitationsmaßnahmen zu erleichtern oder gar zu verkürzen. Gerade bei Schlaganfällen gilt, dass ohne adäquate Stimulation durch die Umgebung meist keine funktionellen Verbesserungen erzielt werden und dass der Beginn der Therapie möglichst in der Akutphase erfolgen soll.[117] Die Homunculus-Pflegetherapie zielt also darauf ab, die Verluste der Körperwahrnehmung, die durch Krankheit oder Unfall entstanden sind, sowohl im neurologischen wie im psychosomatischen Sinne auszugleichen. Diese stimulierende Methode, Gehirn und Körper gleichermaßen wach zu halten, ist zwar einfach aber keineswegs banal. Einer ihrer Vorteile liegt nicht zuletzt darin, dass sie - wie zugunsten einer besseren Restitution oder Kompensation verlangt - sehr früh eingesetzt werden kann. Darüber hinaus stellt sie, was für den Pflegeberuf wichtig ist, eine sichere Pflegehandlung dar. Um "sichere" Pflegediagnosen und Pflegetherapien entwickeln zu können, muss auf Kenntnisse verschiedener Wissenschaftsdisziplinen (hier der neurowissenschaftlichen) zurückgegriffen werden ohne dabei "altes Wissen" aus den Augen zu verlieren. Die Homunculus-Pflegetherapie steht zwar in der Tradition von Konzepten, wie das der "Basalen Stimulation", geht aber durch ihren methodischen Charakter einen neurowissenschaftlich orientierteren Weg, der sich berufsspezifisch versteht und innerhalb aller neurorehabilitativen Therapieformen - die unter dem Oberbegriff "neurofunktionelle Therapie" zusammengefasst sind - integrativer Bestandteil sein soll. Der Anspruch der Therapieform besteht in nicht mehr und nicht weniger als in der brauchbaren und günstigen Verbindung von Pflegehandlung und Pflegtherapie und in der zwischen "Akutphase" und möglichem Beginn anderer therapeutischer Maßnahmen. Aufgrund der wahrnehmungsphysiologischen und -psychologischen Relevanz, welche der Homunculus-Therapie zugrundeliegt, sind Anwendungsmöglichkeiten in anderen Bereichen begründbar überlegenswert. Der Theorie wie der Praxis liegt das Bedürfnis nach Logik, nach Klarheit und Beweisbarkeit der kausalen Zusammenhänge zugrunde. Es nützt dem Pflegeberuf wenig, wenn die Pflegenden zwar intuitiv das Richtige tun, also gute Arbeit leisten, aber nicht wissen warum, denn dies demotiviert mit Folgen für die Patienten. Wenn Pflege aus Unwissenheit falsch praktiziert, dann wirkt sich das ebenso auf den Patienten aus, was wiederum Pflegende demotiviert, ja ethische Probleme hervorrufen kann.

Literatur und Hinweise

1 Zitiert in Karl August Fritz (Hg.): "Weisheiten der Völker." Würzburg, 1998, S. 146

2 Dazu Manfred Spitzer: "Lernen." Heidelberg/Berlin, 2002, S. 100f

3 William M. Jenkins/Michael M. Merzenich: "Reorganization of neurocortical representations after brain injury: A neurophysiological Model of the bases of recovery from stroke." Progress in Brain Research, 71, 1987, S. 249ff

4/6 Thomas Elbert/Brigitte Rockstroh: "Kortikale Reorganisation." in Hans-Otto Karnath/Peter Thier: "Neuropsychologie." Berlin/Heidelberg, 2003, S. 700

5 Dazu Oliver Sacks: "Der Tag, an dem mein Bein fortging." Reinbek bei Hamburg, 1995, S. 234

7 Christel Bienstein/Andreas Fröhlich: "Basale Stimulation in der Pflege." Düsseldorf, 10. Aufl., 1997, S. 25

8 Dazu René Hoideger, Helmut Leitner: "Die Homunculus-Pflegetherapie." ProCare, Wien, 1/2001, S. 12-17

9 Peter Nydahl/Gabriele Bartoszek (Hg.): "Basale Stimulation - Neue Wege in der Internsivpflege." Berlin/Wiesbaden, 1997, S. 11

10 Dazu Jean Starobinski: "Kleine Geschichte des Körpergefühls." Frankfurt/M., 1991, S. 14f

11 Lothar Pickenhain: "Basale Stimulation. Neurowissenschaftliche Grundlagen." Düsseldorf, 2. Aufl., 2000, S. 102
Dazu E.S.M. Saadeh/R. Melzack: "Phantom limb experience in congenital limb-deficient adults." Cortex 30, 1994, S. 479-485

12/15/16/36
Manfred Spitzer: "Geist im Netz." Heidelberg/Berlin, 1996, S. 115f, S. 153f, S. 155, 163f

13 W.M. Jenkins/M.M. Merzenich/G. Recanzone: "Neurocortical representational dynamics in adult primates: implications for neuropsychology." Neuropsychologica 28,1990, S. 573-584

14 M.M. Merzenich et al: Temporal processing deficits of language-learning impaired children ameliorated by training." Science 271, 1996, S. 77-81

17 Dazu E.R. Kandel/J.H. Schwartz, T.M. Jessell: "Principles of Neural Science." New York, 1991

Literatur und Hinweise

18 T.T. Young/C. Gallen/B. Schwartz/F.E. Bloom/V.S. Ramachandran/S. Cobb: "Sensory maps in the human brain." Nature 368, 1994, S. 592-593

19 H.P. Killackey/A. Bennet-Clarke: "The formation of a cortical somatotopic maps." Trends in Neurosciences 18, S. 402-407

20 V.S. Ramachandran/D. Rogers-Ramachandran/M. Stewart: "Perceptual correlates of massive cortical reorganization." Science 258, 1992, S. 1159-1160

21/30/31/35
Vilaynur S. Ramachandran/Sandra Blakeslee: "Die Blinde Frau, die sehen kann." Reinbek bei Hamburg, 2001, S. 57-74, S. 76f

22 G. Pfurtscheller/C. Neuper/G.R. Müller, B. Obermaier/G. Krausz/A. Schlögl/R. Scherer/ B. Grainmann/C. Keinrath/D. Skliris/M. Wörtz/G. Supp/C. Schrank: "Graz-BCI: State of the Art and Clinical Applications." IEEE Translation of Neural Systems and Rehabilitation Engineering, Vol. 11, 2. June 2003, S. 177

23/27 G. Pfurtscheller/G. Schwarz/B. Pfurtscheller/W.F. List: "Computerunterstützte Analyse von EEG, evozierten Potenzialen, EEG-Reaktivität und Herzfrequenzvariabilität am komatösen Patienten, Z EEG-EMG 14, 1983, S. 66-73

24 Werner F. List: "Schädel-Hirn-Trauma." in: Werner F. List/Peter M- Osswald (Hg.): "Intensivmedizinische Praxis." Berlin/Heidelberg, 2. Aufl., 1992, S. 483f

25/28 Ian Parker: "Gedanken lesen II." in "Gehirn & Geist." Spektrum der Wissenschaft, Heidelberg, 5/2003, S. 76-83

26 G. Pfurtscheller/G.R. Müller/J. Pfurtscheller/ H.J. Gerner/R. Rupp: "'Thought' - contril of functional electrical stimulation to restore hand grasp in a patient with tetraplegia." Neuroscenic Letters, 2003, S. 1-4

29 Erwähnt von Stefan Frisch: Seminar "Neuropsychologie des Bewußtseins." Universität Potsdam, Skriptum, Sommersemester 2003

32/33 Manfred Fahle: "Perzeptuelles Lernen." in: Hans-Otto Karnath/Peter Thier: "Neuropsychologie." Berlin/Heidelberg, 2003, S. 661-668

34 R. Blickhan: "Motorische Systeme bei Vertebraten." in Josef Dudel/Randolf Menzel/ Robert F. Schmidt (Hg.): "Neurowissenschaft." Berlin/Heidelberg, 1996, S. 210

37/40 Gerhard Roth: "Gehirn und Selbstorganisation." in W. Krohn/G. Küppers (Hg.): "Selbstorganisation: Aspekte einer wissenschaftlichen Revolution." Braunschweig/Wiesbaden, 1990, S. 167f.

Literatur und Hinweise

38   John L. Casti: "Verlust der Wahrheit. Streitfragen der Naturwissenschaften." München, 1992, S. 422

39/41   Vilaynur S. Ramachandran: "The Emerging Brain." BBC Radio 4 - Reith Lectures 2003, Lecture 1: Phantoms in the Brain.

42/44/45 Marc H. Schieber: "Constraints on Somatotopic Organization in the Primary Motor Cortex." in Journal of Neurophysiology, Vol. 86, 2001, S. 2125-2143

43   W. Penfield/T. Rasmussen: "The Cerebral Cortex of Man." New York, 1950, p. 56

46   Michael Graziano in Neurologie - News Ticker Bild der Wissenschaft, 6/2002

47   Vilaynur S. Ramachandran/Sandra Blakeslee: "Die blinde Frau, die sehen kann." Reinbek bei Hamburg, 2001, S. 75

48   Andreas Fröhlich: "Basale Stimulation." Düsseldorf, 8. Aufl., 1996, S. 40f

49   Anke Herold: "Berühren - das körperliche Ich spüren." in Martina Vogt/Monika Bormann: "Frauenkörper: Lust und Last." Tübingen, 1992, S. 245

50/54   Reinhard Blickhan: "Motorische Systeme bei Vertebraten." in Josef Dudel/Randolf Menzel/ Robert F. Schmidt (Hg.): "Neurowissenschaft." Berlin/Heidelberg, 1996, S. 205, S. 191

51   Ulrich Thurm: "Mechanosensorik." in Josef Dudel/Randolf Menzel/Robert F. Schmidt (Hg.): "Neurowissenschaft." Berlin/Heidelberg, 1996, S. 342

52   Günther Schulter: "Neurophysiologie I." Skriptum, zitiert in Anna-Margarethe Faust: "Wieviel Hand braucht der Mensch?" Diplomarbeit, Graz, 1997, S.163

53   Uta Wagener: "Fühlen - Tasten - Begreifen." BIS der Universität Oldenburg, 2000, S. 64

55   Georg Adolf Narciß: "Es liegt in der Hand." München, 1964, S. 80

56   Norbert Treutwein: "Die Hand - unser äußeres Gehirn." in P.M. Peter Mossleitners interessantes Magazin, München, 1/1996, S. 49

57/62   André Leroi-Gourhan: "Hand und Wort." Frankfurt/M., 1988, S. 112 und S. 369

58/60   Ulrich Thurm: "Mechanosensorik." in Josef Dudel/Randolf Menzel/Robert F. Schmidt (Hg.): "Neurowissenschaft." Berlin/Heidelberg, 1996, S. 342

59/61   Franz Kiener: "Hand - Gebärde - Charakter." München, 1962, S. 29ff

Literatur und Hinweise

63	John C. Eccles: "Die Evolution des Gehirns - die Erschaffung des Selbst." München, 2. Aufl., 1993, 111f
64	Lutz Jäncke: "Hirnanatomische Asymmetrien." in Hans-Otto-Karnath/Peter Thier: "Neuropsychologie." Berlin/Heidelberg, 2003, S. 630
65	Stefan Knobel: "Das Handlungskonzept Kinästhetik in der Pflege." Klinik Valens, Schweiz
66/67/73	Uta Wagener: "Fühlen - Tasten - Begreifen." BIS der Universität Oldenburg, 2000, S. 66, S. 75f, S. 69
68	Marco Wehr/Martin Weinmann (Hg.): "Die Hand - Werkzeug des Geistes." Heidelberg/Berlin, 1999, S. 24
69	E. Bruce Goldstein: "Wahrnehmungspsychologie." Heidelberg/Berlin, 1997, S. 439f
70	Dazu Robert F. Schmidt: "Physiologiekompakt." Berlin/Heidelberg, 3. Aufl., 1999, S. 95f und E. Bruce Goldstein: "Wahrnehmungspsychologie." Heidelberg/Berlin, 2. Aufl., 2002, S. 529ff
71	Dazu: Robert F. Schmidt/Hans-Georg Schaible: "Neuro- und Sinnesphysiologie." Berlin/Heidelberg, 4. Aufl., 2001, S. 58, S. 65-67, S. 203-211 Robert F. Schmidt: "Physiologiekompakt." Berlin/Heidelberg, 3. Aufl., 1999, S. 91 und S. 134
72	E. Bruce Goldstein: "Wahrnehmungspsychologie." Heidelberg/Berlin, 1997, S. 448f
74/80	Hans Werner Wege: "Allgemeine und spezielle Neurologie." Skriptum, Graz, 1998, S. 4 und S. 3f
75	Gerhard Roth: "Das Gehirn und seine Wirklichkeit." Frankfurt/M., 1997, S. 92ff
76	Josef Dudel: "Erregungsbildung und -leitung im Nervensystem." und Hans-Georg Schaible/Robert F. Schmidt: "Nozizeption und Schmerz." in Josef Dudel/Randolf Menzel/Robert F. Schmidt (Hg.): "Neurowissenschaft." Berlin/Heidelberg, 1996, S. 112 f. und S. 454
77	Reinhard Blickhan: "Motorische Systeme bei Vertebraten." in Josef Dudel/Randolf Menzel/Robert F. Schmidt (Hg.): "Neurowissenschaft." Berlin/Heidelberg, 1996, S. 210 und S. 201

Literatur und Hinweise

78/79/81	Adolf Faller/Michael Schünke: "Der Körper des Menschen." Stuttgart, 12. Aufl., 1995 S. 397
82	Bryan Kolb/Ian Q. Wishaw: "Neuropsychologie." Heidelberg/Berlin, 2. Aufl., 1996, S. 371
83	Dazu Martin Dornes: "Wahrnehmen, Fühlen, Phantasieren." in Gertrud Koch (Hg.): "Auge und Affekt - Wahrnehmung und Interaktion." Frankfurt/M., 1995, S. 17f
84	Robert F. Schmidt: "Physiologie kompakt." Berlin/Heidelberg, 3. Aufl., 1999, S. 104
85	Peter Eisler: "Berühren und Berührtsein in der Integrativen Leibtherapie." Integrative Therapie, 2/91, S. 93
86	Dazu D. Karch: "Entwicklung der Körperwahrnehmung und der Motorik." Seminarvortrag, Maulbronn, 2001
87	René Spitz: "Vom Säugling zum Kleinkind." Stuttgart, 1967, S. 153ff
88	Horst Rumpf: "Die übergangene Sinnlichkeit." Weinheim/München, 3. Aufl., 1994, S. 41
89	Drew Leder: "The Absent Body." Chicago, 1990, S. 1
90/104	Dazu Tor Norretranders: "Spüre die Welt." Reinbek bei Hamburg, 3. Aufl., 2000, S. 463, S. 464
91	Lin Yutang: Weisheit des lächelnden Lebens: Das Geheimnis erfüllten Daseins." Reinbek bei Hamburg, 1960, S. 64
92	Dazu Helmwart Hierdeis/Michael Schratz (Hg.): "Mit den Sinnen begreifen."
93	Uta Wagener: "Fühlen - Tasten - Begreifen." BIS der Universität Oldenburg, 2000, S. 70
94	Dazu E. Bruce Goldstein: "Wahrnehmungspsychologie." Heidelberg/Berlin, 2002, S. 549f
95	Sigmund Freud: "Das Ich und das Es." Frankfurt/M., 1923, GW XIII, S. 253
96	Didier Anzieu: "Das Haut-Ich." Frankfurt/M., 1991, S. 113 und S. 60
97	Fred Alan Wolf: "Körper, Geist und neue Physik." Frankfurt.M./Leipzig, 1993, S. 279
98	Monika Rössiger: "Das zärtliche Erbe." in GEO Wissen, "Kindheit und Jugend." Hamburg, Nachdruck 1995, S. 120-127

Literatur und Hinweise

99 Dazu GEO, Hamburg, 11/2003, S. 221

100 Georges Vigarello: "Wasser und Seife, Puder und Parfüm." Frankfurt/M., 1988, S. 203

101/110 Dazu Randolf Menzel: "Neuronale Plastizität, Lernen und Gedächtnis." in Josef Dudel/ Randolf Menzel, Robert F. Schmidt (Hg.): "Neurowissenschaft." Berlin/Heidelberg, 1996, S. 485-518

102 Hans-Joachim Markowitsch: "Dem Gedächtnis auf der Spur." Darmstadt, 2002, S. 60f

103 Hanns Martin Trautner: "Lehrbuch der Entwicklungspsychologie." Göttingen, 2. Aufl., Band 1, 1992, S. 85

105 Dazu Philip Johnson-Laird: "Der Computer im Kopf." München, 1996, S. 18ff

106 Samy Molcho: "Körpersprache." München, 1996, S. 202f

107 Alexander R. Lurija: "Der Mann, dessen Welt in Scherben ging." Reinbek bei Hamburg, 1991, S. 61

108 Roland Burkart: "Kommunikationswissenschaft." Wien/Köln, 2. Aufl., 1995, S. 56

109 Amy Mindell: "Koma." Fulda, 2000, S. 182

111 Bryan Kolb/Ian Q. Wishaw: "Neuropsychologie." Heidelberg/Berlin, 2. Aufl., 1996, S. 466

112 Michael Hagner: "Homo cerebralis." Darmstadt, 1997, S. 277f

113 Alexander R. Lurija: "Romantische Wissenschaft." Rowohlt bei Hamburg, 1993, S. 137f

114 Vera F. Birkenbihl: "Abruf und Erinnerung." in "Gehirn und Geist", Spektrum der Wissenschaft, Heidelberg, 3/2002, S. 92-94

115 James J. Gibson: "Das Extrahieren in der Wahrnehmung." in Lambert Wiesing (Hg.): "Philosophie der Wahrnehmung." Frankfurt/M., 2002, S. 357

116 V. B. Mountcastle zitiert in Karl R. Popper/John C. Eccles: "Das Ich und sein Gehirn." München, 10. Aufl., 1991, S. 312

117 Hans Werner Wege: "Die Rehabilitation des Schlaganfalls." Skriptum, Graz, 1993, S. 2

Die Durchführung der Homunculus-Pflegetherapie (taktil-haptisch)

Vorbereitung

Aus der zu erfolgenden biographischen Anamnese im Rahmen der pflegediagnostischen Aufnahme des Patienten können wichtige Informationen gewonnen werden. Beispielsweise, dass dieser beruflich oder privat viel mit den Händen oder Füßen getan hat, wäre ein wichtiger Anhaltspunkt für diese Therapie. So hat z.B. ein Handwerker stets viele sensorische Informationen über die Hände bekommen; oder ein Mensch, der in seiner Freizeit viel und gerne gelaufen ist, bekam vermehrt somatische Wahrnehmungsreize über beide Beine.
Der Patient ist über die Therapie und den Verlauf zu informieren.
Da die Akzeptanz der Körperberührung an den Extremitäten nicht bei jedem Patienten gleich ist, muss dieser Umstand besonders berücksichtigt werden.
Vor allem ist bei komatösen, ja allen wahrnehmungsbeeinträchtigten Patienten die Initialberührung sinnvoll und daher durchzuführen.
Für eine ruhige Umgebung ist zu sorgen, um den Patienten soweit wie möglich gegen störende Einflüsse abzuschirmen.

Lagerung des Patienten

Der Patient sollte in die Rückenlage gebracht werden und sein Oberkörper bzw. der Kopf in eine ca. 30 Grad aufgerichtete Position, um ihm (wenn dies möglich ist) eine visuelle Wahrnehmung zu ermöglichen.

Therapiebeginn

Beginnen Sie an den unteren Extremitäten. Bei Hemiplegikern zuerst die gesunde Körperhälfte und danach die betroffene plegische oder paretische Körperseite (der zuerst deutlich wahrnehmbarere Stimulus erhöht die Verlustdifferenzierung). Bei komatösen bzw. apallischen Patienten in jedem Fall bei den Beinen beginnen, um die Aufmerksamkeit und Wachheit zu erhöhen. Der Patient soll möglichst spüren können, wo sein Körper anfängt und aufhört (Lageempfinden). Der Therapeut steht dabei am Bettende, wenn möglich mit Blickkontakt zum Patienten, um dessen Reaktionen besser beobachten, schneller und adäquater reagieren zu können und zusätzlich brauchbare Informationen für die Pflegedokumentation zu erhalten.

Methode: taktil-haptisch

Anschließend werden die oberen Extremitäten behandelt. Pro Extremität werden ca. vier Minuten vorgegeben.

Cave: *(Bitte halten Sie immer Rücksprache mit Ihrem zuständigen Stationsarzt!)*

- bei starker Transpiration und Herzfrequenzanstieg sofortiger Therapieabbruch und Evaluierung der möglichen Ursachen!
- Bei Fuß- oder Nagelpilz gilt Handschuhpflicht.
- Bei apallischen oder hemiplegischen Patienten nicht direkt in die zentrale Fußfläche bzw. Handfläche drücken; es können Spasmen ausgelöst werden.

Materialien

Wirkstofffreie Salben und Lotionen, wie z.B. pH5-Eucerin-Lotion (dermatologisch getestet) verwenden. Jahrelange Anwendung dieser Produktserie blieb ohne negative Resultate in der Hautpflege und das Produkt wirkt genau in der vorgegebenen Zeit in die Haut ein.

Die Durchführung

Zuerst ausstreichende Bewegungen ohne Salbe entlang der unteren Extremität; von der Leistengegend Richtung Schienbein und Richtung Vorfuß (dient der verbesserten Wahrnehmung der einzelnen unteren Extremitäten) - drei bis vier Mal ausstreichen.
Jede Zehe wird dabei gesondert ausgestrichen.
Dann vom Knöchel in Richtung Vorfuß distal beginnende, rhythmisch gleichmäßige, mit wechselhaftem Druck durchgeführte Einreibung.
Mit der Salbe ab Knöchel die distal durchgeführte Einreibung immer wieder wiederholen.
An den unteren Extremitäten endet die Therapie mit dem gesonderten Ausstreichen der einzelnen Zehen. Obere Extremitäten: 3-4maliges Ausstreichen von der Schulter bis zu den einzelnen Fingern; zuerst ohne, dann mit Salbe.

Spezielle Zusatzvariante

Vom Handrücken bzw. über dem Handgrundgelenk beginnende ausstreichende Einreibung bis zu jeder einzelnen Fingerspitze mit einer wirkstofffreien Salbe.
In Haarwuchsrichtung wirkt dies beruhigend, gegen die Haarwuchsrichtung anregend.
Bei Kontrakturen gegengleich vorgehen (z.b. bei einer Beugekontraktur der Hand). An der Handoberfläche in Richtung proximal und bei der Handunterseite in Richtung distal.
Rhythmisch gleichmäßig beginnend mit wechselhaftem Druck, ca. 4 Minuten.
Bei den Fingern bzw. Fingerspitzen endet die Therapie durch die Ausstreifung der einzelnen Finger.

Anzahl der durchführenden Personen

Mindestens eine speziell geschulte Pflegeperson.

Zeitaufwand der Homunculus-Pflegetherapie

Pro Therapieeinheit je Extremität vier Minuten.
Gesamtzeit für obere und untere Extremitäten 16-20 Minuten (inklusive der Vorbereitung).

Häufigkeit der Durchführung

Täglich ein bis zwei Mal; wenn möglich individuell auf den Patienten abgestimmt.

Wann ist die Therapie wirksam?

Die Stationspraxis hat mehrere Wirksamkeitshinweise gezeigt:
    Bei gestörtem Körperschema, Körperbild, Körpergefühl (Sensibilitätsstörung) und nach Operationen an den Extremitäten.
    Bei zeitlich, örtlich und situativ desorientierten Patienten.
    Bei ängstlichen Patienten.
    Bei Patienten mit erhöhtem Muskeltonus.
    Bei Spastik und Kontrakturen.

Bei peripheren Durchblutungsstörungen.
Bei Ein- und Durchschlafstörungen.
Bei Neglect und bei allgemeiner Unruhe.
Bei Altersdemenz und Parkinson.

Obwohl die Therapie gerade in frühesten posttraumatischen und postoperativen Phasen angezeigt ist, gibt es keine zeitliche Indikationseinschränkung. Man kann bei Patienten mit Schädel-Hirn-Trauma und diagnostizierter Hemiplegie, wenn dies angebracht ist, nach vielen Jahren mit der Homunculus-Pflegetherapie beginnen.

Kontraindikationen

Sie können sich durch medizinische Diagnosen ergeben, welche die Anwendung der Homunculus-Pflegetherapie nicht ratsam erscheinen lassen (*bitte halten Sie immer Rücksprache mit Ihrem zuständigen Stationsarzt!*) und sind auch gegeben bei   Thrombophlebitis, Thrombose der tieferen Beinvenen.
Entzündungen und Infektionen im Bereich der Anwendungsstellen.
Akuten Schmerzen.
Sensiblen Jackson-Anfällen (Epilepsie).
Nierensteinen (Abgang kann ausgelöst werden!).

Ziele der Therapie

In erster Linie soll die Wahrnehmung in den Extremitäten gefördert werden (Körperbild, Körpergrenzen) und die Durchblutung verbessert.
Die Reduktion hypervitaler Parameter (Blutdruck, Herzfrequenz, Atmung, Schweißsekretion).
Die Wachheit des Patienten erhöhen.
Den Muskeltonus reduzieren.
Ein Neglectverhalten zu vermindern bzw. diesem entgegenzuwirken.
Die Mobilität der Finger und Handgelenke aufrechterhalten und somit Kontrakturen vermeiden.
Eine motorische Reaktion aufgrund somatosensorischer Stimulation zu "provozieren".
Negative emotionale und depressive Zustände verhindern (auch durch die dabei nötige intensivere Betreuung des Patienten).

Die verbesserte Abgrenzungwahrnehmung der Körperperipherie.
Die Beruhigung des Patienten in einer Stresssituation.
Das Lösen von Angstzuständen.
Eine Hautpflege mit gleichzeitiger therapeutischer Funktion!
Ein ökonomischer Vorteil: Verminderung von Langzeitfolgen für den Patienten.

Für den Erfolg sind verschiedene Voraussetzungen erforderlich

Simultane Aufmerksamkeit (d. h. nach innen und außen gewandte Aufmerksamkeit).
Die nötige Motivation und die Überzeugung für die therapeutische Arbeit.
Die Technik des Eincremens wird von jeder Pflegeperson anders gestaltet. Das heißt, man sollte einen, dem Gesundheits- und Bewusstseinszustand des Patienten entsprechenden Bezug aufbauen, um die Therapie so angenehm wie möglich durchführen zu können.

Bildliche Darstellung und Erklärung der Homunculus - Pflegetherapie

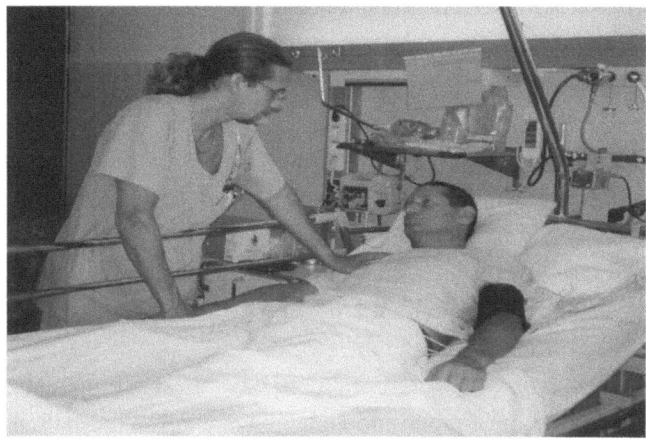

Abbildung oben: Sie zeigt die Initialberührung, Begrüßung und Information des Patienten über die nun folgende Homunculus-Pflegetherapie.

Methode: taktil-haptisch

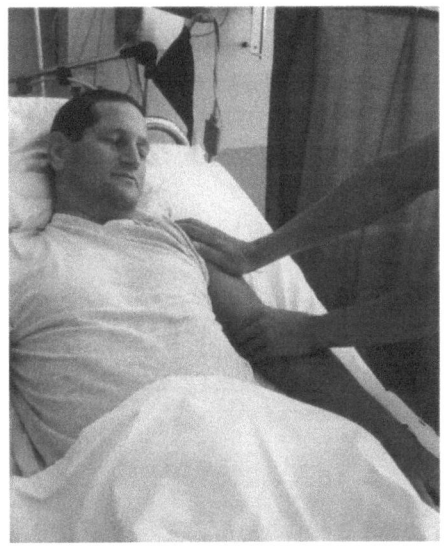

Abbildung links:
Hier wird die Extremität von der Schulter in die Peripherie ausgestrichen (3 Mal von proximal nach distal), um den kompletten Arm bewusst bzw. erfahrbar zu machen.

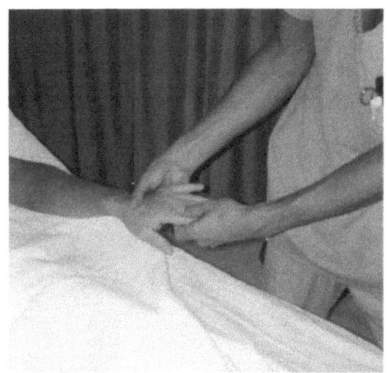

Abbildung rechts oben und unten: Ausstreifen jeder einzelnen Extremität bis in die Fingerspitzen.

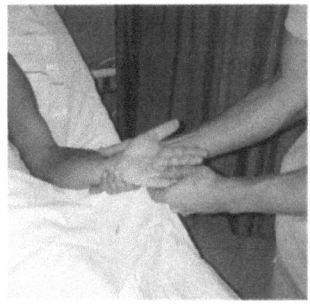

Centro

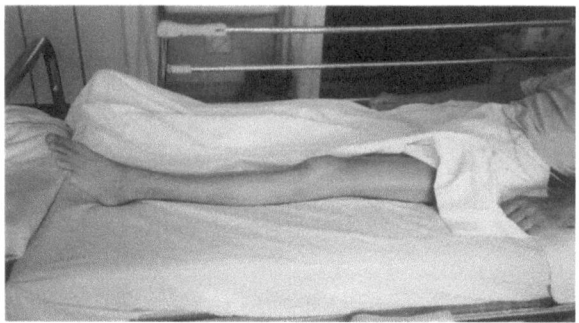

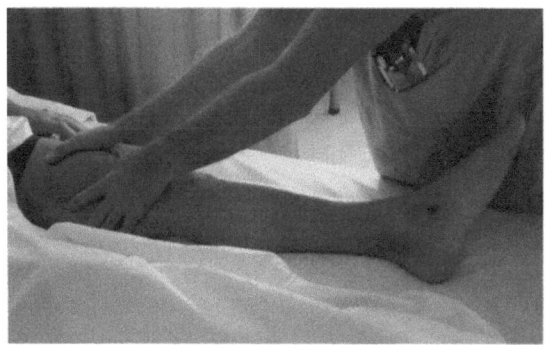

Die Abbildungen auf dieser Seite zeigen das taktile Bewusstmachen der Extremitäten über die Hautsensoren durch das Ausstreifen des ganzen Fußes bis zum Zehenbereich.

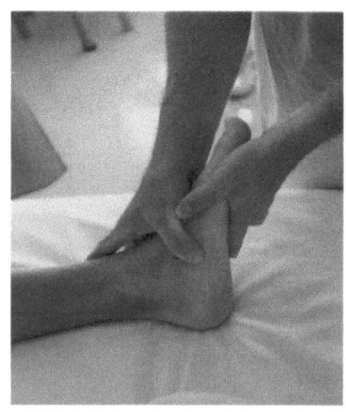

Methode: taktil-haptisch

Bild rechts und unten:
Einreibung der
Hände mit rhythmisch
gleichmäßigen
Bewegungen,
aber mit wechselhaftem
Druck.

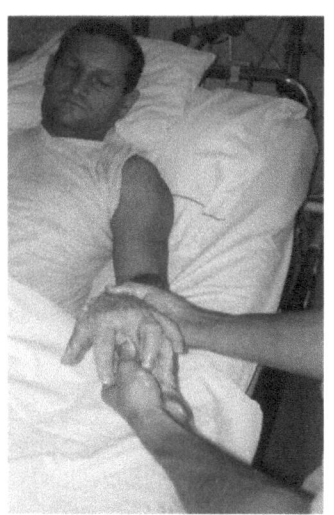

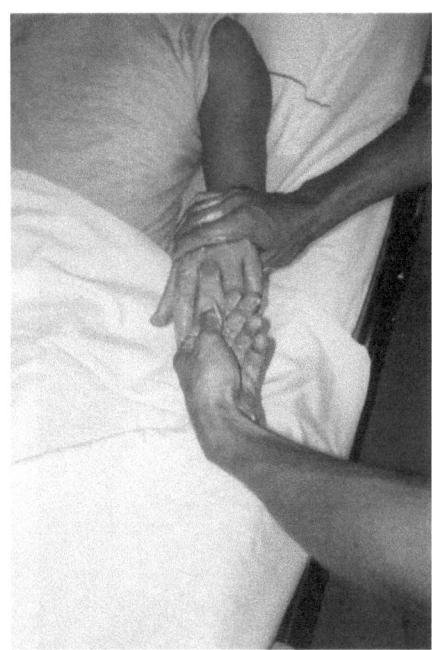

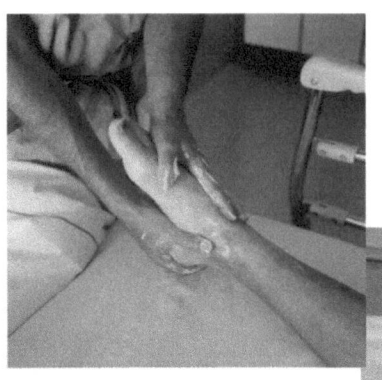

Die Abbildungen auf dieser Seite zeigen die Einreibung an den unteren Extremitäten

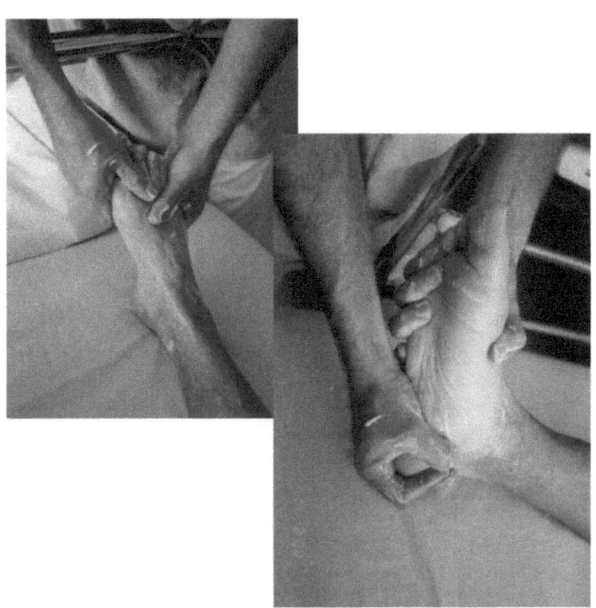

Methode: taktil-haptisch

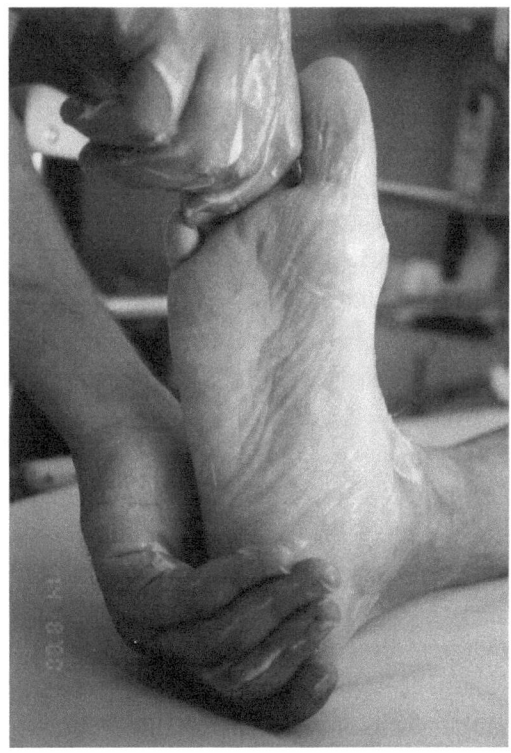

Abbildung:
Bei apallischen oder hemiplegischen Patienten nie in die zentralen Fußflächen bzw. Handflächen drücken; es kann Spastik auslösen.

Zwei wichtige Parameter für positive und negative Anwendungswirkung

Thermorezeptoren: Temperatur und Empfinden

Wenn die Wärme- und Kälterezeptoren der Haut, die fortwährend aktiv sind, eine gleichbleibende Temperatur wahrnehmen, gewöhnen (adaptieren) sie sich daran, und empfinden sie als neutral; soweit es sich um keine kritischen Temperaturen handelt, die dem Körper Schmerzen vermitteln.

An der oberen Hautschicht liegen die Kaltpunkte und reagieren auf Temperaturen zwischen 5 und 36 Grad Celsius. Im tieferen Gewebe befinden sich die Warmpunkte und vermitteln Werte von 25 bis 45 Grad Celsius. Werden diese Temperaturen im jeweiligen Rezeptorbereich unter- bzw. überschritten, geben Schmerzrezeptoren Alarm. Wärmesinn und Kältesinn dienen der Thermoregulation, d. h. dem Aufrechterhalten der Körpertemperatur und damit den lebenswichtigen biochemischen Prozessen im Körper und aktivieren Schutzmechanismen gegen Überhitzung von außen (Schalentemperatur) und von innen (Kerntemperatur). Das Regelzentrum dafür liegt im Zentralnervensystem (ZNS), im Hypothalamus. Thermorezeptoren sind freie Nervenendigungen (langsam adaptierend). Es gibt auch spezielle Kaltsensoren die sehr schnell auf Kältereize reagieren. Temperatur-Schmerzschwelle im Warmbereich: 44° C - Hitzeschmerz; Kälteschmerz bei 17° C Hauttemperatur oder weniger

Zentrale Adaptation: Die Empfindung für eine Temperatur wird deutlich geringer (z.B. warmes Bad), obwohl diese objektiv nur wenig sinkt und die Rezeptoren weiterhin die "aktuelle Temperatur" übermitteln. Die Adaptation erfolgt hier auf höherer, zentraler neuronaler Ebene.

Zone der Indifferenztemperatur: Im mittleren Temperaturbereich führt Abkühlung bzw. Erwärmung nur vorübergehend zu Warm- bzw. Kaltempfinden, dann wird die Empfindung zunehmend neutral bis zur vollständigen Adaption; oberhalb und unterhalb dieser Werte dauernde Warm-/Kaltempfindungen.

Drei verschiedene Parameter spielen beim Temperaturempfinden eine wichtige Rolle: Die Ausgangstemperatur der Haut, die sich nach der länger einwirkenden Außentemperatur ausrichtet.

Die Geschwindigkeit der Temperaturveränderung wird unterschiedlich rasch wahrgenommen. Wenn wir im Winter das Haus verlassen, werden wir spätestens bei der Ausgangstür den Temperaturunterschied wahrnehmen. Geht hingegen die Heizung aus, verspüren wir nur langsam die sinkenden Temperaturwerte.

Die Größe der Hautfläche spielt eine Rolle. Wenn sie die Dusche aufdrehen, testen sie meistens die Wassertemperatur mit dem Finger bzw. Handrücken. Hier wird die Temperatur am Handrücken wärmer empfunden als an den Fingerspitzen. Eine genauere Differenzierung der Temperatur wächst mit der Anzahl der stimulierten Rezeptoren.[1] Bei älteren wie bei allen bewegungseingeschränkten Menschen ist zu berücksichtigen, dass die Hautsensibilität durch Rückgang der Muskulatur, der Spannkraft, der Elastizität zu veränderten Druck-, Dehnungs-, Temperatur- und Schmerzempfindungen führt. Insgesamt wird sichtbar, dass das Temperaturempfinden (wie das Schmerzempfinden) individuell-subjektiv aufgefasst werden muss (kann nicht messbar objektiviert werden), und dies ist bei therapeutischen Handlungen (Berührungen) zu beachten.

Chronischer Schmerz kann nicht nur die Hautempfindlichkeit verändern, sondern auch neuronale Strukturen im Gehirn

Bei Patienten mit chronischen Schmerzen ist die Repräsentation von Körperteilen in der Großhirnrinde verändert. Forscher berichteten auf einem Satelliten-Symposium des Wiener 9. Welt-Schmerzkongresses aus Heidelberg über Hinweise, dass solche Veränderungen nach Amputationen (mit Phantom-Schmerz) durch das Tragen von bioelektrischen Prothesen verhindert werden könnten.
Im "Homunkulus" verändern chronische Schmerzen die Spiegelung ("Repräsentation") des schmerzenden Körperteils: Sie wird größer, verzerrt oder verschiebt sich. Solche Veränderungen machte das Team von Herta Flor vom Psychologischen Institut der Berliner Humboldt Universität mit bildgebenden Verfahren sichtbar. "Dies belegt", so Flor, "dass diese Repräsentationen nicht fest ‚verdrahtet', sondern durch Störungen und Stimulationen selbst im erwachsenen Organismus noch veränderbar sind." Bei Patienten mit chronischen Rückenschmerzen verschiebt sich z.B. die Spiegelung des Rückens in der Kortex in benachbarte Areale. Die Psychologen glauben Hinweise zu haben, dass sich das neuronale Gebiet dabei etwas vergrößert. Das Ausmaß der Veränderungen ist eng mit dem Chronifizierungsstadium der Beschwerden verknüpft. "Diese vergrößerte Repräsentation bei chronischen Schmerzen", so Flor, "könnte die gesteigerte Schmerzempfindlichkeit solcher Patienten erklären", ebenso vorhandene Beschwerden ohne entsprechend feststellbare Reize.[2] Für Anwender von Pflegetherapien sind solche Informationen von großem Wert, denn sie helfen, Schmerzreaktionen von Patienten besser zu verstehen und darauf zu reagieren.

Bildliche Darstellung vor und nach der Homunculus-Pflegetherapie

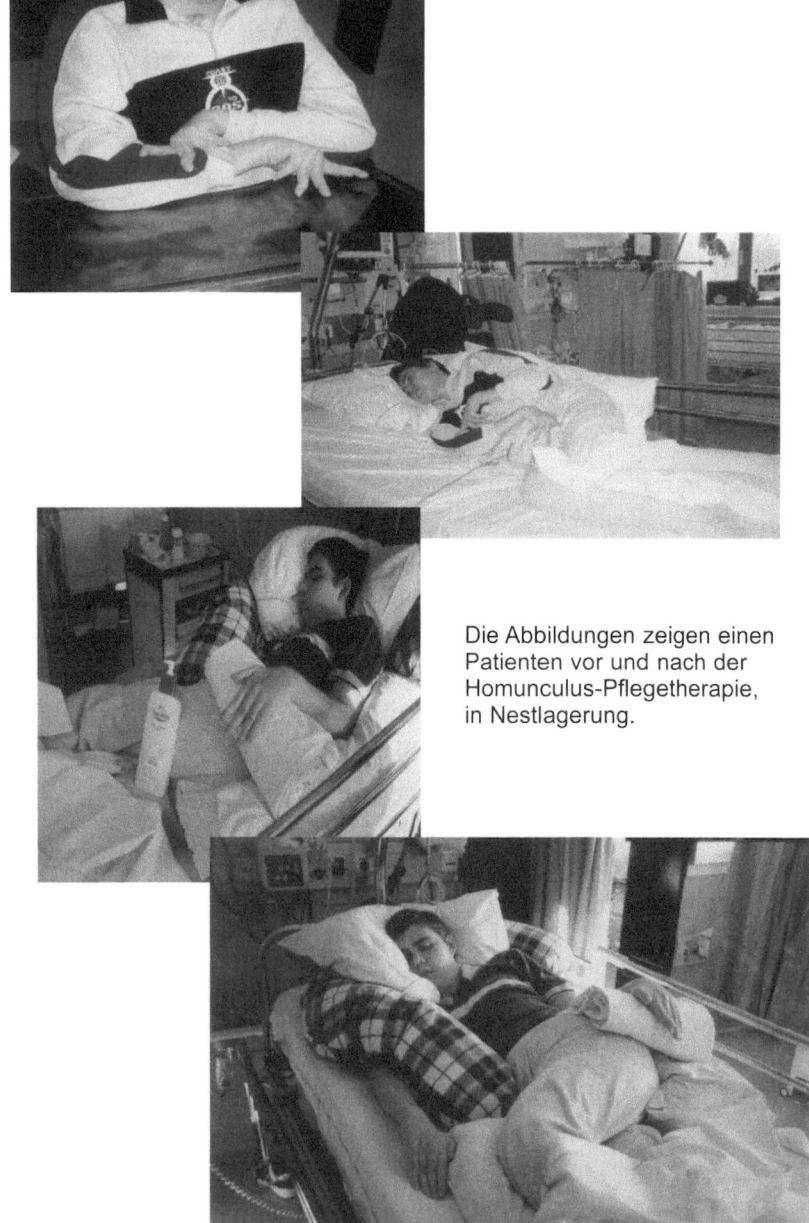

Die Abbildungen zeigen einen Patienten vor und nach der Homunculus-Pflegetherapie, in Nestlagerung.

Methode: taktil-haptisch

Anwendungsbereiche und Problembeispiele aus der täglichen Pflegepraxis

Der Patient hat das Problem, den Löffel beim Essen nicht richtig halten zu können.
Der Patient hat grundsätzlich Schwierigkeiten beim Greifen, Halten, und dabei gezielte Bewegungen mit den Extremitäten durchzuführen.
Probleme von Patienten, die Kontrakturen an den Extremitäten haben.
Patienten können nicht gut stehen oder gehen.
Patienten leiden z.b. nach chirurgischen Eingriffen unter Sensibilitätsstörungen und/oder weisen motorische Defizite auf.

Dann kann die Homunculus-Pflegetherapie eine wertvolle Hilfe für den Patienten und seine erfolgreiche Rehabiliation sein. Bereiten Sie mit ihr den Patienten für weitere Therapieeinheiten und -methoden vor oder für das tägliche Leben!

Fallbeispiele

Fallbeispiel 1: Herr Walter L.

Der Patient verunfallte im Juni 2000 als Beifahrer und wurde aus dem Auto geschleudert. Der Notarzt fand ihn tief bewusstlos am Unfallort auf (Glasgow-Coma-Scale 3). Walter L. wurde intubiert und kontrolliert beatmet mit dem Helikopter ins Krankenhaus gebracht.

Bei der Aufnahme war der Patient neurologisch nicht zu beurteilen; die Pupillen waren eng. In der Computertomographie zeigten sich mehrfach kleine basale Blutungen mit Hämatocephalus internus. Sonst hatte der Patient keine zusätzlichen Verletzungen. Die Diagnose lautete: Schweres Schädel-Hirn-Trauma.

In der Folge normalisierten sich zwar die Hirndruckwerte, ansonsten zeigte sich allerdings keinerlei Besserungstendenz beim Patienten, so dass eine Magnetresonanztomographie durchgeführt wurde, die multiple basale Scheerverletzungen mit konsekutivem Hämatocephalus internus zeigte.

In weiterer Folge konnte der Verletzte von der künstlichen Beatmung entwöhnt werden und spontan atmen; er kam jedoch nicht ohne Tracheostoma aus. Walter L. zeigte im Rahmen eines traumatisch-apallischen Syndroms ein persistierendes Coma vigile.

Im Juli 2000 wurde der Patient auf unsere neurologische Intensivstation verlegt. Der Patient war in seinen Vitalfunktionen massiv instabil (Blutdruck, Herzfrequenz, SaO^2, Fieber, Schweißsekretion, Atmung, und es war bei ihm in kurzen Abständen immer wieder Sekret abzusaugen. Der Patient reagierte gewissermaßen nur vegetativ, zeigte aber sonst keine Reaktionen; mit Ausnahme einer erkennbaren Schmerzsensibilität. Er öffnete die Augen spontan und bewegte vereinzelt beide obere Extremitäten sehr schwach auf Schmerzempfinden (eine Kontaktaufnahme war wahrnehmbar nicht möglich). Zusätzlich konnten wir aus der Biographie des Patienten eruieren, dass er begeisterter Tischtennisspieler und Rechtshänder sei. Deshalb erschien uns der Bereich der Hände eine gute Zugangsmöglichkeit zu sein. Walter L. erhielt eine Shirly-Kanüle, wobei - nach einer HNO-Kontrolle - vorsichtig mit der Kanülenentwöhnung begonnen werden sollte. Zu Beginn konzentrierten wir uns allerdings vorrangig auf die Stabilität der Vitalfunktionen, um zudem sehr behutsam ein "Kennenlernen" zu ermöglichen bzw. Zugangswege zum Patienten herauszufinden.

Erst im August 2000 wandten wir die spezielle pflegetherapeutische Einreibung beim Patienten an, ohne sie besonders genau zu dokumentieren. Am 18. August

2000, um 20.00 Uhr, entschlossen wir uns, den Patienten als Fallbeispiel in unsere Arbeit über eine "Homunculus-Pflegetherapie" zu integrieren.
Walter lag mit leicht erhöhtem Oberkörper auf dem Rücken. Vitalfunktionen: Blutdruck 147/89, Herzfrequenz 137, Respiration 36/min., Temperatur 37,2°C ; zudem schwitzte er stark und musste öfter massiv abgesaugt werden. Ich sprach zum Patienten und erklärte dabei die Handlungen, die ich nun durchführen würde.
Dann begann ich bei seinen Beinen mit der Therapie, zuerst am linken Bein, dann am rechten, wobei ich am Bettende stand und den Patienten genau beobachten konnte, der die Augen spontan öffnete und in Richtung seiner Füße schaute.
Als für ihn mögliche Orientierungshilfe erklärte ich weiterhin jeden einzelnen Schritt der pflegetherapeutischen Maßnahme, deren Dauer pro Extremität ca. vier Minuten entsprach, wobei ich für jede Extremität zum Abschluss entweder großflächig jeden einzelnen Finger oder jede Zehe umfasste und mit einer druckvollen Bewegung ausstrich, wodurch dem Patienten auch das Ende der Therapie für die jeweilige Extremität signalisiert werden sollte.
In der ersten Woche dieser Therapie konnte man einen Herzfrequenz-Abfall von 135 auf ca. 100-105 feststellen, was als signifikant gewertet werden kann. Auch die zunehmend erkennbare Beugespastik in einer der oberen Extremitäten des Patienten - mit Innenrotation im Handgrundgelenk - konnte in eine Normalstellung der Hand reversiert werden und dieser Erfolg hielt bis zu 30 Minuten nach der Therapie an. Der Patient reagierte noch immer sehr stark auf äußere Einwirkungen (z.B. Lärm im Raum) mit beobachtbarer spontaner Rückkehr in die Beugespastik der oberen Extremitäten sowie zeitweisem Anstieg der Herzfrequenz. Nach der ersten Woche konnten wir beobachten, wie sich jeweils nach der Therapie die Spastik in der linken oberen Extremität löste und die einzelnen Finger frei beweglich waren.
Am 25. August 2000, also zwei Wochen nach Therapiebeginn, waren wir überrascht, als Herr Walter L. in der linken Hand spürbar Muskeltonus aufbaute. Auch kleine Bewegungsmuster einzelner Finger konnten während und nach der Einreibung bemerkt werden. Bei der rechten Hand versuchten wir durch Aufforderung die Finger zu heben, eine Spontanreaktion des Patienten zu provozieren. Auch bei der Einreibung der Hände fragten wir ihn, ob er unsere Hand drücken könne, was er prompt ausführte. So kommunizierten wir mit dem Patienten durch Händedruck und Augenkontakt (Blinzeln).

Die nun feststellbaren Vitalfunktionen nach Durchführung der Therapie: Blutdruck unwesentlich verändert, Herzfrequenz 100, Respiration 29, Temperatur unwesentlich verändert, Schweißsekretion im Normbereich; auch insgesamt war der Patient ruhiger und die Sekretion im respiratorischen Bereich stark rückläufig, wodurch weniger über das Tracheostoma abgesaugt werden musste. Nach zirka vier Wochen, am 07. September 2000, starteten wir erstmals den Versuch, den Patienten von der Kanüle zu entwöhnen (mittels Abstoppeln durch "Fopperl"). Die Sauerstoffsättigung wurde gleichzeitig mittels Gascheck genaustens kontrolliert. Anfangs brauchte Herr Walter L. dabei vermehrte Zuwendung, Aufmerksamkeit und Unterstützung, wobei er lernte, wieder durch den Mund zu atmen. Er reagierte mit einer ansteigenden Herzfrequenz bis 140. Wir versuchten, ihn durch Eincremen der Hände und Füße zu unterstützen, nicht zuletzt, um ihn damit durch eine angenehme "Körpererfahrung" von der Kanülenentwöhnung abzulenken. Dies gelang sehr gut, so dass wir in den ersten drei Tagen jeweils drei Stunden lang beim Patienten das Tracheostoma "abstöpseln" konnten. Ab dem vierten Tag konnte die Zeitspanne ausgeweitet werden. Herr Walter L. probierte teilweise sichtbar bewusst, durch Augenfixierung mit uns zu kommunizieren.

Am 14. September 2000 erhielt der Patient einen Tracheostomaplatzhalter, und die Shirly-Kanüle mit "Fopperl" konnte entfernt werden. Schon einen Tag später konnte auch der Platzhalter entfernt werden und das kleine Tracheostoma wurde abgeschlossen.

Die Ziehmutter von Walter L. übernahm als Bezugsperson fast täglich am Nachmittag die Homunculus-Pflegetherapie, nachdem sie von uns eingeschult worden war. So war es möglich, die Therapie bei dem Patienten täglich öfter als sonst durchzuführen.

Pflegediagnosen-Cluster

Die Homunculus-Therapie lässt sich sehr gut in den vom Gesetz geforderten Pflegediagnosenkatalog integrieren. Mit diesem Pflegediagnosen-Cluster möchten wir aufzeigen, wie wir diese Pflegetherapie in den Maßnahmenkatalog bei unserem Fallbeispiel Walter L. eingebaut haben.

- *Atemvorgang ungenügend* i. Z. mit massiver Sekretproduktion, Schmerzen, Kreislaufschwankungen, Fieber, starke Transpiration

- *Kommunizieren verbal beeinträchtigt* - traumatisch und durch das Tracheostoma bedingt
- *Sinneswahrnehmung verändert* - Pathophysiologisch und behandlungsbedingt verändert sind: visuelle, akustische, gustatorische und haptische Wahrnehmung
- *Inaktivitätssyndrom, hohes Risiko* bedingt durch Immobilität, Spastizität, verändertem Bewusstseinszustand
- *Körperbild-Störungen* durch Trauma und Wahrnehmungsstörungen
- *Selbstfürsorgedefizite bei Essen, Trinken, Kleiden, Pflegen, Ausscheiden,* Schweregrad 4
- *Wissensdefizit* i. Z. mit kognitiver Einschränkung und Fehlinterpretation von Informationen
- *Bewältigungsformen ungenügend* i. Z. mit veränderter Wahrnehmung und Lebensumständen, anhaltende Stressfaktoren

Fallbeispiel 2: Herr Walter L.

Das ganze multiprofessionelle Team, bestehend aus Ärzten, Pflegepersonen, Physiotherapeuten, Logopäden u.a. konnte nach intensivster Arbeit erreichen, dass der Patient in seiner Wachphase einige Finger im Millimeterbereich auf Aufforderung hin bewegen konnte.
Jetzt könnte jemand sagen, das ist wohl schön, aber was bringt es dem Patienten wirklich? Hier gilt es, Problem und Erfolg von einer anderen Seite - nämlich der des Patienten und seines Leidens zu betrachten.
So "entgleiste" z.B. der Patient vegetativ, und dies ohne für uns ersichtlichen Grund. Jetzt konnte er auf die Frage, ob er Schmerzen hätte, zweimal deutlich mit dem Finger eine Bewegung durchführen (Kommunikationsmethode bei uns auf der Station), wodurch ihm schnell und ohne großen Aufwand geholfen und sein vegetatives Problem aus der Welt geschafft werden konnte. Für den Patienten selbst war dies natürlich eine deutliche Verbesserung. Wie so oft, konnte vieles von dem damit verbundenen Pflegeaufwand nicht dokumentiert werden.

Centro

Fallbeispiel 3: Elisabeth W.

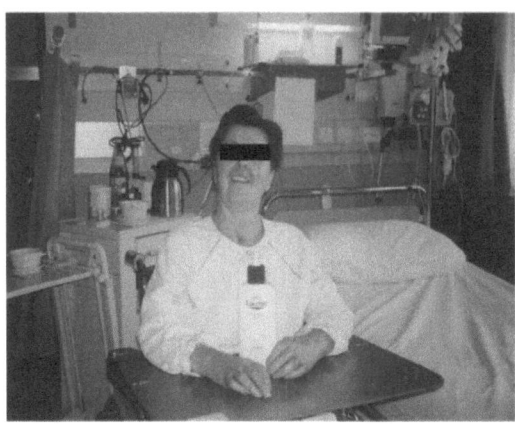

Die Abbildung oben zeigt eine Patientin mit einem *Locked-in-Syndrom* nach einer Basilaris-Thrombose, das heißt, sie konnte, bevor wir intensiv mit der Homunculus-Pflegetherapie begonnen hatten, nur mittels ihrer Augen kommunizieren. Nach der kontinuierlich durchgeführten Therapie konnte die Patientin die linke Hand selbständig bis zum Mund heben (Therapie-Durchführung ca. 2-3 Mal täglich, etwa vier Monate lang).

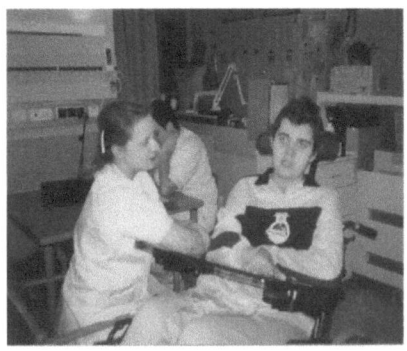 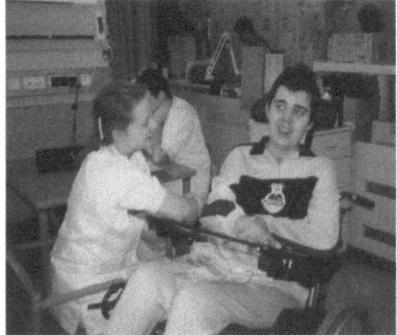

Diese Abbildungen zeigen Sr. Monika, die einem ursprünglichen "Apalliker" einen Witz erzählt. Seine Reaktion auf die Pointe: . . . interpretieren Sie diese bitte selbst.

Das Problem der Kontrakturen

Dies ist ein schwieriges Thema für Pflegende im Klinikbereich, die sich eingehender mit Rehabilitation befassen. Wenn ich mich zurückerinnere, was und wieviel wir damals in der Krankenpflegeschule über prophylaktische Maßnahmen diesbezüglich gelernt haben, dann muss ich mir in der Praxis sehr oft die Frage stellen: "Sind diese Kontrakturprophylaxen ausreichend und haben Sie über 24 Stunden den gewünschten Erfolg für den Patienten?"
Oder anders gefragt: "Reicht bei Kontrakturen eine halbe bis eine Stunde, vielleicht zweimal am Tag durchgeführte Physiotherapie aus?"
Dies ist nicht als Frage nach der Wirksamkeit der Physiotherapie zu verstehen, sondern gilt der Suche nach und der Bestätigung von besserem prophylaktischem Erfolg für den Patienten. Die Homunculus-Pflegetherapie kann nachweisbar als probates (zusätzliches) Mittel für die Lösungsmethoden des so schwierigen Pflegeproblems der Kontrakturen - wie die Bilder beweisen - herangezogen werden.

Eine "Thermoprovozierende Pflegetherapie" bei Kontrakturen?

Einige Jahre überlegte ich mir, welche Möglichkeiten es gibt, um Kontrakturen im Vorhinein zu vermeiden bzw. welche Methode erfolgreich sein könnte, einen möglichst raschen Erfolg bei bestehenden Kontrakturen zu erzielen, um dieses Pflegeproblem in den Griff zu bekommen. Ein interessantes Gespräch mit einem Universitätsprofessor aus Graz brachte mich schließlich auf einen wissenschaftlichen Ansatz, der mich seither fesselte, und der die sogenannten "Thermorezeptoren" betrifft. Zuerst ergab dies eine Reihe noch wenig konkreter Ge-

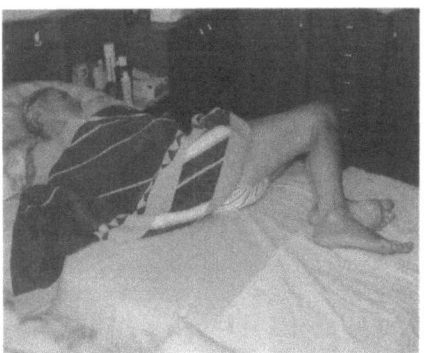
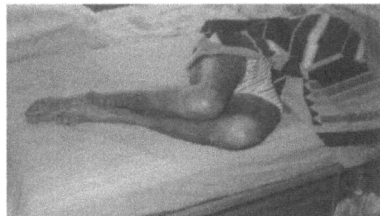

Linke und untere Abbildung zeigen die Kontrakturen des Patienten vor der Pflegetherapie.

danken über die Möglichkeit, einen entsprechenden Effekt bei betroffenen Patienten zu bewirken. Die wirklich zündende Idee verdankte ich dann meiner Nichte, die gerade im Alter von drei Jahren war. Wir machten im Jänner 2000 einen Winterspaziergang im Schnee, dabei formte ich einen Schneeball, um diesen meiner Nichte in die Hand zu geben. Kaum hatte sie ihre Handfläche geöffnet, plazierte ich diesen in ihre Hand, mit der sie die weiße Kugel umfasste. Kurz danach wurde diese ihr aber zu kalt, ihre Hand öffnete sich und der unangenehm nass-kalte Klumpen wurde von ihr zu Boden geworfen. Sie ballte die Finger zur Faust zusammen und versuchte dadurch Wärme zu erzeugen. Ich blies meinen warmen Atem in ihre Hände und rieb sie, bis sie sich erwärmt hatten; dann ging die geballte Faust von alleine wieder auf. Damals stellte ich mir die Frage: Wie verhält sich eine Kontraktur bei Konfrontation mit Wärme und Kälte? Ein paar Monate später kam ich vom Lauftraining für einen Marathonbewerb nach Hause und meine Füße schmerzten von den Strapazen. Im Gefrierschrank fand ich einen Cool-Pack, also einen Beutel mit gefrorener Flüssigkeit. Den legte ich auf die schmerzenden Stellen am Fuß und war erstaunt darüber, was anschließend geschah. An den Stellen wo ich den eiskalten, gefrorenen Beutel auflegen wollte, zuckte ich zusammen und wich reflexiv auf die andere Seite aus. Mit anderen Worten, ich flüchtete vor der schockartigen Erfahrung. Hierin erkannte ich nun die Anwendungsmöglichkeit für Beugekontrakturen. Was geschieht bei einer plötzlichen Kühlung einer Körperseite (z.B. dorsal), bei gleichzeitiger rascher Erwärmung auf der gegenüberliegenden lateralen? Genau: die Kontraktur geht in die gewünschte Richtung auf! Wenn man bei einer Beugekontraktur des Fußes in der Kniebeuge Kaltes auflegt und auf der gegenüberliegenden Seite (Knie) eine Wärmflasche, deren Inhalt über die Körpertemperatur erhitzt wurde, und dies zwischen zwei bis vier Minuten; wonach eine diametrale Einreibung nach dem Konzept der Basalen Stimulation® erfolgt, geht der Fuß unglaublich schnell auf, löst sich also die Kontraktur. Zuvor waren noch einige Überlegungen anzustellen und die hypothetischen Annahmen durch kleine Experimente zu überprüfen, um danach feststellen zu können, dass diese, später ausgereiftere Methode zu erstaunlichen Erfolgen bei Patienten mit Kontrakturen führt.

Versuchsergebnisse bei temperaturrelevantem Druck- und Berührungsreiz

Die für meine Hypothese relevanten Experimente führte ich an mir selbst, an Bekannten und Arbeitskollegen durch. Diese Probanden waren, von meinem experimentellen Vorhaben völlig uninformiert, nötig, um möglichst unvoreingenommene, spontane Resultate zu erlangen. Zudem sorgte ich dabei für eine ruhige Umgebung und bat gleichzeitig die Probanden, die Augen zu schließen, um sich auf die Körperwahrnehmung besser konzentrieren zu können. Die Raumtemperatur betrug 24°C, die Körpertemperatur der "Versuchskaninchen" lag unter 37°C (36.7°C). An den sitzenden oder am Rücken liegenden Freiwilligen probierte ich verschiedenste Möglichkeiten aus. Ich hatte zwei Wasserschüsseln vorbereitet (eine mit warmem, die andere mit kaltem Wasser gefüllt). An den liegenden Probanden begann ich nun am Bein, und hier nur auf der Unterseite vom Schenkel abwärts, über die Kniekehle, Unterseite der Waden bis hin zur Ferse mit zwei weichen Waschlappen, die ich zuvor ins warme Wasser (Wassertemperatur über der Körpertemperatur) getaucht hatte, in Haarwuchsrichtung zu waschen und zwar zwei bis drei Minuten lang. Das empfanden die Probanden als sehr angenehm, es hatte gewissermaßen einen Wellness-Effekt. Danach tauchte ich die Waschlappen in kaltes Wasser und versuchte jetzt gegen die Haarwuchsrichtung, auf der Oberfläche des Beines vom Fußrücken, Schienbein, Knie, in Richtung Leistengegend auszustreichen. Auf den Kältereiz reagierten die meisten schreckhaft, hatten ein Kribbelgefühl, das teilweise anregend, teilweise als unangenehm empfunden wurde. Beim nächsten Versuch wählte ich die diametrale Methode aus, wieder mit warmem und kaltem Wasser. Die synchrone Durchführung brachte die erwünschten Ergebnisse. Die Probanden empfanden nun eine sehr intensive Berührung und hatten subjektiv das Gefühl, dass der Fuß von ganz alleine "aufging". Das war der von mir gesuchte Ansatz. Bei einer weiteren Aktion brachte ich eine Wärmeflasche mit heißem und ein Cool-Pack mit gefrorenem Wasser zum Einsatz. Ich umwickelte das gefrorene Päckchen mit zwei Lagen einer handelsüblichen Küchenrolle, um eine Schockreaktion bei Berührung der Haut zu vermeiden. Das umhüllte kalte Päckchen legte ich auf das Kniegelenk und die Wärmflasche in die Kniebeuge, anschließend fixierte ich diese mit einer Langzugbinde, damit sie nicht verrutschen konnte. Ich stoppte die Zeit bei der Anwendung mit und befragte meine Probanden nach einer, zwei, drei, vier und nach fünf Minuten Anwendung, was er oder sie empfand. Ein Wirkungseintritt begann zumeist nach einer halben Minute und adaptierte sich nach vier Minuten während der Anwendung. Alle empfanden es weiterhin als kalt oder warm, aber nicht mehr unangenehm. Nach dieser thermoprovozierenden Maßnahme probierte ich eine neue Art von Einreibung bei Patienten aus, die nachfolgend noch beschrieben wird.

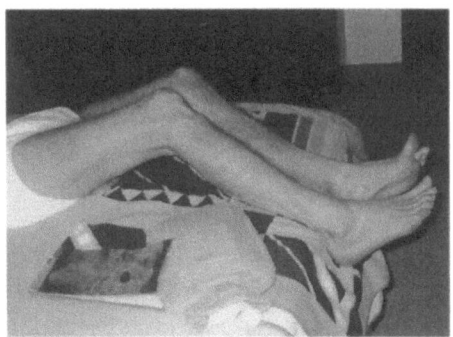

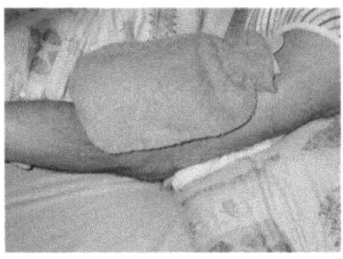

Obere Abbildung zeigt die noch verbleibende Kontraktur an den unteren Extremitäten nach der "Thermoprovozierenden Pflegetherapie".

Unter Abbildung: Während der Einreibung, unmittelbar nach der oben genannten Pflegetherapie.

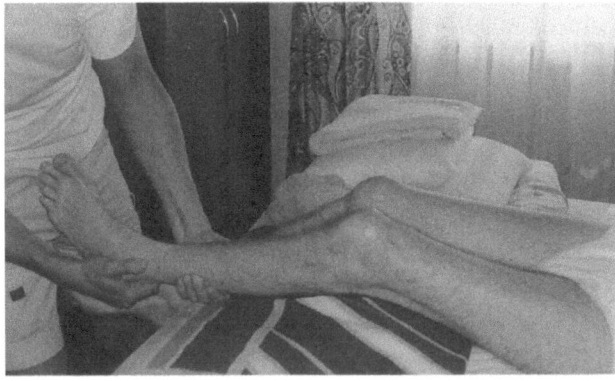

Durchführung der thermoprovozierenden Pflegetherapie bei Kontrakturen.

Vorbereitung

Biographische Anamnese im Rahmen der pflegediagnostischen Aufnahme des Patienten mit der konkreten Fragestellung: Wie lange bestehen die Kontrakturen, haben sich die Verkürzungen schon manifestiert, besteht eine Spastik oder handelt es sich um akute entzündliche Prozesse bei der Anwendungsstelle?
Patienten über die Therapie und den Verlauf informieren. Vor allem die Akzeptanz der Körperberührung an den Extremitäten ist nicht bei jedem Patienten gleich. Initialberührung vor allem beim komatösen Patienten.
Für eine ruhige Umgebung sorgen, Patienten soweit wie möglich abschirmen.
Cool-Pack und Tuch, Wärmflasche mit warmen Wasser über der Körpertemperatur (ca. 38-39C°), Hautlotion Ph5-Eucerin für die Einreibung.

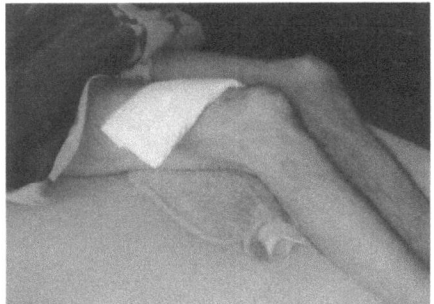
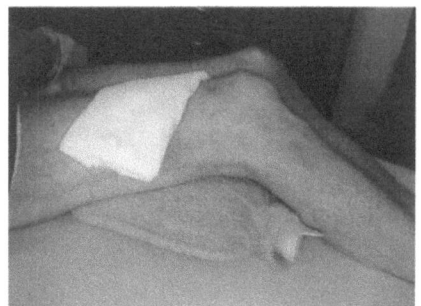

Lagerung des Patienten

Patient sollte in Rückenlage gebracht werden. Der Oberkörper bzw. der Kopf in 30 Grad aufrechter Position, um ihm einen besseren Überblick zu ermöglichen. Natürlich sollte Sie bei schweren Formen von Kontrakturen auf eine spezielle Lagerungsform zurückgreifen (mit Hilfe von Pölstern, Decken usw.).

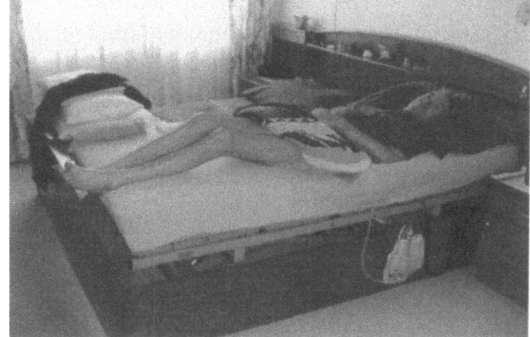

Therapiebeginn

Von der Peripherie ins Zentrum vorarbeiten. Behandeln Sie immer die ganze Extremität des Patienten, um auch den Muskeltonus in der Peripherie zu lockern. Der Pflegende sollte möglichst den Blickkontakt zum Patienten halten (um die Reaktionen des Patienten zu beobachten und für die anschließende Dokumentation). Pro Extremität werden ca. 10 bis 20 Minuten vorgegeben.

Cave: *Bitte halten Sie immer Rücksprache mit Ihrem zuständigen Stationsarzt!*
Bei starker Transpiration, Herzfrequenzanstieg sofortiger Therapie-Abbruch!
Schmerzen bei der Anwendungsstelle - Abbruch!
Bei Fuß- oder Nagelpilz gilt Handschuhpflicht.

Materialien

Cool-Pack (eisgekühlte abgeschlossene Packung, die auf den meisten Stationen im Kühlschrank gelagert wird). Tuch, Küchenrolle oder Stoffwindel zum Einwickeln des Cool-Pack. Wärmflasche mit warmen Wasser über der Körpertemperatur (ca. 38-39° C). Wirkstofffreie Salben, wie z.B. pH5-Eucerin-Lotion (dermatologisch getestet). Auf jahrelange Anwendungen mit dieser Produktserie, die positiven Resultate im Bereich der Hautpflege und das zeitgerechte Einwirken wurde bereits hingewiesen.

Die Durchführung

Umwickeln Sie das gefrorene Päckchen mit zwei Lagen einer handelsüblichen Küchenrolle oder einer Stoffwindel, um eine Schockreaktion bei Berührung mit der Haut zu vermeiden. Das umhüllte kalte Päckchen legen Sie auf die untere Extremität im Bereich Oberschenkel und Kniegelenk; die Wärmflasche in die Kniebeuge; anschließend fixieren Sie beides mit ihren Händen, damit nichts verrutschen kann und halten die Position ca. 1-3 Minuten. Zusätzlich können Sie an der Oberfläche der Kontraktur gegen die Haarwuchsrichtung streichen, sowie mit der Wärmflasche in der Beuge der Extremität in Haarwuchsrichtung ausstreifen. Wiederholen Sie diese gegengleichen Bewegungen individuell so lange, bis die drei Minuten verstrichen sind. Danach legen Sie die Materialien zu Seite und beginnen mit der speziellen Einreibung.

Kontrakturen und "thermoprovozierende Pflegetherapie"

Fixieren Sie mit ihrer linken Hand die Extremität distal (z.B. Fußgrundgelenk oder Handgelenk) am Patienten und nehmen Sie mit der noch frei gebliebenen rechten Hand die Einreibung folgendermaßen vor:
Mit der freien Hand führen Sie eine kreisrunde Bewegung durch, und zwar an der kontrahierten (gebeugten) Seite in Haarwuchsrichtung und an der Oberseite gegen die Haarwuchsrichtung; rhythmisch und mit wechselhaftem Druck; drei bis vier Mal. Danach erfolgte ein Wechsel von links nach rechts.
Der Vorteil gegenüber der diametralen Einreibung liegt darin, dass man während der Einreibung nicht An- und Absetzen muss und zügig fortfahren kann.
Außerdem kann mit der fixierenden Hand ein leichter Zug auf die Extremität ausgeübt werdem, was wiederum eine zusätzliche Unterstützung bewirkt. Es bedarf aber einiger Erfahrung und entsprechendes Einfühlungsvermögen, um keine Schmerzen oder sonstige negative Wirkungen hervorzurufen.

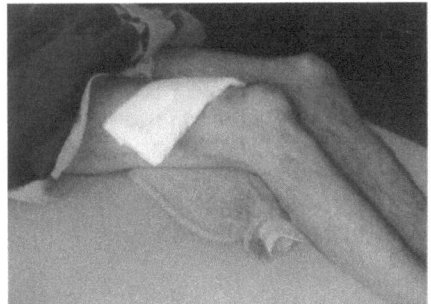

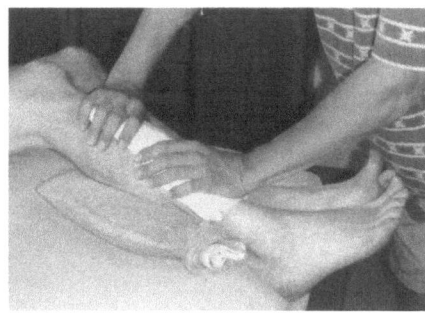

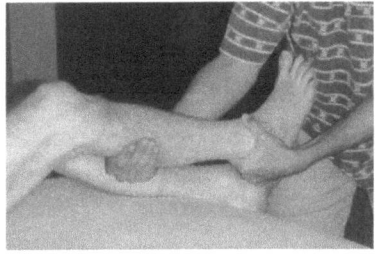

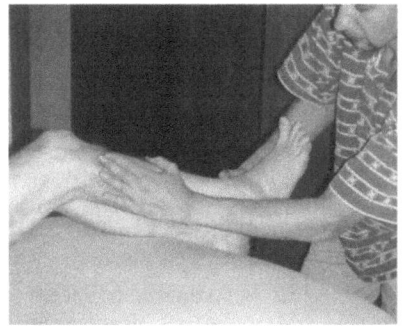

Anzahl der durchführenden Personen
Mindestens eine speziell geschulte Pflegeperson.

Zeitaufwand der thermoprovozierenden Pflegetherapie bei Kontrakturen
Pro Therapieeinheit (je Extremität) 10 Minuten. Gesamtzeit für obere und untere Extremitäten 16 - 20 Minuten (inkl. Vorbereitung).

Häufigkeit der Durchführung
Täglich - wenn möglich individuell auf den Patienten abstimmen.

Wo ist die Therapie wirksam?
Die Praxis hat uns mehrere Wirksamkeitshinweise gezeigt:
    Bei Kontrakturen
    Bei Spastik
    Bei Patienten mit erhöhtem Muskeltonus.
Grundsätzlich gibt es keine zeitliche Indikationseinschränkung auch bei bestehenden Kontrakturen mit der thermoprovozierenden Pflegetherapie zu beginnen.

Kontraindikationen
(Bitte halten Sie immer Rücksprache mit Ihrem zuständigen Stationsarzt!)
    Thrombophlebitis, Thrombose der tiefen Beinvenen.
    Entzündungen und Infektionen im Bereich der Anwendungsstellen.
    Knochenbrüche, Bänder- und Sehnenverletzungen.
    Akute Schmerzen.

Ziele der Therapie
Die Mobilität des Bewegungsapparates aufrechterhalten und ent- oder bestehenden Kontrakturen entgegenzuwirken.
Die Wahrnehmung in den Extremitäten zu fördern (Körperbild, Körpergefühl)
Den Muskeltonus zu reduzieren.
Die Vorbereitung des Patienten für die Physiotherapie.
Negative emotionale, meist depressive Zustände durch die intensive Betreuung des Patienten ebenso zu lösen wie Angstzustände.
Hautpflege mit Funktion.
Insgesamt die Wachheit des Patienten zu fördern.
Ökonomische Vorteile: weniger negative Langzeitfolgen für den Patienten.

Ruhepausen mit Kuscheltier (nach "basaler Stimulation in der Pflege"®)

Was hat ein sogenanntes "Kuscheltier" im Bereich der Homunculus-Therapie oder bei allgemeinen Rehabiliationsmaßnahmen verloren? Nun das ist ganz einfach erklärt: Es ist ein äußeres, deutliches Zeichen, dass in dieser Phase der Pflegetherapie keine wie immer geartete "Stimulation" zu erfolgen hat. So wichtig nämlich die Förderung aller Wahr-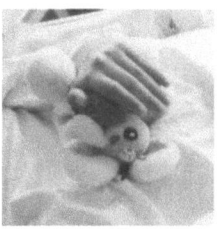
nehmungsbereiche auch ist, ist diese nutzlos, wenn der Patient tief und fest schläft. Ein schlafender Patient sollte schlafen, und diesen Schlaf sollte keiner, der im Pflegeteam arbeitet, stören. Das Konzept der Bezugpflege ist übrigens ein gutes Instrument, um dem Patienten seine nötige Ruhepause zu sichern, ohne dass weitere Personen in dieser Phase den Schlaf des Patienten unterbrechen.

Seit einem Erlebnis aus beruflichen Anfängen erscheint mir dies besonders wichtig für den Patienten zu sein. Tag X auf der Station, im Jahr 1997: Es wurden damals schon verschiedenste Wahrnehmungskonzepte in die Pflege einbezogen und Bezugspflege war ein zentrales Thema, das heißt, jede Pflegeperson übernimmt einen Patienten oder eine bestimmte Patientengruppe. Ich war nun verantwortlich für die Pflegeplanung und -ausführung, und gestaltete den ganzen Tag, um möglichst durchgehend eine pflegetherapeutische Wirksamkeit zu erreichen. Nach der therapeutischen Grundkörperpflege, die auf unserer Station etwa eineinhalb Stunden pro Patient dauerte, verrichtete ich allgemeine Tätigkeiten, die dabei anfallen, z.B. Infusionen spiegeln, Laborzettel ausfüllen, Visite vorbereiten, und unter anderem Blutzuckerkontrollen, die bei mehreren Patienten am Vormittag vorzunehmen waren. Damals dachte ich, um auch möglichst rationell zu arbeiten, diese gleich anschließend, wenn ich sonst fertig bin, durchzuführen. Unsere Patienten schliefen gerade und ich - selbst voll Aktivität - dachte mir nichts böses dabei, sondern wollte das noch vor der Visite erledigen, um alle Vitalparameter vorweisen zu können. Ich ging zu einem Patienten, für den ein Kollege zuständig und bei dem noch eine Blutzuckerkontrolle vorzunehmen war. Der Patient lag in "Nestlagerung" auf der Seite und schlief. Ich wollte gerade einen seiner Finger ergreifen, um mit einer Nadel hineinzustechen, als plötzlich der Arbeitskollege hereinkam und mich bat, ihn vor die Tür zu begleiten. Dort erklärte er mir sehr bestimmt, dass er dem Patienten seiner Zuständigkeit versprochen habe, dass dieser sich nach der anstrengenden Grundkörperpflege ausruhen könne ohne gestört zu werden. Das steht nun in enger Verbindung mit dem notwendigen Vertrauen, welches Patienten zu Pflegepersonen haben müssen und nicht immer leicht aufzubauen ist. Dann komme ich daher und will dem Patienten in seinen Finger stechen, obwohl die Möglichkeit, dies eine halbe Stunde später zu tun, gegeben war. Der Patient wäre erwacht, seine notwendige Erholungsphase ebenso gestört wie das Vertrauen in die Aussagen von Pflegepersonen. Gerade die Ehrlichkeit ist in der Krankenpflege einer der wichtigsten Parameter für gemeinsamen Erfolg, da selbst wahrnehmungseingeschränkte Patienten auf mangelnde Glaubwürdigkeit negativ reagieren. Einige Patienten reagieren darauf, indem sie die Augen fest zupressen und sich schlafend stellen, andere "sprechen" vegetativ, reagieren über Veränderungen von Blutdruck, Puls, Schweißsekretion usw. Neben dem so wichtigen Vertrauen ist natürlich die physiologische Bedeutung von Ruhephasen hervorzuheben. Der Schlaf dient wesentlich der Regeneration und für kranke Menschen ist er nicht auf den 24-Stunden-Rhythmus reduzierbar. Störungen dieser Erholungsphasen sind im Rahmen einer Rehabilitation nur schwer zu kompensieren, zugleich allerdings durch Unwissenheit und Ignoranz ein "konditioniertes" Element des klinischen Alltags. Um entgegenzuwirken, habe ich das Kuscheltier im Zusammenhang mit der Homunculus-Pflegetherapie eingeführt. Die Kuscheltiere sollten gut sichtbar im Bett angebracht werden, um jede irrtümlich verursachte Störung zu vermeiden, als deutliches Zeichen: "Absolute Ruhe für den Patienten!"

Vorläufiges Resümee

Der taktil-haptische Bereich der Homunculus-Pflegetherapie steht in der zentralen Methode - wie die bisherige Erfahrung zeigt - in einem deutlichen Zusammenhang mit therapeutischen Erfolgen und damit von Rehabilitation und Restitution. Zugleich erweisen sich erweiternde und ergänzende Maßnahmen und Methoden für diese Pflegetherapie überaus brauchbar und schließen mögliche Lücken, ohne dabei den Rahmen von Theorie und Praxis der Homunculus-Pflegetherapie zu sprengen. Wesentlicher Aspekt für einen Erfolg ist das Wissen um die medizinische Diagnose. Die Art der Erkrankung oder Verletzung liefert durch die mögliche Beschreibung von Symptomen, die mit dem jeweiligen pathologischen Geschehen einhergehen, wichtige Hinweise für die Pflege, ihre Therapien und damit für alle folgenden Maßnahmen, die der Regeneration, Restitution, Rehabilitation und Reorganisation dienen. Dazu einige pathologische Beispiele aus der Literatur:

Pathologische Beispiele

In folgenden Beispielen sollen Verbindungen zwischen Wahrnehmungsbereichen und den taktilen-haptischen Fähigkeiten anhand von Störungen und Schädigungen der Hirnfunktionen (Krankheitsbilder) dargestellt werden. Der prämotorische Kortex bildet dabei ". . . den cerebralen Apparat aller kinetischer Melodien oder motorischer Fertigkeit."[3]

Beispiel 1

"Es lassen sich . . . Symptome angeben, die sich bei Patienten mit Verletzungen der prämotorischen Zonen entwickeln." Zahlreiche Beobachtungen und Untersuchungen machen deutlich, ". . . dass solche Schädigungen weder eine Paralyse noch eine Parese der kontralateralen Gliedmaßen hervorrufen. Der grundlegende Ausfall äußert sich vielmehr in einer Beeinträchtigung erlernter Bewegungen, die nicht mehr fließend ausgeführt werden können. . . . Ein Facharbeiter ist nicht mehr fähig, aufeinanderfolgende Operationen, die eine gewohnte motorische Handlung konstituieren, automatisch durchzuführen. . . . Diese Störungen manifestieren sich besonders klar in dem Arm, der kontralateral zum Herd der Schädigung liegt." . . . Betrifft die Läsion aber die linke (dominante) Hirnhälfte, wirkt sich die Schädigung auf beide Arme aus.[4]

Beispiel 2

„Ein anderes merkwürdiges Phänomen im Zusammenhang mit bewusster Wahrnehmung ist die Unfähigkeit von bestimmten Patienten, krankhafte neurologische Ausfälle an sich selbst zu erkennen oder zur Kenntnis zu nehmen. Diese Erkrankung wird Anosognosie genannt. Schäden und Erkrankungen, die nicht beachtet oder geleugnet werden, können z.B. im Verlust der motorischen Kontrolle (Hemiparese, Hemianästhesie), die etwa nach einem Schlaganfall auftreten oder im Ausfall des Sehvermögens im ganzen Gesichtsfeld oder in Teilen davon (Hemianopie) bestehen. . . . Solche Schäden werden natürlich nicht von allen Patienten geleugnet, sondern in der Regel von solchen, die eine zusätzliche Schädigung des Parenterallappens (meist des rechten) und/oder Schäden in den frontalen Arealen 8, 9 und 46 und im vorderen cingulären Gyrus aufweisen.
„Anosognosie-Patienten versuchen entweder so zu tun, als sei alles in Ordnung,

oder sie beschreiben den Defekt oder deren Folgen Ursachen außerhalb ihrer selbst zu. . . . Fordert man Anosognosie-Patienten, die eine Lähmung der linken Körperseite haben, auf, die linke Hand zu reichen, so ignorieren sie entweder die Aufforderung, versuchen abzulenken oder geben Pseudoerklärungen ab, wie ‚Ich kann den Arm nicht heben, weil ich müde bin.' In einem Fall gab der Patient statt der linken die rechte Hand, behauptete aber gleichzeitig, die linke zu geben. Als er darauf aufmerksam gemacht wurde, dass er die linke gar nicht bewegt habe, ging er soweit zu behaupten, er hätte drei Hände . . ", eine, die er tatsächlich nicht bewegt hatte, eine, ". . . die er seiner Meinung nach nicht bewegt habe, und eine dritte, die vorhanden sein muss . . ", weil sein Gehirn eine Handbewegung meldete.[5]

Beispiel 3

Hier geht es um Phänomene bei sogenannten "split-brain-Patienten" (Sperry, 1974, Popper und Eccles, 1982). "Bei diesen Patienten ist der Informationsaustausch zwischen der linken und rechten Großhirnhemisphäre, der normalerweise über die vielen Millionen Fasern des Balkens verläuft, unterbunden" . . . Die Linke weiß im wahrsten Sinne des Wortes nicht, was die Rechte tut. So kann der Patient ". . . mit der linken Hand durch Tasten und ohne Sichtkontakt einen bestimmten Gegenstand aus einer Kollektion von Gegenständen herausfinden, und er wird dies korrekt tun, wenn man der rechten Hemisphäre (welche die linke Hand steuert) die Bezeichnung des gesuchten Gegenstandes auf einem Schirm schriftlich mitteilt. Dabei muss man dafür sorgen, dass nur die rechte Hemisphäre das Wort lesen kann. . . . Tut man dies, dann weiß die linke Hemisphäre nicht, was vor sich geht. Hat man der rechten Hemisphäre das Wort ‚Schlüssel' dargeboten und der linken das Wort ‚Ring', so wird der Patient mit der linken Hand (korrekt) den Schlüssel heraussuchen, aber auf die Frage, was er herausgesucht habe, die Antwort ‚Ring' geben."[6]

Beispiel 4

Dabei geht es um eine Spastikerin, um eine Patientin, die durch zerebrale Kinderlähmung an Spastizität und Athetose litt. Einerseits kam es zu unwillkürlichen Bewegungen der Hände, anderseits hatten sich ihre Augen nicht entwickelt. Sie stellte fest: "In Blindenschrift kann ich kein einziges Wort entziffern.

Ich kann mit meinen Händen überhaupt nichts anfangen. Sie sind völlig nutzlos." . . . Ihre ". . . Hände waren leicht spastisch und athetotisch, ihre sensorischen Fähigkeiten dagegen zeigten . . . keinerlei Beeinträchtigungen. - Sie erkannte sofort und korrekt selbst zarte Berührungen, Schmerz, Temperaturunterschiede und die passive Bewegung der Finger. Die grundlegenden Empfindungen waren also völlig intakt. In krassem Gegensatz zu diesem Befund stand die tiefgreifende Beeinträchtigung der Wahrnehmung." Sie ". . . konnte überhaupt nichts identifizieren, was ich ihr in die Hände legte - auch meine eigenen Hände nicht. Sie konnte nichts erkennen, und sie betastete auch nichts. Sie führte keine aktiven, ‚fragenden' Bewegungen mit den Händen aus. . . . Ihre Hände hätten eigentlich völlig normale Hände sein müssen - und doch waren sie es nicht. Konnte es sein, dass sie funktionslos - ‚nutzlos' - waren, weil sie sie nie gebraucht hatte? . . . konnte sie dann jetzt, mit sechzig Jahren, nachholen, was sie in den ersten Wochen und Monaten ihres Lebens hätte lernen müssen?"
Ein Parallelfall von einer ‚Entfremdung' der Hand bei verwundeten Soldaten hatte völlig andere Ursachen. "Die verletzten Hände fühlten sich, obwohl sie im wesentlichen neurologisch und sensorisch wiederhergestellt waren, ‚fremd', ‚leblos', ‚nutzlos' und ‚aufgesteckt' an." Dieses Beispiel zeigt, ". . . dass die gnostischen Systeme', die eine ‚Gnosis', einen auf Erkennen gerichteten Einsatz der Hände, ermöglichen, in solchen Fällen infolge von Verletzung, Operation und der Tatsache, dass der Gebrauch der Hände wochen- und monatelang unterbrochen war, ‚abgespalten' sein können." Es ist noch festzustellen, dass die beiden Soldaten ". . . sich nur an das ‚erinnern' mussten, was infolge ihrer schweren Verwundung ‚vergessen' oder ‚abgespalten' oder ‚deaktiviert' worden war." Während im ersten Fall alles neu gelernt werden musste, konnten die beiden Soldaten auf Bekanntes aufbauen. Beides war möglich.[7]

Kriterien einer "neurofunktionellen Therapie"

Für Therapien, die sich um Patienten mit Hirnschädigungen bemühen, ist es von Relevanz, dass neurologische, neurophysiologische und -psychische Störungen in verschiedener Verteilung mit unterschiedlicher Gewichtung bei ein und demselben Patienten vorliegen können, wenn ein cerebraler Insult diagnostiziert worden ist. Neurologische Symptome können Mono- und Hemiparesen, Hemihypästhesien, Hemianopsien, Ataxien, Hirnnervenläsionen oder extrapyramidale Störungen sein; während neurophysiologisch Aphasien, Apraxien, Agnosien,

Anosognosien oder ein Hemineglect-Syndrom vorliegen können. Durchgangssyndrome, Verwirrtheitszustände, paranoid-halluzinatorische Zustände, depressive Symptome oder demenzielle Prozesse sind als psychische Symptome einzuordnen. Neben der "Ausgangslage" und der zum Teil therapieleitendenden Symptome bei cerebrovasculären Erkrankungen ist Art, Zeitpunkt und Ausmaß der therapeutischen Maßnahmen von mehreren Kriterien abhängig; ebenso wie der dabei zu erwartende Erfolg. Ausmaß und Grenzen der Rehabilitationsfähigkeit (Rehabilitationspotenzial) hängen damit im Wesentlichen von folgenden Faktoren ab:

Art, Ausmaß und Lokalisation der Schädigung
Spontanremission
Art und Kombination der Symptome
Geistiger Zustand des Patienten
Körperliche Verfassung (Begleiterkrankung, Komplikationen)
Psychosoziale Faktoren (Befindlichkeit, Familie, Beruf)
Alter (Plastizität des Gehirns, Funktionszustand von Rezeptoren, z.B. der Sensoren der Haut)

Eine "neurofunktionelle Therapie", die durch ein therapeutisches Team umgesetzt wird, ist eine, in dem jede Therapieform sich auf neurophysiologische Erkenntnisse stützen muss, um nicht falsche Muster einzuschleifen oder den Verlust wichtiger Funktionen herbeizuführen.

Grundsätzlich gilt, dass ohne adäquate Stimulation durch die Umgebung keine funktionelle Verbesserung bei einem Patienten mit cerebralen Schädigungen erzielt werden kann, und dass zugleich das Postulat, wonach Wiedererlernen leichter ist als Umlernen, verlangt, dass mit der Therapie möglichst in der Akutphase begonnen werden soll.[10]

Literatur und Hinweise

1	Siehe dazu Robert F. Schmidt: "Physiologie kompakt." Berlin/Heidelberg, 1999, S. 98f
2	Herta Flor: "Chronischer Schmerz verändert den Homunkulus im Gehirn." Psychologisches Institut, Humboldt Universität Berlin, 1999
3/4	Alexander R. Lurija: "Das Gehirn in Aktion." Reinbek bei Hamburg, 1995, S. 256 und 181f
5/6	Gerhard Roth: "Das Gehirn und seine Wirklichkeit." Frankfurt/M., 1997, S. 216f und S. 217 f
7	Oliver Sacks: "Der Mann, der seine Frau mit einem Hut verwechselte." Reinbek bei Hamburg, 1995, S. 88ff
8	Oliver Sacks: "Der Tag, an dem mein Bein fortging." Reinbek bei Hamburg, 1995, S. 234
9	Oliver Sacks: "Stumme Stimmen." Reinbek bei Hamburg, 1995, S. 189
10	Hans Werner Wege: "Die Rehabilitation des Schlaganfalls." Skriptum, Graz, 1993, S. 4f

"Der Mensch ist die Medizin des Menschen."
Aus Nigeria[1]

Grundlagen der Homunculus-Pflegetherapie® - faci-oral

"Die Welt mit dem Mund, dem Geschmackssinn und dem Riechorgan zu erkunden, dies gehört zu unseren elementaren, in die früheste Kindheit zurückreichenden Aktivitäten."[2] In enger Verbindung mit dem Gesichtssinn (Auge) und dem Tastsinn (Lippen, Zunge, Gaumen), der Nähe der Ohren, vereinen sich Geruch und Geschmack zu einer "Sinfonie" von Sinnesmodalitäten. Zudem wird über den Mund verbal und gemeinsam mit den Gesichtsmuskeln (auch mit der Nase) nonverbal mittels Mimik kommuniziert. Kopfhaltung, Blick, Mundstellung oder eine gekräuselte Nase ermöglichen dem Menschen vielzählige Variationen, um sich mitzuteilen. Wir kauen mit den Kiefern und zeigen lachend die Zähne. Wir atmen durch Mund und Nase, und der Rhythmus des Atems und der des Herzschlags beeinflussen einander. Bewusst erkennen wir einander nicht zuletzt am Gesicht und an der Stimme wieder, weniger bewusst auch am Geruch. Gesichtserkennung ist ein ganzheitliches Wahrnehmungsphänomen und gehört zu den faszinierendsten Eigenschaften des Gehirns. "Menschen mit bilateralen Läsionen am unteren Rand des okzipetalen Kortex, die sich bis in die Gegend der inneren Fläche der Temporallappen erstrecken, verlieren die Fähigkeit ganz bestimmte Objekte, nämlich menschliche Gesichter wiederzuerkennen." Die Patienten können zwar einzelne Teile eines Gesichts und sogar die darin ausgedrückten Emotionen benennen, aber die Person, auch wenn sie ihnen nahesteht, nur dann, wenn sie zusätzlich deren Stimme hören.[3]
Nicht zuletzt durch eine Art "olfaktorischer Camouflage" (geruchlicher Tarnung) wird in unserer Gesellschaft mittels verschiedener Deodorants der spezifische eigene Körpergeruch unterdrückt. Wie überhaupt die meisten Menschen ihrer Nase nicht viel zutrauen. Aber zumindest viele, wenn nicht alle Säugetiere erkennen einander am Geruch; im intimen und vertrauten zwischenmenschlichen Bereich gilt dies auch für den Menschen, und wahrscheinlich wäre dies ohne Seife und Parfüm allgemein der Fall.[4]
Dabei ist der "Eigengeruch" genetisch determiniert, wobei gilt: je näher verwandt, desto ähnlicher der Eigengeruch. "Eineiige Zwillinge können auch von speziell trainierten Tieren nicht mehr am Geruch unterschieden werden."[5] Die beiden wichtigsten Aufgaben des Geschmackssinnes sind die Prüfung der Nah-

rung auf unverdauliche oder giftige Stoffe und die reflektorische Steuerung der Sekretion von Verdauungssäften. Schließlich läßt sich auch beim Brechreiz eine Mitwirkung des Geschmackssinns nachweisen.[6]

Hygiene und Therapie

Seife, Parfüms oder Rasierwasser deuten neben Zahnpasten, Mundwässerchen, Gesichtscremen, Make ups, Lippenstift usw. deutlich darauf hin, dass sowohl der olfaktorischen Region wie dem ganzen Gesicht ein besonderer "hygienischer und kosmetischer Platz" eingeräumt wird. Zum einen tritt hier der pflegerisch-hygienische Aspekt hervor, zum anderen die Tatsache, wie wichtig Geschmack und Gerüche, die immer mit Tast- und Temperaturwahrnehmung (im Normalfall auch mit dem Sehen) einhergehen, für den Menschen sind. Darüber hinaus sind Patienten mit Gesichtslähmungen und Einschränkungen der Sprachmotorik in ihrem Ausdrucksspielraum stark eingeschränkt.

Bei einem Patienten, der nach einem Schlaganfall unter einer Facialisparese litt, kam mir der Gedanke, für ihn mehr tun zu können, als eine Grundkörperpflege durchzuführen. Durch eine Gesichtswäsche versuchte ich, die sensorische Aufnahme zu fördern, um auf Sicht den Lid- und Mundschluss, den Schluckakt und die Artikulation zu verbessern. Danach wurde in Gesprächen mit Logopäden beraten, welche pflegetherapeutischen Möglichkeiten im faci-oralen Bereich eingesetzt werden könnten, um den Übergang zu anderen Therapien wirksamer zu gestalten. Nach einer Reihe von Versuchen an Patienten mit unterschiedlichen Krankheitsbildern und unter ärztlicher Aufsicht, entstanden die Konzepte einer *faci-oralen Gesichtswäsche* wie einer *Gesichtsbehandlung*. Vor einem breiteren theoretischen Hintergrund wurden entsprechende Methoden entwickelt, deren möglichst wirkungsvolle Anwendung allen Pflegepersonen leicht zugänglich sein soll.

Die Bedeutung von Geruch und Geschmack für Komapatienten wurde durch das Konzept der Basalen Stimulation® schon mehrmals bewiesen. Hier wird die Aufmerksamkeit vor allem auf die biographische Anamnese gelenkt, da vertraute olfaktorische "Reize" in den neuronalen Strukturen stark wahrnehmungseingeschränkter Menschen die Aufmerksamkeit wecken, und damit Erinnerungen hervorrufen können, wodurch sich ihnen das "Fenster zur Welt" wieder öffnet. Dies kann ebenso für die vertrauten Handlungen der Gesichts- und Mundpflege gelten. Die Behandlung der Gesichtsmuskulatur, die Einwirkung auf die

Nervenbahnen und nicht zuletzt die mit der Pflegetherapie verbundene Zuwendung runden die Bemühungen, regeneratorisch und rehabilitatorisch zu wirken, ab.

Dabei ist unbedingt zu beachten, dass sinnliche Eindrücke Gefühle hervorrufen. "Von aussen kommt uns das Gefühl von Kälte oder Wärme, für Form und Beschaffenheit einer Gestalt, Geruchs-, Geschmacksempfindungen" etc. zu.[7]

Wenn man Gefühle mit Emotionen gleichsetzt, dann kann gesagt werden, dass Geruchs- und Geschmackssinn nicht nur eine "Torwächterfunktion" haben, indem sie uns vor schädlichen Substanzen warnen, sondern ein Geruch kann, "wenn er mit einem Ort oder einem Ereignis aus der eigenen Lebensgeschichte assoziiert ist, lange vergessene Erinnerungen wecken, die ihrerseits wiederum emotionale Reaktionen hervorrufen können. Beide Wahrnehmungssysteme sind also zusätzlich eng mit Emotionen verbunden."[8]

Spezielle Hautmuskeln, die sogenannten *mimischen Muskeln*, welche sich von fast allen übrigen Muskeln des Bewegungsapparates unterscheiden, sorgen für den jeweiligen Gesichtsausdruck, der unsere Emotionen sichtbar macht.

Die orofaziale Region: Muskeln, Nerven, Sinneszellen

Die meisten Gesichtsmuskeln sind nicht an Knochen gebunden und dienen nicht der Bewegung von Gelenken, sondern bewegen die Haut. Sie ordnen sich zirkulär und radiär um die Körperöffnungen im Gesichtsbereich an, also um Lidspalten, Nasenöffnungen und Mund. Für den mimischen Ausdruck ist die Muskulatur um die Lidspalte und um den Mund besonders wichtig. Die kräftigen Sehnen des *Schläfenmuskels* und des *Masseter* genannten Kaumuskels, der vom Jochbein zum Unterkieferwinkel zieht, können während des Kauens deutlich verspürt werden, wenn man die Hand auf die hintere seitliche Gesichtspartie legt. Der Masseter und der *innere Flügelmuskel* üben ausschließlich Kaudruck aus. Während der vordere Abschnitt des Schläfenmuskels wie der Masseter wirkt, zieht sein hinterer Abschnitt den Unterkiefer rückwärts. Gegenspieler dieser Bewegung ist der *äußere Flügelmuskel*; der zieht den Unterkiefer nach vor. Zudem sind die Muskeln der Halsregion zu erwähnen, die ein Rück- und Vorneigen, ein Vorlagern des Kopfes, wie das Wenden des Kopfes ermöglichen. Nicht zu vergessen die *Riechmuskeln* und vor allem die *Zungenbeinmuskeln*, welche den Kehlkopf heben und senken und für den Schluckakt so wichtig sind.[9]

Die Zunge ist das beweglichste Muskelsystem unseres Körpers und damit wichtigster Bestandteil der Artikulationsfähigkeit des Menschen. Der menschliche Resonanzkörper bildet sich aus Rachen-, Mund- und zum Teil aus dem Nasenraum, der Strom der Ausatmung liefert die Grundlage für das Entstehen eines Klanges, der von Kehlkopf und Stimmlippen generiert wird, wobei die primäre Funktion des Kehlkopfes eigentlich dem Schutz der Lunge vor Fremdstoffen dient. Wenn wir sprechen, dann sind daran etwa 100 verschiedene Muskeln des Atemapparates, des Kehlkopfes und des Mund- bzw. Rachenraumes beteiligt. Die dabei nötige Abstimmung der Zeitfolge und die ständig zu kontrollierenden muskulären Spannungszustände beweisen die großartige Koordinationsleistung des menschlichen Gehirns.[10]

Die Hirnnerven, die mit dem *orofazialen* Bereich im Zusammenhang stehen, weisen u.a. folgende Qualitäten auf: somatosensorische (Willkürmotorik), brachiogene (Kiemenbogenmuskulatur = Kaumuskeln), visceromotorische Efferenzen (Muskulatur, Drüsen) sowie somatosensible (exterozeptive, epikritische, protopatische Sensibilität der Haut, der Gelenke und Muskeln), viszerosensible (Blutgefäße) und sensorische (alle Sinnesorgane außer Haut, Muskeln und Gelenke) Afferenzen. Der Nervus oculomotorius steht ebenso wie der N. abducens und der N. trochlearis für die Augenbewegung, während dem N. opticus die Funktion des Sehens zukommt. Nervus hypoglossus verbindet Gehirn und Zungenmuskulatur und der N. vestibulocochlearis ist dem Gehör und dem Gleichgewicht zuzuordnen. N. Facialis hat mit Geschmack und mimischer Muskulatur zu tun und sowohl N. glossopharyngeus wie N. vagus mit der Sensibilität und Motorik des Rachens; letzerer auch mit dem Geschmack. Wie der Name sagt, verbindet der N. olfactorius die Riechrezeptoren mit dem Gehirn, während der N. trigeminus für die Sensibilität in Gesicht, Mund- und Nasenhöhle sorgt, gleichzeit aber mit der Kaumuskulatur in Verbindung steht. Dieser Trigeminus wird auch "Drillingsnerv" genannt, weil er drei Hauptäste hat; nämlich den Augenhöhlen-, den Ober- und Unterkiefernerv. Er versorgt mit seinen sensiblen Anteilen den Großteil der Gesichtshaut und die Schleimhäute. So wichtig er ist, so ist er zugleich gefürchtet, da seine Entzündung zu einer "Trigeminusneuralgie" führen und so schmerzhaft sein kann, dass manche Erkrankte tatsächlich suizidgefährdet sind. Es kann daher kaum verwundern, dass er auch für Zahnschmerzen verantwortlich ist. Interessant ist der N. Vagus, der auch "umherschweifender" Nerv genannt wird, und dessen parasympathische Fasern vom Kopf bis zum Bauch reichen (steht für Rachen, Geschmack; zugleich aber auch für Blutdruck, Herzschlag, Sekretion und Steuerung der glatten Eingeweidemuskeln.[11]

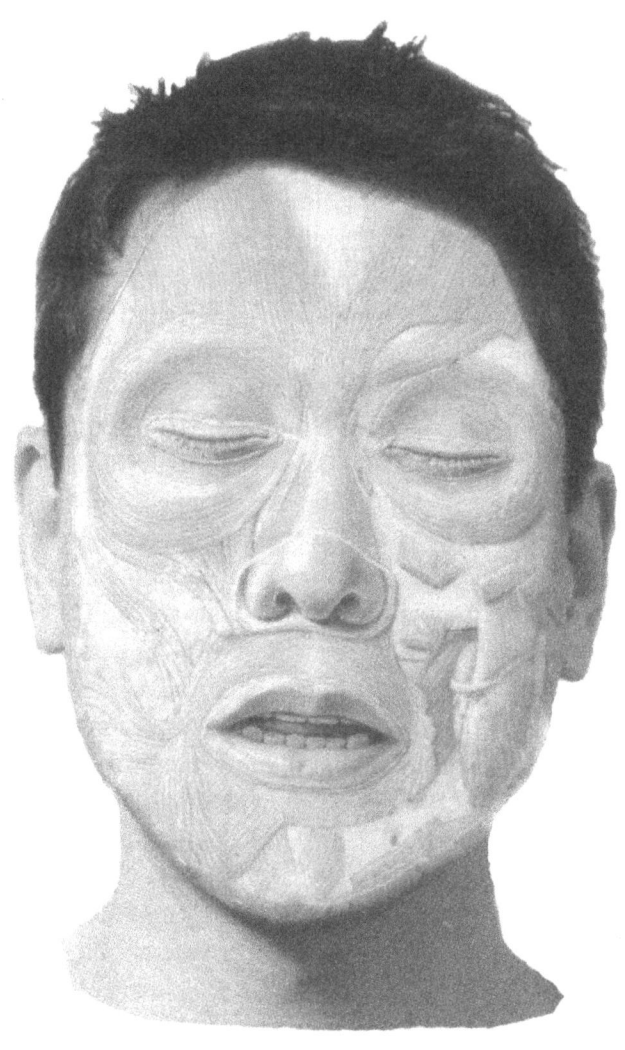

Kopf und Gesicht mit Muskeln

Der "chemische Sinn", wie man den Geruchs- und Geschmackssinn auch zusammenfasst ..., ist wahrscheinlich das phylogenetisch älteste Sinnessystem. In der Riechschleimhaut können drei Zelltypen unterschieden werden: die eigentlichen Riechzellen, Stützzellen und Basalzellen. Der Mensch besitzt ca. 30 Millionen Riechsinneszellen, die durch Zilien (dünne Sinneshaare) mit der Außenwelt in Kontakt treten und am anderen Ende über ihren langen, dünnen Nervenfortsatz (Axon) direkten Zugang zum Gehirn haben, indem diese Axone zu Tausenden gebündelt durch die Siebbeinplatte laufen, um dann zusammen als Nervus olfactorius direkt zum *Bulbus olfactorius* zu ziehen.[12]
Der eigentliche Ort der Transduktion von den Riechstoffmolekülen zu den geruchssystemeigenen Signalen liegt an den Zellmembranen der erwähnten Zilien. Dabei muss zwischen der Riechsinneszelle als Rezeptor im bisherigen Sinne (olfactor receptor neurons, ORN) und dem "Rezeptor" an der Zellmembran unterschieden werden, der diese molekulare Transduktion bewirkt. "Es wird vermutet, dass bis zu 1000 verschiedene Rezeptormoleküle existieren", und es ist interessant, dass die Rezeptormoleküle für das Sehen und das Riechen aus derselben Molekülfamilie stammen.[13]
Der Vorgang des Schmeckens beginnt auf der Zunge, deren "Unebenheit" von den *Zungenpapillen* herrührt, von denen es vier Arten gibt. In ihnen befinden sich die Geschmacksknospen (4000 bis 5000 auf der Zunge), in denen erst die Geschmackssinneszellen liegen (je ca. 50 in einer Geschmacksknospe).[14]
Neben dieser sensorischen (gustatorischen) muss auch die sensible (taktile) Innervation, die andere Nervenbahnen zum Gehirn nutzt, erwähnt werden, denn die Zunge trägt Sinnesorgane für Geschmack- und Tastempfindungen.[15]
In der Literatur findet sich noch die Feststellung, dass die Geschmackszellen, die auf die Qualitäten von süß, sauer, bitter und salzig reagieren, topographisch auf der Zunge zugeordnet werden können.[16] So galten die vorderen Bereiche der Zunge als besonders empfindlich für süß und salzig, die seitlichen für sauer und die hinteren Bereiche für bitter. Es hat sich jedoch gezeigt, dass keine räumlichen Empfindungsunterschiede auf der Zunge bestehen, ... allein der Geschmack "bitter" wird überwiegend von der Zungenbasis aufgenommen.[17]
"Es stellte sich außerdem heraus, dass einzelne Papillen und sogar einzelne Sinneszellen für alle vier primären Geschmacksqualitäten sensitiv sind. Etwa 80 Prozent der Sinneszellen antworten auf mehr als nur eine Geschmacksqualität."[18]
Obwohl wir Speisen mit dem Mund aufnehmen, sie auf der Zunge spüren, zerkauen und schlucken, zeigen Experimente, dass viele der Empfindungen, die wir

als Geschmack bezeichnen, nur teilweise durch die Zunge vermittelt werden, sondern unser Geschmacksempfinden stark von den Riechsinneszellen bestimmt wird (einige Aromen sind ohne Riechsinne durch Zunge und Gaumen zu empfinden). Zwar haben, wie festgestellt, viele der Zellen keine Qualitätsspezifität, aber sie antworten auf Reize je nach Konzentration mit starker Zunahme der Frequenz, wodurch sich von Zelle zu Zelle unterschiedliche Reaktionsspektren ergeben; auch Geschmacksprofile genannt.[19] "Weiterhin erhalten einzelne Nervenfasern Inputs von mehreren Sinneszellen, die sich in verschiedenen, aber benachbarten Geschmacksknospen befinden können ("rezeptive Felder"). Um die Spezifität der Geschmackswahrnehmung zu erklären, wird daher vermutet, dass zentrale Regionen des gustatorischen Systems lernen, welche Aktivitätsmuster welchen Geschmacksstimuli entsprechen."[20]

Im Zentralnervensystem entstehen nämlich integrierte Geschmackseindrücke. Vermutlich dadurch, "dass ein aus den unterschiedlichsten Signalen zahlreicher Fasern zusammengesetztes Erregungsmuster („across fiber pattern') dechiffriert wird." Der Geschmack hat keine eigene Projektionsfläche; er ist gemeinsam mit der Hautsensibilität des Gesichtes im lateralen Bereich des Gyrus postcentralis nahe den sensomotorischen Feldern repräsentiert. Ein anderer Teil der aufzweigenden Fasern umgeht den Thalamus und führt über Hypothalamus, Amygdala und der Striata terminalis, um dort auf gemeinsame Projektionsgebiete mit olfaktorischen Eingängen zu treffen. Diese Verbindungen sind besonders wesentlich für die schon erwähnten emotionalen Komponenten, die von Geschmacksempfindungen ausgelöst werden können.[21]

Die "Codierung"des Riechens erfolgt im Bulbus olfactoris. Zwar wird die Frage nach der Spezialisierung der olfaktorischen Neurone unter Forschern noch offen diskutiert, aber ein Punkt ist relativ klar: Ein spezifischer Duftstoff wird durch das Muster der Aktivität in einer großen Anzahl von Riechsinneszellen und Glomeruli (aufgefächerte dendritische Strukturen der Mitrazellen im Bulbus olfactorius) codiert.[22]

Zwar gilt der Mensch als Mikrosomat, also als Lebewesen, das einen weniger guten Geruchssinn hat, dennoch geht man von etwa 10.000 Düften aus, die er unterscheiden kann. Wenn man bedenkt, dass durch Mischungen dieser Duftnoten neue Qualitäten entstehen können, so ist die Anzahl der diskriminierbaren Duftqualitäten enorm groß.[23]

Zwar sind Menschen nicht so empfindlich für Gerüche wie manche Tiere (weniger Riechsinneszellen; Mensch = etwa 10 Millionen, Hund = ca. eine Milliarde), dafür sind diese außerordentlich sensibel. Experimente haben gezeigt, dass - wenn sie unter den richtigen Bedingungen durchgeführt wurden - die Probanden nach einiger Übung über 90 Prozent der "erreichbaren" Substanzen identifizieren konnten. Wenn Menschen also Schwierigkeiten haben (Cain, 1979, 1980), Gerüche zu erkennen, dann liegt dies überwiegend nicht an der Unzulänglichkeit menschlicher Geruchswahrnehmung, sondern eher an der Unfähigkeit, den Namen des Geruchs aus dem Gedächtnis abzurufen.[24]

Die Aromawahrnehmung, der sinnliche Genuss eines Gourmets, ergibt sich aus einer Kombination von Geschmack, Geruch sowie den Tast- und Temperaturwahrnehmungen und dem Sehen bei der Aufnahme von Speisen. Allerdings kann der kulinarische Genießer nicht verhindern, dass das Aroma einer Speise im Verlauf des Essens in seiner Angenehmheit abnimmt. M. Cabanac (1971, 1979) nannte dieses Phänomen *Alloästhesie* (Veränderung der Empfindung), und dies hat mit der Sättigung durch die Nahrungsaufnahme zu tun.[25]

Im Riechsystem finden wir die einmalige Korrelation zwischen Qualität und Konzentration. Eine ansteigende Duftkonzentration verändert meist nicht nur die Intensität der Empfindung, sondern zugleich auch die Qualität. Die *Hedonik*, die Bewertung, ob ein Stoff angenehm oder unangenehm riecht, kann sich durch bloße Konzentration ändern.[26]

Den Duft der tropischen Blüte des Ylang Ylang-Baumes wird wohl jeder als angenehmen empfinden; werden unsere Nasen aber mit dem aus den Blüten gepressten Konzentrat konfrontiert, ändert sich der Duft in einen intensiven, fast ekelerregenden Geruch. Ähnliches kann vom Geschmackssinn gesagt werden, wenn es zu einer speisenspezifischen Sättigung der Geruchswahrnehmung kommt. So kann jemand nach dem Genuß eines halben Brathähnchens durchaus noch Appetit auf eine Sachertorte haben; aber gebratenes Huhn würde er ablehnen - dafür würde schon der Geruch genügen, während er bei der reinen Nahrungssättigung überhaupt keinen Bissen mehr vertragen würde.[27]

Wenn das gustatorische System wie der Geruchssinn in der Neuroanatomie auch oft nur oberflächlich behandelt wird, so ist Geschmack und Geruch für den Menschen eine wichtige Wahrnehmungsquelle. Überzeugende Argumente liefern dafür Personen, die an *Anosmie* (Geruchsblindheit) leiden, also aufgrund einer Verletzung oder Infektionskrankheit ihren Geruchssinn verloren haben. Die Betroffenen beschreiben die Wahrnehmung einer großen Leere, weil sie viele Nahrungsmittel nicht mehr schmecken können, denn Geruch und Geschmack hängen, wie beschrieben, eng zusammen.

Ein ganz normales Virus kann für die Betroffenen das Leben verändern, indem sie durch eine Infektion den Geruchssinn verlieren. Alles schmeckt entweder extrem salzig, sauer, süß oder bitter oder gar nicht. "Mit den Düften, Geschmäckern und Aromen verlieren viele auch ganz persönliche Erinnerungen und Gefühlsassoziationen. Therapien gibt es kaum."[28] Dennoch kann es Hilfe geben, und dies liegt an den Geruchs- und Geschmackszellen selbst. Die Geruchs- und Geschmackssinneszellen (wie bei allen Wirbeltieren) erneuern sich nämlich lebenslang in relativ kurzen Perioden. Sie durchlaufen in einem Zeitraum von durchschnittlich fünf bis sieben Wochen (bei Geschmackssinneszellen wird an anderer Stelle eine Lebensdauer von 10 Tagen angegeben[29]) einen Zyklus des Entstehens, Reifens und Absterbens. Dieses Phänomen, die *Neurogenese*, ist im Nervensystem ungewöhnlich. Sie erfüllt jedoch bei den Riech- und Geschmackssinneszellen eine wichtige Funktion, da diese Sinneszellen ständig einwirkenden Elementen preisgegeben sind.[30]

Wenn sich die Geschmacks- und Riechzellen auch erneuern, so nimmt die geschätzte Zahl der Geschmacksknospen mit zunehmendem Alter ab. Bei der Geburt nimmt man 10.000 an, bei Erwachsenen drei- bis fünftausend an der Zahl, die im hohen Alter auf weniger als 2000 sinkt.[31]

Geschmacks- und Geruchszellen sind im Unterschied zu den Rezeptorzellen des Auges, Ohres oder der Haut andauernd der Luft ausgesetzt, was vor allem die Gefahr des Austrocknens erhöht. Durch die Drüsen werden deshalb pro Tag etwa 1,7 Liter Speichel produziert, der eine Mischung aus Schleim und Wasser ist und zusätzlich das Verdauungsenzym Amylase, sowie die chemische Substanz Lysozym enthält, welches desinfizierend wirkt und die Schleimhäute vor Entzündungen bewahrt; deswegen wirkt Speichel antiseptisch und schützt die Zähne vor Karies. Das Amylase-Enzym vollzieht den ersten Schritt der Nahrungsaufspaltung (Stärke) und durch Lösung und Aufschwemmung wird die Geschmackswahrnehmung gefördert, da die Geschmacksknospen nur auf flüssige Substanzen ansprechen. Die Auslösung der Speichelsekretion erfolgt im wesentlichen reflektorisch durch unbedingte und bedingte Reflexe. Efferent sind Parasympathikus und Sympathikus beteiligt. (Einer Sympathikusaktivität folgt Verminderung von Speichelsekretion.) Aufregung oder Stress führen zu trockenen Lippen und Mund.[32] Die notwendige Befeuchtung der Schleimhäute bei kranken und alten Menschen gehört zum pflegerischen Grundwissen. Darüber hinaus müsste weder bei Schwerstkranken noch bei Geriatriepatienten (grundsätzlich bei zu pflegenden Menschen) auf Geschmacksvielfalt verzichtet werden, auch dann

Grundlagen: faci-oral

nicht, wenn organisch-diätetische oder gastrointestinale Indikationen vorliegen. Weiters können die Geruchssinneszellen des Menschen bereits auf ein einziges Duftmolekül reagieren und einen Unterschied von 5 bis 10 Prozent in der Geruchsintensität wahrnehmen. Dazu unterscheiden sich Menschen in der Fähigkeit zumindest bittere Substanzen wahrzunehmen. Phenylthioharnstoff (PTC) ist im Kaffe aber auch in Süßstoffen oder im Staub enthalten und werden von manchen Menschen (PTC-Schmecker) viel stärker wahrgenommen als von anderen, was auf eine höhere Dichte der Geschmacksknospen (wahrscheinlich genetisch bedingt) zurückzuführen ist. "Geschmack" ist deshalb nicht bloß erlernt, nicht nur beliebige "Geschmackssache".[33]

Vom Geruch in den Kortex

Es gibt keine topographische Anordnung der Projektionen zwischen Bulbus olfactorius und Hirnrinde. Die Rückbahn besteht aus nur zwei Neuronen. Das erste Neuron besteht primär aus Rezeptorzellen in der Nasenschleimhaut, im oberen Teil und im Septum. Das 2. Neuron bilden Mitralzellen des Bulbus olfactorius. Sie projizieren direkt zum Kortex und nicht direkt über den Thalamus.[34]

Grafische Darstellung nach[36]

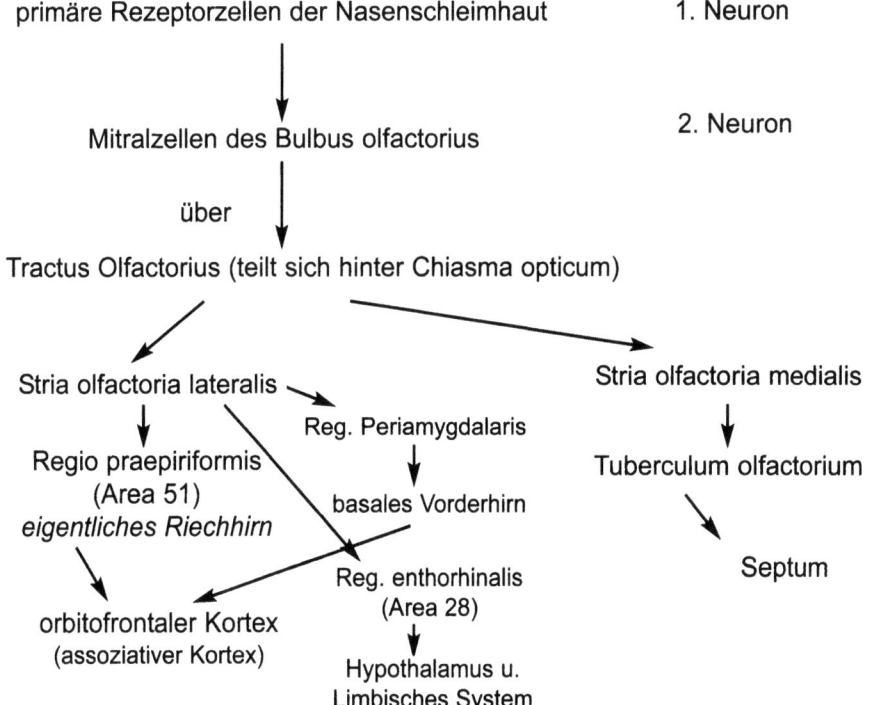

Vom Geschmack zum Gehirn

Die pseudounipolaren Ganglienzellen (1. Neuron) befinden sich mit ihrem Zellkörper in den Ganglien der Hirnnerven VII, IX und X. Die schwach myelinisierten peripheren (afferenten) Fortsätze (Adelta- und C-Fasern) der Zelle lagern sich verschiedenen Hirnnerven an, verzweigen sich an den Geschmacksknospen und bilden Synapsen mit den Sinneszellen. Eine Sinneszelle kann mehrere Ganglienzellen aktivieren. Die zentralen (efferenten) Fortsätze treten in den Hirnstamm ein, sammeln sich zum Tractus solitarius und enden im Nucleus tractus solitarii (pars gustatoria) der Medulla oblongata. Der Nucleus solitarii (2. Neuron) liegt in der viszerosensorischen Zone des kaudalen Pons und der Medulla oblongata. Die gustatorischen Fasern erreichen den rostralen Anteil (pars gustatoria). Ein Teil der 2. Neurone in diesem Nucleus verhält sich wie die 2. Neurone im somatosensorischen System für den Kopfbereich: Ihre Axone verlaufen entweder über die zentrale Haubenbahn zum ipsilateralen Nucleus ventralis posteromedialis thalami oder kreuzen im Lemnicus medialis zum kontralateralen Kern. Andere Neurone projizieren zu extrathalamischen Regionen. Diese Kollateralen der zum Thalamus projizierenden Neurone erreichen die Nuclei salivatorii und den Nucleus dorsalis nervi in der Medulla oblongata. Sie sind der Beginn von Reflexbahnen (Schluckreflex, Würgereflex) und beeinflussen die Sekretion von Speichel und Magensaft.[35] Grafische Darstellung nach[36]

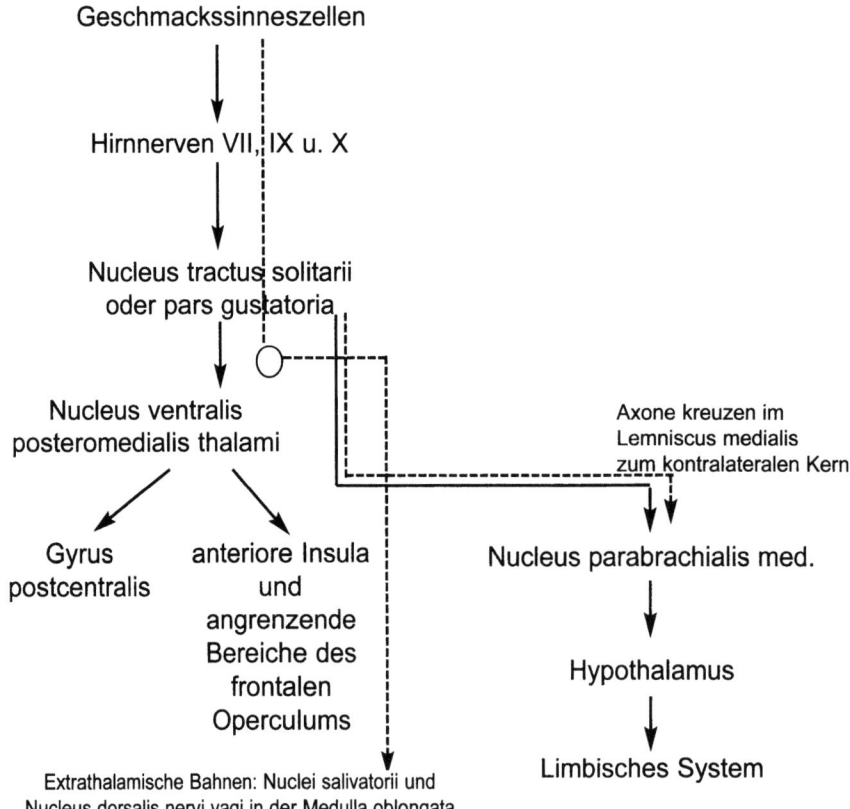

Bezüge zur faci-oralen Methode

Für den faci-oralen Teil der Homunculus-Pflegetherapie sind die Verbindungen zwischen Geruch und Geschmack und dem Gehirn von erhöhtem Interesse. Es zeigen die Forschungsergebnisse, dass im olfaktorischen Kortex Neurone gefunden wurden, die auf mehrere Duftstoffe antworten; anderseits gibt es welche (Geschmack) mit ganz spezifischer Empfindlichkeit, was darauf verweist, dass sowohl Einzel- wie Ensemblecodierungen im Gehirn stattfinden, die insgesamt zu einem Geschmacks- oder Geruchs-"Muster" führen. Allein das aktive Ein- und Ausatmen ohne die Aufnahme von Duftstoffen führt zu einer Aktivierung des primären olfaktorischen Kortex, allerdings nicht bei einer anästhesierten Nase. Dies spricht dafür, dass die neuronale Aktivität durch die taktile Wahrnehmung des Luftstroms ausgelöst wird. (Bei aktivem Beriechen wird die Stärke des Einatmens vom Kortex mitberücksichtigt!) Die Erkenntnisse über Geruchs- und Geschmackssinn bestätigen die Plastizität der kortikalen Struktur. Nicht nur Hunger, sondern auch das Lernen von Assoziationen zwischen Geruch und Geschmack beeinflussen die Antworten von Neuronen des olfaktorischen Kortex. Allerdings sind nicht alle diese Neurone bimodal, ebenso wie nicht alle auf Geruch und Geschmack derselben Substanz reagieren. Daher sind einige Neurone in ihrem Antwortverhalten plastisch, andere wiederum nicht.[37]

Der Geruchs- und Geschmackssinn kann durch die Empfindlichkeit der Geruchsneuronen mittels assoziativem Lernen verändert werden. Zum einen bedarf assoziatives Lernen einer zeitlichen Kontiguität zwischen einem Verhaltenselement und der Verstärkung; zum anderen konnte zwar die Umkehr neuronaler "Antworten" für Geschmack bei Affen bewiesen werden (und damit eine olfaktorische Plastizität des Gehirns), aber diese Reaktion eines geruchssensiblen Neurons beruht bei den Tieren auf der Belohnungserwartung und weniger auf dem Geruch selbst.[38] Für Geschmack und Geruch spricht eher ein deklaratives Lernen, bei dem es um die Bedeutung von Hinweissignalen in Abhängigkeit des jeweiligen Kontextes geht. Der Hippokampus ist über auf- und absteigende Bahnen mit den uni- und polymodalen Arealen des Neokortex verbunden. Dies spricht eigentlich dafür, dass deklarative Gedächtnisinhalte in kortikalen Arealen niedergelegt sind und eng in Verbindung mit dem Langzeitgedächtnis stehen, welches Störungen gegenüber ziemlich stabil ist. Gerade konditionierte Verhaltensmuster halten, wie bei der Duftkonditionierung, im Gedächtnis nicht lange an.[39]

So weisen die neuropsychologischen Befunde bei Altersdefiziten im Gedächtnis darauf hin, dass die im posterioren Kortex repräsentierten Gedächtnisleistungen zwar von Alterserscheinungen betroffen sind, im semantischen Bereich des Wissens aber relativ lange "latent" bleiben und nur beim versuchten Zugriff auf lexikalische Information oder neue Gedächtniseinträge manifest werden.[40]

Nicht zuletzt wegen der starken emotionalen Färbung von Geschmackswahrnehmungen, sind Geschmacks- und Geruchserinnerungen sinnliche Medien der lebensgeschichtlichen Selbstvergewisserung, denen sich auch die Erinnerungen der anderen Sinne beigesellen und mit diesen zu einer Synthese verschmelzen.[41]

Gerüche und Geschmack sind ästhetische Erlebnisse, wie sie der ursprünglichen Bedeutung nach verstanden wurden, nämlich als vollendete sinnliche Wahrnehmung oder vollkommene sinnliche Anschauung (aistetike = die Sinne betreffende Wissenschaft).

"In ästhetischer Hinsicht ist der Geruchssinn eng mit den visuellen und auditiven Ketten verbunden; ein ganz bestimmter, seit vielen Jahren nicht mehr wahrgenommener Geruch weckt plötzlich Erinnerungen an Szenen oder Geräusche, die seit der Kindheit verschollen waren. Dabei kann man sich an Gerüche nicht in der gleichen Weise erinnern wie an Ereignisse, aber gerade weil die Geruchswahrnehmung physiologische Zonen mobilisiert, die mit der Reflexion in keinem Zusammenhang stehen, verleiht sie den reflektierten Bildern beträchtliche Tiefe und Intensität.[42]

All diese Feststellungen stützen die Argumentation, wenn es um sensorische Stimulation durch Geruchsreize z.B. bei komatösen oder apallischen Patienten geht. Der dargebotene "Reiz" soll möglichst eine Reaktion hervorrufen, die mit dem Reiz in Verbindung gebracht werden kann (z.B. Muskelanspannung). In manchen Anleitungen, die sich der Stimulation von Geruchs- und Geschmackswahrnehmung widmen, wird von Beginn an der Einsatz von unangenehmen Gerüchen empfohlen, was als bedenklich erscheinen muss, wenn dies nicht im Zusammenhang mit der biographischen Anamnese des jeweiligen Patienten steht. In einem Fallbeispiel von Christel Bienstein und Andreas Fröhlich reagierte ein komatöser Patient, der seine Freude an Automobilen hatte, auf ein mit Motorenöl getränktes Tuch, das man ihm vor die Nase hielt;[43] hier ist der Einsatz eines ansonsten weniger angenehmen Geruchs verständlich.

Die Wirksamkeit von Duftangeboten wird durch längere Dauer nicht unbedingt verbessert, da die Nervenzellen auf exakt den gleichen Sinnesreiz zwar sehr ähnlich, nicht jedoch mit exakt gleichen Reaktionen antworten. Ein System mit hintereinander geschalteten Nervenzellen ist keine deterministische Maschine, sondern durch Reaktionen gekennzeichnet, die probabilistische (von Wahrscheinlichkeiten bestimmte) Komponenten enthalten. Es sind also von Pflegepersonen bei längerer Wiederholung des gleichen Reizangebotes von einem wahrnehmungsbeeinträchtigten Menschen nicht dieselben Reaktionen zu erwarten; woraus deshalb keine falschen Schlüsse gezogen werden dürfen. Und es kann beim Umgang mit Patienten von Interesse sein, dass zwei rasch aufeinanderfolgende Duftstöße eine Sekunde getrennt sein müssen, um auch als getrennt wahrgenommen werden zu können; dies gilt auch beim Wechsel von einer Duftnote zur anderen, denn durch die zeitliche Erregungsdifferenz in einem afferenten sensorischen System entsteht eine andere Qualität der Wahrnehmung.[44]

Die orofaziale Region ist mit einer großen Anzahl von Rezeptoren mit unterschiedlichsten Funktionen und Qualia ausgestattet. Nicht selten wird dem Gesicht, dem Mund, dem Rachen und der Nase eines Patienten im Pflegealltag mit verschämter Distanz begegnet. Das Wort "Intimsphäre" wird hier oftmals ebenso verwendet wie für den Genitalbereich, und als eine Art begrifflicher Paravant zwischen Pflegeperson und Patienten aufgerichtet. Dagegen werden Kinder, bei denen Neugier und taktile Abwehr nicht im Gleichgewicht sind, also die taktile Abwehr überwiegt, als wahrnehmungsgestört eingestuft; bei besonders schweren Fällen kann sogar eine taktile Abwehr der Eigenberührung festgestellt werden. "Sensorische Integration" wird eine Therapieform genannt, die von der Therapeutin A. Jean Ayres entwickelt wurde, um vor allem betroffenen Kindern zu helfen. Ayres verweist darauf, dass kräftige Druckempfindungen das taktile Wahrnehmungssystem eher regulieren und hemmen. So bewirkt Reiben taktile Reize, die einen Zustrom von Schmerz hemmen oder völlig blockieren kann. Druckempfindungen bewirken, so sagt sie, dass zu starke Aktivitäten in den Schutzsystemen ausgeglichen werden. Ein gut funktionierender sensorischer Prozess bewirkt ein schnelles und fließendes Erreichen des Ziels. Eine Dysfunktion der Sinne führt zu einem "traffic jam", einem Verkehrsstau im Gehirn; und dieses erhält dann nicht die nötige sensorische Information, um seine Arbeit zu tun.[45]

Wenn es um Berührungsängste im faci-oralen Feld geht, dann sei noch darauf hingewiesen, dass in uns nach wie vor psychophysische Mechanismen wirken, die die aktive Ausführung der sozialen Hautpflege und ihre passive Duldung belohnen. Dabei sind Beta-Endorphine, morphinähnliche Überträgerstoffe im Spiel. Sie sind unter anderem dafür verantwortlich, dass man Belastungen und

Schmerzen auch ohne Medikamente aushalten kann; andererseits sind sie Teil des körpereigenen "Belohnungssystems". Jedenfalls steht fest, dass im Gehirn von Säugetieren und damit natürlich auch von uns Menschen potente physiologische Mechanismen am Werk sind, die uns dazu "verführen", soziale Hautpflege zu betreiben oder an uns ausführen zu lassen. Dieses Verhalten aus dem Bereich der haptischen Kommunikation bewirkt übrigens . . . eine Senkung von Herzfrequenz und Blutdruck, also eine psychophysische Entspannung. "Dorothea Strecke (1991) hat nachgewiesen, dass bei Rekonvaleszenten in einer Intensivstation leichtes Massieren des Rückens einen ebensolchen entspannenden, beruhigenden Effekt hatte." Vielleicht könnte man erheblich an Medikamenten sparen und erheblich zur Besserung und Aufheiterung der Stimmung beitragen, wenn bei Kranken und Gesunden wieder mehr über die Haut kommuniziert, wenn also wieder mehr in dieser Weise be-*handelt* würde.[46]

Grundlagen: faci-oral

Literatur und Hinweise

1 Karl August Fritz (Hg.): "Weisheiten der Völker." Würzburg, 1998, S. 272

2 Andreas Hartmann (Hg.): "Zungenglück und Gaumenqualen." München, 1994, S. 224

3 K.-P. Hoffmann/Christian Wehrhahn: "Zentrale Sehsysteme." in Josef Dudel/Randolf Menzel/Robert F. Schmidt (Hg.): "Neurowissenschaft." Berlin/Heidelberg, 1996, S. 423

4 Dazu Wulf Schiefenhövel: "Formen nichtsprachlicher Kommunikation." in Wulf Schiefenhövel/Christian Vogel/Gerhard Vollmer/Uwe Opolka (Hg.): "Zwischen Natur und Kultur." Stuttgart, 1994, S. 111ff

5/6/11/12/19/21/23/26
Hanns Hatt: "Chemosensibilität, Geruch und Geschmack." in Josef Dudel/Randolf Menzel/Robert F. Schmidt (Hg.): "Neurowissenschaft." Berlin/Heidelberg, 1996, S. 297-316

7 Samy Molcho: "Körpersprache." München, 1996, S. 59

8/13/14//24/25/27/30/33/37/38
E. Bruce Goldstein: "Wahrnehmungspsychologie." Heidelberg/Berlin, 2. Aufl., 2002, S. 569 bis S. 608

9/11/16 Dazu Herbert Lippert: "Anatomie-Text und Atlas." München/Wien, 1995, 6. Aufl., S. 198, S. 454, S. 218
und Robert F. Schmidt: "Physiologie kompakt." Berlin/Heidelberg, 3. Aufl., 1999, S. 137f

10 Dazu: Leopold Mathelitsch/Gerhard Friedrich: "Die Stimme." Berlin/Heidelberg, 1995 S. 15

15 Helmut Leonhardt: "DTV-Atlas der Anatomie. Band 2" Stuttgart, 6. Aufl., 1991, S. 194

17 E. Bruce Goldstein: "Wahrnehmungspsychologie." Heidelberg/Berlin, 2. Aufl., 2002, S. 591
und Rolf Kötter, Zentrum für Anatomie und Hirnforschung, Heinrich-Heine-Universität, Düsseldorf, Skriptum 2003, S. 1-7

18/20/29/31/35
Rolf Kötter, Zentrum für Anatomie und Hirnforschung, Heinrich-Heine-Universität, Düsseldorf, Skriptum 2003, S. 1-7

22 B. J. Cowart/N. E. Rawson: "Olfaction." in E. Bruce Goldstein (Hg.): "Blackwell handbook of perception." Oxford, 2001, S. 567-600

Literatur und Hinweise

28   Jutta von Camphausen: "Ins Leere riechen." in Geo Wissen, Hamburg, 9/1997, S. 81

32   Robert F. Schmidt: "Physiologie kompakt." Berlin/Heidelberg, 3. Aufl., 1999, S. 309

34/36   M. Davidoff: "Neurofunktionelle Systeme." Skriptum, Zusammenfassung: Jan K. Hennigs, Hamburg, 2002, S. 1-36

38/39   Randolf Menzel: "Neuronale Plastizität, Lernen und Gedächtnis." in Josef Dudel/ Randolf Menzel, Robert F. Schmidt: "Neurwissenschaft." Berlin/Heidelberg, 1996, S. 485-518

40   Andreas Hartmann (Hg.): "Zungenglück und Gaumenqualen." München, 1994, S. 5f

41   Ulrich Mayr: "Normales kognitives Altern." in Hans-Otto Karnath/Peter Thier: "Neuropsychologie." Berlin/Heidelberg, 2003, S. 724f

42   André Leroi-Gourhan: "Hand und Wort." Frankfurt/M., 1988, S. 366f

43   Dazu Christel Bienstein/Andreas Fröhlich in Peter Nydahl/Gabriele Bartoszek (Hg.): Basale Stimulation. Neue Wege in der Intensivpflege." Berlin/Wiesbaden, 1997, S. 75

44   Otto-Joachim Grüsser: "Zeit und Gehirn." in "Die Zeit." München, 3. Aufl., 1992, S. 93f

45   Dazu Jean Ayres: "Bausteine der kindlichen Entwicklung. Die Bedeutung der Integration der Sinne für die Entwicklung des Kindes." Berlin/Heidelberg, 2000

46   Gabriele Herzog-Schröder: "Fremd und vertraut - Ethnologie, die Wissenschaft von anderen Kulturen." in Wulf Schiefenhövel/Christian Vogel/Gerhard Vollmer/Uwe Opolka (Hg.): "Zwischen Natur und Kultur." Stuttgart, 1994, S. 118

Durchführung der faci-oralen Gesichtswäsche

Vorbereitung

Zuerst erfolgt die Erhebung der biographischen Anamnese im Rahmen der pflegediagnostischen Aufnahme des Patienten, auch um zu erfahren, wo der Patient Berührungen akzeptieren kann und Informationen darüber einzuholen, in welcher Körperregion der Patient gewöhnlich seine normale Körperpflege begonnen hat. Die Akzeptanz der Körperberührung ist nicht bei jedem Menschen gleich (Intimsphäre).
Der Patient ist über die Therapie und den Verlauf zu informieren.
Initialberührung vor allem beim komatösen Patienten.
Für eine ruhige Umgebung sorgen, den Patienten soweit wie möglich mittels Paravent abschirmen, damit er nicht durch das Umfeld abgelenkt wird.

Lagerung des Patienten

Patient sollte in Rückenlage gebracht werden, der Oberkörper bzw. der Kopf in etwa 30 oder 45 Grad aufrechter Position. Eventuell einen Spiegel für die visuelle Kontrolle verwenden.

Therapiebeginn

Bei bewusstlosen bzw. intubierten Patienten, wie schon gesagt, "Initialberührung" und Information über die vorgesehenen Maßnahmen.
Danach gibt es zwei Möglichkeiten:
Die Körperpflege beginnt bei diesen Patienten am Körperstamm - beruhigend in Haarwuchsrichtung - und erst danach erfolgt sie im Gesicht.
Eine weitere Möglichkeit wäre, die Wäsche geführt mit der Hand des Patienten durchzuführen. Patient toleriert aus Praxiserfahrung immer seine eigene Hand (geführte Kommunikation). Ausnahmen könnte es allerdings durch psychische und physische Störungen (siehe taktile Abwehr) geben.
Beim wachen Patienten:
Information und Initialberührung. Beginn wiederum am Stamm und danach im Gesicht oder gleich - nach Absprache mit dem Patienten - im Gesicht. (Wo beginnen Sie selbst mit der Körperpflege?)

Materialien

Wirkstofffreie Pflegeartikel, wie z.B. pH5-Waschlotion (dermatologisch getestet). Jahrelange Anwendungen dieser Produktserie ohne negative Resultate im Bereich der Hautpflege.
Zwei weiche Waschlappen.
Ein Handtuch oder Badetuch, möglichst weich.
Wasser zwischen 37-40 Grad, also über der normalen Körpertemperatur.
Spiegel für den Patienten, um eine visuelle Kontrolle zu ermöglichen.

Anzahl der durchführenden Personen

Mindestens eine speziell geschulte Pflegeperson.

Zeitaufwand der faci-oralen Gesichtswäsche

Diese Frage ist für mich schwer zu beantworten, da die Gesichtsreinigung zur Grundkörperpflege dazugehört, zugleich aber - warum auch nicht? - eine Wahrnehmungsförderung im Rahmen dieser stattfinden kann, um hier nicht nur reinigend vorzugehen, sondern auch die Defizite im Gesichts-, Hals- und Schulterbereich speziell und damit pflegetherapeutisch zu vermindern.

Häufigkeit der Durchführung

Täglich, bei jeder Grundkörperpflege.

Wann ist die Therapie anwendbar?

Die Praxis auf der Station hat uns mehrere Wirksamkeitsfelder aufgezeigt:

- Bei gestörtem Körperschema, Körperbild, Körpergefühl (Sensibilitätsstörung).
- Bei Schluckstörungen.
- Bei Sprechapraxie.
- Bei Facialisparesen.
- Bei Störungen der Beweglichkeit von Mund und Kiefer.
- Bei Lidschlussstörungen.

- Bei Patienten mit Störungen der Tränenfluss-Sekretion.
- Bei peripheren Durchblutungsstörungen.
- Bei Neglect.

Grundsätzlich gibt es keine zeitliche Indikationseinschränkung. So kann man bei Schädel-Hirn-Trauma-(SHT) und Hemiplegiepatienten auch nach vielen Jahren mit der Homunculus-Pflegetherapie und daher ebenso mit der faci-oralen Methode der Gesichtswäsche beginnen.

Kontraindikationen

Entzündungen, akute Schmerzen und Infektionen im Bereich der Anwendungsstellen.
Gesichtsschädel nach Polytrauma und bei Okklusionen des Kiefers.
Vorsicht bei Wirbelsäulenverletzungen!
(Bitte halten Sie immer Rücksprache mit Ihrem zuständigen Stationsarzt!)

Ziele der Therapie

- In erster Linie die Wahrnehmung im Gesichts- und Halsbereich zu fördern und die Durchblutung zu verbessern.
- Die Wachheit des Patienten zu fördern.
- Ein Neglectverhalten zu vermindern bzw. dem entgegenzuwirken.
- Eine motorische Reaktion aufgrund somatosensorischer Stimulation zu provozieren.
- Beruhigend zu wirken.
- Ökonomische Vorteile nutzen: weniger Langzeitfolgen für den Patienten.
- Grundkörperwäsche mit funktioneller Pflege (Pflegetherapie) zu verbinden.

Durchführung der faci-oralen Gesichtswäsche

Für die Beschreibung des methodischen Vorgehens wurde eine Unterteilung in sieben Bereiche als zweckmäßig angesehen.

Centro

Faci-orale Gesichtswäsche: Praxis 1 - Stirn

Drei- bis viermal von den Augenbrauen in Richtung Haaransatz waschen; natürlich sollten dabei die seitlichen Anteile der Schläfe mitversorgt werden und anschließend von der Mitte, zwischen den Augenbrauen, am Beginn des oberen Anteils des Nasenrückens, beide Daumen benutzend, mit kreisenden Bewegungen in Richtung Haaransatz gewaschen werden, und dies ungefähr drei bis vier Mal.
Man kann diese Methode auch "geführt", also mit Beteiligung der Hand des Patienten anwenden, um die Wachheit und das Praxiezentrum im Gehirn (tertiäres sensibles Hirnrindengebiet) zu fördern, wodurch gewohnte Handlungsabläufe oder gewohnte Bewegungsmuster wieder wachgerufen werden können.

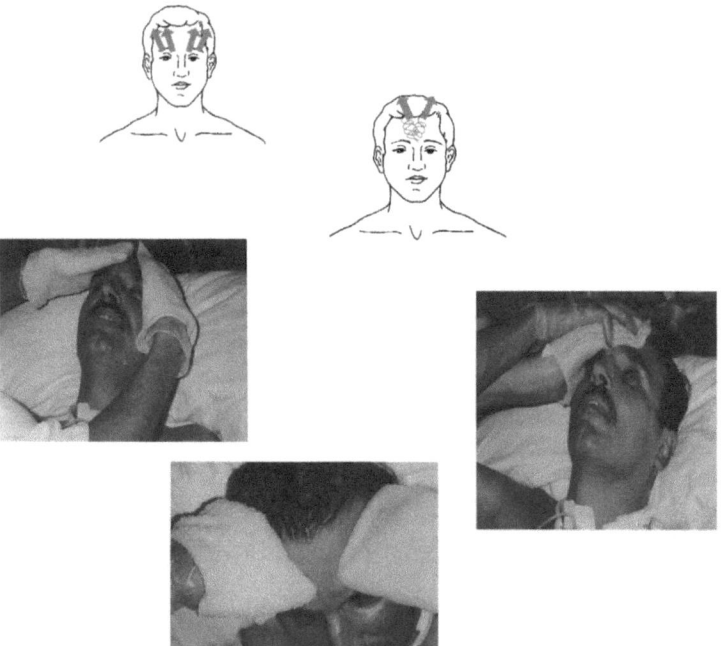

Ziel dieser Behandlung:
Ist die verbesserte Körperwahrnehmung bezogen auf den "Homunkulus" im Gehirn und die Anregung der mimischen Muskulatur (Stirnrunzeln, Denkerstirn); zusätzlich aber auch im seitlichen Schläfenbereich die Förderung der Kaumuskulatur durch Verschieben der Kopfhaut.

Methode: Faci-orale Gesichtswäsche

Faci-orale Gesichtswäsche: Praxis 2 - Augenbrauen

Mit dem Daumen, beginnend von der Innenseite der Augenbraue, mit leichtem Druck direkt über die Augenbraue in Haarwuchsrichtung ausstreichen (zwei- bis dreimal) und anschließend von der Innenseite des Augenlides halbmondförmig, mit einem gefühlvollen leichten Druck streichen. Danach setzt man am Unterlid an und streicht wiederum halbmondförmig in Richtung des Außenlides aus.

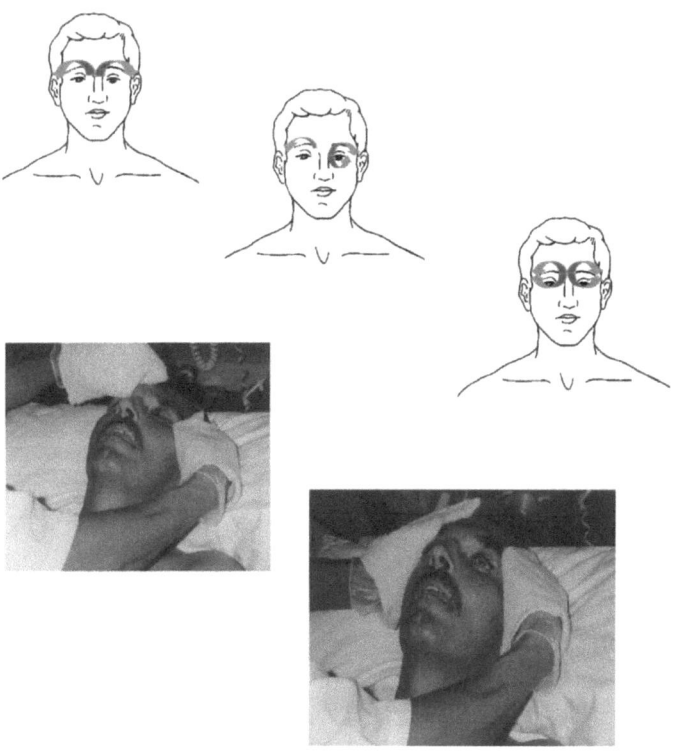

Ziel dieser Behandlung:
Sie soll wiederum der besseren Körperwahrnehmung bezüglich der sensorischen Kortex dienen und zugleich ein Heben und Senken der Augenbrauen erleichtern, sowie den Lidschluß verbessern. Auch das Anregen der Tränensekretion und Verbesserung des Tränenflüssigkeitsabflusses ist konkretes Ziel.

Faci-orale Gesichtswäsche: Praxis 3 - Nase

Zu Beginn setzt man beide Daumen auf der Mitte des Nasenrückens an und wäscht gleichzeitig mit einem Daumen in Richtung Stirn und mit dem anderen Daumen zur Nasenspitze, wiederum 2-3 Mal.
Danach, vom oberen Anteil des Nasenrückens, zwischen den Augenbrauen ausgehend, beidseits gleichzeitig auf der Seite der Nasenflügel bis zur Nasenöffnung, zwei- bis dreimal in nur eine Richtung, und anschließend vom nasalen inneren unteren Rand des Augenringmuskels bis zum äußeren Rand des Ringmuskels des Mundwinkels, ebenfalls ca. 2-3 Mal.

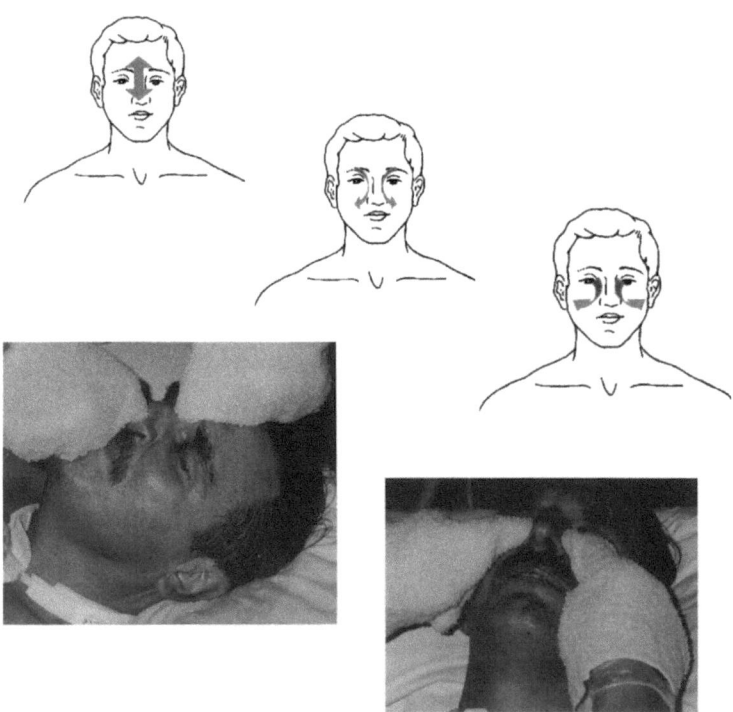

Ziel dieser Behandlung:
Allgemein eine bessere sensorische Körperwahrnehmung und damit eine neuronale Reaktion ermöglichen. Besseres Wechselspiel von Erweiterung und Verengung der Nasenöffnungen, verbesserter Tränenflüssigkeitsabfluss und Ermöglichung der Oberlippenhebung zur Mundmobilisation.

Methode: Faci-orale Gesichtswäsche

Faci-orale Gesichtswäsche: Praxis 4 - Wange

Kreisende Waschung, beidseits von Beginn des äußeren Mundwinkels ausgehend, bis zum Ohr, drei bis vier Mal, und zurück zum unteren Anteil des Mundwinkels. Danach speziell mit den Daumen beidseits kreisende Bewegungen auf der Wange.

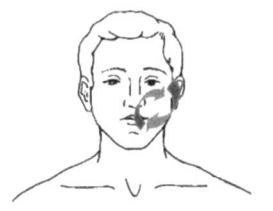
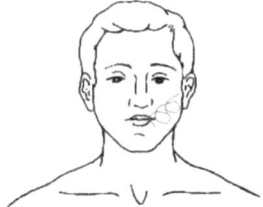

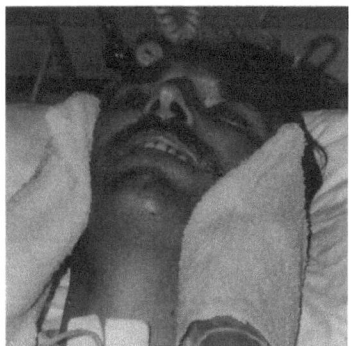

Ziel dieser Behandlung:
Auch dies soll der Körperwahrnehmung dienen und neuronale Prozesse in der Kortex fördern. Zudem für verbesserte Mundöffnung und Mundschluss, Kieferöffnung und Kieferschluss, sowie Speichelflussanregung sorgen, zugleich Kaubewegungen auslösen und die mimische Lachmuskulatur anregen.

Faci-orale Gesichtswäsche: Praxis 5 - Mund

Von der Mitte der Oberlippe, beidseits, mit den Daumen in Richtung zum äußeren Mundwinkel in halbmondförmigen Bewegungen waschen und desgleichen von der Mitte der Unterlippe in Richtung äußeren Mundwinkel ausstreichen. Anschließend mit dem Zeige- und Mittelfinger von der Unterlippe in Richtung Unterkiefer ausstreichen, bis unter den Rand des Unterkiefers, und danach mit einer Hand kurzes Ausstreichen in der Mitte des Kinns, distal.

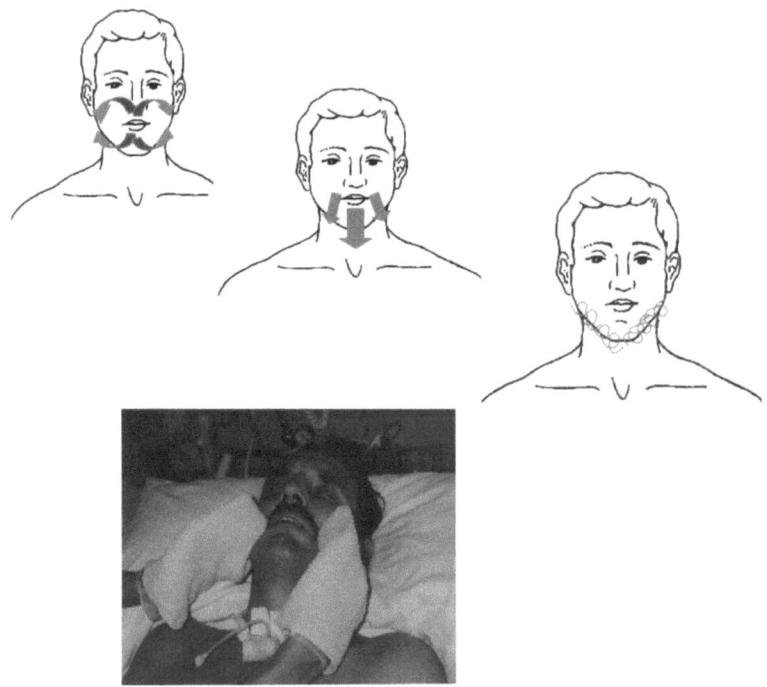

Ziel dieser Behandlung:
Beitrag zur Förderung der Körperwahrnehmung und kortikalen Aktivität. Erleichtertes Heben und Senken der Ober- und Unterlippe, Mundöffnung und Mundschluss fördernd, ebenso die mimische Muskulatur, sowie das Hochziehen des Kinns erleichtern.

Faci-orale Gesichtswäsche: Praxis 6 - Kinn und Hals

Hier wäscht man vom Unterkieferrand, halbmondförmig, von außen nach innen bis zum Kehlkopf, beidseits, und dies zirka 3-4 Mal (auch bei Patienten mit Kanüle). Danach, beidseits, von der Mitte des seitlichen Unterkieferknochens, von oben nach unten bis zur Mitte des Schlüsselbeins, 2-3 Mal. Anschließend unter dem Ohrläppchen ansetzend über den gesamten seitlichen Hals bis zum äußeren Rand der Schulter.

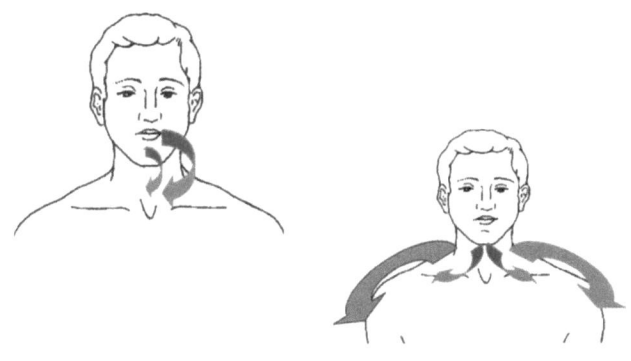

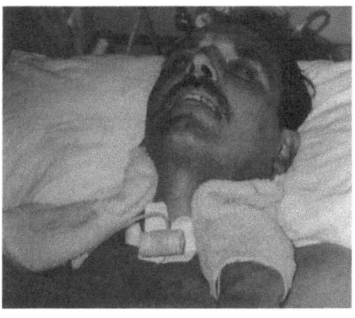

Ziel dieser Behandlung:
Die verbesserte Körperwahrnehmung ist allgemeines, vor allem auf die somatosensorisch reagierenden Hirnregionen ausgerichtetes Ziel. Kieferöffnung und Kieferschluss soll verbessert werden. Eine wirksame Stimulation für Schluckakt erreicht und die physische Mobilisation im Hals- und Kehlkopfbereich bewirkt werden. Allgemeine Muskellockerung und Tonusreduktion in diesem Bereich.

Faci-orale Gesichtswäsche: Praxis 7 - Ohren

Leichter Druck mit der linken Hand auf die Stirn während mit der rechten Hand Ohrmuschel und Teil des äußeren Gehörganges gereinigt werden, anschließend zwirbelnde bzw. reibende Waschung der Ohrmuschel mit dem Daumen und Zeigefinger, vom äußeren Rand bis zum inneren Relief des Ohres.

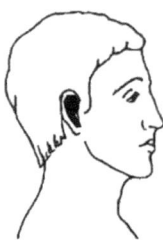

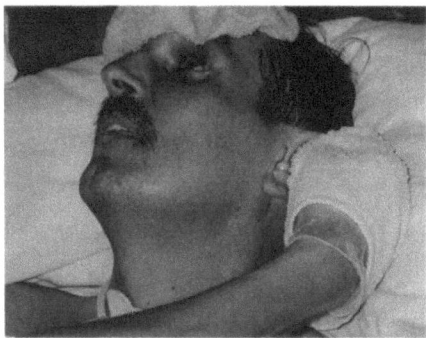

Ziel dieser Behandlung:
Wie in allen Methodenschritten der faci-oralen Gesichtswäsche soll die verbesserte Wahrnehmung des eigenen Körpers beim Patienten und damit eine neuronale Reaktion bewirkt werden, die sich als Wahrnehmungserkenntnis niederschlägt. Muskuläre und taktile Mobilisation und verbesserte Durchblutung im Bereich des Ohres.

Abschluss

Das Abtrocknen nach der Gesichtswäsche sollte so durchgeführt werden, dass man auf der Stirn beginnt, beidseitig oberhalb der Augenbraue, in der Richtung zum Haaransatz führend. Anschließend sollte eine Hand immer mit leichtem Druck auf der Stirn belassen und mit der anderen Hand die gleichen Konturen nochmals trocknend in gleicher Richtung nachbetont werden. Dabei verwendet man natürlich für die jeweilige Gesichtshälfte die dafür entsprechende Hand.

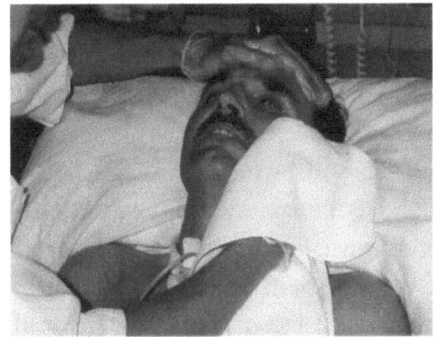

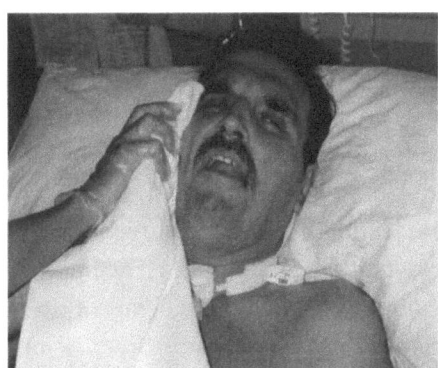

Handgreifliche Praxis an einem Mitmenschen ist mehr als manuelles Tun, es ist vielmehr sympathetische Berührung, die beiderseits Empfindungen hervorruft, welche durch die dabei erfahrbare Bewegung einen dynamischen Charakter von Beziehung erhalten.[1]

Die faci-orale Gesichtsbehandlung

Wie fängt man an:
Es gibt einige Richtlinien für die Behandlung. Zunächst lohnt es sich, ein paar kleine Vorkehrungen zu treffen, damit die Patienten gut auf die Therapie vorbereitet sind. Denken sie daran, dass sie eine gewisse eigene Bequemlichkeit als Pflegetherapeut brauchen. Jedesmal wenn sie während einer Behandlung ihre Stellung verändern, müssen sie wieder eine entspannte Haltung einnehmen können, damit sie ihre Spannung nicht auf den Patienten übertragen. Ihr Wohlbefinden ist eng verbunden mit ihrer Haltung und Atmung. Ob sie sitzen, stehen oder knien, ihr Körper (als Pflegender) sollte in einer ausgeglichen Haltung sein. Entspannung ist für jede Art von Berührung wichtig und entscheidend. Je ruhiger und angenehmer die Umgebung ist, in der sie arbeiten, desto wirkungsvoller wird ihre Behandlung sein. Der Raum, in dem behandelt wird, sollte warm sein und freundlich erscheinen. Kissen, Decken und eine wirkstofffreie Salbe oder Lotion sind vorzubereiten.
Der Fluss der Behandlung sollte nicht unterbrochen werden, dies stört die Aufnahmefähigkeit des Patienten und die Konzentration des Behandelnden. Für den Therapeuten ist es wichtig, dass er sich frei bewegen kann. Tragen sie also lokkere, bequeme Kleidung. Bevor sie mit der Behandlung beginnen, sollten sie sich die Hände waschen und dafür sorgen, dass ihre Fingernägel kurz sind. Nehmen sie ihre Uhr und sämtliche Ringe ab.
Von zentraler Bedeutung für den Erfolg jeder Berührungstherapie ist der seelische und/oder psychische Zustand des Therapeuten und seine Einstellung dem Patienten gegenüber. Sie sollten als TherapeutIn jede Sitzung wie eine neue Erfahrung ansehen und dabei echte Fürsorge, Achtung und Respekt empfinden. Sprechen sie Anfangs zu dem Patienten, was sie in der Behandlung tun werden, und sie können seine Aufmerksamkeit in ihren Händen festhalten.
Die Therapie kann anregend oder beruhigend sein, je nach Geschwindigkeit und Tiefe der Griffe. Man könnte unsere Therapie als eine systematische Form der Berührung ansehen, die Wohlbefinden schaffen und die Gesundung fördern soll.

Vorbereitung und Durchführung der faci-oralen Gesichtsbehandlung

Lagerung des Patienten

- Patienten sollten in Rückenlage gebracht werden, Oberkörper bzw. der Kopf könnte sich dabei in leicht erhöhter Position befinden.
- Außer beim Daumenrollen an der Schultermuskulatur kann man den Patienten in Seitenlage oder in der Bauchlage behandeln. Auch im Sitzen wäre die Behandlung möglich.

Materialien

Wirkstofffreie Pflegeartikel, wie z.B. Eucerin pH5-Lotion, spezielle Pflegeöle (mit Duftstoffen); die Wahl richtet sich nicht zuletzt an der biographischen Anamnese des Patienten aus (etwa Gesichtscremes, die der Patient/die Patientin selbst benutzt bzw. Q 10 der Firma Beiersdorfer).

Anzahl der durchführenden Personen

Mindestens eine speziell geschulte Pflegeperson.

Zeitaufwand und Häufigkeit der Behandlung

- Zirka 8 - 10 Minuten. Wenn zeitlich die Möglichkeit besteht, kann man die Therapie auf 10 - 15 Minuten ausweiten.
- Die Häufigkeit ist individuell auf den Patienten abzustimmen. Vor allem aber vor den speziellen Therapieeinheiten (Physiotherapie, Ergotherapie, Logopädie) zu setzen.
- Die Anwendung ist aber auch vor längeren Ruhephasen zur Entspannung des Patienten günstig.

Vorkehrungen bzw. Vorbereitung

Für die Behandlung muss man sich den Kopf in vier Teilen vorstellen:
1. lateraler Hals bis oberer Schultergürtel
2. Haaransatz und Stirn

3. laterale Augengegend bis zur Nase und
4. vom Ohransatz bis zur Wange, Mund und Lippen.

Bevor man mit der Behandlung in diesem als intim verstandenen Bereich beginnt, muss man vorbereitet sein und sich folgende Fragen stellen:
a) Ist der Patient ansprechbar oder komatös?
b) Wie finde ich einen Zugang zu diesem Patienten, akzeptiert er/sie mich als Therapeut und ist die folgende Behandlung für sie/ihn angenehm?
c) Können und wollen Berührungen in diesem Bereich zugelassen werden?

Wichtig ist dabei wieder die biographische Anamnese, um genauestens auf diese Patienten eingehen zu können. Prinzipiell wissen wir, dass diese Behandlung sehr angenehm ist, aber es sollten mögliche Komplikationen vorab ausgeschlossen werden.

Wenn ich jetzt als PflegerIn merke, dass Patienten mit der Berührung im Gesicht Probleme haben, so beginne ich zuerst mit dem Schultergürtel und wechsle anschließend zur Halsgegend, um erst in weiterer Folge mit der Gesichtsbehandlung zu beginnen. Empfinden die Behandelnden diese Therapie dennoch als unangenehm, so sollte man die Therapie sofort abbrechen.

Cave: Wer an den Extremitäten therapeutischen Erfolg haben will, muss unbedingt das Gesicht mitbehandeln (siehe Kopfwendebewegungen).

Bei massiver Speichelproduktion während der Therapie sollte man den Patienten in die Seitenlage bringen, damit die vermehrt produzierten Sekrete besser abfließen können (wie es z.B. bei komatösen, bewusstseinsgetrübten oder von schweren Schluckstörungen betroffenen Patienten der Fall ist).

Nur sanfte Dehnungen im Hals und Schulterbereich, bei spürbarem Widerstand niemals den Kopf dehnen oder seitlich drehen. Man könnte dadurch Mikrotraumen im Muskel setzen, dieser könnte reißen und folglich zu kleinen Mikroblutungen im Muskel führen, wodurch große Probleme für den weiteren Therapieverlauf entstehen.

Durch die Arbeit im Gesicht stimuliert man wahrscheinlich den Hirnstamm. Dort entspringen auch die wichtigen Hirnnerven; liegen ihre Kerngebiete. Eine mögliche Wirkung führt zur Muskeltonusregulierung im Gesicht, die sich teilweise sogar auf den ganzen Körper ausdehnt.

Ausgeprägte cerebrale Verletzungen oder Erkrankungen sind nicht selten von schweren Stoffwechselentgleisungen des Gehirns begleitet. Neurotransmitter

werden dysreguliert ausgeschüttet. Diese Fehlproduktion bewirkt dann oftmals eine Erstarrung des Bindegewebes und der Muskulatur (z.B. starren Gesichtsausdruck).
Durch diese Gesichtsbehandlung kann man im oder am ganzen Körper den Muskeltonus regulieren. Die Muskulatur erhält ihre Elastizität und Gleitfähigkeit zwischen den Muskelfasern wieder zurück.
Das heißt für uns, dass bei Patienten mit schweren neurologischen Krankheitsbildern der Muskeltonus im Gesicht herabgesetzt ist und in den Extremitäten erhöht. Mit dieser Gesichtsbehandlung wirke ich regulierend auf den Muskeltonus des ganzen Körpers. Und ich kann dann diese positive Muskeltonuslage für weitere therapeutische Maßnahmen nutzen, denn anschließend muss sofort mit der Aktivierung im Hinblick auf Alltagsanforderungen begonnen werden.

Indikationen der Faci-oralen Gesichtsbehandlung

Wo und wann können Sie diese Pflegetherapie in der Praxis als Möglichkeit einsetzen.
- Bei gestörtem Körperbild, Körperschema, Körpergefühl und Neglect (Sensibilitätsstörungen).
- Bei Schluckstörungen.
- Bei Sprachapraxie.
- Bei Facialisparesen.
- Bei Störungen der Beweglichkeit des Unterkiefers.
- Bei Lidschlussstörungen.
- Bei Patienten mit reduzierter Tränenflüssigkeitssekretion.
- Bei peripheren Durchblutungsstörungen.
- Bei Patienten während der Entwöhnung von einer Trachealkanüle.
- Bei bewusstseinsgetrübten Patienten.
- Bei Muskeltonusanstieg im Hals und Schulterbereich bei SHT Patienten während der Rehabilitation.
- Bei intubierten und beatmeten Patienten, vorwiegend in der Waeningphase und Entwöhnung
- Bei Mundtrauma (faci-orales Trauma) nach Intubation und Langzeitbeatmung.
- Nach zu aggressiver Mundpflege (Folgen gewaltsamen Eindringens in Mund- und Rachenraum).

- Anorexie
- Bulimie
- Parkinson
- Demenz

Kontraindikationen

- Entzündungen und Infektionen im Bereich der Anwendungsstelle
- Wirbelsäulenverletzungen und Querschnitt, hoher Querschnitt usw.
- Schwere SHT mit Polytrauma (Gesichtsschädel) und Okklusionen des Kiefers
- Erhöhter Hirndruck
- Akute Schmerzen

(Bitte halten Sie immer Rücksprache mit Ihrem zuständigen Stationsarzt!)

Ziele der Therapie

- Vorrangig die Wahrnehmung im Gesichts, Hals- und Schulterbereich fördern (Körperbild, Körpergrenzen) und um die Durchblutung zu verbessern
- Die Wachheit des Patienten zu fördern
- Ökonomischer Vorteil: weniger Langzeitfolgen für den Patienten
- Ein Neglectverhalten zu vermindern bzw. entgegenzuwirken
- Eine motorische Reaktion aufgrund somatosensorischer Stimulation zu provozieren.
- Vegetativer Dysregulation entgegenzuwirken
- Respiratorische Einschränkungen aufgrund der Muskeltonusregulation verbessern
- Schlucktraining bei Patienten mit Kanüle
- Bei Aphonie das Sprechenlernen erleichtern bzw. Sprechen aufgrund der Stimulation zu provozieren
- Beruhigung bewirken
- Hautpflege mit Funktion
- Verbesserte Tränensekretion und Tränenflüssigkeitsabfluss
- Verbesserter Mund- und Lidschluss
- Verbesserte Kau- und Mahlbewegung beim Essen
- Verbesserung der Mimik und Gestik

Methode: Faci-orale Gesichtsbehandlung

Faci-orale Gesichtsbehandlung: Praxis 1 - Dehnen des Halses

Beide Hände umfassen den unteren Teil des Kopfes, der Daumen liegt beidseits mittels C-Griff über dem oberen Anteil des Ohres. Der Kopf wird ein wenig angehoben, so dass er frei auf beiden Händen aufliegt, danach beginnen Sie mit vorsichtigem Stretching des Halses, in Richtung des Anwenders, vor und zurück, 3-4- Mal; ohne den Kopf weiter anzuheben.
Cave: Nie gegen einen spürbaren Widerstand dehnen!

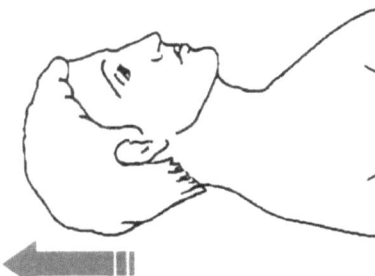

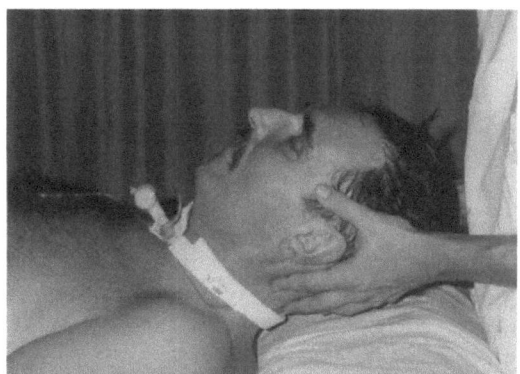

Ziel dieser Behandlung:
Die Körperwahrnehmung durch die dabei bewirkte Sinneswahrnehmung im "Homunkulus" zu aktivieren und zu etablieren. Durch die Mobilisation des ventralen Halsbereichs soll die Kopfhaltung verbessert, der Muskeltonus reduziert und Verspannungen der Muskulatur in diesem Bereich gelöst werden.

Centro

Faci-orale Gesichtsbehandlung:
Praxis 2 - Vor und Rückwärtsdehnung des Halses

Hier liegt eine Hand (linke oder rechte) im Nacken flächig auf. Mit der jeweils freien Hand heben Sie den Kopf in Richtung Brust an und anschließend wieder zurück zur Auflagefläche, zirka drei- bis viermal.
Cave: Nie gegen einen spürbaren Widerstand dehnen!

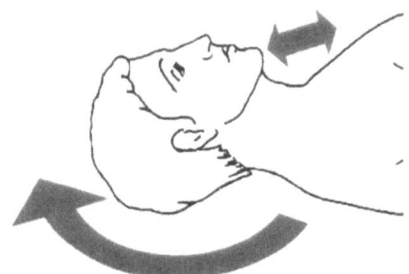

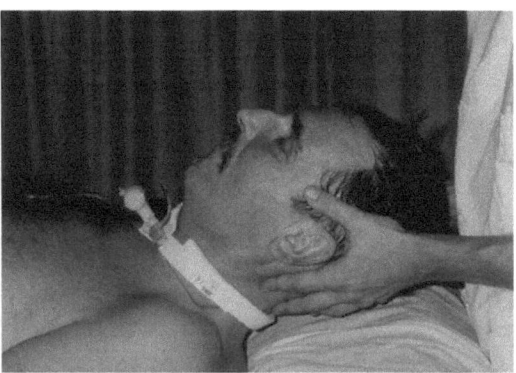

Ziel dieser Behandlung:
Dient wieder der Körperwahrnehmung und den neuronalen Verarbeitungsprozessen in den entsprechenden Kortexregionen; der Lockerung des Wirbelsäulen- und Halsbereiches, um verbesserte Kopfhaltung, Vorwärts- und Rückwärts- bzw. Seitwärtsbewegung zu ermöglichen und den erhöhten Tonus zu reduzieren.

Methode: Faci-orale Gesichtsbehandlung

Faci-orale Gesichtsbehandlung, Praxis 3 - Seitliche Dehnung des Halses

Fixieren mit einer Hand zur Stabilisierung der Schulter des Patienten. Mit der anderen Hand umgreifen Sie den hinteren Anteil des Kopfes im Nackenbereich. Stretchen (dehnen) Sie nun die seitliche Halsregion, ohne dass die Schulter dabei hochgezogen wird, 2-3 Mal, danach wechseln Sie die Seite und wiederholen den selben Vorgang noch einmal.
Cave: Nie gegen einen spürbaren Widerstand dehnen!

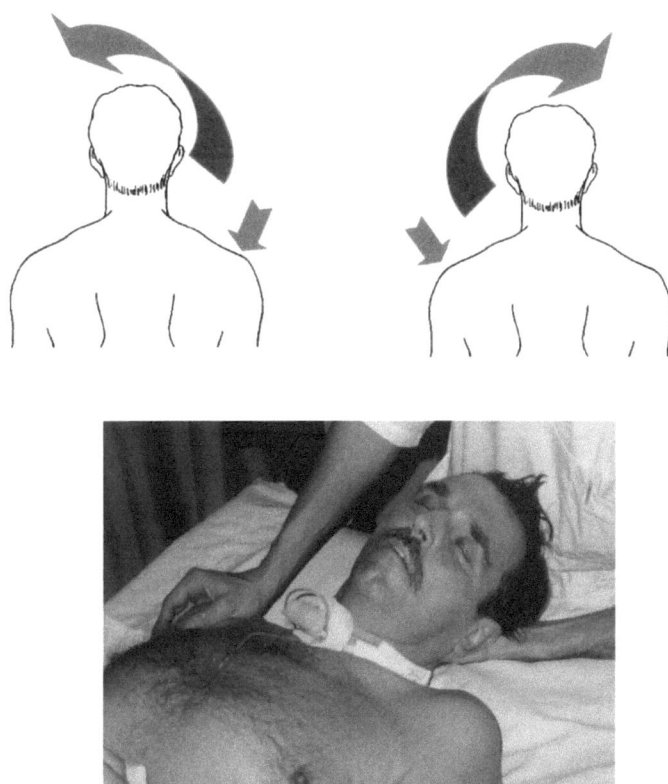

Ziel dieser Behandlung:
Dient der Körperwahrnehmung und der Aktivitäten im "Homunkulus". Lockerung des Schulter- und Halsbereiches besonders bei erhöhtem Muskeltonus und der Mobilisation bei längerer Bettlägrigkeit in diesem Bereich.

Centro

Faci-orale Gesichtsbehandlung: Praxis 4 - Kopfwendebewegungen

Sie umfassen mit beiden Händen den hinteren Teil des Kopfes und mit den Daumen wenden Sie wieder einen sogenannten C-Griff oberhalb des Ohres an. Halten Sie den Kopf frei in Ihren Händen und drehen Sie ganz langsam, mit Gefühl den Kopf; einmal zur linken und anschließend zur rechten Seite, jeweils etwa drei- bis viermal. Man kann diese Kopfwendebewegungen auch in Seitenlage oder in einer angenehmen Bauchlage durchführen, wenn es der zu Behandelnde akzeptiert.

Cave: Diese Kopfwendebewegungen müssen ganz langsam durchgeführt werden (eventuell Gefahr des Erbrechens bei neurologischen Diagnosen).
Nie gegen einen spürbaren Widerstand dehnen oder drehen!

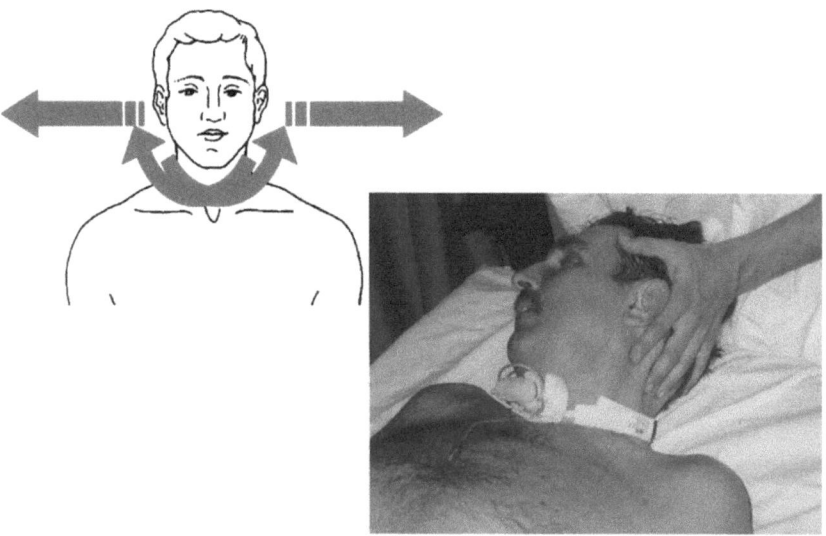

Ziel dieser Behandlung:
Sie dient wiederum der Körperwahrnehmung, durch die geordnete neuronale Prozesse aktiviert werden sollen. Mobilisation des Hals- bzw. Kopfbereichs, vestibuläre Stimulation bei Patienten, die leicht erbrechen (etwa bei geringsten Lageveränderungen). Provozieren verbesserter seitlicher Kopfwendebewegungen und (als spezielle Trainingsmöglichkeit) die Kanülenentwöhnung erleichtern und beschleunigen.

Faci-orale Gesichtsbehandlung:
Praxis 5 - Ausstreifen an der Schultermuskulatur

Eine weitere Möglichkeit, um die Schulter- und Nackenregion aufzulockern kann man in der Seitenlage oder in einer angenehmen Bauchlagerung am Patienten durchführen. Ihre Finger umgreifen von hinten die Kante der Schulter und mit den Daumen kneten Sie vorsichtig mit Gefühl, rhythmisch und mit unterschiedlich leichtem Druck die Hautpartien durch, von der Mitte der Wirbelsäule bis nach außen zur Schulter, drei- bis viermal auf jeder Seite.

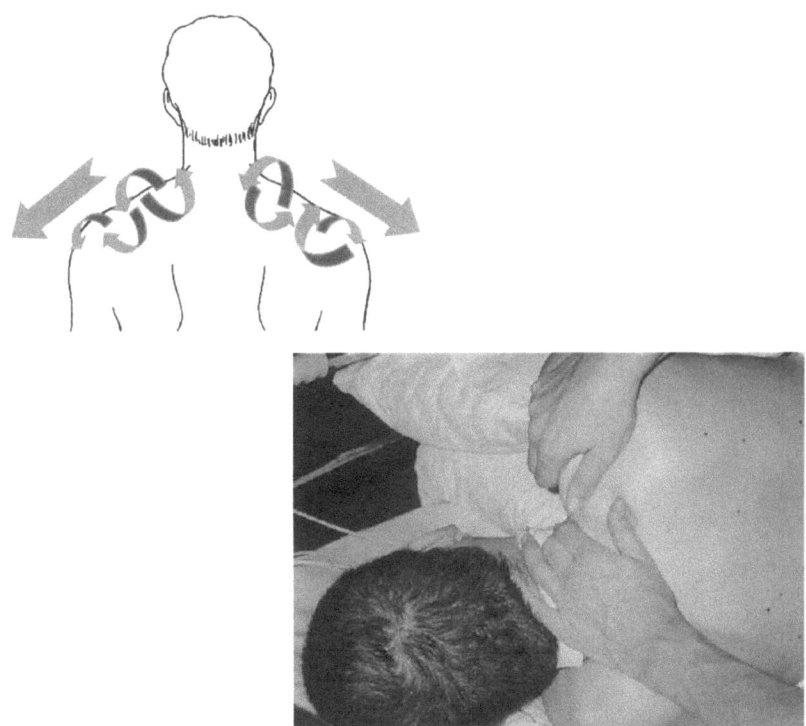

Ziel dieser Behandlung:
Die verbesserte Körperwahrnehmung unter Einbeziehung der Wirkung auf die kortikalen Regionen. Auflockerung des hinteren Hals- und Schulterbereichs, vor allem bei Patienten mit Trachealkanüle, die einen hohen Muskeltonus bzw. Verspannungen in diesem Bereich aufweisen.

Faci-orale Gesichtsbehandlung, Praxis 6 - Die Stirn

Hier setzen Sie den Mittel-, Ring- und kleinen Finger oberhalb der Augenbraue auf, streifen dann beidseits in der Richtung zum Haaransatz hinauf, und dies zirka 3-4 Mal. Sie sollten dabei von der Mitte der Stirn ausgehen und sich seitlich zur Schläfenregion hin vorarbeiten.
Danach plazieren Sie beide Daumen zwischen den beiden Augenbrauen in der Mitte der Stirn und massieren kreisförmig, leicht schräg, beidseits gleichzeitig vom obersten Teil des Nasenrückens bis zirka zur Mitte der Stirn; 2-3 Mal.

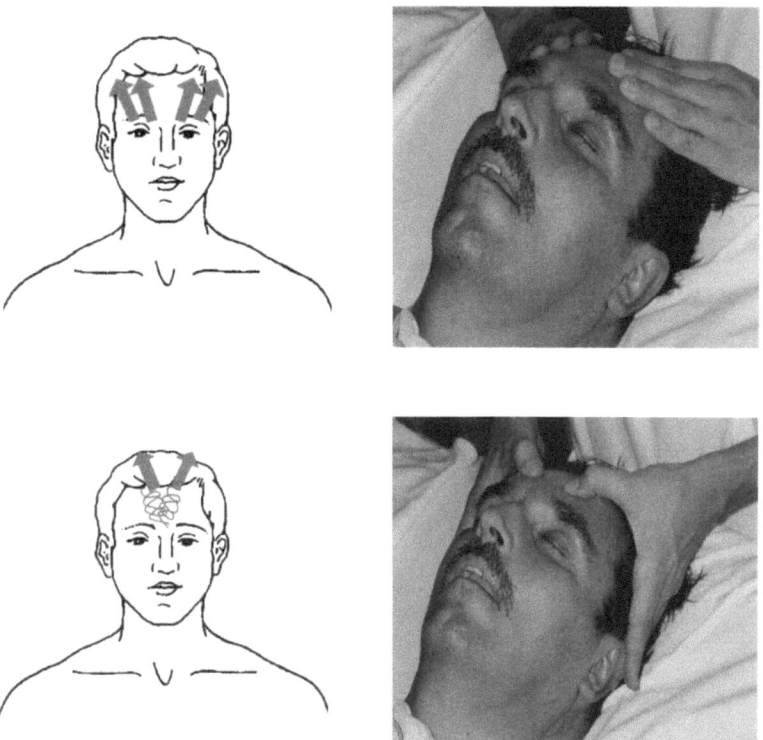

Ziel dieser Behandlung:
Dient der Körperwahrnehmung im Rahmen des Homunkulus im Gehirn.
Vor allem der Anregung der mimischen Muskulatur (Stirnrunzeln), aber auch im seitlichen Schläfenbereich der verbesserten Funktion der Kaumuskulatur durch das Verschieben der Kopfhaut.

Methode: faci-orale Gesichtsbehandlung

Faci-orale Gesichtsbehandlung: Praxis 7 - Augenbrauen und Augenlider

Beginnend mit dem Daumen, von der Innenseite der Augenbraue, streichen Sie mit leichtem Druck direkt über die Augenbraue hinaus in Haarwuchsrichtung (zwei- bis dreimal) und anschließend von der Innenseite des oberen Augenlides halbmondförmig, mit einem gefühlvollen leichten Druck nach außen. Danach setzen Sie am Unterlid an und streichen wiederum halbmondförmig in Richtung des Augenlides aus.

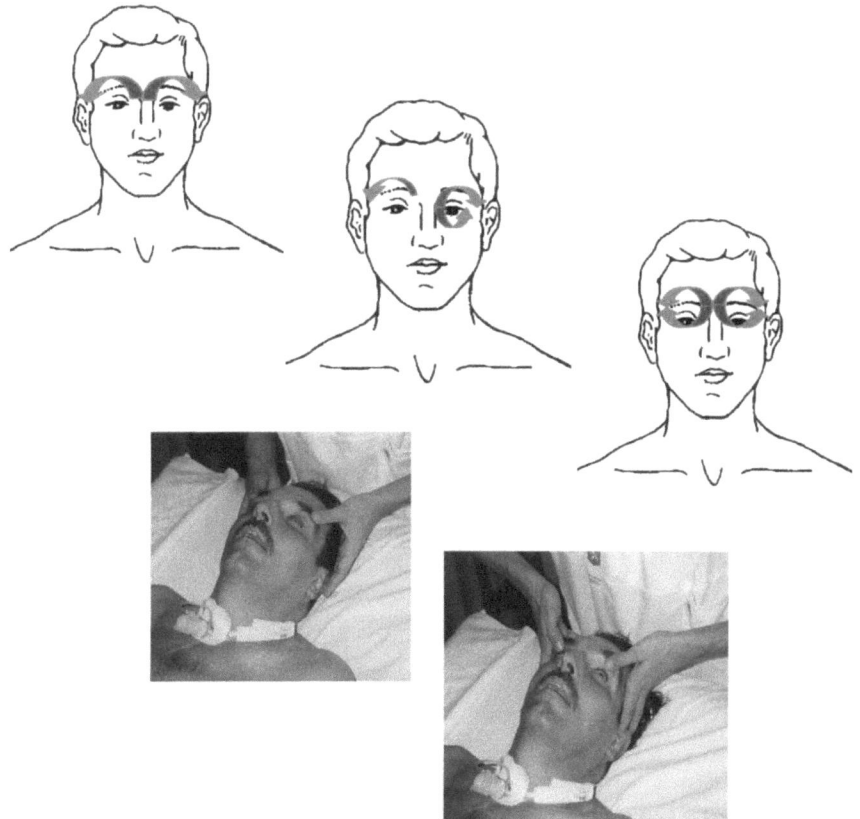

Ziel dieser Behandlung:
Soll die neuronalen Prozesse der Körperwahrnehmung im Gehirn anregen, sowie das Heben und Senken der Augenbrauen und den Lidschluss verbessern. Ebenso sollen dabei Tränensekretion und Tränenflüssigkeitsabfluss optimiert werden.

Faci-orale Gesichtsbehandlung: Praxis 8 - Nase

Streifen Sie mit ihren beiden Daumen gleichzeitig von der Mitte auf dem Nasenrücken beginnend nach oben zur Stirn und nach unten zur Nasenspitze aus, zirka 3-4-mal. Dabei fixieren wiederum Zeige-, Mittel-, Ring- und kleiner Finger den Kopf seitlich.

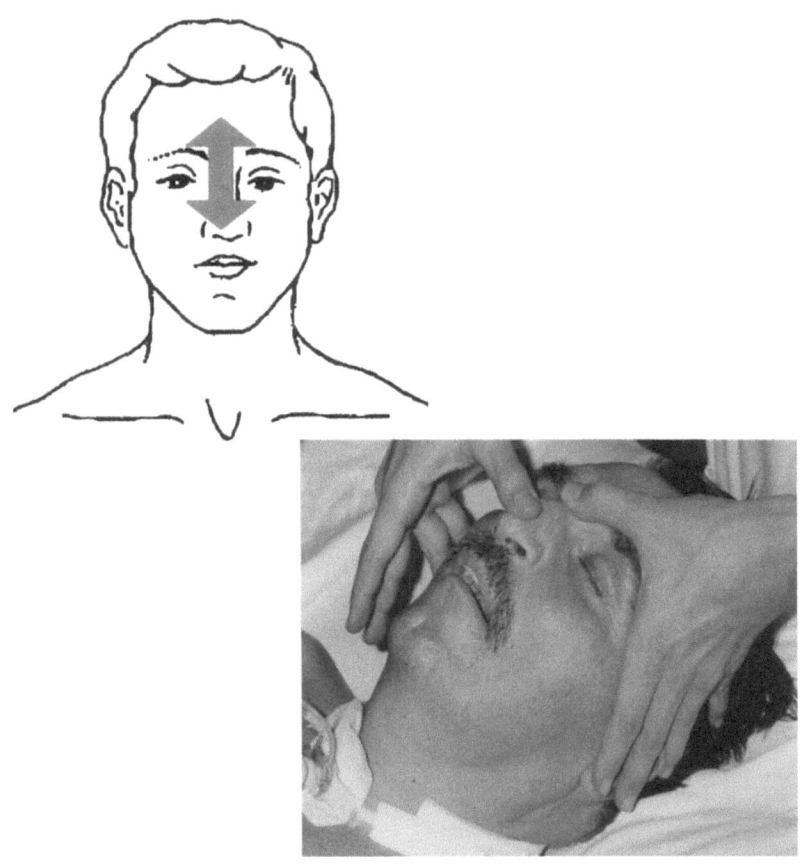

Ziel dieser Behandlung:
Wiederum die Reorganisation und Regeneration der neuronalen sensorischen und motorischen Strukturen. Physiologisch zugleich die leichtere Erweiterung und Verengung des Nasenlochs.

Faci-orale Gesichtsbehandlung: Praxis 9 - Nase und Wangen

Beginnen sie direkt medial am oberen Nasenrücken, streifen Sie seitlich neben dem Nasenflügel bis zum Eingang des Nasenlochs beidseits gleichzeitig aus. Wenn Sie in die Nähe der Nase kommen, achten Sie darauf, nicht die Atemwege zu versperren. Danach direkt unterhalb der Tränensäcke und jeweilig seitlich zur Nase; zirka in der Mitte der Nase beidseits mit den Daumen in Richtung der Wange und einmal in Richtung des äußeren Mundwinkels.

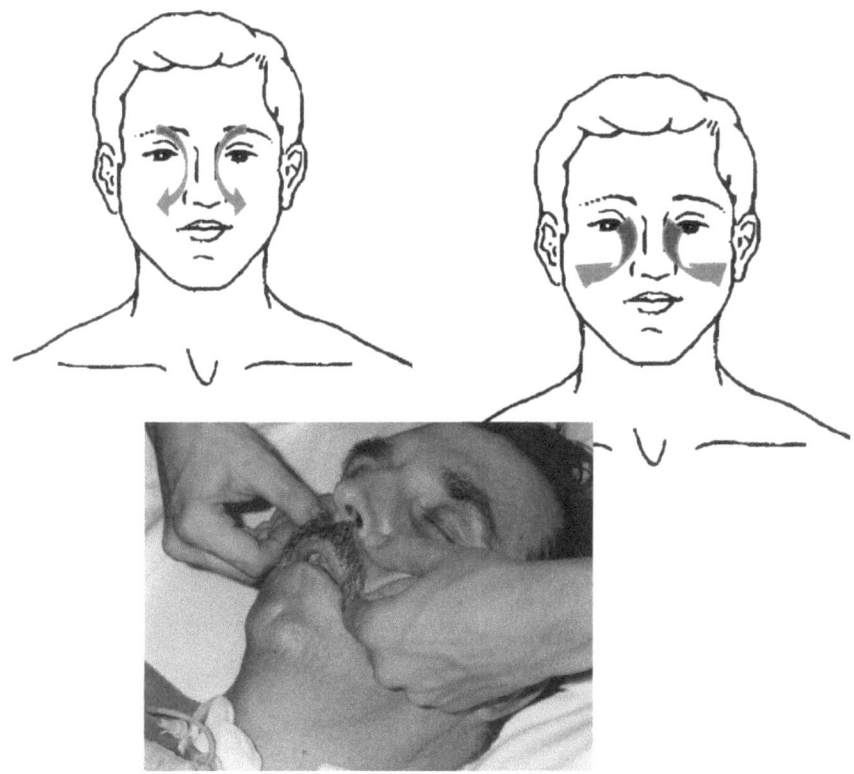

Ziel dieser Behandlung:
Verbesserte Körperwahrnehmung innerhalb der zugeordneten kortikalen Areale im Gehirn. Mundöffnung und Mundschluss, verbesserter Tränenflüssigkeitsabfluss und Förderung der Oberlippenhebung zur Mundmobilisation, sowie die mimische Lachmuskulatur soll aktiviert werden.

Faci-orale Gesichtsbehandlung: Praxis 10 - Mund

Beginnen Sie medial direkt oberhalb der Oberlippe und streifen Sie beidseits halbmondförmig zum äußeren Rand des Mundwinkels, immer abwechselnd oberhalb der Oberlippe und danach unterhalb der Unterlippe, zirka 3-4 Mal.

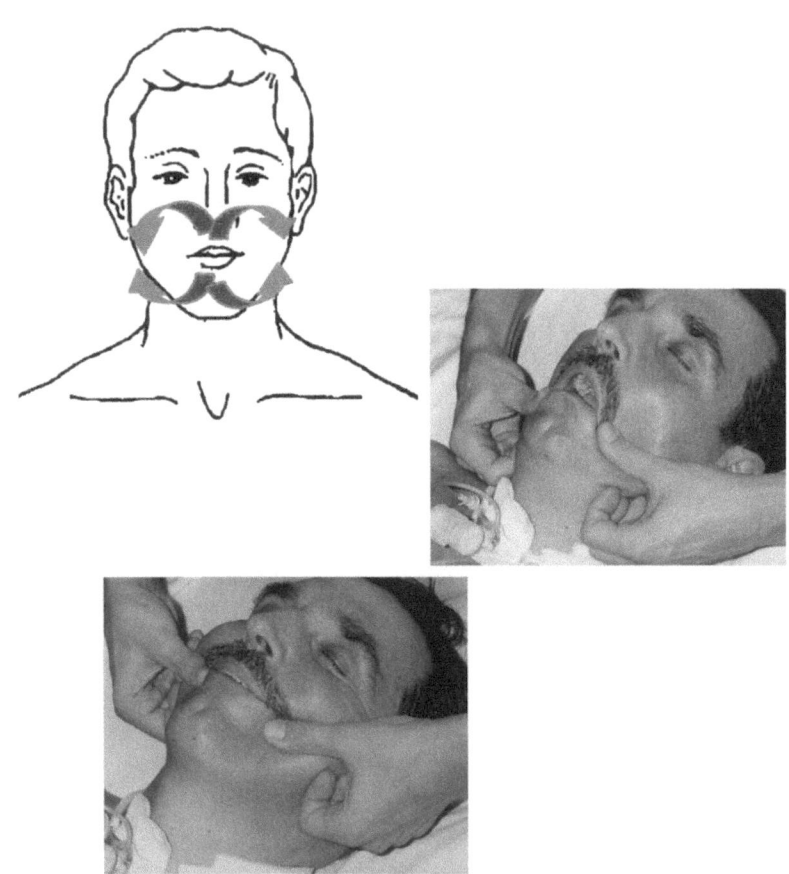

Ziel dieser Behandlung:
Optimierung der Körperwahrnehmung im Bereich des "Homunkulus" im Gehirn. Heben und Senken der Ober- und Unterlippe, Mundöffnung und Mundschluss soll verbessert, die mimische Muskulatur aktiviert und das leichtere Hochziehen des Kinns ermöglicht werden.

Methode: faci-orale Gesichtsbehandlung

Faci-orale Gesichtsbehandlung: Praxis 11 - Kaumuskeln

Führen Sie die kreisförmige Einreibung so durch, dass Sie vom äußeren Mundwinkel her beginnen und über die Wange in Richtung zum Schläfenbein und Ohr fortfahren, danach wieder zurück zum Mundwinkel, zwei- bis dreimal. Anschließend massieren Sie gesondert kreisförmig die Wange, 2-3 Mal. Dadurch können Sie sicher sein, das der M. Masseter stimuliert wird, und zwar auf beiden Gesichtsseiten.

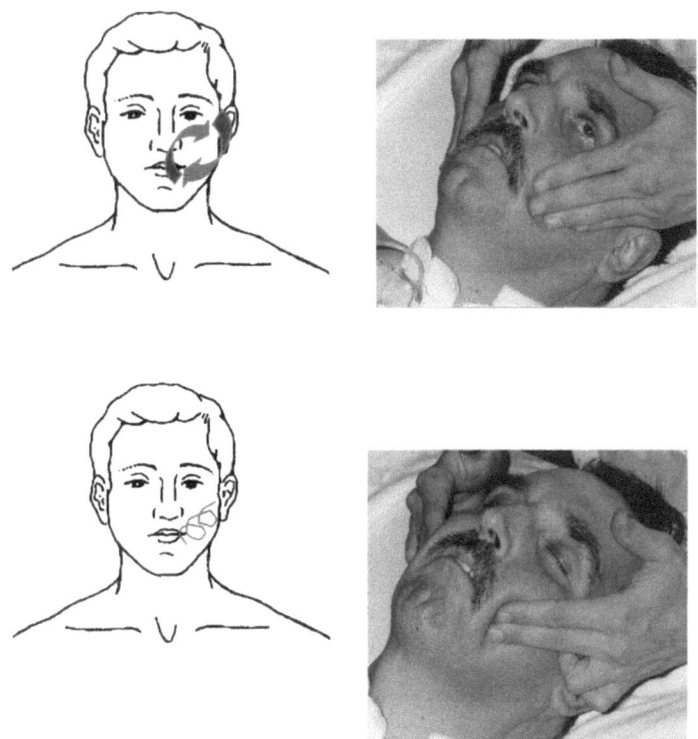

Ziel dieser Behandlung:
Reorganisation neuronaler Funktion und Ordnung im motorischen und sensorischen Kortex. Mundöffnung und Mundschluss, Kieferöffnung und Kieferschluss soll ermöglicht, Speichelfluss provoziert, Kaubewegungen ausgelöst und die mimische Lachmuskulatur aktiviert werden.

Centro

Faci-orale Gesichtsbehandlung: Praxis 12 - Kinn und Unterkiefer

Halten sie den unteren Rand des Kieferknochens mit dem Zeige-, Mittel-, Ring- und kleinen Finger und streifen Sie mit gefühlvollem Druck vom Rand der Unterlippe zum Kinn. Beginnend in der Mitte zwischen Mund und Kinn bewegt sich die Massage anschließend zum seitlichen Kiefer fort und bis zum Ohr.

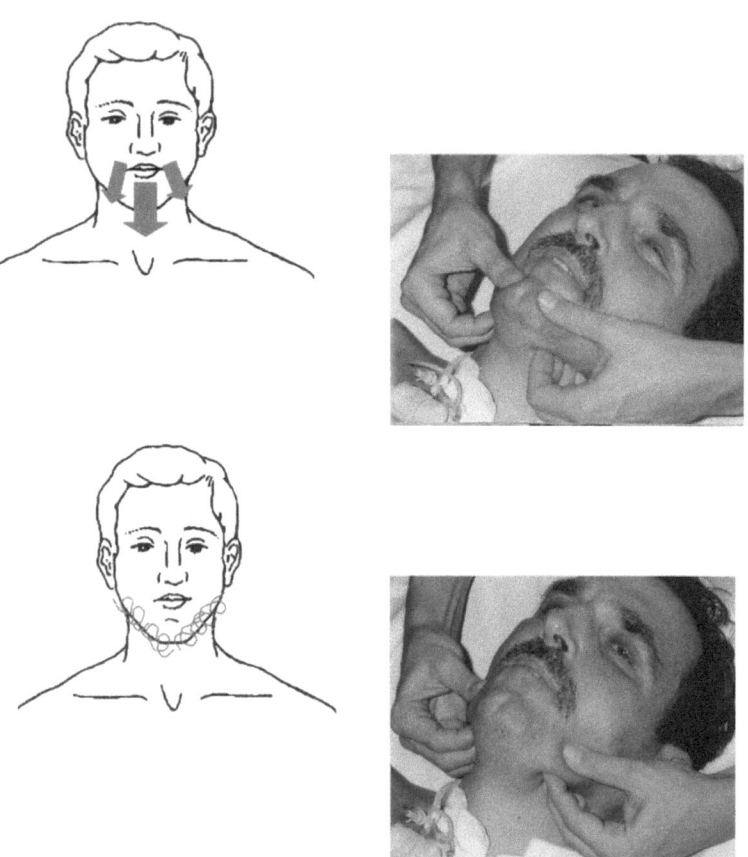

Ziel dieser Behandlung:
Verbesserte Körperwahrnehmung durch neuronale Stimulation des Kortex. Wiederum Förderung für Kieferöffnung und Kieferschluss, Mobilisation im Halsbereich, sowie allgemeine Lockerung und Tonusreduktion in diesem Körperbereich.

Ergebnisse der taktil-haptischen und faci-oralen Homunculus-Therapie

Fallbeispiel 1: Anton K.

Der Patient zeigte einen therapierefraktären Laryngo-Bronchospasmus mit der Unmöglichkeit der suffizienten Beatmung sowie einem nachfolgenden Herzfrequenz- und Blutdruckabfall. Erst nach Reanimation und entsprechender adjuvanter Therapiemaßnahmen kam es zu einer Stabilisierung der respiratorischen und kardiozirkulatorischen Situation bei zugleich geweiteten, lichtstarren Pupillen. Aus den Akutphänomenen ergab sich ein Sauerstoffmangel im Gehirn, und daraus folgend eine hypoxische Hirnschädigung und einen insulinpflichtigen Diabetes Typ II.

Klinisch vermittelte der Zustand des Herr Anton K. den Eindruck eines apallischen Syndroms. Die ersten CT-Untersuchungen bestätigten diese Diagnose.

Herr Anton K. wurde am 25.02.2002 zur weiteren, frührehabilitativen Behandlung auf eine Neurologie-Intensivabteilung transferiert.

Der Patient kam in Begleitung einer Notärztin und seiner Gattin von einer anderen chirurgischen Intensivstation, dessem Team für die großartige Zusammenarbeit und für die optimale Vorbereitung des Patienten zur Rehabilitation sehr zu danken ist.

Bei der Aufnahme befand sich Herr Anton K. neurologisch im Vollbild des apallischen Syndroms. Die Augen waren geöffnet, kein sichtbarer Blickkontakt war zu vermerken. Er hatte ein Tracheostoma mit einer geblockten Tracheoflex Ch. 8 mm; zusätzlich eine PEG-Sonde (Percutane-Endoskopische-Gastrostomie) und einen liegenden transurethralen Dauerkatheter.

Schon bei der Aufnahme bemerkten wir, dass dieser Patient an massiver vegetativer Dysregulation litt. Er hatte Herzfrequenzspitzen bis zu 140, hyperventilierte und transpirierte sehr stark. Zusätzlich mussten wir ihn mehrmals aus der Trachealkanüle zähflüssig absaugen. Aufgrund dieser anfänglichen Atemprobleme entschlossen wir uns, ihn mittels einer intermittierenden Inhalationstherapie (mit 2 bis 3 Liter Sauerstoff) mit Querflöte zu behandeln. Die Sauerstoffsättigung stieg bald auf 97 bis 98 Prozent an. Den ersten Umstellungsproblemen wurde dann vorsorglich mit leicht sedierenden und analgetischen Therapien begegnet. Die ersten pflegetherapeutischen Maßnahmen wurden sehr behutsam und mit beruhigender Methodik durchgeführt.

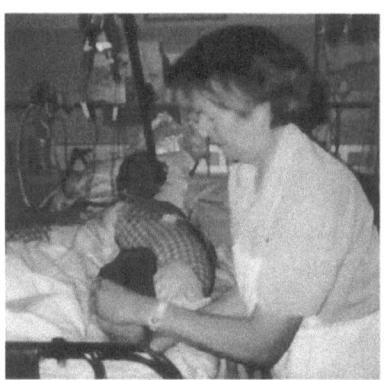

Die Abbildung oben zeigt die Gattin von Herrn K. bei der Durchführung der taktil-haptischen Homunculus-Pflegetherapie, kurz nach dessen Aufnahme in der Neurologie-Intensivstation

Bei den ersten Hautberührungen im Gesicht bemerkten wir, dass Herr Anton K. massiv den Mund zusammenpresste und somit eine Mundpflege schwer bis kaum durchführbar war. Damals vermuteten wir schon, dass während des Akutgeschehens (cardio-pulmonale Reanimation mit folgender Intubation) ein großes Trauma im oralen Bereich gesetzt wurde.

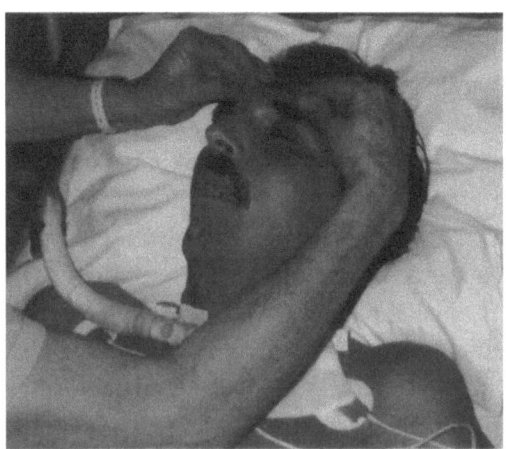

Stimulationen im Gesichtsbereich mit faci-oraler Homunculus-Therapie-Methode). Erstes Ziel: Patient vermag den Mund selbst öffnen, um die Mundpflege zu erleichtern!

Ergebnisse: taktil-haptische und faci-orale Homunculus-Therapie

Der Allgemeinzustand des Patienten war in den ersten Tagen sehr schlecht. Herr Anton K. hatte hohes Fieber und musste oft 3 bis 4 Mal stündlich mittels Trachealkanüle abgesaugt werden. Wir versuchten über anhaltende, beruhigende pflegetherapeutische Maßnahmen (nach der Basalen Stimulation® und taktil-haptischen Homunculus-Pflegetherapie®) einen Zugang über die vier Extremitäten zu finden. Auch die anfänglichen Magen-Darm-Probleme bekamen wir nur langsam in den Griff. Jeder kleinste Lagewechsel löste beim Patienten einen Würgereiz aus und er erbrach oft schwallartig.

Während der Durchführung der taktil-haptischen Homunculus-Pflegetherapie bemerkten wir bei ihm einen weniger angespannten Gesichtsausdruck. Unser damaliges Pflegeziel war es, die Berührung im Gesicht und die Mundpflege (selbstständiges Öffnen des Mundes) beim Patienten zu ermöglichen. Danach entschlossen wir uns, bei Herrn Anton K. eine speziell entwickelte Pflegetherapie (faci-orale Homunculus-Pflegetherapie) anzuwenden, wobei die Gattin des Patienten bei deren Ausführung häufig anwesend war.

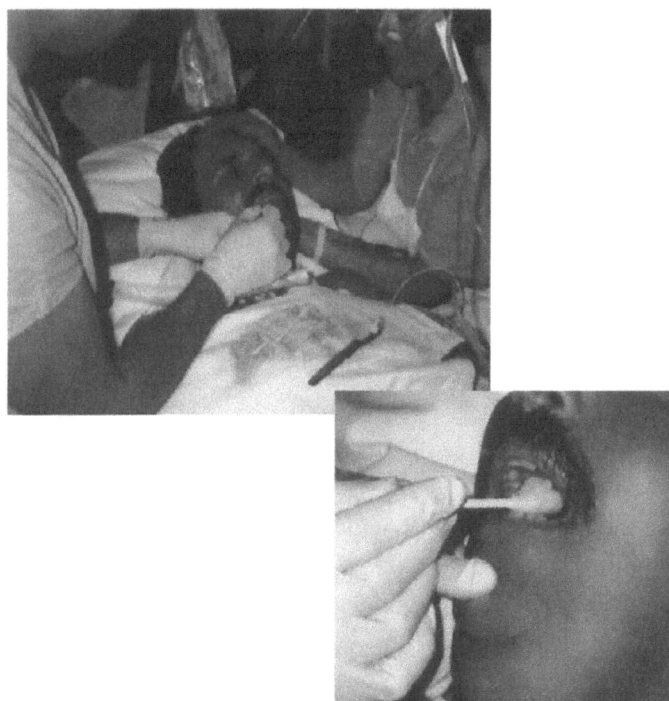

Nach den ersten beiden Anwendungen im Gesichtsbereich (Stimulationen im oralen Bereich und Homunculus-Pflegetherapie faci-oral) konnten wir den stark angespannten Gesichtsausdruck lösen und der Patient öffnete selbstständig den Mund.

Im Rahmen der durchgeführten Therapien versuchten wir die Gattin verstärkt in dieses ganze pflegetherapeutische Konzept einzugliedern. Bei Herrn K. war kaum Gesichtsmotorik vorhanden und auch kein Schluckakt zu erkennen. Der Patient war weiterhin stark verschleimt; er erhielt deshalb Medikamente, um die Schleimproduktion im Trachealsystem zu vermindern. Ebenfalls durch Medikamentengabe konnte sein Fieber gesenkt werden.

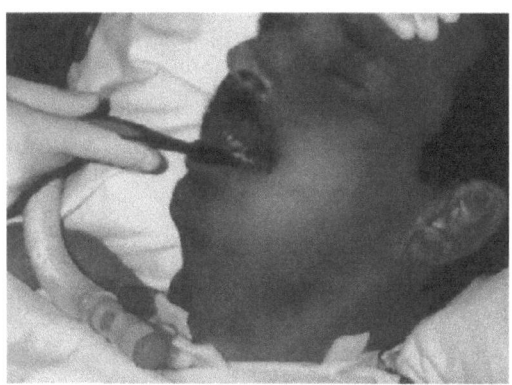

Der Patient mit einer Befeuchtungseinheit für die Trachealkanüle, gleichzeitig konnte eine erfolgreiche Mundpflege durchgeführt werden, ohne eine zusätzliche Stressymtomatik auszulösen.

Am 14. März 2002 starteten wir die ersten Versuche mit einer entblockten Trachealkanüle (gefensterte Portex-Kanüle). Wir unterstützten Herrn Anton K. weiter mit beruhigenden Maßnahmen. Die Physiotherapeuten bestätigten ebenfalls den Eindruck, dass sich während der Therapie die Atmung verbesserte.

Der Patient tolerierte Querbettsitzen bis zu einer halben Stunde, der Tonus der Nackenmuskulatur besserte sich etwas. Herr Anton K. konnte seinen Kopf selbst leichter stabilisieren.

In den nächsten Tagen konnte der Patient erstmals eine Stunde im Rollstuhl sitzen und man begann mit den ersten Stehversuchen am Stehbett.

Ergebnisse: taktil-haptische und faci-orale Homunculus-Therapie

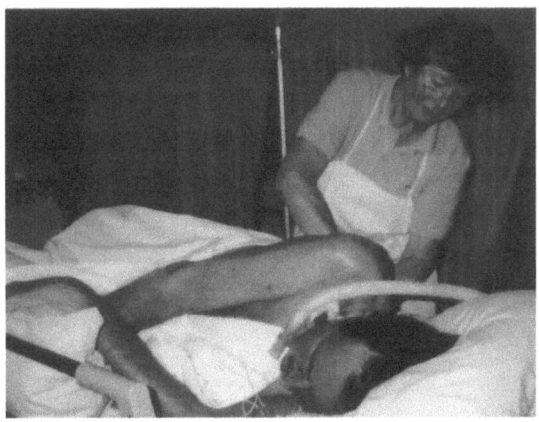

Bild oben zeigt die Gattin bei der Durchführung der atemstimulierenden Einreibung. Ziel: Die Atmung zu stabilisieren, die vermehrte Schleimproduktion zu vermindern und zudem den Patienten zu beruhigen!

Weiterhin lag eine ausgeprägte Hypotonie des Rumpfes vor, also kein Haltungshintergrund. Beim Husten zog der Patient die Extremitäten reflektorisch an.
Drei Tage später, um 6.30 Uhr morgens, kam es zu einem schwallartigen Erbrechen. Die Konsistenz des Erbrochenen war kaffeesatzartig und vom Patienten aspiriert. Die Folge davon war, dass sich sein Allgemeinzustand akut verschlechterte. Er war kalt-schweißig, bot Tachykardie und Tachypnoe. Weiterhin war nur geringe enterale Nahrungszufuhr möglich, Herr Anton K. wurde nun parenteral ernährt.
Zehn Tage später hatte sich Herr Anton K. weitgehend stabilisiert, er atmete frei und zeigte wenig Sekretion. Wir begannen wieder intensiver mit der faci-oralen Gesichtswäsche und Gesichtsbehandlung und bemerkten im Rahmen der Therapie seine große Aufmerksamkeit. Er tolerierte die Mundpflege besser, indem er den Mund bei der Stimulation öffnete und erstmals während der Therapie zu schlucken begann. Die gesamten pflegetherapeutischen Maßnahmen wurden vom Patienten sehr gut angenommen, er versuchte auch teilweise visuell zu fixieren und war vom Bewusstseinszustand etwas wacher. Vor allem sein Mundboden zeigte etwas mehr Aktivität.

Der enterale Nahrungsaufbau war ein schwieriges Unterfangen. Herr K. wurde auf eine spezielle Sondennahrung umgestellt; dennoch wiederholten sich Durchfälle, Würgereize und zeitweiliges Erbrechen. Wir begleiteten ihn während dieser schweren Zeit immer wieder mit beruhigenden pflegetherapeutischen Maßnahmen

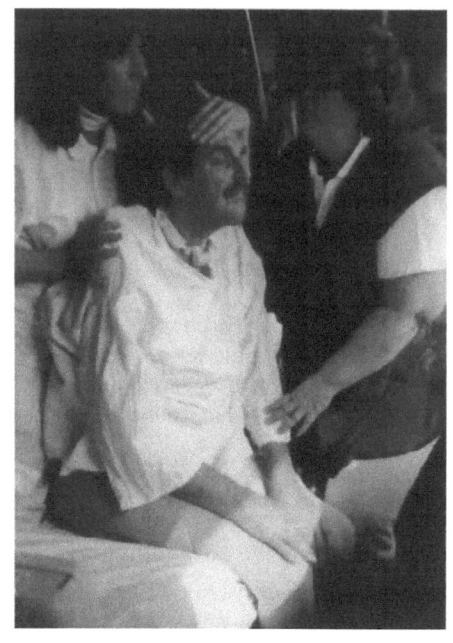

Bild rechts zeigt den Patienten im Querbett sitzend während der Physiotherapie.
Ziel: Kreislauf und Rumpf zu stabilisieren und Muskeltonus im Oberkörper aufzubauen!

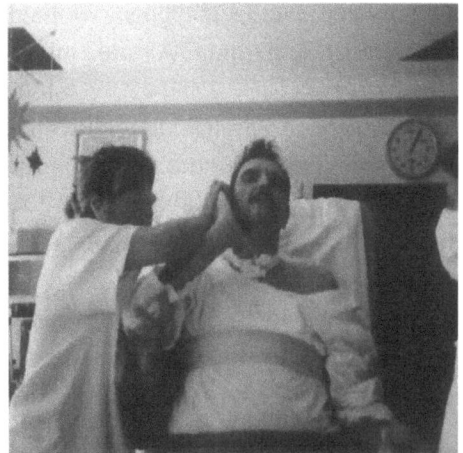

Abbildung links zeigt den Patienten im Stehbett während einer physiotherapeutischen Behandlung

Erfreulicherweise funktionierte die Mobilisation im Querbettsitzen immer besser. Wir führten eine KÄF-Übung (von Kollegen Johann Ranegger entwickelte "Kornährenfeld-Übung"), mit anschließender ASE (atemstimulierende Einreibung) durch. Im Bereich des Rumpfes bemerkten wir nach diesen therapeutischen Maßnahmen etwas mehr Tonus. Wir bereiteten dann den Patienten mit taktil-haptischer Homunculus-Pflegetherapie für die anschließende Physiotherapie vor. Diese Therapie bestand aus dreimal wöchentlichem Stehen des Patienten in einem Stehbett. Der Allgemeinzustand des Herrn Anton K. blieb in den nächsten Wochen unverändert. Er war allerdings bereits in der Lage zwei Stunden lang durchgehend im Rollstuhl zu sitzen.

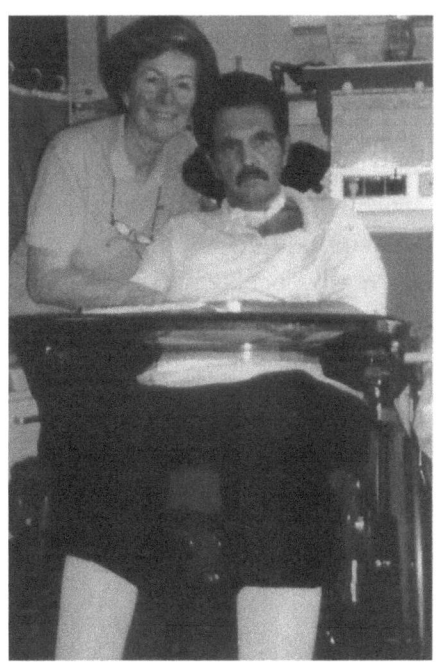

Die Abbildung zeigt unseren Patienten mit seiner Gattin.
Er verfügt bereits wieder über eine gute Kopfhaltemotorik und kann schon mehrere Stunden im Rollstuhl sitzen.
Auch das Fixieren mit den Augen ist ihm schon möglich und er macht einen zufriedenen Eindruck.

Nach vielen pflegetherapeutischen Einheiten war ein kurzes Kopfhalten möglich und die Stabilität des Kopfes nahm insgesamt etwas zu. Im Rahmen der zusätzlich angewandten speziellen faci-oralen Homunculus-Pflegetherapie bemerkten wir, dass der Muskeltonus im mimischen Bereich ausgeglichener und etwas mehr Aktivität im Gesichtsbereich erkennbar wurde.

Nach der nun schon mehrwöchig angewandten Therapie hatte sich der Gesamtzustand leicht gebessert, der Patient nahm zeitweilig Blickkontakt auf. Der Tonus im orofacialen Bereich hatte sich weiterhin gesteigert. Es kam zu einer Zunahme der Schluckfrequenz. Die Haltemotorik des Kopfes konnte der Patient über längere Zeit selbst steuern.

Anfang Mai trat bei Herrn Anton K. wieder ein fieberhafter Infekt auf, trotzdem wurde er im Querbett aufgesetzt und im oralen Bereich stimuliert. Nach mehrmaligen Anwendungen der Homunculus-Pflegetherapie (faci-oral) und der Logopädie bemerkten wir, dass der Patient erstmals seinen eigenen Speichel schluckte, wobei die Schluckfrequenz weiter anstieg. Zwischenzeitlich wurde der Speichel weiterhin nicht geschluckt, wodurch abgesaugt werden musste.

Die schon seit Monaten liegende Trachealkanüle und die damit verbundenen schmerzhaften Absaugungen setzten dem Patienten sehr zu. Er entgleiste immer wieder in seinen Vitalfunktionen. Gleichzeitig bemerkten wir bei jedem Absaugvorgang, das der Patient seinen Muskeltonus in den Extremitäten erhöhte.

Deshalb war unser nächstes pflegerisches Ziel, die raschest mögliche Kanülenentwöhnung vorzubereiten. Ende Juni verbesserte sich der Zustand des Patienten; er stabilisierte sich weitgehend, hatte keine Atemprobleme und musste nicht mehr so oft aus der Kanüle abgesaugt werden. Der Speichel wurde vermehrt vom Patienten selbst geschluckt. Im Rahmen einer Pflegevisite besprachen wir die Kanülenentwöhnung mit unserem stationsführenden Oberarzt.

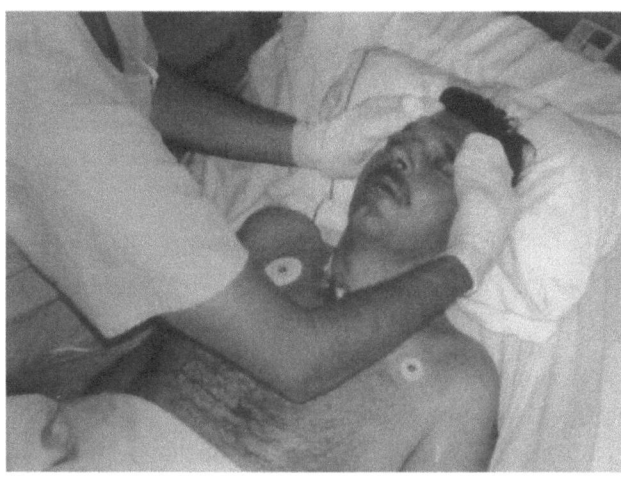

Spezielle Waschung mit zwei Waschlappen im Gesichtsbreich (faci-orale Homunculus-Therapie) während der Kanülenentwöhnung

Nach ärztlicher Anweisung plazierten wir einen Platzhalter im Tracheostoma und arbeiteten uns Schritt für Schritt weiter, bis Herr Anton K. eine stabile Atmung hatte. Wir bemerkten erstmals einen wirklich gelösten und zufriedenen Gesichtsausdruck. Die anfangs fast unmöglich scheinende Kanülenentwöhnung wurde innerhalb kurzer Zeit mit großer Zufriedenheit vom Patienten angenommen. Nachdem die Kanüle entfernt war, versuchte der Patient erstmals lautere Töne von sich zugeben.

Weiters versuchten wir mit pürierten Lieblingsspeisen den Patienten im oralen Bereich zu stimulieren, wobei er von Anfang an 50 ml Breikost essen konnte. Herr Anton K. begann nun erstmals den Kopf zur Seite zu drehen und probierte immer wieder Personen in seiner Umgebung gezielt zu fixieren.

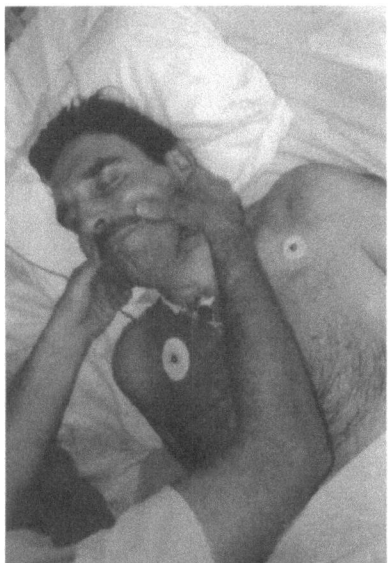 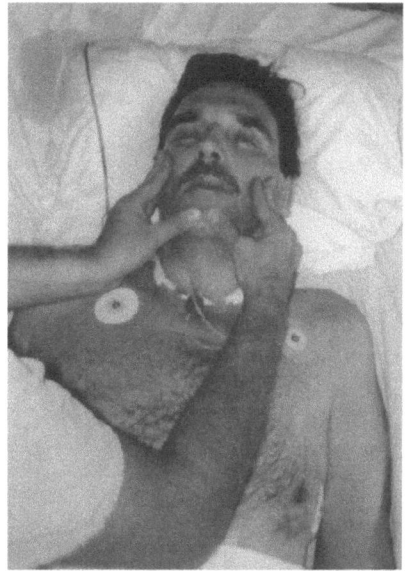

Die Abbildungen oben zeigen spezielle Massagen der faci-oralen Methode der Homunculus-Pflegetherapie. Der Patient hat schon eine abgestoppelte Trachealkanüle.

Der gesamte Wachzustand hatte sich allgemein sehr verbessert. Herr K. saß bereits von 11.00 - 16.00 Uhr im Rollstuhl. In dieser Zeit beschäftigten sich die Angehörigen intensiv mit dem Patienten, wodurch er unterschiedliche Wahrnehmungseindrücke, etwa im hauseigenen Park, vermittelt bekam. Ende Juli wurde Herr Anton K. zur weiteren rehabilitativen Versorgung nach Wien transferiert.

Centro

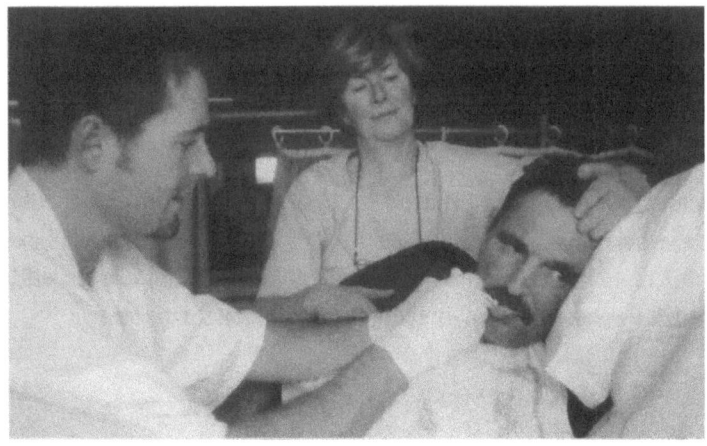

Das Bild zeigt erste Essversuche von Herrn K. mit dickbreiiger Nahrung

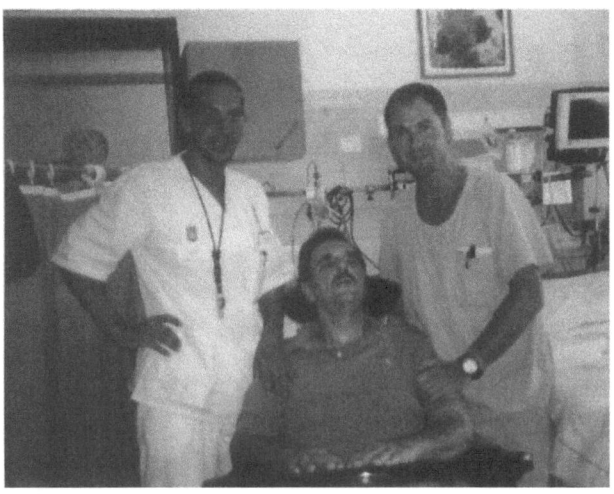

Die Abbildung oben zeigt Herrn Anton K. kurz vor der Entlassung.
Links Intensiv-DGKP. René Hojdeger und rechts Intensiv-DGKP. Helmut Leitner.
Neben der Kanülenentwöhnung konnte vieles an Verbesserungen erreicht werden, wodurch die Lebensqualität des Herrn K. deutlich gesteigert wurde.

Fallbeispiel 2: Christine G.
Die Patientin Frau Christine G. klagte im März 2002 zu Hause über heftige Kopfschmerzen und brach anschließend bewusstlos zusammen. Sie wurde dann über ein peripheres Krankenhaus zur weiteren klinischen Abklärung in die Neurochirurgie in Graz transferiert.
Die Computertomographie-Untersuchung ergab ein Intracerebralhämatom links frontal mit Ventrikeleinbruch und zudem wurde eine Hirnmassenblutung diagnostiziert. Die Diagnose lautete Ruptur der Carotis interna, verursacht durch ein Aneurysma. Am selben Tag wurde die Patientin noch mit zwei externen Ventrikeldrainagen rechts und links frontal versorgt. Im Zuge dieser Notfallsituation wurde Christine G. sofort intubiert und kontrolliert beatmet.
Noch im März 2002 konnte das diagnostizierte Riesenaneurysma der Carotis interna links endovasculär versorgt werden. Postoperativ blieb die Patientin intubiert, sediert und beatmet. Ein Tausch der externen Ventrikeldrainage wurde zehn Tage später vorgenommen.
Zur weiteren Beatmung wurde am 19.03.2002 ein Tracheostoma angelegt. Nachdem die Entwöhnung von der externen Ventrikeldrainage nicht gelang, wurde am 4.04.2002 ein ventrikulo-peritonialer Shunt von links frontal gelegt. In den folgenden Tagen konnte Frau Christine G. von der künstlichen Beatmung entwöhnt und das Tracheostoma verschlossen werden.
Frau Christine G. konnte am 16.04.2002 von der Neurochirurgie zur weiteren frührehabilitativen Behandlung auf unsere neurologische Intensivstation transferiert werden.
Bei der Aufnahme fanden wir folgendes Zustandsbild der Patientin vor: Die Patientin lag am Rücken, die Augen waren geöffnet, die Blickwendung nach links gerichtet, und eine spärliche Spontanmotorik konnte im Bereich der linken Hand festgestellt werden. Die Kopfbeweglichkeit war passiv eingeschränkt. Im Extremitätenbereich lag eine pseudoschlaffe Hemiplegie rechts vor. Der Muskeltonus war linksseitig vermindert, jedoch konnte eine geringgradige Aktivität im Bereich der oberen Extremitäten wahrgenommen werden.
Die Patientin war bewusstseinsklar und nahm nach mehrmaligen externen Stimuli kurz Blickkontakt auf; darüber hinausgehende Kommunikation war nicht möglich. Weiters bestand ein Z. n. Tracheostomie (noch Restöffnung des Tracheostoma). Die Versorgung mit einer PEG-Sonde und einem urethralen Dauerkatheter wurde für die Patientin notwendig.
Zudem erzielte Frau Christine G. bei der Aufnahme auf unserer B-Station Neu-

rologie-Intensiv eine Gesamtpunkteanzahl von 19 (Remissionsverlauf-Pflege). Dadurch war die Patientin als völlig pflegeabhängig diagnostiziert.

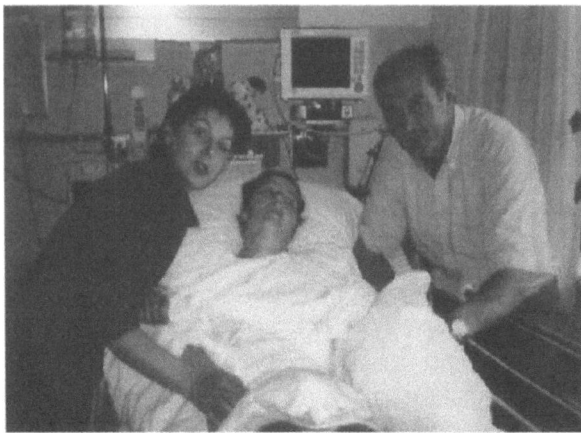

Frau Christine G. kurz nach der Aufnahme in unsere Station mit ihrem Gatten und der Tochter

Anfangs machte Frau Christine G. einen sehr zurückgezogenen, ja ängstlichen Eindruck. Die Eingewöhnung an die neue Umgebung bereitete der Patientin jedenfalls große Probleme. Die "Symptome" dafür äußerten sich in Schlafstörungen. Tagsüber war der Blickkontakt immer wieder vorhanden.
Wir begannen sofort mit speziellen Einreibungen im Sinne der Homunculus-Therapie, um zielgerichtet Angst- und Stresszustände abzubauen und die Schlaflosigkeit zu unterbinden. Nach dieser Behandlung schlief die Patientin erstmals von 23.00 bis 6.00 Uhr morgens durch.
Bei Anwesenheit der Angehörigen und Pflegepersonen im Krankenzimmer reagierte die Patientin deutlich und nach wenigen Tagen begann sie, Personen gezielt nachzuschauen.
Mit Hilfe ihrer Angehörigen konnte eine genaue biografische Anamnese erstellt werden. Aufgrund der Hemiplegie rechts und der mit Muskeltonus versetzten linken Körperseite war es sinnvoll, einen entsprechenden Bettenplatz auf der Station auszusuchen, damit die Patientin hauptsächlich von ihrer rechten Körperseite her angesprochen und die pflegetherapeutischen Tätigkeiten ebenfalls von rechts durchgeführt werden konnten.

Ergebnisse: taktil-haptische und faci-orale Homunculus-Therapie

Wir stellten anschließend gemeinsam ein spezielles Pflege- und Wahrnehmungskonzept zusammen:
- Prä-Affolter nach Farouk Bouachba-Methode,
- "nach basaler Stimulation in der Pflege®",
- Bobath-Konzept und
- Homunculus-Pflegetherapie, taktil-haptisch und faci-oral

Vor der Grundpflege, die anfangs beruhigend (basale Stimulation) durchgeführt wurde, bemerkten wir eine gezielte Aufmerksamkeit von Frau Christine G. Auf die speziellen Wahrnehmungskonzept-Maßnahmen nach Farouk Bouachba und die gezielten Einreibungen der oberen und unteren Extremitäten (Homunculus-Pflegetherapie, taktil-haptisch) reagierte die Patientin entspannt und mit einem nicht mehr so "versteinerten" Gesichtsausdruck.

Am 25.04.2002 begann man erstmals mit geführten Pflegetherapien über die rechte Körperseite, wie z.b. Zähneputzen, Frisieren mit Spiegel und Waschen des Gesichtes.

Seitens der Logopädie fand sich lange Zeit kein Zugang zur Patientin; das Sprachverständnis konnte nicht getestet werden. Es bestand damals der Verdacht auf eine aphatische Störung, jedoch wurde vereinzelt Schlucktätigkeit beobachtet. Gemeinsam besprachen wir in der Pflegegruppe das weitere Vorgehen, um bei Frau Christine G. mit gezieltem oralen Training diese Schlucktätigkeit wieder aufzubauen.

Bei der morgendlichen Grundpflege begannen wir schon mit einer Gesichtswaschung der faci-oralen Homunculus-Pflegetherapie. Weiters wurde die Patientin oral mit Orangenscheiben stimuliert und die Mundtherapie durchgeführt. Durch die täglichen Massagen im Gesichtsbereich - faci-orale Gesichtsbehandlung der Homunculus-Pflegetherapie - bemerkten wir erstmals gezielte Schluckakte. Frau Christine G. begann in den weiteren Tagen kleine Mengen an dickbreiiger Nahrung zu sich zu nehmen. Die "geführte" Nahrungsaufnahme wurde von zwei Pflegpersonen übernommen.

Mittels der intensiven pflegetherapeutischen und anderen Therapiemaßnahmen konnte eine zwar langsame, aber doch kontinuierliche Zustandsverbesserung beobachtet werden. Leider fand die Logopädie weiterhin zur Patientin keinen richtigen Zugang. Es bestand jetzt der Verdacht auf eine höhergradige Sprachstörung.

Auch die Mobilisation mit Rumpfaufrichtung im Querbett wurde durch intensives Arbeiten im Wahrnehmungsbereich (Homunculus-Pflegetherapie taktil-haptisch und Prä-Affolter) massiv gesteigert. Der Rumpf war weiterhin sehr hypoton. Erste Stehversuche mit Schienen (Physiotherapie) wurden durchgeführt. Die Füße stellte die Patientin bald auf den Boden. Frau Christine G. tolerierte das Sitzen im Rollstuhl bis etwa 3 Stunden.

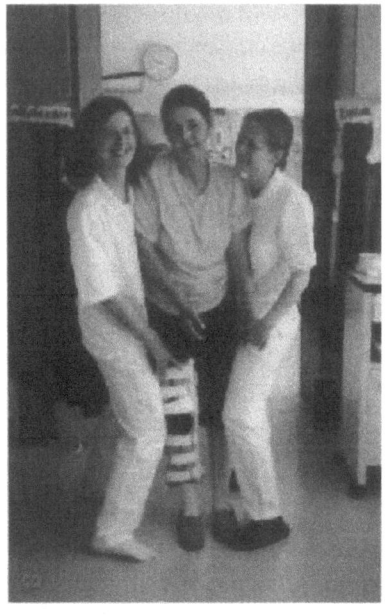

Die Abbildung links zeigt Frau Christine bei ihren ersten Geh- und Stehversuchen mit den Physiotherapeutinnen

Im weiteren Therapieverlauf war die Patientin noch immer passiv zurückgezogen, verlangsamt, und benötigte immer wieder Aufforderungen. Sie war bereits in der Lage in größeren Mengen breiige Kost zu sich zu nehmen.
Die speziellen pflegetherapeutischen Behandlungen im Gesichtsbereich konnten forciert werden. Am 23.05.2002 konnten wir erstmals kleine, leise sprachliche Äußerungen wie "Ja" und "Nein" von Frau Christine G. hören. Die Nahrungsaufnahme wurde gezielt mit der linken Hand geführt. Ende Mai 2002 war die Patientin bereits in der Lage, die Nahrung selbständig zu sich zu nehmen.

Ergebnisse: taktil-haptische und faci-orale Homunculus-Therapie

Die Wahrnehmungsförderung mittels taktil-haptischer Homunculus-Pflegetherapie und Prä-Affolter wurde weiterhin gezielt über die rechte Körperseite durchgeführt, da die Patientin immer noch ein starkes Neglectverhalten zeigte. Durch die Anwendung dieser speziellen Therapien konnte die "Ablehnung" der kranken Körperseite deutlich vermindert werden, und gleichzeitig konnten wir im pflegetherapeutischen Bereich mit der Patientin besser zusammenarbeiten.

Frau Christine G. machte wirklich gute Fortschritte. Und sie sprach auf die logopädischen Behandlungen im Gesichtsbereich und die pflegetherapeutische faci-orale Gesichtsbehandlung sehr gut an. Am 20.06.2002 wurde die PEG-Sonde entfernt. Ab Anfang Juni 2002 war die Patientin bereits in der Lage einzelne Wörter zu sprechen. Sie war merklich aktiver und zeigte situationsadäquate mimische und emotionale Reaktionen.

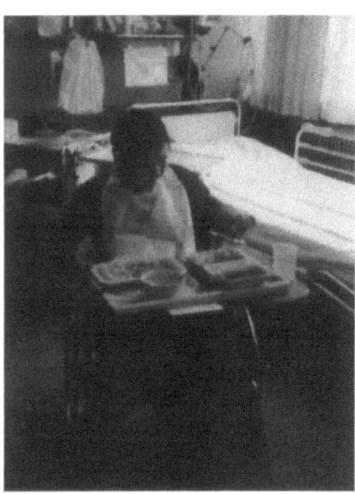

Die Abbildung links zeigt Frau Christine G. bei ihrem ersten selbständigen Essversuch

Zudem wurde das Aufrichten und die Körperhaltung selbst deutlich verbessert. Das selbstständige Stehen der Patientin konnte durch die intensiven Bemühungen des multiprofessionellen Teams erreicht werden; ein Erfolg, an dem der Gatte von Frau G. und ihre Angehörigen wesentlichen Anteil hatten.

Das Gehen mit einer Hilfsperson war bereits Ende Juni 2002 möglich. Die Patientin befolgte Aufforderungen, war kooperativ und sprach einzelne Worte. Trotzdem setzten wir unser spezielles Pflegekonzept, wie bisher festgelegt, kontinuierlich fort.

Nach ca. dreieinhalb Monaten der Rehabilitation im B-Bereich der Neurologie-Intensiv erreichte Frau Christine G. eine Abschlussbewertung von 81 Punkten (Bewertungsskala von 0-100, 0 Punkte Vollabhängig bis 100 Punkte Selbständig) und somit eine geringe Pflegeabhängigkeit. Die Patientin wurde zur weiteren Rehabilitation in die C-Station im Hause verlegt.

Am 26.08.2002 besuchte Frau Christine G. uns auf unserer Station, und die weiteren für uns sichtbaren Fortschritte waren beachtlich. Sie ging selbstständig mit Vierpunktstock und sprach mit leiser Stimme vollständige Sätze.

Frau Christine G. konnte mit Hilfe der gezielt gebündelten Therapien, unter anderem der speziellen pflegetherapeutischen Maßnahmen in sehr kurzer Zeit weitgehend rehabilitiert und resozialisiert werden. Aufgrund unserer Erfahrungswerte dürfen wir abschließend festhalten, dass die Rehabilitationszeit bei derartig schweren Krankheitsbildern in den vergangenen Jahren im Durchschnitt das Doppelte an Behandlungstagen betrug, wie es hier der Fall war.

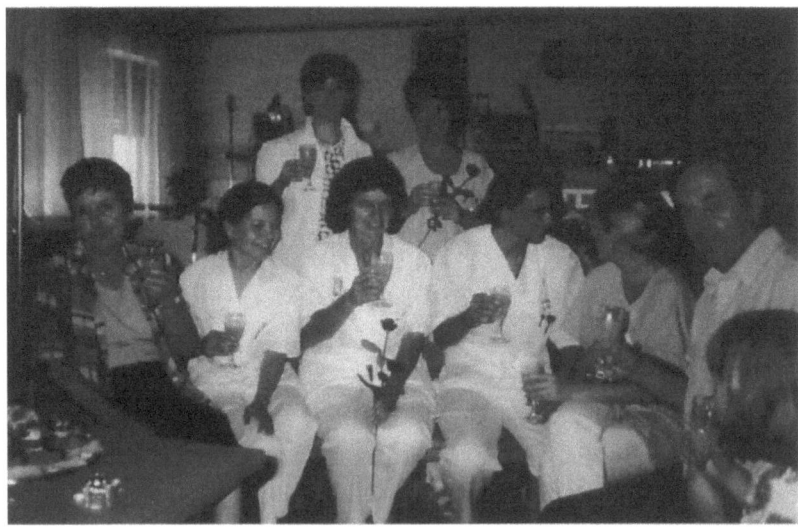

Abschließend möchten wir betonen, dass jeder Rehabilitationserfolg nur gemeinsam möglich ist und ein multiprofessionelles Team erfordert, in welchem Kompetenz leitet und das gemeinsames Ziel die patientenorientierte Arbeit bestimmt, von der ärztlichen Leitung bis zur Raumpflege.

Kopfwendebewegungen

Die Kopfwendebewegungen verdienen hier besondere Aufmerksamkeit, da wir mit ihnen sehr große Erfolge verbuchen konnten. Vor allem wenn es darum ging, den Patienten vegetativ zu stabilisieren oder ihn von der Endotrachealkanüle zu entwöhnen, zeigten sich signifikante Wirkungen. Die dabei durchgeführte vestibuläre Stimulation ist eine sichere Anwendungsart bei gleichzeitig großer Wirkung und hat sich auf unserer Station durchgesetzt. Allerdings muss gesagt werden, dass die physiologischen Zusammenhänge bisher nicht eindeutig erklärt werden konnten.

Eine mögliche Erklärung für den feststellbaren Erfolg wäre, dass durch die Stimulation der Endolymphe im Innenohr in Verbindung mit dem Gleichgewichtsorgan der gesamte Muskeltonus des Körpers sich in einen normalen Spannungszustand bringen lässt. Die zusätzlich sich regulierende Atmung auf eine normale Frequenz könnte dem gleichzeitigen Reiz durch die Bewegung auf den Hirnstamm zugeordnet werden.

Bis 1824 hatte man angenommen, dass die Organe des Innenohres allein dem Hören dienen. Der Physiologe Elie von Cyon, der Physiker Ernst Mach, der Chemiker Alexander Crum Brown und der Mediziner und Physiologe Josef Breuer lieferten wichtige Beiträge zur Feststellung, dass sich im Innenohrbereich sowohl die Cochlea als auch das Vestibularorgan befindet, das im so genannten Vorhof und in den daran anschließenden Bogengängen liegt. Erst 1950 konnte Erich von Holst am Max-Planck-Institut für Verhaltensphysiologie in Seewiesen nachweisen, "dass die Scherkraft, die horizontal an der Rezeptorfläche angreift, der adäquate Reiz ist, und nicht die Wirkung des Drucks auf die Sinneszellen oder des Zugs an ihnen."[2]

Die Gleichgewichtsorgane innerhalb des *häutigen Labyrinths*, welches innerhalb des *knöchernen Labyrinths* (den Hohlräumen in den harten Knochen des links und rechts am Kopf befindlichen Felsenbeines) in einer Flüssigkeit "schwimmt", werden als Vestibularorgan zusammenfasst. Das häutige Labyrinth besteht aus dem *Statolithenorgan*, den *Bogengängen* und der *Cochlea*. Das Statolithenorgan wiederum gliedert sich in zwei säckchenartige Gebilde (Statozysten), den *Utriculus* und den *Sacculus*. Während die Sinneszellen des Utriculus in der *Macula utriculi* liegen, finden sich die des Sacculus in der *Macula sacculi*. Alle drei Bogengänge stehen mit dem Utriculus in Verbindung und nahe diesem sind sie zu den Ampullen geweitet, in denen sich jeweils eine *Crista ampullaris* befindet, welche die Sinneszellen der Bogengänge enthält und auf der die *Cupula* aufsitzt, die selbst ein zungenartiges bewegliches Gebilde ist, welches in der Ampulle quer zur Richtung des Bogenganges steht und bis zur Decke der Ampulle reicht. Die Sinneszellen selbst (auch Statorezeptoren genannt) unterscheiden sich in einen flaschenartigen und in einen zylindrischen Typ, die an ihrer Oberseite feine Härchen oder Zilien tragen und daher auch Haarzellen genannt werden; wobei sie keine eigenen Nervenfortsätze haben, sondern über bipolare Nervenfasern mit dem N. vestibularis verbunden sind. Noch im Innenohr vereinigen sich die Nervenfasern des Vestibularorgans mit denen des Gehörganges zum Nervus vestibulocochlearis, der zentralwärts führt und in den Hirnstamm eintritt. Die beiden Sinnesorgane des vestibulären Systems liefern Informationen für die aktive Orientierung des Körpers im Schwerefeld und sind Grundlage für die Einhaltung des Körpergleichgewichts sowie für die Stabilisierung der Augen in bezug zur Vertikalen. Die linearen Beschleunigungskomponenten der Körperbewegungen (Translationsbeschleunigungen) werden zusammen mit der Erdbeschleunigung durch die Statoorgane rezipiert. Dafür würden die Informationen aus dem Statolithenorgan und dem Bogengangsorgan nicht ausreichen, denn der Kopf ist über dem Hals beweglich mit dem Körper verbunden. Die vestibulären Systeme müssen daher mit den Signalen aus dem propriozeptiven und dem motorischen System verbunden und verrechnet werden. Ebenso ist eine Verknüpfung mit dem somatosensorischen Körperschema und weiteren Wahrnehmungssystemen nötig, insbesondere mit dem visuellen und auditiven. Dieser Bezug des vestibulären zu anderen Wahrnehmungssystemen mit gleichzeitiger aktiver Motorik verbessert die Bestimmung der Lageorientierung und ist wesentliche Grundlage für die gemeinsame Abstimmung zwischen den anderen Sinnessystemen.[3]

Was uns hier besonders interessiert sind die Kopfwendebewegungen, mit denen wir im täglichen Leben die Cupulaorgane, die hochempfindlich sind (bereits Drehbewegungen von nur 0,005 Grad/s reizen die Bogengangsorgane stark überschwellig), in den Bogengängen reizen. Dabei ist es zunächst gleichgültig, ob sich der Kopf gegenüber dem Rumpf oder gemeinsam mit diesem dreht. Der für die Sinnesempfindung bedeutsame Teil jeden Bogenganges ist ein fast kreisförmig angeordneter geschlossener Kanal. Er ist mit Endolymphe (Flüssigkeit) gefüllt. Der Kanal ist nicht durchgängig (Ampulle), da die so genannte Cupula gemeinsam mit den Haarzellen und Stützzellen eine Art Sperrwand bilden, die Cupula mit der Innenwandung des Bogenganges verwachsen und die Sinneshär-

Ergebnisse: Kopfwendebewegungen

chen der Haarzellen in sie hineinragen. Die Cupula besitzt keine Kalziumkarbonatkristalle wie die Macula und hat das gleiche spezifische Gewicht wie die endolymphe Flüssigkeit. Translationsbeschleunigungen (vorwärts-rückwärts, rechts-links, auf-ab) haben daher keine Relativbewegungen zwischen Cupula, Zilien und Endolymphe zur Folge, weshalb die Sinneszellen nicht stimuliert werden. Hingegen reizen Drehbeschleunigungen die Haarzellen. Bei einer Kopfdrehung werden die kreisförmig angeordneten knöchernen Bogengänge mitgedreht, ebenso wie die Cupula, während die Endolymphe zurückbleibt. Dadurch "stößt" die elastisch-membranartige Cupula gegen die zurückbleibende Endolymphe und wird etwas verformt (ausgelenkt). Diese Auslenkung schert zugleich die Sinneshärchen der Haarzellen aus, wodurch die Sinneszellen adäquat gereizt werden. Interessant ist der Umstand, dass eine Drehbewegung des Kopfes nach links zu einer Aktivierung beim linken horizontalen Bogengang (und rechts zur Hemmung) führt, während bei vertikalen dies genau umgekehrt ist. Für die spezifischen Aktivitätsmuster beliebiger Winkelbeschleunigungen sind drei Bogengänge dreidimensional im Innenohr angeordnet, so dass für jede Raumrichtung gewissermaßen ein Bogengang "zuständig" ist.[4]

Einen wichtigen Beitrag liefern die Bogengangsorgane vor allem zur Steuerung der Blickbewegungen, ja die Stabilisierung des Gesichtsfeldes bei aktiven und passiven Körper- oder Kopfdrehungen ist eine Grundfunktion des Drehsinns. Die Stabilisierung geschieht durch eine Gegendrehung der Augen mit der vom Vestibularorgan rezipierten Winkelgeschwindigkeit der Kopfdrehung. Führt die Körper- und Kopfdrehung über den Drehbereich der Augen hinaus, springt die Augenstellung in die Ruhestellung zurück, um von dort aus das Gesichtsfeld durch eine neue Gegendrehung wieder zu stabilisieren (vestibulärer Nystagmus).[5]

Wichtig ist die genaue zeitliche Koordination, wenn visuelle Fixationspunkte während Kopfbewegungen richtig erreicht oder beibehalten werden sollen.[6]

Zugleich ist festzuhalten, dass die aktiven Kopf- und Körperbewegungen, die ein Mensch mit Hilfe seiner Muskeln ausführt, aus anatomischen Gründen begrenzt sind. Die Folge ist, dass eine physiologische Drehbewegung je nach Geschwindigkeit der Bewegung nach Bruchteilen einer Sekunde oder nach wenigen Sekunden endet. Dies bedeutet, dass die erforderliche hohe Endgeschwindigkeit einer Drehbewegung auch eine hohe Anfangsbeschleunigung voraussetzt. Daher messen die Cupulaorgane nicht nur die Beschleunigung einer Kopfbewegung, sondern entspricht ihre Erregung teilweise auch dem Verlauf der

Drehgeschwindigkeit. Die im Labyrinth des Innenohres befindlichen Vestibularorgane lösen zudem wichtige vestibulospinale Reflexe aus. Neben der schon erwähnten kompensatorischen Gegenbewegungen des Augapfels durch die Haarzellen der Macula (vestiboluokuläre Reflexe) steuern diese die Rumpf- und Extremitätenmuskulatur in einer Weise, dass der Körper während einer Translationsbeschleunigung (z.B. Übergang vom Stehen zum Laufen) nicht stürzt; man spricht von einer Koordinationsfunktion.[7]

Es spricht einiges dafür, dass das Statolithenorgan und das Bogengangsorgan keine unterschiedlichen Sinnesorgane mit unterschiedlichen Funktionen sind. "Möglicherweise arbeiten sie bei der Erfassung der Kopfbewegungen so eng zusammen, dass sie nicht als unabhängig betrachtet werden können" (Snyder 1999, Merfeld et al. 1999, Jaggi-Schwarz et al. 2000). So wird untersucht, wie die vestibulären Signale auf den Körperstamm bezogen werden können, obwohl sie zunächst nur die Kopfbewegung signalisieren. "Es gibt Hinweise darauf, dass eine solche Verarbeitung bereits in den Vestibulariskernen erfolgt (Gdowski u. McCrea 1999). Und es wäre wichtig herauszufinden, wie das System die Scherungskomponenten, die auf lineare Translationsbeschleunigungen zurückgehen, von denen trennt, die auf die Wirkung der Schwerkraft zurückzuführen sind und die durch die Kopfneigungen hervorgerufen werden (Hess u. Angelaki 1999).[8]

Dies führt wiederum zur kombinatorischen Variante, wonach die Informationen aus dem Labyrinth nicht ausreichen, um das Gehirn eindeutig über die Kopf- und Körperlage im Raum zu informieren, und dies vor allem wegen der Beweglichkeit des Kopfes gegenüber dem Rumpf. Die afferenten Signale über Kopfhaltung und Bewegung erreichen vier verschiedenen Nuclei (superior *Bechterew*, inferior *Roller*, medialis *Schwalbe* und lateralis *Deiters*). Hier wird die eintreffende vestibulare Information durch Signale von Somatosensoren der Halsmuskeln und -gelenke (Halssensoren) ergänzt. Diese übermitteln daher noch zusätzlich die Haltung des Kopfes gegenüber dem Rumpf, so dass das Zentralnervensystem aus der Gesamtinformation die Gesamtkörperhaltung berechnen kann. Dazu tragen zusätzliche somatosensorische Informationen aus Gelenken, wie etwa von Armen und Beinen, ebenfalls bei.[9]

Unsere hypothetische Erklärung der signifikanten Wirksamkeit von Kopfwendebewegungen bei Patienten, die mit diesem methodischen Teil der Homunculus-Pflegetherapie behandelt wurden, scheint sich - was die Endolymphe und ihre Wirkung auf die Cupula und damit die vestibularen Sinneszellen betrifft - im Feld des multisensorischen Zusammenwirkens aufzufinden. Deutlicher ist si-

Ergebnisse: Kopfwendebewegungen

cher der Hinweis, dass auch sanfte Kopfdrehbewegungen, wie wir sie bei Patienten durchführen, große stimulierende Wirkung haben, da - wie gesagt - bereits ein Drehmoment von 0,005 Grad in der Sekunde ausreicht, die Bogengangorgane stark überschwellig reagieren zu lassen; wie überhaupt die vestibularen Sinnesorgane ein hohes Ruhepotenzial aufweisen. Zugleich bleibt die Frage nach den tatsächlichen Ursachen der Wirkung dennoch offen; was ebenso für die feststellbare Normalisierung der Atemfrequenz gilt.

Und dies deckt sich mit den Feststellungen der Wissenschaft, wonach die neuronalen Grundlagen der Interaktionen des vestibulären Systems mit den anderen Systemen, wie der Haltungsstabilisierung, der Bewegung, dem Körperschema, dem propriozeptiven System, dem visuellen und auditiven System, noch nicht ausreichend verstanden sind. Am besten ist bisher die Interaktion zwischen vestibularem System und dem Augenbewegungssystem untersucht.[10]

Interessant ist in diesem Zusammenhang, dass ein Nystagmus (Kompensation der Augäpfelstellung zur Drehbewegung des Kopfes, optokinetisch und vestibulär synergistisch bei geöffneten Augen, bei geschlossenen nur vestibulär) kalorisch induziert werden kann. Durch eine kalorische Reizung des Labyrinths einer Körperseite (z.B. indem 42 Grad warmes Wasser mit definiertem Volumen und in definierter Zeit in den äußeren Gehörgang eingebracht wird), bei gleichzeitiger Neigung des Kopfes auf 30 Grad nach hinten, steigt die Endolymphe entgegen der Erdanziehungskraft und damit der thermodynamischen Strömung nach oben und lenkt die Cupula auf der stimulierten Seite aus (bei Abkühlung umgekehrter Vorgang).[11]

Wenn wir die vielzähligen Einschränkungen sensomotorischer Möglichkeiten beim Menschen, die durch genetische Defekte, Krankheiten oder Läsionen hervorgerufen werden, (z.B. Dyssynergie, Dysmetrie, Rebound-Phänomen, Dysdiadochokinese, Bewegungsdekomposition, Hypotonie, Hyporeflexie mit folgender Spastik, Gleichgewichts- und Drehschwindel, Morbus Parkinson usw.) aufzählen, ist ein Bemühen um bessere Erkenntnisse gerechtfertigt.[12]

Dabei geht es auch um die Qualität der Wahrnehmung, die sehr früh erworben wird, wenn ein Kleinkind den Kopf mal nach links, mal nach rechts wendet und so seine Welt erstmals konstruiert. Der Maler Paul Cézanne schrieb einmal: "Dasselbe Sujet unter einem anderen Blickwinkel gesehen, ergibt ein Studienobjekt von höchstem Interesse, so variationsreich, dass ich es monatelang betrachten könnte, ohne meinen Standort zu verändern, nur indem ich den Kopf ein wenig nach rechts oder links wende."[13]

Lagerungsarten verschiedener Pflegekonzepte

Einen großen und enorm wichtigen Bereich in der Pflege nehmen die fachgerechten Lagerungen ein. Mit den verschiedensten Lagerungen können die unterschiedlichsten Wirkungen am Patienten erreicht werden, die den therapeutischen Erfolg unterstützen. Um eine Lagerung fachgerecht durchführen zu können, muss der Anwender sich über seine Ziele im Klaren sein. Das heißt, es ist genau zu überlegen, was bewirkt werden soll. Bei Atemproblemen der unterschiedlichsten Art ist eher eine A-, T-, V-, Bauchlagerung oder Oberkörperhochlagerung zu bevorzugen. Umgekehrt ist bei Patienten, die Defizite in der Körperwahrnehmung haben, eine Nest-, Nussschalen-, Königsstuhllagerung usw., angebracht. Um eine physiologisch optimale Körperhaltung zu erreichen, oder bei Kontrakturen, können die bobathorientierten Lagerungen viel bewirken. Ich persönlich versuche natürlich auch, das Optimale für jeden Patienten nach seinen diagnostizierten Defiziten auszuwählen.

Es gibt zahlreiche Lagerungsmodelle, die in der Praxis angewandt werden. Es ist deshalb auch im Falle der Lagerung, wie bei jeder pflegetherapeutischen Tätigkeit, ein breit gefächertes Fachwissen vorteilhaft, um die beste individuelle Lagerungsmöglichkeit für den Patienten schnell zu erkennen. Die interdisziplinäre Zusammenarbeit in einem therapeutischen Team ist dann besonders erfolgreich, wenn jeder Mitarbeiter in seinem Bereich kompetent ist und zugleich bei Diagnose, Planung und Durchführung möglichst viel über die anderen Kompetenzbereiche weiß; dies gilt auch für das bestmöglich gewählte Lagerungskonzept.

Lagerungen wie z.B. A-, T- und V-Lagerung, Nestlagerung, Königsstuhllagerung und erweiterte Königsstuhllagerung, bobathorientierte Lagerungen, Schalensitzlagerung, Nussschalenlagerung, 30°-, 60°-, 90°-, 135°-Lagerung, sind einige und bewährte Lagerungsarten, die auch im Rehabilitationsbereich angewendet werden.

Ergebnisse: Lagerungen

Hohllagerung

Die Hohllagerung ist konzipiert für Patienten mit problematischer Haut oder bestehendem Hautdefekt, wenn man gleichzeitig ein Luftkissenbett vermeiden will, um mit der Polsterlagerung die Körperwahrnehmung besser zu fördern. Die betroffenen Hautstellen werden frei gelagert und der Patient kann in Rückenlage verweilen. Material: Ein Kopfpolster, drei bis vier Lagerungspolster.

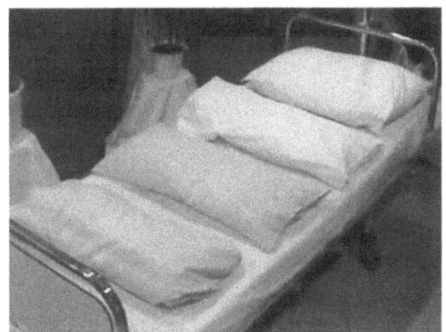

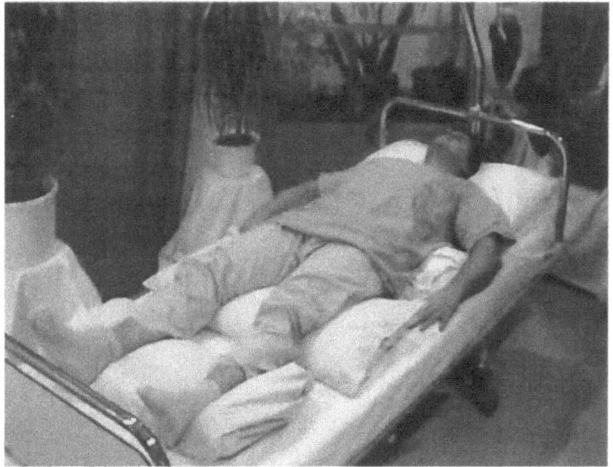

Fazit:

Preisgünstigste Alternative zum Luftkissenbett, unkomplizierter Einbau der Polster, Patienten verlieren nicht so schnell das Körperbild, Körperschema, Körpergefühl. Problemstellen gefährdeter Körperpartien können geschont werden.

A-, V- und T-Lagerung: "nach basaler Stimulation in der Pflege®"
Die A-, V- oder T-Lagerung ist bei Patienten mit Problemen der Atmung im oberen, mittleren oder unteren Bereich angezeigt. Unterstützt wird diese Lagerung mit einer vorangehenden atemstimulierenden Einreibung, worauf die atemunterstützende Lagerung in der Ruhephase des Patienten erfolgt.
Material: Ein Kopfpolster, zwei Lagerungspolster.

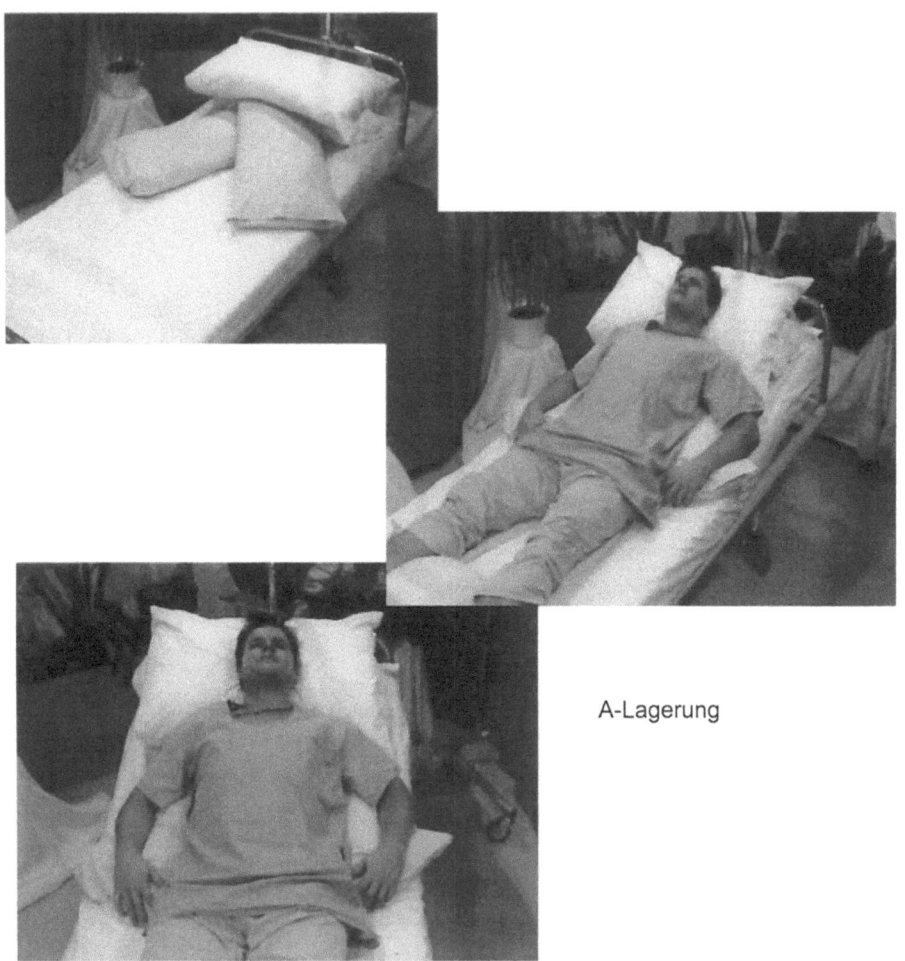

A-Lagerung

Fazit:
Diese Lagerung kann mit und ohne Luftkissenbett mit Erfolg durchgeführt werden. Kurzer zeitlicher Aufwand mit großer Wirkung für die Atmung.

Ergebnisse: Lagerungen

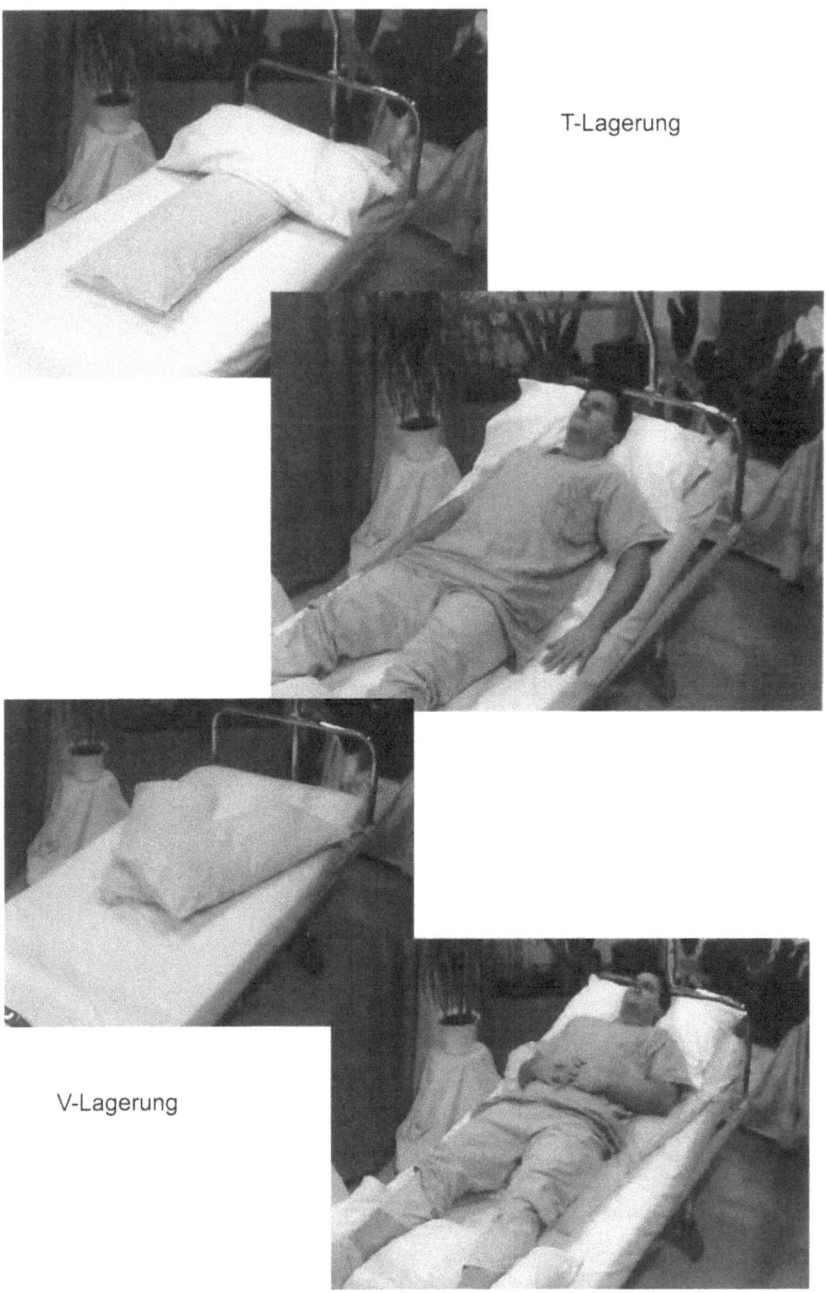

T-Lagerung

V-Lagerung

Embryonallagerung: "nach basaler Stimulation in der Pflege®"
Embryonallagerung ist die optimale Lagerung für die Körperwahrnehmung und zwar in Seitenlage. Guter Körperkontakt und Begrenzung durch die Decke. Diese Stellung ist abgeleitet aus Annahmen und Erkenntnissen der Ontogenese. Der Patient spürt sich gut, durch die Begrenzung wird angstlösender Effekt erzielt. Gute Lagerungsart für den Schlaf zwischendurch (Ruhephase), aber auch für die Nachtruhe des Patienten.
Material: Ein Kopfpolster, ein bis zwei Lagerungspolster, eine Decke mit Überzug, zusammengerollt.

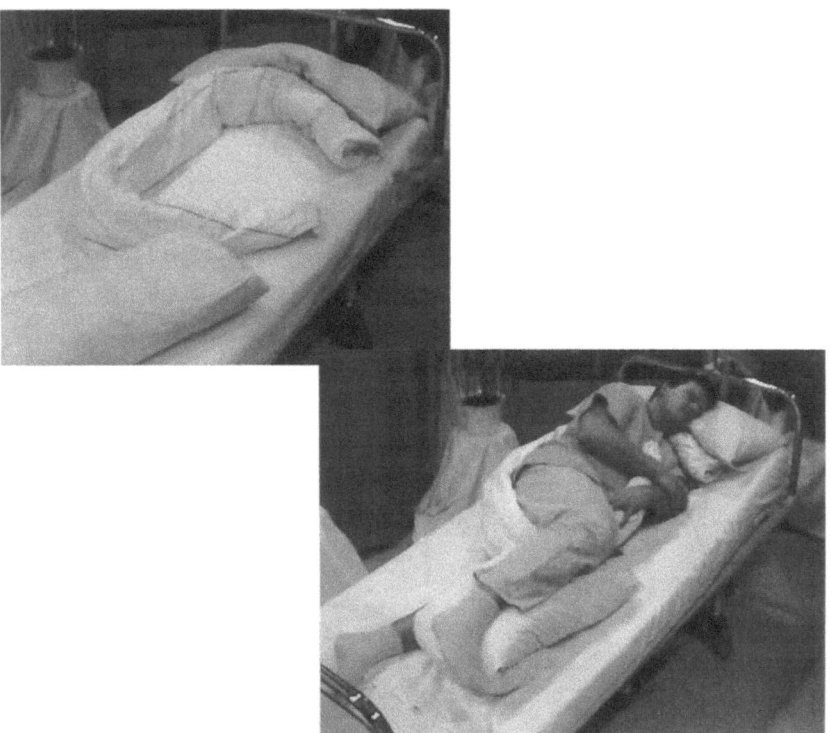

Fazit:
Selbst ausprobiert und überzeugt, muss in der Paxis angewendet werden. Geringer Aufwand, stabilisiert Körper gut zur Seite, günstig bei unruhigen Patienten. Tipp: zusätzlicher Polster im vorderen Brustbereich bringt Klammereffekt und gibt dem Patienten mehr Sicherheit, nicht aus dem Bett zu fallen.

Ergebnisse: Lagerungen

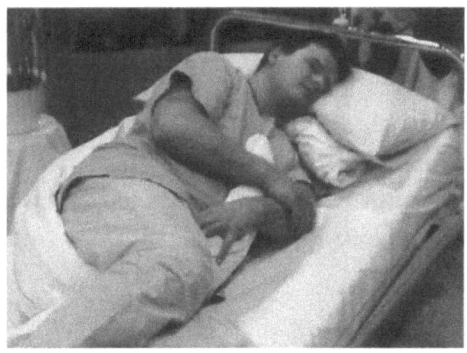

Embryonallagerung

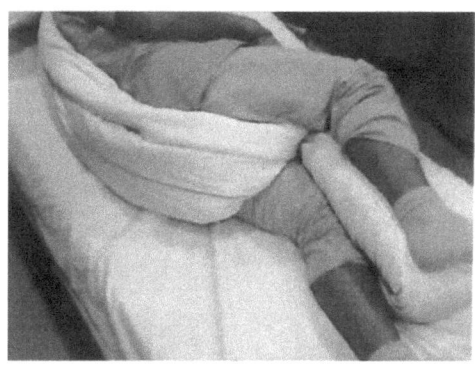

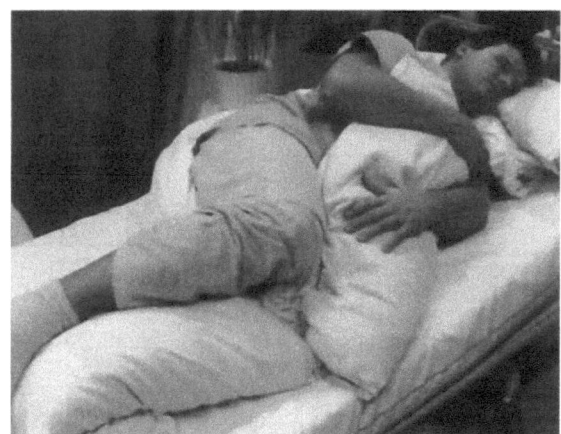

Königsstuhllagerung: "nach basaler Stimulation in der Pflege®"
Die Königstuhllagerung ist eine altbewährte Methode in Rückenlage, um dem Patienten Körperwahrnehmung zu vermitteln. Sie gibt Sicherheit und Seitenhalt. Großer Vorteil ist bei längerer Rückenlageposition, das das Gesäß des Patienten frei gelagert wird. Durchführung einfach mit einer Decke oder erweitert mit zweiter Decke und Polster möglich, um den Effekt zu verstärken.
Material: Ein Kopfpolster, eine Decke mit Überzug zusammengerollt, erweitert mit zwei zusammengerollten Decken und einem Polster.

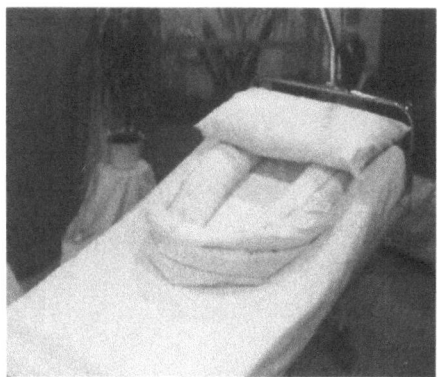

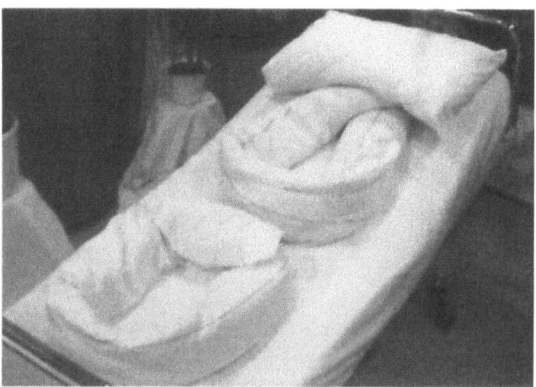

Fazit:
Körperwahrnehmung auch in Luftkissenbett möglich. Anwendung ist einfach und schnell durchführbar. Bei Patienten mit Atemproblemen auch in A-Formation möglich. In Rückenlage, aber auch in sitzender Position guter Seitenhalt.

Ergebnisse: Lagerungen

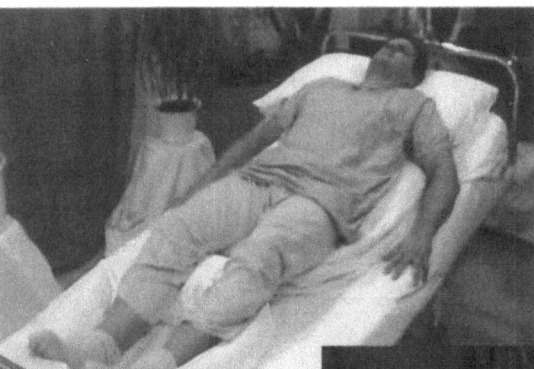

Königsstuhllagerung
in verschiedenen
Positionen

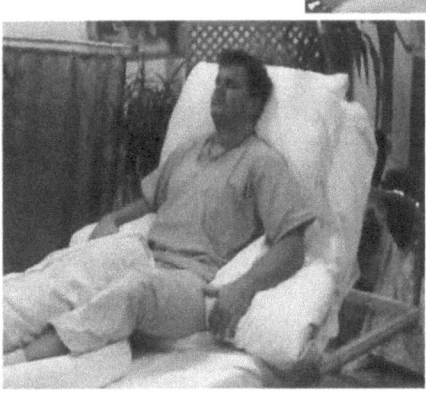

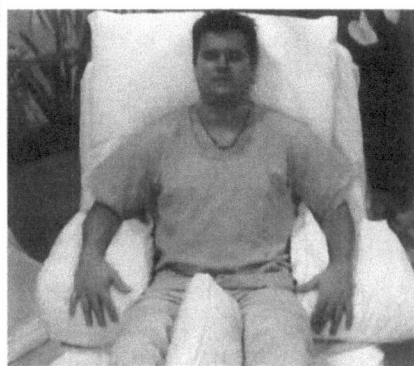

Nussschalenlagerung: "nach basaler Stimulation in der Pflege®"
Die Nussschalenlagerung wird eingesetzt, um das Körperschema, Körperbild und Körpergefühl wieder erfahrbarer zu machen. Anwendung genauso bei vegetativ signifikant beeinträchtigten Patienten oder bei Durchgangssyndromen möglich, ebenso in der Entwöhnungsphase vom Luftkissenbett.
Material: Zwei Decken mit Überzug zusammengerollt, eventuell Kopfpolster.

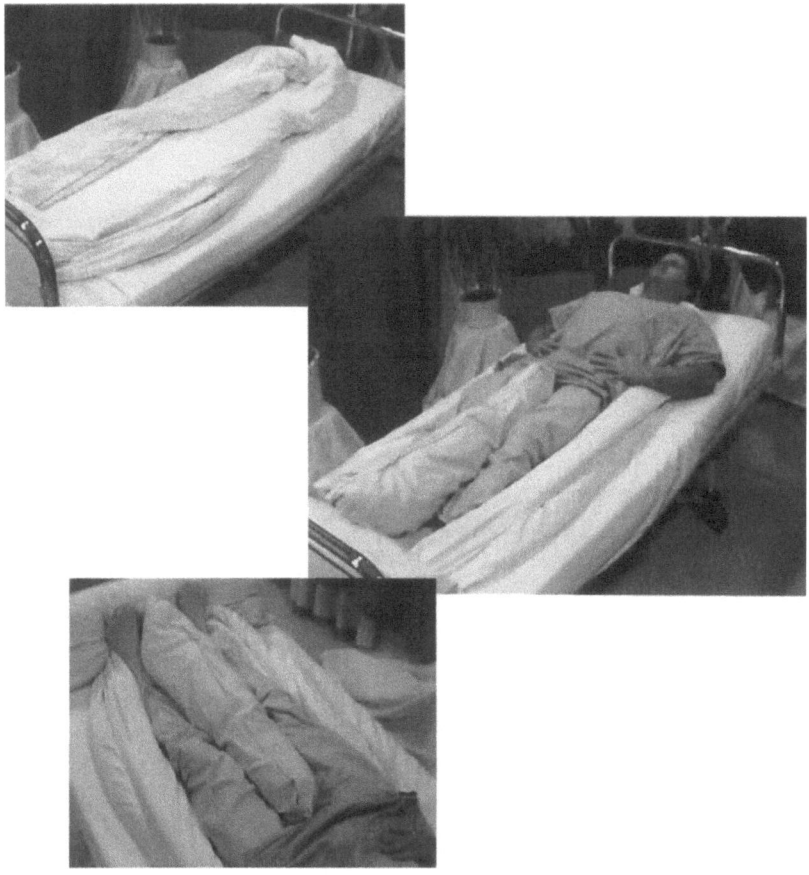

Fazit:
Gerade bei Verwendung von Luftkissenbetten für die Körperwahrnehmung gut. Wenn der Patient sich z.B. in einem Luftkissenbett aufgrund des geringen Auflagedrucks "verliert", sollte man diese Lagerung wählen.

Bauchlagerung nach Hojdeger und Leitner
Eine Bauchlagerung ist das Nonplusultra für Patienten mit Problemen bei der Atmung; insbesondere um Sekret aus den hinteren und unteren Lungenabschnitten zu lösen und die Lunge leichter belüften zu können. Wenn ein Patient längere Zeit auf dem Rücken liegt oder nur seitlich gelagert wird, bewirkt die Immobilität ein Pneumonierisiko. Patienten mit einem schwachen, reduzierten Hustenreflex hilft diese Lagerung ebenso, ihr Sekret in dieser Position leichter abhusten zu können.
Material: Fünf Lagerungspolster

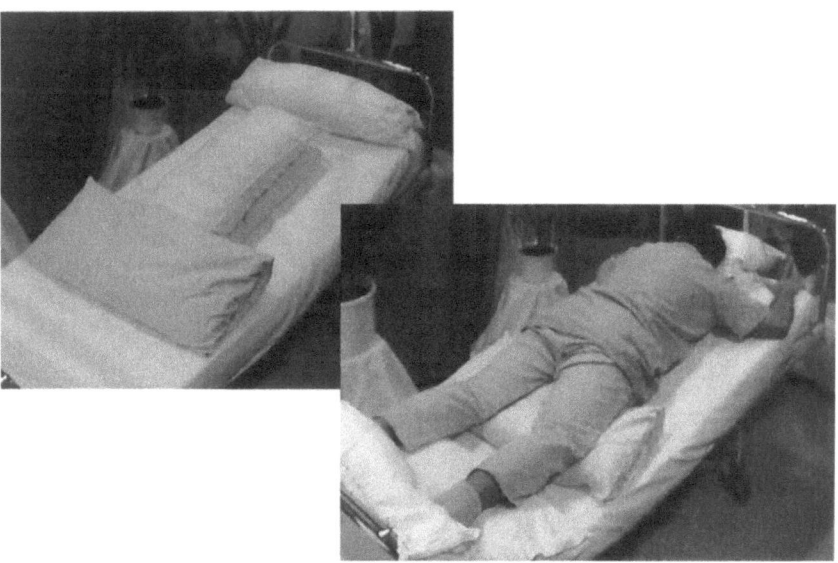

Fazit:
Versuchen Sie in dieser Position den Patienten beim Atmen mit einer atemstimulierenden Einreibung zu unterstützen. Vergewissern Sie sich immer, ob der Patient genügend Atemluft bekommt. Bei Kanülenpatienten muss die Kanüle immer in einem Radius von ca. 8 cm freiliegen, um keinen Druck auf diese auszuüben. Aufwendige Lagerung, nur für geübte Pflegepersonen, eine zweite Pflegefachkraft sollte immer dabei sein. Lassen Sie den Patienten in dieser Bauchlagerung nie aus den Augen. Kontrollieren Sie dabei die Atmung und die Position des Patienten. Ein Polster unter das Schienbein und einen anderen unter den Oberschenkel (quer) verhindert Druckstellen im Kniebereich.

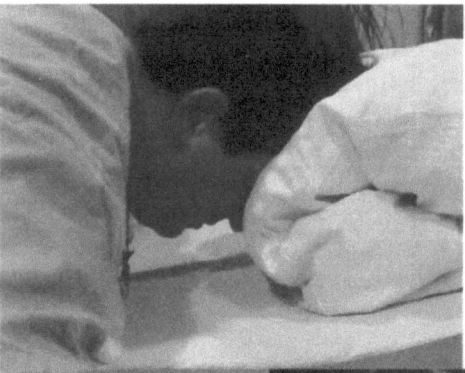

Bauchlagerung

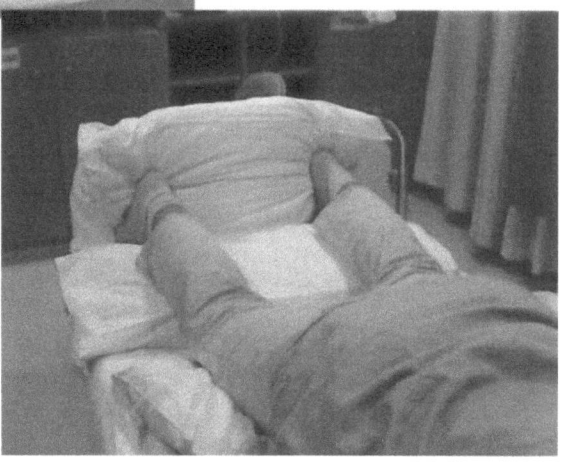

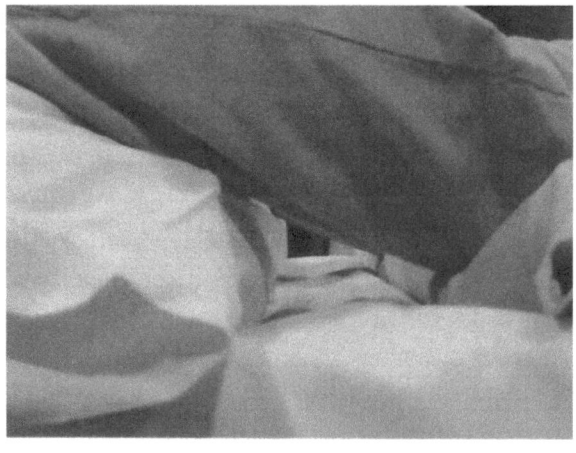

Brezellagerung: Nach René Hojdeger
Die Schalensitzlagerung kann den Patienten für eine Atemtherapie sitzend mobilisieren, stabilisieren und Sicherheit vermitteln. Mit einer Decke mit Überzug, die mittig zusammengerollt um die Hüfte des Patienten und das eine Ende über dessen Oberschenkel gelegt, und unter den Unterschenkel des anderen Beines gezogen bzw. umgekehrt. Zusätzliche Polster und ein Stuhl ergeben die Stütze für die beiden Arme.
Material: Eine Decke mit Überzug (zusammengerollt), vier Lagerungspolster, ein Kopfpolster.

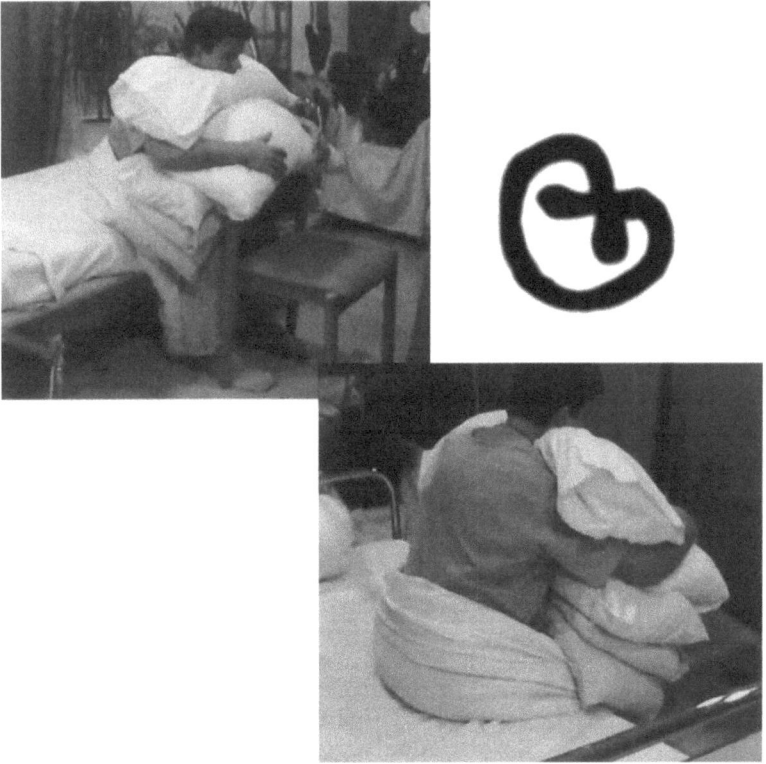

Fazit:
Dem Patienten ist es möglich, frei, also ohne Hilfe zu sitzen. Wichtig: eine Pflegeperson muss immer in Reichweite bleiben, die Lageveränderungen beim Patienten bemerkt und korrigiert. Gute Möglichkeit, um eine ASE in dieser Lagerung durchzuführen und zur Pneumonieprophylaxe.

Ergebnisfördernde Ergänzungen und Kombinationen

Beruhigende Ganzkörperwäsche: "nach basaler Stimulation in der Pflege®"
Eine Indikation der beruhigenden Ganzkörperwäsche ist bei unruhigen, ängstlichen, vegetativ dysregulierten oder sterbenden Menschen angezeigt; im diagnostischen Zweifelsfall sollte sie Mittel der Wahl sein. Man versucht dabei mit zwei weichen Waschlappen, bei einer Wassertemperatur zwischen 37° C und 40° C, symmetrisch (mit beiden Händen gleichzeitig) den Körper nachzumodellieren und tut dies *in* Haarwuchsrichtung. Gerade diese methodische Anwendung zeigt die aktuelle Dringlichkeit professioneller Pflege auf, um diese Ganzkörperwäsche bei akuten Gesundheitsverschlechterungen, instabilen Vitalparametern (extrem schwankendem Blutdruck, Herzfrequenz, Puls, Atmung, starker Schweißsekretion usw.), aber auch bei Patienten, die Symptome von Stress aufweisen, anwenden zu können. "Stresspatienten" finden sich vor allem in der Akutphase und bei der klinischen Aufnahme.

Belebende Ganzkörperwäsche: "nach basaler Stimulation in der Pflege®"
Diese Wäsche ist für komatöse Patienten ohne erhöhten ICP (Interkranieller Perfusionsdruck = erhöhter Hirndruck), zurückgezogene oder katatone (starre) Patienten indiziert. Eigene Erfahrungen in Psychiatrie und in der Neurologie-Rehabilitation bestätigen die gute Einsatzmöglichkeit bei Patienten, die zwar dauerhaft stabil in den Vitalparametern sind, in der Rehabilitation selbst aber keine Fortschritte machen. Hier setzen wir die Wäsche gezielt und mit teilweise großem Erfolg ein. Die Patienten sind nach einmaliger Anwendung eindeutig vitaler und wacher, und zwar für die Dauer von 30 bis 90 Minuten. Nach dieser Zeit waren diese Patienten (zumeist im Wachkoma) deutlich aktiver.
Die Pflegefachkraft versucht dabei wiederum mit zwei Waschlappen aber bei einer Wassertemperatur zwischen 25° C bis 27° C (also deutlich unter der normalen Körpertemperatur, die zwischen 36° C und 37° C beträgt), symmetrisch *gegen* die Haarwuchsrichtung den Körper mehrmals nachzumodellieren. Diese Maßnahmen sollen verbesserte Aufmerksamkeit, erhöhten Muskeltonus, sowie ein bewussteres Erkennen des Körperschemas provozieren.
Diese eher speziell eingesetzte Wäsche schafft eine sehr gute pflegetherapeutische Basis im Rahmen der Ganzkörperpflege. Seitens der Diagnostik bieten sich dafür Patienten mit einem stabilen apallischen oder pseudoapallischen Syndrom an, die schon länger in einer Rehabilitationsphase stagnieren.

Bobath-orientierte Ganzkörperwäsche
"nach basaler Stimulation in der Pflege®"
Die Indikation einer Bobath-orientierten Ganzkörperwäsche ist Standard bei Patienten mit einer Lähmung einer Körperhälfte links oder rechts (Hemiplegie), oder einer Hemiparese. Diese Abschwächung kann unterschiedlich ausgeprägt sein, deswegen gibt es eine Einteilung nach *Kraftgraden*. Hemiplegien und Hemiparesen können auf die Körperhöhe bezogen mehr armbetont oder bein- bzw. fußbetont sein. Ein wichtiges Ziel dieser Pflegetherapie ist es, die Aufmerksamkeit des Patienten auf die betroffene Seite zu lenken und ihm diese wieder bewusst zu machen. Man arbeitet ausschließlich mit und über die kranke bzw. betroffene Seite. Dabei wird ein weiteres Ziel, dem Patienten nun die gesunde Körperseite bewusst zu machen, verfolgt. Der Berührungsdruck wird dabei betont im Übergang auf die betroffene Körperhälfte ausgeübt. Die Wassertemperatur sollte anregend auf den Organismus wirken (ca. 30° C). Zwei Waschlappen vermitteln die nötige flächige Körperinformation. Die mehrmals wiederholten Waschbewegungen sollten langsam durchgeführt werden, um auf Körperbild, Körperschema und Körpergefühl zu wirken. Aus neurophysiologischer Sicht werden Sinnesdaten in Nervenimpulse umgewandelt, über das Nervengeflecht ans Gehirn bzw. in die primären sensiblen Hirnrindengebiete weitergeleitet und dort verarbeitet. Eine verbale Unterstützung während der Durchführung sollte auf keinen Fall fehlen, wie eine visuelle Kontrolle des Patienten bei der Anwendung durch Oberkörperhochlagerung ermöglicht werden soll. Vor allem für Patienten, die keine hautsensiblen Reize verspüren, ist eine optische Kontrolle besonders wichtig. Die therapeutische Reihenfolge, primär betroffene - sekundär gesunde Körperhälfte, zielt auf eine ebensolche in den neuronalen Regionen ab.

Diametrale Wäsche: "nach basaler Stimulation in der Pflege®"
Wenn Sie Patienten betreuen, die Kontrakturen aufweisen, muss ein gemeinsamer Therapieplan (Physiotherapie) entwickelt werden, um diesen Zustand aufzuhalten, ja möglichst eine Verbesserung dieses Defizites zu erreichen. In der Pflegeausbildung wird diese Problematik nur im Zusammenhang mit Lagerungen, passiver Mobilisitation und Physiotherapie behandelt. Dank des Konzeptes der Basalen Stimulation kann diesem Problem auch mit einer pflegtherapeutischen Maßnahme begegnet werden. Bevor Sie mit der Anwendung der Diametralen Wäsche beginnen, versuchen Sie sich die physiologisch normale Stellung von Extremitäen, Grundgelenken oder Fingern vorzustellen.

Arbeiten Sie dann von der Schulter über Ellenbogengelenk zu den Fingern abwärts. Mobilisieren Sie jeden einzelnen Finger durch. Die Wäsche immer mit normalem Druck und niemals gegen spürbaren Widerstand ausführen.

Die synchron gegengleichen rhythmischen Bewegungen werden mit zwei Waschlappen durchgeführt. Die Wassertemperatur sollte über der Körpertemperatur des Patienten liegen, um eine lokale Erwärmung im Anwendungsgebiet zu erreichen. Es kommt zu einer verbesserten Durchblutung und einer Lockerung des Haut- und Muskelgewebes. Der obere Pfeil im Bild zeigt an, dass *gegen* die Haarwuchsrichtung gearbeitet wird, um einen aktivierenden Effekt zu erzielen. Umgekehrt zeigt der untere, rechts ausgerichtete Pfeil die beruhigende Methode *in* Haarwuchsrichtung. Mehrmalig aufeinanderfolgende Anwendung bringt sichtlichen Erfolg; ja dies kann bereits bei einmaliger Anwendung der Fall sein.

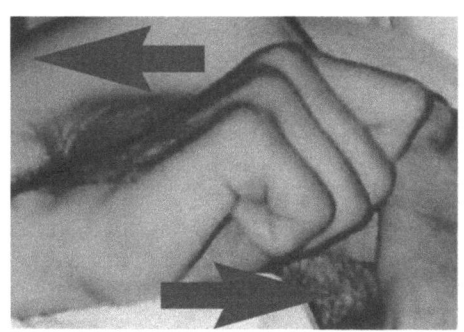

Beispiel Diametrale Wäsche:

An der Handoberfläche in Richtung des Oberarms und an der Handunterseite in Richtung der Fingerspitzen, also gegengleich.

In Kombination mit der Diametralen Wäsche bietet sich die Diametrale Einreibung mit der selben Technik an. Die Diametrale Wäsche ist dazu die Basistherapie während der Grundkörperwäsche bei Kontrakturen. Danach muss man sich entscheiden, wie oft eine diametrale Einreibung weiter stattfinden sollte, um einen zeitlichen Rhythmus herzustellen. Es gibt keine vorgegebenen Fixzeiten, sondern hier richtet man sich wieder individuell nach dem Grad der Kontrakturen. Zwischen drei und sechs Mal pro Tag ist ein Rahmen, um eine effektive Wirkung zu erreichen. Das Problem der Zeitorganisation taucht dabei als "Feedbackeffekt" bei Kursen und Vorträgen immer wieder auf. Selbstverständlich bedeuten pflegetherapeutische Maßnahmen zusätzlichen Arbeitsaufwand, der allerdings bei entsprechender Pflegeplanung eingeschränkt werden kann und nicht zuletzt durch den zu erwartenden Erfolg, der einem verbesserten körperlichen und geistigen Zustand des Patienten entspricht, reduziert wird. Außerdem bietet die diametrale Einreibung den Vorteil, die Angehörigen des Patienten praktisch anzuweisen und in die Pflegetherapie miteinzubeziehen, was in den allermeisten Fällen gut angenommen wird. Schon nach kurzer Einschulung können nahestehende Angehörige diese spezielle Einreibung während der Besuchszeit übernehmen. Versuchen Sie weiters bei Kontrakturen die Einreibung individuell auf den Patienten abzustimmen, und zwar bezüglich Häufigkeit, Dauer und Intensität, um über 24 Stunden die optimale Effizienz zu erreichen. Nach der Einreibung sollte, wenn es möglich ist, eine Ruhepause mit fachgerechter Lagerung eingehalten werden.

Das Affolter-Konzept
Handlungsabläufe, die von Patienten mit sensiblen und motorischen Störungen nicht selbständig vollzogen werden können, werden gemeinsam mit dem Therapeuten ausgeführt. Alltägliche Handlungsabläufe sollen erfahrbar und begreifbar werden, selbständiges Handeln möglich und ein Lernprozess in Gang gesetzt. Durch die geführten Interaktionserfahrungen werden dabei motorische, kognitive und emotionale Leistungen gefördert. Prä-Affolter ist das "Pumpen" an den Extremitäten des Patienten, zwischen einer und drei Sekunden lang, bei wechselhaftem Druck der Hände des Pflegetherapeuten. Prä-Affolter wurde aus dem Konzept von Felice Affolter durch Farouk Bouachba weiterentwickelt.
Prä-Affolter hat eine Weckfunktion und dient der spontanen Steigerung der Aufmerksamkeit des Patienten. Der Körper wird dem Patienten wieder bewusst gemacht (aktive Spürinformation/Körpererfahrung), um zugleich einen Zugang zum Patienten zu eröffnen, der die zwischenmenschliche Beziehung erleichtert. Prä-Affolter ist auch eine gute Therapievariante, um den Patienten für weitere Rehabilitationsmaßnahmen zugänglicher zu machen. Sehr gute Erfolge sind bei apallischen Patienten, Patienten mit Schädelhirntraumen und Patienten mit Schlaganfall nachzuweisen. Es hat sich dabei bewährt, an der Peripherie zu beginnen, das heißt von der Zehenspitze in Richtung Knie bis hin zur Leiste. Pumptechnik, wie schon angeführt, zwischen 1 und 3 Sekunden mit wechselhaftem Druck; flächig mit beiden Händen. Von der Leiste abwärts *abpumpen* oder ausstreifen der Extremität (beim Ausstreifen modelliert man den Fuß in Haarwuchsrichtung nach). Dreimalige Wiederholungen pro Extremität. Danach auf der gleichen Körperseite die obere Extremität, wiederum beginnend beim Handgrundgelenk in Richtung Ellenbogen bis hin zur Schulter, danach Ausstreifen der oberen Extremität in Haarwuchsrichtung bis zu den Fingerspitzen. Schwierig ist die Anwendung bei massiven Durchgangssyndromen (Patienten

sind meist massiv motorisch unruhig, zeitlich, örtlich, persönlich oder situativ desorientiert), bei SHT und bei Patienten mit vegetativen Dysregulationen (Patient reagiert mit Anstieg der Vitalparameter, einer Herzfrequenz-Erhöhung, Pulsanstieg, vermehrter Schweißsekretion usw. während der Anwendung). Die Anwendung pflegetherapeutischer Maßnahmen ist in diesen Fällen mit dem zuständigen Arzt, also innerhalb des therapeutischen Teams abzusprechen.

Geführte Wäsche
Bei der geführten Wäsche wird mittels Unterstützung der Hand des Patienten die Waschung durchgeführt, der seinen Körper dadurch besser spürt. Dabei ist es nötig, sich Zeit zu lassen, um dem Patienten "geführt" zu helfen, seinen Körper wie auf einer Landkarte zu erkunden. Bei dieser Spürerfahrung kann die Durchführung passiv (Patient ist aktiver Teil) oder aktiv mit Unterstützung einer Pflegeperson (Patient ist passiver Teil) erfolgen. Kann der Patient aktiv bei den Bewegungen mithelfen, ist diese "Pflegetherapie" effektvoller. Die geführte Wäsche soll einerseits Handlungsabläufe, die schon einmal gelernt worden sind, in Erinnerung bringen. Zugleich gilt dabei der Satz "Hilfe zur Selbsthilfe". Wenn der Arm eines Patienten durch einen Schlaganfall, eine Blutung, ein Schädelhirntrauma, motorisch beeinträchtigt ist, dann gilt es in erster Linie, dieses Defizit zu kompensieren (Patient passiv), um gleichzeitig die Fähigkeiten wieder durch möglichst aktive Beteiligung des Patienten zu reaktivieren.

Literatur und Hinweise

1   In anerkennender Würdigung für Horst Rumpf und seine Arbeit gegen die Verdrängung der Sinnlichkeit in unseren Schulen von uns selbst verfasst.

2/3/6/8/10
    E. Bruce Goldstein: "Wahrnehmungspsychologie." Heidelberg/Berlin, 2. Aufl., 2002, S. 501-512

3/5   Ulrich Thurm: "Mechanosensorik." in Josef Dudel/Randolf Menzel/Robert F. Schmidt (Hg.): "Neurowissenschaft." Berlin/Heidelberg, 1996, S. 346, S. 349

4/7/9/11   Hans Peter Zenner: "Gleichgewicht." in Robert F. Schmidt/Hans-Georg Schaible (HG.): "Neuro- und Sinnesphysiologie." Berlin/Heidelberg, 4. Aufl., 2001, S. 350-358

12   Stefan Silbernagel/Florian Lang: "Pathophysiologie." Stuttgart, 1998, S. 306-316

13   Zitiert bei Oliver Sacks: "Eine Anthropologin auf dem Mars." Reinbek bei Hamburg, 1997, S. 185

CONCLUSIO

Analyse, Prozess, Ethik

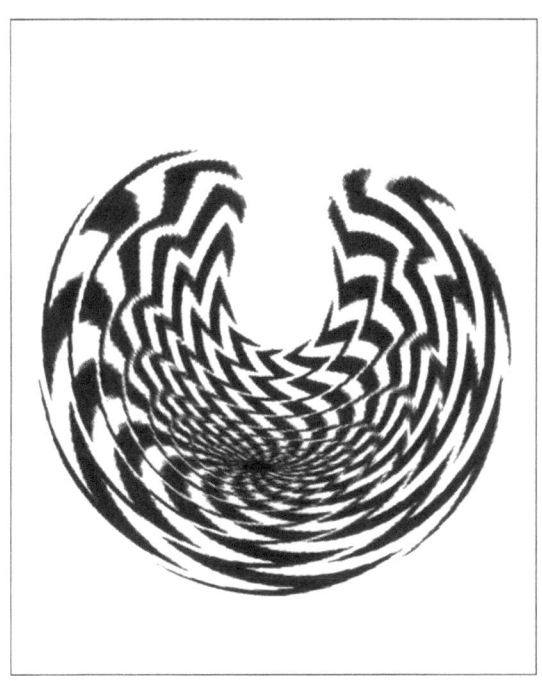

Conclusio

> *Eine der Thesen des vorsokratischen Philosophen Heraklit lautete:*
> *Es ist falsch die Welt als eine Ansammlung von Dingen zu begreifen*
> *- auch nicht sich verändernder Dinge.*
> *Die Welt besteht nicht aus Dingen, sondern aus Prozessen.*[1]

Analyse

Der lateinische Begriff Conclusio wird mit Schluss oder Abschluss übersetzt; bedeutet aber auch *rhythmische Abrundung*. Und in letzterer Bedeutung will der folgende Teil verstanden sein. Wenn wir die Homunculus-Pflegetherapie einer Analyse unterziehen, so ist damit weniger eine exakte wissenschaftstheoretische Untersuchung gemeint, denn als *hinauf, zurück* (ana) und *lösen* (lyein) zu verstehen. In dieser, wie in anderen Analysen auch, geht es um Teile oder Komponenten eines Ganzen und um Beziehungen, die zwischen den Teilen und dem Ganzen bestehen.[2] Obwohl es sich hierbei "nur" um eine Pflegetherapie handelt, versucht diese Analyse einem guten Teil der Kriterien gerecht zu werden, welche etwa die Dozentin an der University of Pennsylvania, Jacqueline Fawcett, für konzeptuelle Pflegemodelle einfordert.[3]

Definition, Abgrenzung und Ziel

Um etwas zu analysieren bedarf es der Definition dessen, was dabei untersucht werden soll. Im Falle der Homunculus-Pflegetherapie ist diese aus den allgemeinen Pflegetheorien und -modellen, ja dem gesamten Pflegeprozess heraus enger zu fassen. Demnach ist die *Homunculus-Pflegetherapie* eine *spezielle manuelle Methode*, welche *beschreibbar und erlernbar* ist und *zusätzlich* zu anderen therapeutischen Maßnahmen von *Pflegepersonen* durchgeführt wird. Die Therapie lässt sich sowohl durch die spezielle Methodik wie durch die bei ihrer Anwendung zu berücksichtigenden Kompetenz- und Indikationskriterien aufgrund der Symptomatik und Diagnose sowohl gegenüber anderen Pflegtherapien und -maßnahmen, als auch anderen gegenstandsbezogenen Disziplinen abgrenzen. Das Ziel der Homunculus-Pflegetherapie geht mit allgemeinen Therapie- und Pflegezielen konform, worin die Begriffsinhalte von Rehabilitation, Regeneration, Restitution und Reorganisation als Prioritäten erscheinen. Die spezifischen Ziele der Therapie sind auf die Aktivierung der Wahrnehmungsleistung ausgerichtet, um über die Nervenbahnen neuronale Prozesse zu fördern, welche wiederum eine möglichst optimale Reorganisation erkrankter oder verletzer cerebraler Strukturen begünstigen sollen, um den gesamten Organismus zu stabilisieren und zu mobilisieren. Oder anders ausgedrückt geht die Homunculus-Therapie von der kortikalen Repräsentation des Körperschemas, der Körperteile und Sinnesorgane aus. Neuromuskuläre Erkrankungen können zu Beeinträchtigungen bzw. Veränderungen des Körperbildes, Körperschemas und Körpergefühls führen. Ziel der Therapie ist es daher, durch gezielte Einreibungen der Hände und Füße sowie der taktilen Stimulation des faci-oralen Bereichs (mit festgelegter Technik und Rhythmus, zeitlicher Ordnung und vorgegebenem Berührungsschema) die kortikale Potenz aufrechtzuerhalten oder wiederherzustellen.

Logik und Ontologie

Die erste Frage an die theoretische und praktische Konzeption der Homunculus-Pflegetherapie kann nach dem Aufweis der behaupteten Existenz ihrer drei Grundpfeiler - Wahrnehmungsorgane, Nervenbahnen, cerebrale Funktionsareale - gestellt werden. Damit hat das Therapiekonzept kaum Probleme, da psychologisch wie physiologisch orientierte Disziplinen theoretische Modelle und empirische Befunde vorlegen, auf die unser eigenes Modell gründen kann. Die Bedingungen logischer Konsistenz können wohl ebenso als erfüllt behauptet werden, da von den Wissenschaftsbereichen der Biologie, Physiologie, Psychologie, Neurologie und Pathologie insgesamt die Verbindung zwischen Sinneswahrnehmung (im speziellen Fall besonders der taktilen) und den durch diese über Nervenbahnen ausgelösten neuronalen Aktionen und Reaktionen zahlreiche und empirisch gut belegte Untersuchungen vorliegen. Daher stützt sich die Homunculus-Pflegetherapie auf begründbare Aussagen und verfolgt keineswegs eine Hinterfragung, die der Ursache von der Ursache usf. nachgeht, also in einen unendlichen Regress führen würde. Allerdings muss sie, wie die großen Wissenschaftstheorien auch, auf finite Aussagen verzichten, da sowohl die Forschung bezüglich menschlicher Wahrnehmung und neurologischer Funktionen, wie auch die therapeutischen Methoden in "Bewegung" sind und aus ihnen heraus immer wieder neue Erkenntnisse generiert werden. Die vorläufigen Resultate wegen ihrer mangelnden Endgültigkeit zu verwerfen, käme dem gleich, was der Empirist John Locke einst gesagt hat: "Wenn wir alles bezweifeln wollen, weil wir nicht alles mit Gewissheit erkennen können, so handeln wir ungefähr ebenso weise wie derjenige, der seine Beine nicht gebrauchen wollte, sondern still saß und zugrunde ging, weil er keine Flügel zum Fliegen hatte."[4]

Methode

"Im allgemeinen Sinne ist eine *Methode* ein mehr oder weniger genau beschreibbarer Weg zur Realisierung eines bestimmten Zieles bzw. zur Lösung einer bestimmten Aufgabe." Präziser kann der Begriff nicht definiert werden, wenn damit alles gemeint ist, was sich unter "Methode" subsumieren lässt.[5] Die Betrachtung und Untersuchung der Methoden heißt *Methodologie*. Wissenschaftsorientierte Theorie und Methodologie fallen weitgehend zusammen.[6] Dabei kann man zwischen einer *pragmatischen* und einer *apragmatischen Methodologie* unterscheiden (K. Ajdukiewicz); wobei eine pragmatische Methodologie eine apragmatische erforderlich macht, umgekehrt ist es jedoch möglich ohne die pragmatische zu diskutieren.[7] Wenn wir also von der Methode sprechen, dann ist hier konkret die praktische Anwendung der Homunculus-Therapie gemeint, die - wie vorher behauptet - neben einer pragmatischen eine apragmatische Methodologie erforderlich macht. Einerseits sind die taktil-haptischen, manuell ausgeführten Therapiemaßnahmen als Methode untersuchbar; anderseits ist die theoretische, in einer Wechselbeziehung mit der Praxis stehende Methode zu analysieren, mit der die Entwicklung und Evaluierung der Pflegetherapie erfolgt, was einem Theorie-Empirie-Konzept entspricht. Damit wird in der Pflege noch kein naturwissenschaftlich-empirischer Status sichtbar (ebensowenig in der Medizin), der als Überprüfungsinstanz für deduktive allgemeine Aussagen (Prognosen) fungiert. Die Pflegewissenschaften sind eher an einem Empirismus orientiert, der vom wissenschaftlichen Realismus angegriffen wird. Aber die Probleme sind noch nicht ausdiskutiert, denn "dass die Welt, nicht die menschliche Vernunft der Schiedsrichter über alle substanziellen Aussagen mit Wahrheitsanspruch ist, und dass die Erfahrung die vorrangige Quelle des Wissens über die Welt ist"[8], kann von den Realisten nicht widerlegt werden. Schließlich stützen sich die allermeisten Erklärungsschemata - wissenschaftlich oder nicht - "auf die Beobachtung von Ereignissen oder Geschehnissen in unserer Umwelt."[9] Solche Beobachtungen können die Form unmittelbarer Sinneseindrücke sein; aber auch eine indirekte Form aufweisen, wenn z.B. die Anzeige eines Messinstrumentes abgelesen wird. Pflegetherapiekonzepte stützen sich auf Beobachtung und daraus gewonnener Erfahrung; sie sind insofern empirisch, als

sie ihre Erkenntnisse aus Erfahrung gewinnen und daher - insofern sie pflegewissenschaftlich orientiert und konzipiert - im Sinne einer Erfahrungswissenschaft zu verstehen sind (im Unterschied zu Vernunftwissenschaften wie z.B. Mathematik).[10] Die Kritik gegen eine induktivistische Erfahrungswissenschaft richtet sich gegen Wahrnehmungs- und Überzeugungserlebnisse, da sie nie die Basis einer objektiven Wissenschaft bilden können, "weil ihre Existenz nach denselben methodologischen Grundsätzen objektiv überprüft werden muss, wie irgendeine andere Hypothese." Daher kommt zwar dem "Zeugnis der Sinne" ganz außerordentliche Bedeutung zu, aber in ihrer subjektiven Bindung (psychologischen Färbung) "erweisen sich Wahrnehmungen keineswegs als letzte, absolute, unanzweifelbare Grundlagen unserer Überzeugung."[11]
Leider finden sich in pflegetheoretischen Konzepten ebenso wie in pflegetherapeutischen nicht selten Beispiele, die sich auf singuläre Sinneswahrnehmungen ohne einen theoretischen Hintergrund berufen; etwa wenn der Ganzheitsbegriff eingeführt wird, ohne diesen zu definieren. Dem damit verbundenen Problem der Subjektivität (eines möglichen "methodischen Solipsismus") kann im Rahmen der Homunculus-Pflegetherapie dadurch begegnet werden, indem verschiedene Wahrnehmungen herangezogen werden (denen einzeln also keineswegs absolute Überzeugungskraft zukommt), die untereinander in Übereinstimmung stehen; "das heißt aber, dass sie mit irgendwelchen (gutbewährten) Theorien übereinstimmen. So kann zum Beispiel eine Gesichtswahrnehmung durch eine Tastwahrnehmung gestützt werden (aufgrund der Theorie, dass der sichtbare Körper auch tastbar sein muss: "intersensuale Nachprüfung"), oder durch andere Gesichtswahrnehmungen, oder durch Vergleich mit den gehörten oder gelesenen Aussagen anderer Personen."[12] Das Problem der psychologisch gefärbten Subjektivität und der damit verbundenen individuellen Interpretation entsteht keineswegs durch die Sinneswahrnehmung selbst; zumindest ist sinnliche Wahrnehmung nicht auf beliebige Resultate ausgerichtet. Wie Ernst Pöppel schon 1982 treffend sagte: "Für die Wahrnehmung gibt es kein Chaos - auch wenn es die Reiz-Konfiguration vielleicht ist -, die Wahrnehmung ist immer auf dem Wege zur Ordnung."[13]
Die Ratio wäre demnach das Vermögen, die geordnete Wahrnehmung zu Resultaten zu bringen; also Denken und Urteilen sowie daraus Planen und Handeln. In der Vergangenheit wurde der Körper vielfach als Hindernis und störend für den Erkenntnisprozess angesehen, der, um zur wahren Einsicht zu gelangen, ausgeschaltet werden müsste. Allerdings hat schon Platon erkannt, dass der

Mensch zwar auf Ideen nicht verzichten könne, weil sie - wohl oder übel - zu seinem Wesen gehören; er kann aber auch nicht von den Sinnendingen absehen, weil er - wohl oder übel - durch sie hindurch auf die Ideen hinblickt.[14] Oder anders formuliert: "Nur über das Radarnetz unserer Sinne kann man die Welt verstehen. Wir können unsere Sinne mit Mikroskopen, Stethoskopen, Robotern, Satelliten oder auch mit Hörgeräten und Brillen verbessern, doch was jenseits unserer Sinne liegt, bleibt uns verborgen. Unsere Sinne definieren die Grenzen unseres Bewusstseins."[15]

Das hier möglicherweise behauptete methodologische Problem, nämlich das Verhältnis von Geist und Körper, von Bewusstsein und cerebraler Organisation, von Physiologie und Psychologie, kann zwar insgesamt nicht abgeschoben werden, ist aber für die Homunculus-Pflegetherapie kaum problematisch. Denn wenn in ihr biologische Funktionen als unentbehrliche Bestandteile der Forschung und Anwendung erkannt werden, hat es die Logik und damit die Methodologie nicht nötig, sich in den Komplikationen verschiedener Theorien hinsichtlich der Beziehung von Geist und Körper zu verfangen.[16]

Die subjektiven psychologischen Aspekte sind für die Methode der Homunculus-Pflegetherapie sowohl im theoretischen wie praktischen Bereich Teile eines Kontinuums, als das der Mensch, sei er Pflegeperson oder Patient, zu betrachten und verstehen ist. Psychologische Phänomene, wie etwa Angstzustände, die nach traumatischen Geschehen bei Patienten auftreten können, finden ihren physiologischen Ausdruck in den Veränderungen von Herzfrequenz, vegetativen Störungen, vermehrter Schweißsekretion usw. Auf diese sichtbaren Phänomene reagiert die Homunculus-Pflegetherapie mit spezieller Methode, um die physiologisch erkennbaren Abweichungen zu normalisieren. Wenn dies dauerhaft gelingt, darf durchaus angenommen werden, dass zugleich die Psyche positiv beeinflusst wird. Was aus den physiologischen und neurologischen Wirksamkeiten, welche durch die Homunculus-Pflegetherapie beeinflusst sein können, im Sinne von Bewusstsein oder geistigen Prozessen entsteht, ist - mit Ausnahme neuropsychologischer Erkenntnisse - der Beurteilung durch den Pflegetherapeuten schon aus Kompetenzgründen entzogen. Was bleibt ist der Umstand, dass es sich sowohl bei der Pflegeperson wie dem Patienten um Menschen handelt. Daher ist Einfühlungsvermögen, also Empathie als menschliche Fähigkeit das psychologische Moment in der Homunculus-Pflegetherapie. Diese Empathie wird allerdings von rationalen Überlegungen bestimmt, welche sich aus den Erkenntnissen neurowissenschaftlichen und pflegerischen Bemühens ergeben. Die

Methode ist daher in ihrem theoretischen Aufbau und ihrer praktischen Umsetzung als pflegespezifische Vorgehensweise von *rationaler Empathie* getragen. Sowohl in ihrem generierenden Teil wie in ihrem evaluierenden ist sie epistemologisch zu verstehen. Pflegetherapien, wenn sie wissenschaftlich orientiert sind, sollten - wie der gesamte Pflegeprozess - auf eine zu sehr verengende Fassung von SCIENTIA verzichten. Der damalige Dekan der philosophischen Fakultät der Universität Göttingen, Herbert Schöffler, hielt in einer Rede im Jahr 1945 dem Wissenschaftsbegriff das griechische Wort EPISTEME entgegen, "das von dem Verbum *epistasthai* kommt: vor, auf oder in einer Sache stehen, sie angehen und zu ‚verstehen' suchen (dieses deutsche Verbum hat in der Tat die gleiche Grundbedeutung). Das Wissen kann uns unverändert lassen, das ‚vor oder zu einer Sache stehen' ist meistens selbst schon die Veränderung."[17]

Umgekehrt kann aber die Methode einer Pflegetherapie nicht beliebig gewählt oder verändert werden, wenn sie im wissenschaftlichen Sinne verstanden und behandelt werden soll. Die Basale Stimulation beispielsweise versteht sich als ein Konzept, "ist offen für Veränderungen, Weiterentwicklungen, Analysen und neue Ideen. Neue Gedanken und Erfahrungen können jeweils Zugang finden; eine Methode, eine Technik hingegen ist eher ein abgeschlossenes Repertoire von Wissenselementen und Fertigkeiten."[18]

Zum einen ist hier der Methodenbegriff sehr eng gefasst, zum anderen bedarf ja jede Methode eines Konzeptes, das heißt ein Konzept ist die bloße Voraussetzung einer Methode. Hier erscheint das Problem zwischen einer theoretischen Konzeption und der praktischen Anwendung vorzuliegen, denn jegliche pflegerische Anwendung benötigt einer beschreibbaren und erlernbaren Methode. Und wie kann eine pflegetherapeutische Maßnahme analysiert und bewertet werden, wenn ihre Vorgehensweise (Methode) nicht klar darstellbar und abgrenzbar ist? Nach Andreas Fröhlich ist ein Konzept immer so etwas wie ein Entwurf oder Plan, der aber noch nicht fertig abgeschlossen ist.[19] Wie kann aber ein Entwurf oder Plan, der in ein pflegerisches Handeln umgesetzt werden soll, vermittelt und erlernt werden, wenn keine Methode vorliegt? Wie können die behaupteten *adäquaten* Pflegemaßnahmen nach dem Konzept der Basalen Stimulation den *inadäquaten* gegenübergestellt werden, wenn diese behaupterweise nicht qualifiziert und kontrolliert durchgeführt sind? Auf was rekuriert dabei eine Pflegemaßnahme, die sich in einem permanenten Entwurfs- oder Planungsstadium befindet? Die Homunculus-Pflegetherapie kann als Methode konkret beschrieben werden, wann, wo, wie, wie lange und wozu etwas getan werden soll. Daher ist sie lehr- und erlernbar, überprüfbar und nicht zuletzt kritisierbar. Sie ist dadurch keineswegs gezwungen ihr Repertoire an Wissenselementen und Fertigkeiten als unveränderliche anzusehen, im Gegenteil. Gerade durch die allgemeine Erlernbarkeit und Überprüfungbarkeit ist sie zugänglich für konkrete Modifikationen und Erweiterungen; und es ist möglich, ihre theoretischen Grundlagen zu falsifizieren, wenn sie sich als fälschlich angenommen erweisen; was ebenso für die praktische Umsetzung gilt. Bei einer Konzeption aber, die keine klar umrissenen Kriterien für Theorie und Praxis festlegt, ist dies alles nicht möglich und daher ein Anspruch auf Wissenschaftlichkeit zumindest problematisch.

Die Homunculus-Pflegetherapie geht davon aus, dass ihre Methode einer apragmatischen Basis, einer theoretischen Grundlage bedarf. Die in ihr enthaltenen Intentionen sind von dem Wissen getragen, dass sie konkret verfasst sein muss und nur begrenzt wirksam sein kann. In Darstellung und Ausführung ist die Methode so konzipiert, dass sie einer empirischen Überprüfung und methodologischen Analyse zugänglich ist. Bei aller notwendigen Bescheidenheit, die ihr im Rahmen pflegetherapeutischer Modelle, Konzepte und Methoden zukommt, erfüllt sie unserer Meinung nach ausreichend Kriterien, um wissenschaftlichen Anforderungen zu entsprechen.

Die Frage der "rationalen Empathie"

Vielfach wird in Publikationen über Krankenpflege das menschliche Einfühlungsvermögen als berufsspezifische Notwendigkeit angenommen oder eingefordert. Wir vertreten hier im Zusammenhang mit der Pflegeprofession eine "rationale Empathie", welche als Kontinuum von Gefühl und Vernunft verstanden werden will. Mit Empathie ist das menschliche Einfühlungsvermögen gemeint, die Fähigkeit, sich in die Erlebniswelt anderer Menschen hineinzuversetzen. Damit kann die Empathie als Voraussetzung für das Verstehen anderer Personen angesehen werden. Obwohl der Begriff *Identifikation* mit Gleichsetzung übersetzt werden kann, ist damit etwas der Empathie Nachrangiges gemeint, da das Einfühlungsvermögen dafür schon Voraussetzung ist.[20] "Die gefühlsmäßige Anteilnahme an der Befindlichkeit und dem möglichen Schicksal anderer ist dann aber auch - in Grenzen - eine der Ursachen für Kooperativität und andere Formen des Altruismus." Als hirnphysiologische Entsprechung der Empathie kann die Repräsentation der Zustände anderer und deren Verknüpfung mit dem eigenen Ge-

Analyse

fühlszentrum im Gehirn angesehen werden. Allerdings: "Nur die Empathie*fähigkeit* und nicht ihre Ausprägung als jeweils einzelne einfühlsame Handlung ist biologisch angelegt. Sicher sind kulturelle Faktoren, die nur in menschlichen Gesellschaften wirken, an der Aktivierung, Weiterentwicklung und Differenzierung empathischer Motive beteiligt."[21] Der Altruismus, der dieses Einfühlungsvermögens bedarf oder der mit diesem gemeinsam erscheint, gilt in den Augen vieler Wissenschaftler noch immer mehr oder weniger als Paradox "und scheint unvereinbar mit den Grundgesetzen der Psychologie wie des Lebens."[22]
Das ständig anwachsende Material der Altruismusforschung macht heute aber einen anderen Standpunkt möglich. Carolyn Zahn-Waxler vom Institute of Mental Health in Bethesda, Maryland, stellte nach Untersuchungen fest, dass das Einfühlungsvermögen schon bei zweijährigen Kindern auftritt und mit ihm einfache altruistische Verhaltensweisen. Zwar ist dieses Verhalten unterschiedlich ausgeprägt und wird bei manchen früher, bei anderen erst später sichtbar, aber die Tendenz zu einfühlenden Reaktionen ist gegeben und, darauf aufbauend, zur Entwicklung von altruistischem Verhalten im Organismus angelegt, egal welche Rolle außerdem die Erfahrung spielt.[23]
"Zwischenmenschliche Beziehungen beruhen nicht zuletzt auf biologischen Grundlagen, die uns Menschen gemeinsam sind und die es uns ermöglichen, Empfindungen anderer empathisch nachzuvollziehen."[24]
Ja es ist offensichtlich, "dass das Gehirn bestimmte emotionale Körperzustände intern simulieren kann, etwa wenn sich die Emotion des Mitleids in das Gefühl der Empathie verwandelt."[25]
So können wir "körperliche Schmerzen" empfinden, wenn andere uns bloß von ihrem Missgeschick – etwa der Verletzung eines Fingers durch ein ungeschickt benutztes Messer – erzählen. "In solchen Fällen erzeugt das Gehirn vorübergehend eine Reihe von Körperkartierungen, die *nicht* genau dem gegenwärtigen Zustand des Körpers entsprechen." Dabei spielt die Region der rechten somatosensorischen Kortexareale die entscheidende Rolle. "Das sind die Regionen, in denen das Gehirn eine zusammenfassende Kartierung des Körperzustands auf höchster Ebene vornimmt. . . . Von großer physiologischer Bedeutung ist der Umstand, dass die entsprechende Region der linken Hemisphäre nicht die gleiche Funktion hat: Patienten mit Schädigungen im linken somatosensorischen Kortex führten die ‚Empathieaufgaben' ganz normal aus." Schädigungen der genannten *rechten* Kortexregionen sind dagegen stets verknüpft mit Beeinträchtigungen von Gefühl und Emotion und zugleich mit Störungen wie der Anoso-

Conclusio

gnosie und dem Neglect-Syndrom, deren Grundlage eine unzulängliche Vorstellung des aktuellen Körperzustandes ist.[26]
Das Gehirn ermöglicht es, bestimmte Körperzustände (eigene wie von anderen angenommene) auf verschiedenste Art gewissermaßen zu halluzinieren. So können zum Beispiel Schmerzzustände ein- und ausgeblendet werden. "In diesem Zusammenhang ist anzumerken, das Halluzinationen der beschriebenen Art nicht übertragbar sind, wenn sie in anderen sensorischen Systemen auftreten als demjenigen, das für das Körperinnere zuständig ist. Visuelle Halluzinationen stellen, genau wie akustische, eine starke Beeinträchtigung dar. Sie haben keinerlei Nutzen und werden durchaus nicht als unterhaltsam empfunden von den neurologischen und psychiatrischen Patienten, die unter ihnen leiden. Gleiches gilt für halluzinierte Geruchs- und Geschmackserlebnisse, von denen epileptische Patienten gelegentlich heimgesucht werden." Die Möglichkeit, Körperzustände zu simulieren, ist jedoch von großem Nutzen für den normalen Geist.[27]
Dieser kann diese Quelle altruistischen Verhaltens nutzen, nämlich die Empathie, "und zwar eine auf Erkenntnisfähigkeit aufbauende Empathie, die auch Mitempfinden mit Zukunftserwartungen, Hoffnungen und Ängsten einschließt."[28]
Mit einem Patienten dadurch mitzufühlen, indem ein Körperzustand simuliert wird, der dem Kranken ähnlich ist, kann zwar ein altruistisches Verhalten auslösen, bedarf jedoch eines vernunftbegründeten folgenden Handelns. Hilfe geben zu wollen bedeutet nicht zugleich Hilfe geben zu können. Zum anderen ist es nicht möglich, jeglichen Körperzustand von kranken Menschen in einen eigensimulierten zu verwandeln. Ein Beispiel dafür wäre ein Mensch, der von einer Tetraplegie betroffen ist, oder jemand, bei dem ein Locked-in-Syndrom vorliegt; der - bei völliger Wachheit und Bewusstseinsklarheit - "als Folge einer beidseitigen, querschnittartigen Unterbrechung des Tractus corticobulbaris und corticospinalis im Pons-Bereich" unfähig ist, zu sprechen oder sich zu bewegen.[29]
Um den Zustand eines "Eingeschlossenseins" besser zu verstehen, könnte man als vergleichendes Beispiel das sogenannte "Samadhi-Bad" (Samadhi ist ein Begriff aus der indischen Meditationslehre, die Idee stammt vom Delphin- und Bewusstseinsforscher John C. Lilly) heranziehen. Sie liegen dabei in einer körperwarmen Salzlösung bei gleicher Lufttemperatur in einem schall- und lichtisolierten Gehäuse, und es macht keinen Unterschied, ob Sie die Augen offen oder geschlossen haben. Es gibt keine Geräusche, keine Umgebung, kein Licht, keinen Körper, kein Aussen und kein Innen; es fehlen sämtliche Aussenreize. Technisch gesehen befinden Sie sich in einem Samadhi-Bad (Isolationstank) in einem

perfekten Szenario der kompletten sensorischen Deprivation. Durch den veränderten Zustand, in dem sich der Benutzer dabei wahrnimmt, verändert sich die Perspektive, aus der wir die Welt sonst betrachten.[30] Neben den behaupteten positiven Effekten dieser neuen "Wahrnehmung durch Deprivation", wird von weniger erfreulichen in Form von Angst- und Verwirrtheitszuständen bei Benutzern berichtet, denen allerdings technisch die Möglichkeit geboten ist, das "Bad" jederzeit zu beenden. Dies ist bei annähernd schweren Deprivationsphänomenen, von denen so mancher Patient betroffen ist, leider nicht gegeben. Hier soll nur gezeigt werden, dass zur Hilfe bereite Menschen, die ihnen gegebene Fähigkeit zur Empathie durchaus mittels Ratio aus den beschriebenen und erklärten Beispielen stützen können. Arthur Schopenhauer war der Ansicht, dass man sich mit dem anderen identifizieren könne, obwohl man nicht in dessen Haut steckt; soweit dies geschieht, ist jeder Unterschied aufgehoben. Und dieser Vorgang sei kein erträumter, sondern ein ganz wirklicher, ja, keineswegs seltener: es ist das alltägliche Phänomen des Mitleids ... zuletzt an der Verhinderung oder Aufhebung dieses Leidens interessiert, "als worin zuletzt alle Befriedigung und alles Wohlseyn und Glück besteht."[31]

Die Verhinderung von Leid oder dessen Aufhebung benötigt aber des Vermögens zu handeln. Hier tritt nun das emotional-empathische Element zugunsten der Ratio zurück, da es gilt, Wissen und erworbene Fertigkeiten so vernünftig einzusetzen, dass Hilfe tatsächlich ermöglicht wird. Um helfen zu können, bedarf es auch der Eindeutigkeit der Notlage eines Hilfsbedürftigen. Deshalb ist das Wissen um die Symptome in der Krankenpflege entscheidend für die Art und das Ausmaß der Intervention.

Während die Empathie, die dem Patienten wie der Pflegeperson zuzeigen ist, die Voraussetzung für gegenseitiges Vertrauen ist, ist das ebenfalls zu erwartende rationale und damit professionelle Planen und Handeln ein viel allgemeinerer Vertrauensparameter, der durch selbst gemachte und berichtete Erfahrungen einseitig auf die gesamte Profession reflektiert.

Wer in Sozialberufen, in der institutionalisierten Hilfsbereitschaft kein altruistisches Verhalten findet, sondern einen egoistisch bedingten Pseudoaltruismus erkennen will, der von Entlohnung und Prestige bestimmt ist, missachtet vielleicht zu sehr die Intentionen, die der entsprechenden Berufswahl zugrundeliegen und die vielen altruistischen Handlungen, die innerhalb eines klar umrissenen Berufsbildes zusätzlich erfolgen. Kein Mensch kann sein halbes Leben dem Helfen anderer widmen, wenn er davon nicht leben kann. Zudem verschwindet der berufliche Altruismus hinter der täglichen Routine und der selbstverständlich angenommenen Pflicht, sowie der konzentrierten Aufmerksamkeit aller Informationsmedien auf die eigennützigen und zugleich fremdschädigenden Ereignisse in der Welt, die den Menschen als unverbesserlich egoistisches und böswilliges Wesen erscheinen lassen, während über die viel häufigeren altruistischen Handlungen, von der kleinsten Freundlichkeit bis zur handfesten Hilfe, kaum berichtet wird. Die Pflege ist ein gesellschaftlich institutionalisiertes Instrument, welches prozesshaft permanent Hilfe leisten kann, indem empathisch Probleme erfasst werden, um sie dann rational zu behandeln. Deshalb schlagen die Autoren vor, die für eine Pflegefachkraft notwendige Einfühlsamkeit mit *rationaler Empathie* zu definieren.

Fragen über Zusammenwirken, Integration und Wissenschaftlichkeit

Die Bereitschaft, sich in den Dienst kranker, behinderter und alter Menschen zu stellen, beruht zum Teil auf einer biologischen Basis und teilweise auf Erziehung und Lernen. Daher bedürfen Eltern wie Pädagogen einer Empathie, um das empathische Moment im heranwachsenden Menschen zu fördern. Es ist daher eine Frage des Zusammenwirkens, wenn es um spätere Resultate geht, wie der sozialen Kompetenz, die, neben fachlichen Kenntnissen und sensomotorischen Fertigkeiten, unabdingbarer Teil beruflicher Qualifikation in der Pflege ist.[32]
In der rehabilitativen Pflege wird heute zunehmend vom therapeutischen Team gesprochen, welches auch multiprofessionelles oder interdisziplinäres genannt wird. Interdisziplinarität oder Transdisziplinarität bedingen allerdings eine Problemorientierung anstelle einer Disziplinorientierung. Damit wird aber gesagt, dass disziplinäre Kompetenzen sich nicht mehr in einem disziplinär organisierten Forschungsfeld zu bewähren haben: Lehre wäre disziplinär, Forschung transdisziplinär definiert. Die Welt wird von den Einzeldisziplinen nur unzureichend erfasst und daher liegt die Wahrheit nicht in, noch zwischen, sondern jenseits der Disziplinen.[33]
Das Bemühen um die ganzheitliche Erfassung eines Problems ist in der Literatur von Pflegenden über den Pflegeberuf zunehmend und ersichtlich. Dennoch muss festgestellt werden, dass der Eifer nicht selten mehr von Begriffen als von der Realität getragen wird. Die dabei verwendeten (zu einem guten Teil anglizistischen) Termini sind weniger dazu geeignet, dem Patienten Klarheit über die pflegerische Konzeption zu vermitteln, als der Pflege selbst neue (vielleicht hö-

Analyse

here?) Bedeutung zu geben, und die Gefahr, dabei bloß inhaltsleere Superlative zu generieren, ist groß. Dies gilt auch für die Behauptung einer notwendigen multidimensionalen und multiprofessionellen Betreuung alter Menschen oder dem Qualitätsmanagement, wobei dahinter nicht selten triviale Notwendigkeiten stehen oder diese als pseudospezifische, berufliche Prestigebegriffe identifiziert werden können. Nicht zuletzt zeigen sie manche Mängel auf, die es aufgrund der behaupteten positiven Entwicklung sozialen Engagements und der damit befassten Professionen eigentlich nicht geben dürfte.

Wenn daher ein Begriffsapparat für die Pflege generiert wird und dieser nicht nur die praktische Spezifität, sondern auch die theoretische Problemorientiertheit einer Disziplin zum Ausdruck bringen soll, dann macht dies nur unter dem Aspekt wissenschaftsorientierter Konzeptionen Sinn. Damit ist die Frage nach der Übereinstimmung zwischen theoretischer Pflegekonzeption und pflegerischem Handeln zu stellen. So wird zum Beispiel die *Theorie der Selbstpflege* von Dorothea Orem als Pflegetheorie in der Rehabilitation eingeführt, die in den USA, der Schweiz und in Deutschland besonders Verbreitung gefunden habe und - in den 70er Jahren entwickelt - aus der Rehabilitationspflege heraus entstanden sein soll.[34] Nach einer Darstellung der Ursprünge des Modells, in der die historische Entwicklung und Motivation rekonstruiert wird, wurden die Grundzüge des Selbstpflegemodells von der Pionierin der Pflegewissenschaft zwischen 1949 bis 1957 entworfen und der entscheidende Anstoß dafür war für Orem der Bedarf eines neuen Curriculums für die Pflegeausbildung. Sie selbst hat später ihr Modell in sechs zentrale Konzepte gesplittet, die mit Selbstpflege, Selbstpflege-Handlungskompetenz, therapeutischer Selbstpflegebedarf, Selbstpflegedefizit, Pflege-Handlungskompetenz und Pflegesystem definiert sind. Der Begriff der Rehabilitation ist kein herausragender in Orems Modell, er findet sich eher im Zusammenhang mit der praktischen Anwendung und der dabei feststellbaren Nützlichkeit des Selbstpflegemodells, welche auch für Rehabilitations-Kliniken nachgewiesen werden kann.[35] Es ist festzustellen, dass konzeptuelle Modelle, wie sie z.B. von Johnson, King, Levine, Orem, Rogers oder Roy vorliegen, allgemeine Richtlinien beinhalten, die aus Annahmen und Postulaten bestehen, aus denen heraus relevante und logisch kongruente Theorien erst weiter zu spezifizieren sind, ehe es zu praktischen Überlegungen kommen kann. Allen diesen Modellen ist gemeinsam, dass sie eigenständige Pflegetheorien einfordern und die akademische und damit wissenschaftliche Kompetenz und Etablierung einer Pflege begründen, die sich gegenüber anderen Disziplinen durch logische Argumente abgrenzen lässt. Nach Rogers hängt die Qualität der Pflege von wissenschaftlich fundiertem Wissen ab.[36] Dorothy Johnson versucht mit ihrem Verhaltenssystemmodell, welches sie als Gesamtheit 1980 vorgestellt hat, die Schwerpunkte von Krankenpflege und Medizin zu klären, um die kontinuierliche Weiterentwicklung der Pflege als eigenständige wissenschaftliche Disziplin zu begründen und zu fördern. Wobei sie zugleich feststellt, dass damit die von jeher bestehende Nähe von Pflege und Medizin nicht geleugnet werden soll.[37] Für Imogene King (allgemeines Systemmodell) ist Pflege als wissenschaftliche Disziplin bereits vorausgesetzt und von derartiger Komplexität, dass sie versuchte, aus anderen Wissenschaftsbereichen spezifisches Wissen für die Pflege einzubringen.[38] Die Selbstverständlichkeit, mit der hier Pflege Anspruch auf Wissenschaftlichkeit erhebt, ist in unseren Breiten keineswegs gegeben. Die Diskussionen waren davon bestimmt, welcher etablierten Disziplin eine akademische Pflege zuzuordnen sei. Nach King wäre es aber genau umgekehrt, denn keine der bestehenden Wissenschaftsdisziplinen kann den komplexen Anforderungen der Pflege gerecht werden, jedoch durchaus als Erkenntnisquelle für Pflegewissenschaft dienlich sein. Hochschulen und Fachhochschulen in anderen Ländern bieten schon länger Pflegewissenschaft an[39]. Jetzt wurde auch in der Steiermark mit der Einrichtung eines Lehrstuhls für Pflegewissenschaft der Grundstein für eine eigenständige akademische Lehre und Forschung der Pflegeprofession in unserem Lande gelegt.

Wenn es um die Implementierung der Homunculus-Pflegetherapie geht, so ist festzustellen, dass in ihr Anforderungen enthalten sind, die sich auf eine wissenschaftlich betriebene Pflege beziehen. In aktueller und praktischer Hinsicht ist dies eine Frage der Einfügung der Therapie in den *Pflegeprozess*. Zum einen findet sie problemlos ihren Platz in der Pflegeprozess-Struktur, kann sie pflegediagnostisch bestimmt und im Rahmen pflegerischer Handlungen durchgeführt werden. Sie erfüllt alle Kriterien, die von der biographischen Anamnese bis zur Auswertung in diesem Prozess gefordert sind.

Die schon 1975 (Mundinger/Jauron) erfolgte Trennung der *Pflegediagnosen* von der Einschätzung führte zu deren sukzessiver und sich weiterentwickelnder Taxonomierung und ihrer Einführung in die Pflegepraxis. Bekannt wurde die Klassifikation von Pflegediagnosen durch die North American Nursing Diagnosis Association (NANDA), der eine europäische Klassifikation von ICNP®, welche Pflegephänomene, Pflegeinterventionen und Pflegeergebnisse taxonomiert[40], folgte.

Für die Intentionen und die praktische Anwendung der Homunculus-Pflegetherapie beinhaltet die Phänomenologie von ICNP® das Problem, dass Phänomene nicht ausreichen, um eine Pflegediagnose zu ermöglichen; erst wenn - wie es bei den NANDA-Diagnosen der Fall ist - entsprechende Ätiologien, mögliche Ursachen und Risikofaktoren sowie Symptome (Merkmale und Kennzeichen) in Verbindung gebracht werden können, kann eine Definition erfolgen. Das Phänomen einer Hautschädigung als Symptom bei einem Patienten ist zwar von der Pflege behandelbar, wenn die Pflegepersonen aber nicht wissen, wodurch sie entstanden ist, fehlt ihrer Handlung die notwendig präventive Intention und die Kontrolle, ob es sich z.B. bei der Schädigung um einen Pflegefehler handelt. Dieses Beispiel verweist auf die Kritik an den Pflegediagnosen, wie sie Hilde Steppe formulierte, wenn diese über die Bereiche hinausgehe, für die Pflege die Verantwortung bei Entscheidungen, Planungen, Durchführungen und Evaluationen hat.[41] Die Behauptung, durch den "biomedizinischen Ansatz" der Definition der Pflegediagnose würden beim Patienten normiert Defizite aufgedeckt, die der Patient nicht erfüllt[42], kann nur dann gelten, wenn die Defizite die betroffene Person bestimmen. Anders formuliert, wenn die Pflegediagnose zum Diabetiker, Apalliker, Hautgeschädigten usw. führt und nicht zum kranken Menschen mit einem apallischen Syndrom, Diabetes, einer Hautschädigung usf., wenn die Diagnose also den Kranken taxonomieren würde und nicht (z.B. nach Orem) ein Selbstpflegedefizit, um daraus die erforderliche Pflegeplanung und -handlung abzuleiten. Es geht also nicht um den Problempatienten, sondern um das Pflegeproblem. Die Annahme von Jürgen Habermas, wonach durch eine Standardisierung der Pflege das pflegerische Handeln zu 'zweckrationalem Handeln' verkürzt wird, woraus dann eine 'Instrumentalisierung' pflegerischen Handelns resultiert und ein auf 'Verständigung' angelegtes kommunikatives Handeln verdrängt werde[43], setzt zwei Bedingungen voraus: Zum einen, dass Standards ausschließlich zweckgerichtem Handeln dienen (auch die Annahme "ganzheitlich orientierte Pflege" kann einem internationalen Standard entsprechen) und dass die Pflegepersonen, nicht zuletzt im lehrenden und führenden Bereich, die Instrumente für eine Pflegehandlung mit einer damit automatisch verbundenen "Instrumentalisierung" verwechseln müssten. Einwände, wonach durch begriffliche Festlegung (z.B. durch Pflegediagnosen), Pflegesituationen auf ein vorgefasstes Kategoriensystem reduziert würden, implizieren einerseits einen besseren Pflegestandard ohne Pflegediagnosen und anderseits, dass der Umgang mit diesen Diagnosen allgemein im negativen Sinne standardisiert erfolgt. Die Frage darf gestellt werden, ob das Konzept der Pflegediagnosen die Ursache für negative Phänomene ist oder der Umgang der Pflegefachkraft mit standardisierten Pflegeplänen/Richtlinien. "Vielleicht wurde der betreffenden Pflegefachkraft nicht gelehrt, Richtlinien so zu verwenden, dass der Umgang mit Patienten nicht standardisiert wird."[44] Wenn also mit Pflegediagnosen so umgegangen wird, wie die Kritik es befürchtet, nämlich den Patienten zu "Schubladisieren", dann ist dies nicht erst seit der Einführung von Pflegediagnosen der Fall. Die Belegung von Patienten mit Stereotypen ist ein durchgehendes problematisches Phänomen in Pflege und Medizin, dem aber nur durch adäquate Ausbildung und erhöhter Aufmerksamkeit begegnet werden kann und nicht durch eine "Explementierung" der Pflegediagnosen gelöst wäre. Pflegediagnosen können sehr hilfreich sein, wenn es um Planung, Umsetzung und Evaluierung in der Pflege geht, nicht zuletzt dienen sie der notwendigen Dokumentation. Nur mittels eines definierbaren, rekonstruierbaren und evaluierbaren Pflegeprozesses kann sich Pflege als Profession intern und extern darstellen und behaupten. Das diffuse Bild einer "Kunst" oder eines emotional bestimmten "Dienens" ermöglicht den Zweifel an Eigenständigkeit und führt - wie das Schicksal anderer Professionen beweist - zum bloßen "Job" oder zur fremdbestimmten Subprofession. Es zeigt sich übrigens, dass der politische, ökonomische, ja gesamtgesellschaftliche Prozess wesentlich mehr Einfluss auf das professionelle Verständnis in der Pflege ausübt, als es berufsinterne Entwicklungen tun, wenn es um den Umgang mit pflegebedürftigen Menschen geht. Pflegediagnosen sind kein statisches Element, sie können - wie medizinische auch - modifiziert, eingeführt oder eliminiert werden. Sie stellen nur einen begrenzten Ausschnitt des Pflegeprozesses dar und können deshalb keinesfalls als ein die Pflege leitendes Element angesehen werden, sondern als integrativer Bestandteil. Deshalb wäre es günstig, die Pflegediagnosen auf ihre verbindenden Komponenten und Begriffe (und ihre Brauchbarkeit) hin zu untersuchen, um ihren berechtigten Platz zwischen biographischer Anamnese und Evaluation im Sinne von Zusammenhang und Zusammenwirken zu bestätigen oder zu optimieren. Nicht nur für den Umgang mit Pflegediagnosen, für die Pflege insgesamt gilt der Anspruch auf kausales Wissen und deshalb ist die Forderung nach einer hermeneutischen Methode, wenn sie verständnisorientiertes, kommunikatives Handeln bewirkt, nichts hinzuzufügen. Zugleich muss aber betont werden, dass naturwissenschaftliche, nicht zuletzt biologische Erkenntnisse keinesfalls von "szientistischer Enge" bestimmt sein müssen. Gerade in der Biologie wurde erkannt, dass lebende Existenzen nicht statisch, sondern dynamisch organisiert sind, methodischen Laborbedingungen nicht entsprechen, noch sich auf ihre Teile reduzieren lassen. Vermeintliche Unvereinbarkeiten zwischen pflegerischer Intention und biologischen Fakten beruhen in den meisten Fällen auf einem Missverständnis. In ihrem *Konservationsmodell*, deren erste Grundzüge bereits 1966 vorlagen, behauptet Myra Levine, "eine wirklich qualifizierte und effektive Pflege sei nur mit einem fundierten physiologischen, mikrobiologischen, biochemischen, psychologischen, soziologischen, pädagogischen, historischen, anthropologischen und mathematischen Wissen möglich." Zudem wurden durch Grindley und Paradowski (1991) darüber hinaus wissenschaftstheoretische und philosophische Kenntnisse eingefordert und die Wichtigkeit sprachlicher Fertigkeiten für mündliche und schriftliche Kommunikation betont.[45]

Dies ist ein sehr hoher Anspruch, entspricht aber der Anforderung an eine "verständnisorientierte, ganzheitliche" Pflege - fern einer "Instrumentalisierung"; wobei es sicher günstig ist, Levines umfassenden Katalog auf die Führungsebene konkreter anzuwenden, während auf der allgemeinen Pflegeebene der Erwerb grundsätzlichen Verständnisses und themenspezifische Fort- und Weiterbildung für ein ausreichendes Maß an kausalem, disziplinübergreifendem Wissen sorgen kann. Dies bedeutet zugleich, dass durch kausales Wissen z.B. Martha Rogers "Wissenschaft vom unitären Menschen" als Pflegemodell oder andere Modelle besser verstanden und kritisiert werden können. So ist Rogers Modell von Begriffen wie Holismus, Pandimensionalität, Energiefelder, Nonkausalität u.a. bestimmt, und gewann sie nach ihren eigenen Angaben den theoretischen Entwurf nicht aus einer Zusammenfassung von Erkenntnissen anderer Wissenschaften, sondern aus einer Mixtur, die sich aus dem Charakter des Pflegeberufs selbst ergibt. Diese Mixtur zeigt sich auch in der von ihr gewählten Literatur, in der sich einander widersprechende Autoren wie Capra und Russell, Sheldrake und Einstein, Bertalanffy und Polanyi finden.[46]

Kausales, disziplinübergreifendes Wissen führt auch zu einem besseren Verständnis einer Kritik, die gegenüber Rogers Pflegemodell geäußert wird, welches sich als "eine eklektische Synthese aus Idealismus, Progressismus und Humanismus" darstelle, das "sich vom Rationalismus und wissenschaftlichen Realismus immer weiter entferne."[47] (Eklektisch = unschöpferisch, aus den Werken anderer entnommen.) Die Problematik des Modells beruht nicht auf mangelnden Kriterien eines solchen, sondern in dem von Rogers selbst so begriffenen abstrakten konzeptuellen System, das "auf einer anderen Ebene angesiedelt ist als die übrigen konzeptuellen Modelle, sich mit anderen Phänomenen beschäftigt und sich auch aus einem anderen Weltbild speist."[48] Um selbst die Problematik von Rogers Modell zu erkennen, bedarf es mehr als pflegespezifischen Wissens. Kausalwissen dient demnach nicht nur dem eigenen beruflichen Handeln, sondern auch der Überprüfung der diesem Handeln vorgegebenen Theorien und Modelle. Rogers Entwurf erfüllt als Pflegemodell alle Kriterien, würde in der praktischen Umsetzung allerdings ein Weltbild der Pflege einfordern, das für die gesellschaftliche Umwelt und daher für den Patienten nicht angenommen werden muss (und derzeit nicht existiert), wodurch es zu einem Bruch zwischen Pflegeperson und Patient kommen könnte.

Ganz anders Levine. Sowohl das reziprok-interaktive Weltbild, die Person als ganzheitliches Wesen (unterscheidbar dabei physiologische und Verhaltensreaktionen, beides aber Ausdruck ein und derselben Kraft), wie auch die "Konservation" als stabiles Moment, welchem ein dynamisches, nämlich das allgegenwärtige Streben nach Erhaltung als Prozess, gegenübersteht, dem sie eine Art "stabilisiertes Fließen" unterlegt, können aus einem zeitgenössischen Paradigma von Weltbild, Wissenschaft und auch Pflege erschlossen und verstanden werden.[49] Ihr aktiv-adaptives Modell versteht den Lebensprozess als kontinuierliche Veränderung, die Richtung, Zweck und Bedeutung hat, wobei *inneres Milieu* und *externe Umwelt* unterschieden werden, die internen Prozesse aber immer von der Erfahrung der Ganzheit bestimmt sind, welche die Grundlage aller menschlichen Aktivität darstellt, da von der Geburt bis zum Tod jedes Individuum seine "Ganzheit" verteidige.[50] Damit entspricht Levines Modell dem Pflegeparadigma der Ganzheitlichkeit, sofern es sich um ein individuell verstandenes handelt.

Anders formuliert: Die deutlich biologisch und physiologisch orientierten Aspekte in Levines Modell müssen keinesfalls "verengend" für die Pflege verstanden werden. Zum einen ist Biologie, so sehr sich Genetik, Molekularbiologie und Biochemie in den Vordergrund gedrängt haben, eine Wissenschaft, die sich nicht auf diese Spezialdisziplinen und schon gar nicht auf Physik reduzieren lässt. Biologische Erkenntnisse stehen immer in Verbindung mit der Entwicklung von Lebenwesen insgesamt, daher ergibt in der Biologie (nach dem bekannten Genetiker Dobszansky) nichts einen Sinn, außer im Lichte der Evolution. "Der Satz ergibt allerdings keinen Sinn, wenn das Wort ‚Evolution' durch Gravitationsgesetze oder Unbestimmtheitsrelation (also physikalischen Grundbegriffe) ersetzt wird.[51] Die biologischen und physiologischen Eigenschaften des

Menschen sollten aus einem Blickwinkel betrachtet werden, der dem eines Zoologen oder Botanikers entspricht. "Charles Darwin mit seiner Kreativität bemerkte, dass Organismen keine Typen oder Klassen sind und dass bei sexueller Fortpflanzung kein Individuum dem anderen gleicht."[52] Ein einzigartiges Individuum ist durch gewisse Merkmalskombinationen, aber nicht in jedem Merkmal einzigartig. So hat natürlich jeder Mensch zwei Beine, zwei Augen und so weiter. Der hohe Grad an Individualität ist zugleich mit der so gut wie unbegrenzten strukturellen und dynamischen Komplexität aller Organismen verbunden. "Jedes organische System ist so reich an Kontrollmechanismen, homöostatischen Vorrichtungen und möglichen multiplen Entwicklungsbahnen, dass eine vollständige Beschreibung ganz unmöglich ist." Daraus resultieren nicht zuletzt die Probleme für die Kausalität in der Biologie, wenn ökologische, genetische, innere und äußere physiologische Ursachen gemeinsam als *unmittelbare* und *mittelbare Gründe* angegeben werden müssen, um ein Phänomen zu erklären oder zu intepretieren.[53] Wenn dieser Aspekt, der auch mit deterministischer und nichtdeterministischer Kausalität verbunden werden kann, so verstanden wird, dann sind Kausalitäten in der Biologie sehr wohl relevant.

Deshalb ist es nicht sinnvoll, den Menschen (Patienten) allein aus der Mikroebene heraus erschließen zu wollen, da dies einer radikal-analytischen Weise entsprechen würde, die das "System" zerstückelt und damit zerstört. Aus den Teilbereichen des biologischen Systems lassen sich vorrangig "Wie-Fragen", also Fragen der Funktion beantworten. Insgesamt erkennt der Mensch die Welt im Mittel- also Meso-Bereich, in dem er einen Menschen, eine Graugans oder einen Grashalm erfasst. Die Makrowelt und deren Ausdehnung wie Inhalt, bleibt der menschlichen Wahrnehmung ebenso fremd wie die mikroskopische. Neben der Problematik der essentiellen Auffassung, wonach das "wahre Wesen" des Menschen hinter seiner sichtbaren Erscheinung verborgen bleibt, finden sich noch Einheitskonzeptionen, wie es etwa Martha Rogers *Modell vom unitären Menschen* darstellt, welches von einer pandimensionalen Sicht des Menschen und seiner Welt ausgeht und visionäre Dimensionen annimmt. Zugleich lehnt sie das Prinzip der Kausalität ab: "Der Anschein der Kausalität ist eine Illusion, ein Trugbild."[54] Rogers behauptet die Nichtkausalität durch ein Universum der offenen Systeme, welche aus grundlegenden Einheiten in Form von Energiefeldern besteht, die weder biologisch, physikalisch, sozial noch psychisch zu verstehen sind[55] (Metaphysik?). Ihre Vorstellungen sind, wie andere pflegewissenschaftliche auch, getragen von Ganzheit und Ablehnung des Reduktionismus sowie einem Bild, das den Menschen als reaktives und damit passives Wesen darstellt; wobei sie allerdings mindestens ebenso radikal vorgeht wie die Deterministen und Reduktionisten auch. Ihre konzeptuellen Grundlagen von Energiefeld, Offenheit, Muster und Pandimensionalität können unserer Meinung nach - wie schon angesprochen - nicht auf eine praktikable Pflege zurückgeführt werden. Es gibt weder Nachweise für die behaupteten Energiefelder, noch dafür, dass alle Systeme offen sind und gerade diese Offenheit der Systeme und die behauptete Pandimensionalität führen dazu, dass letztlich alles mit allem in Verbindung steht, was in einen Kausalitätsabsolutismus mündet. Die Grenzen, die unserer Wahrnehmung gesetzt sind, sind gleichzeitig die Grenzen unserer Erkenntnis, die nur durch spekulative Annahmen erweitert werden können. Deshalb sind in Rogers Modell zwar Fragen der apragmatischen Methodologie behandelbar, aber diese auf einer pragmatischen Ebene zu diskutieren sehr schwierig. Im Sinne ihrer "Energiefelder" und der prinzipiellen Offenheit müsste eine Gleichbehandlung möglich sein, die den realen Gegebenheiten widerspricht. "Wenn wir beispielsweise an Pflanzen denken, die eindeutig lebendig sind und einen Körper besitzen, so können wir unschwer feststellen, dass sie nicht über die Mittel verfügen, um Teile ihres Körpers und die Zustände dieser Teile so darzustellen, wie unser Gehirn das tut. Pflanzen reagieren auf viele Reize - auf Licht, Wärme, Wasser und Nährstoffe. Einige Menschen mit ‚grünem Daumen' glauben sogar, Pflanzen würden auf tröstende und ermutigende Ansprache reagieren. Doch augenscheinlich fehlt Pflanzen die Möglichkeit, sich Gefühle bewusst zu machen. Die erste Voraussetzung für Gefühle ist also das Vorhandensein eines Nervensystems."[56] Bei Tieren werden keine Gefühle sichtbar, die wir als Hass interpretieren könnten. Gewalttätig werden Tiere nur dann, wenn die Vorgänge in ihrer Biologie und ihrem Milieu im Ungleichgewicht sind und die Möglichkeit fehlt, die animalischen Gefühle durch ein Ritual zu lenken. Beim Menschen entstehen innere Ideen einer Welt, die unabhängig von jeder Wahrnehmung sind. Das Tier bleibt der Wirklichkeit unterworfen, die seine Gewalt unter Kontrolle hält; der Mensch hingegen arbeitet daran, sich der Idee zu unterwerfen, um daraus (ohne die tatsächlichen entsprechenden Emotionen) eine Art "schöpferischer Gewalt" zu entwickeln.[57]

Ohne Zweifel besteht zwischen Pflanzen, Tieren und Menschen ein Zusammenhang, damit verbundene Fragen oder Probleme können aber nicht alle auf derselben Ebene behandelt werden. Sich als Teil der Welt zu verstehen heißt nicht, mit allen Teilen derselben identisch zu sein.

Analyse

Zurück zu Levines Konservationsmodell. In ihm sind zwar Person und Umwelt nicht voneinander zu trennen und die "kontinuierliche Interaktion des individuellen Organismus mit seiner internen und externen Umwelt bildet ein ‚offenes und fließendes' System"[58], dennoch ist Pflege auf die Erhaltung der Ganzheit oder Integrität der Person ausgerichtet, wodurch der Mensch als "Holon" verstanden werden kann. Für die Homunculus-Pflegetherapie ist das Modell von Levine aus mehreren Gründen interessant. Die Aufmerksamkeit gilt der ganzen Person und damit ist ihr Pflegemodell durch den gezielten Einsatz von Erkenntnissen aus verwandten wissenschaftlichen Disziplinen bestimmt. Levine beschreibt zudem grobe Bereiche therapeutischer Intervention und bietet damit spezifische Informationen über die praktische Durchführung pflegerischer Maßnahmen an. Damit gibt sie Pflegefachkräften "nicht nur ein Repertoire überprüfter Interventionen an die Hand, sondern weist auch auf die zu erwartenden organismischen Reaktionen hin. Eine solche Theorie kann auch für qualitätssichernde Maßnahmen und Berechnungen der Kosteneffektivität richtungsweisend sein."[59]

Levines Pflegemodell wäre (wie andere auch) empirisch zu überprüfen und bedarf sicherlich einiger Modifikationen, dennoch haben die darin enthaltenen Prinzipien "den Test der Zeit und die Fortentwicklung der medizinischen Technologie mühelos überstanden."[60] Das Modell kann als effektive Grundlage für pflegerische Aktivitäten gelten, wobei dessen Gegenüberstellung zu Rogers Entwurf nur als Beispiel für einen Vergleich zwischen Praxis und Theorie stehen soll, da es noch weit mehr Pflegemodelle gibt. Levines *Theorie der therapeutischen Intention* ist für die Homunculus-Therapie ebenso von Interesse, wie ihre Definition von Integrität als Erfahrung des Lebens, "das Spüren des Körpers und der einzelnen Körperteile, die sinnliche Wahrnehmung von Ort und Zeit und deren Verarbeitung in Geist und Seele".[61] Ihr Verweis auf die Forschung der physiologischen Periodizität und zirkadianen Rhythmen erfolgte schon 1973 (!) und sie verweist darauf, dass die moderne Pflegekraft ein reichhaltiges Wissen über die menschliche Anatomie, Physiologie und Anpassungsfähigkeit besitzten würde. "Durch sorgfältige Beobachtung, durch die Auswahl relevanter Daten und durch die Einschätzung der jeweils vorliegenden Prioritäten können Entscheidungen vorbereitet werden. . . . Individuelle Signale zu verstehen und angemessen auf sie zu reagieren - genau das macht das Wesen qualifizierter Pflege aus."[62] Die Phase der Einschätzung wurde zwar von ihr nie klar gefasst bzw. nie explizit benannt, dennoch verweist sie auf eine spezielle Diagnostik, für die sie den Begriff "Trophikognosen" einführt. Der therapeutische Ansatz deckt sich mit dem *Selbstpflegemodell* von Dorothea Orem, wonach sich Krankenpflege mit der "kontinuierlichen therapeutischen Betreuung" der Patientinnen und Patienten befasst.[63]

Während in Orems Modell der Pflegeprozess deutlich in den Vordergrund tritt, fällt in Levine's Entwurf die Basis möglicher "Defizite" besonders ins Auge. Ob es sich um Selbstpflegedefizite handelt oder um Defizite nötiger Adaption zur Erhaltung der Integrität, pflegespezifisch sind Beobachtung und Erfahrung die Grundparameter, um theoretisch zu entwickeln und praktisch vorzugehen. Erfahrung wird im Zusammenhang mit Konzepten, Diagnosen und Therapien als Einheit verstanden, die aus Einzelerfahrungen gesammelt systematisiert werden, um wiederum an weiteren Erfahrungen (Beobachtungen) gemessen zu werden. Erfahrung wird hier zum Grundtypus verlässlicher Wirklichkeitserkenntnis, wobei in der Pflege diese "normalwissenschaftliche Tätigkeit" nur im "Feld" eingeübt und ausgeführt werden kann. Damit entspricht sie der pragmatischen Wendung des Wissenschaftsverständnisses, nämlich wieder einer Annäherung an den aristotelischen Erfahrungsbegriff, der primär dem Bereich des Praktischen zugeordnet ist.[64]

Der Pflegeberuf und seine wissenschaftlichen Bemühungen sind von Lebens- wie Berufserfahrung gekennzeichnet, die durch Erkenntnisse aus anderen Disziplinen ergänzt und unterstützt werden. Pflege beruft sich auf Erfahrung im umfassenden Sinn. Die Homunculus-Pflegetherapie steht in keinerlei Widerspruch zu den genannten Modellen, zur Pflegediagnostik, zu Ausbildungsanforderungen oder zu den Kriterien einer Erfahrungswissenschaft. "Rationalität lernt aus Praktiken und Theorien. Damit Rationalität, auch die wissenschaftliche, nicht nur ein Sich-Auskennen in Handlungszusammenhängen, Wissen durch, handanlegendes Tun (Husserl) ist, bedarf es des Kopfes, der Theorie; und damit Rationalität, auch die wissenschaftliche, nicht nur ein Schein ist, den wir über die Dinge legen, bedarf es der verändernden Hände, der Konstruktion der Wirklichkeit durch ihre Veränderung. In diesem Sinne sind Tun und Wissen aufeinander bezogen, wobei in unserem Zusammenhang Forschung unter theoretischen und methodischen Bedingungen steht, aber wesentlich Handlung ist."[65] Forschungsgegenstände, Methoden, Theorien und Forschungszwecke verbinden sich im Medium konkreter Handlungszusammenhänge. Diese werden nicht nur in der Homunculus-Pflegetherapie, sondern im gesamten Pflegeprozess deutlich dokumentiert.

Das Problem der Wirksamkeit

Um die Wirksamkeit einer Therapie darzustellen, bedarf es des Nachweises der Kausalität, also des Zusammenhangs zwischen ihrer Anwendung und den Folgen. Die meisten Physiotherapien, die auch für die Pflege relevant sind und die auf neurophysiologischer Basis ansetzen, wie etwa das Bobath-Konzept, benutzen alle "ontogenetisch angelegtes Reflexverhalten oder Koordinationskomplexe, um einen Zugang zur Einflussnahme auf die gestörte Sensomotorik zu bekommen." Solche Therapien sind weit verbreitet und werden erfolgreich eingesetzt, "sie sind jedoch weder pathophysiologisch validiert, noch sind ihre Effekte auf das Gehirn untersucht, noch gibt es ausreichend kontrollierte Studien, die ihren Nutzen belegen würden."[66]

Die Homunculus-Pflegetherapie versucht in ihrem Bemühen dem Problem dadurch zu begegnen, dass sie bemüht ist, ihre theoretischen Annahmen und die praktische Anwendung mit physiologischen und psychologischen Erkenntnissen über Wahrnehmung und denen über neuronale Funktionen und Prozesse zu verbinden, um die therapeutische Methode nicht nur weiterzuentwickeln, sondern sie auch besser kontrollieren zu können.

Wenn es um Patienten mit cerebralen Schädigungen geht, stellt sich Erholung im Sinne einer funktionalen Regeneration selten schnell ein. Gewöhnlich ist es eine langsame Veränderung, die in ziemlich gut vorhersehbaren Schritten abläuft. "Die Untersuchung der einzelnen Stadien dieses Regenerationsprozesses und der Verhaltensweisen, die damit in Zusammenhang stehen, zeigt häufig ein offensichtliches Wiedereinsetzen von Funktionen auf niedrigerem Niveau."[67]

Entsprechend können Therapien auf verschiedenen Ebenen wirksam sein: auf der Ebene der direkten Schädigung, auf tieferer und auf höherer Ebene. Dies hängt nicht von der Wahl der Ebene, sondern von der Art der Schädigung oder Erkrankung und der Phase des Geschehens ab. Bei einer kortikalen Läsion kann die einfachste aktive Therapie zwar die repetitive Aufforderung an den Patienten sein, die betroffene Extremität zu bewegen[68]; was wenig nützen wird, wenn der Patient der Aufforderung aus Gründen der Bewusstseins- oder Wahrnehmungsverminderung oder körperlicher Defizite nicht nachkommen kann. Daher ist auf einer tieferen Ebene anzusetzen. So kommt es unmittelbar nach einem Arterienverschluss zu einer Hemiplegie, die sich durch schlaffe Muskeln, den Verlust aller Reflexe und den Verlust der Willkürmotorik auszeichnet.[69] In der ersten Phase der sequentiellen Erholung kann man z.B. die Flexoraktivität durch taktile Reize provozieren, wobei die Zonen mit der niedrigsten Auslöseschwelle der Fuß und der Genitalbereich sind. Extensoraktivitäten (Streckreaktionen) können am ehesten durch propriozeptive, später durch taktile Reize ausgelöst werden, wobei die niedrigste Schwelle zur Auslösung der Extensoren sich im Kniebereich und am Fuß findet.[70]

Das neuronale motorische System wird als ein Netz von Arealen aufgefasst, in dem motorische Abläufe repräsentiert sind. Wenn eine Läsion einen Teil dieses Netzes zerstört, können andere Komponenten des Netzes im Laufe der Zeit die ausgefallenen Funktionen kompensieren. "Sowohl altbewährte empirische Therapien als auch Erkenntnisse aus der Grundlagenforschung können dazu führen, die verbleibenden Teile des Netzes in effektiver Weise wieder miteinander zu verbinden."[71] Bei Schlaganfallpatienten zeigt sich das Problem, dass Maßnahmen, die Eigenaktivität verlangen, kurz nach dem Schlaganfall, wenn etwa ein Arm hochgradig paretisch oder plegisch ist oder eine globale Aphasie vorliegt, kaum möglich sind. Passive Bewegungen oder Bewegungsreize führen aber ebenfalls nachweislich zu einer Aktivierung eines Großteils des sensomotorischen Systems, und hier setzt die Homunculus-Pflegetherapie ein.

Wenn für sie ausschließlich der Begriff der Reorganisation (für die Kortexareale) gelten würde, hätte sie das Problem, dass nicht jede kortikale Reorganisation funktionell sinnvoll ist. "Einige Studien haben gezeigt, dass nur ein Teil der Reorganisation mit der Besserung der Funktion zusammenhängt."[72] Deshalb sind die Begriffe der Rehabilitation und Restitution für die Ziele der Therapie in die allgemeinen Pflegeziele integriert, wonach der Erfolg oder die Wirksamkeit nicht ausschließlich nach neuronalen Gesichtspunkten zu bewerten ist. Allerdings darf berechtigt angenommen werden, dass eine entsprechende physiologische Rehabilitation mit einer wiederum dieser entsprechenden neuronalen Reorganisation weitgehend einhergeht.

Die Homunculus-Pflegetherapie bezieht ihre Wirksamkeitsparameter demnach auch aus den neuropathologischen Erkenntnissen und neuromedizinischen Befunden. Zugleich ist sie im Intensivbereich in der Lage das "Monitoring" zu nutzen, wodurch kleinste Veränderungen der überwachten Parameter zur Überprüfung der therapeutischen Wirksamkeit genutzt werden können, da entsprechende physiologische Reaktionen auf die Therapiemaßnahmen sichtbar werden, und diese gemeinsam mit den direkt beobachtbaren Veränderungen durchaus brauchbare Informationen für die Validierung der Wirksamkeit liefern. Darüber hinaus enthält für die Homunculus-Pflegetherapie das Feedback von ihr nachfolgenden therapeutischen Maßnahmen (z.B. Physio- und Logotherapie), welches innerhalb unseres begrenzten Klinikbereiches positiv ist, deutliche Hinweise auf die Auswirkungen durch die Therapie. Sogenannte Placebo-Effekte fallen bei bewusstseinsverminderten und wahrnehmungsbeeinträchtigten Patienten wohl weg. Die möglichen Selbstheilungskräfte zu aktivieren, kann im Akutstadium (z.B. Schlaganfall) mit psychologischen Mitteln nicht auf diese Patientengruppe übertragen werden, sie können nur physiologischer Art sein. Bei der taktil-haptischen Methode ist allerdings zu bedenken, dass psychologische Spannungen des Therapeuten auf physischem Weg (Druck, Rhythmizität, Geschwindigkeit usw.) auf den Patienten übertragen werden können. Wenn motorische und sensorische Defizite eine Indikation der Homunculus-Therapie erlauben, dann kann sie ihre Anwendung auch bei Langzeitfolgen und Altersdefiziten begründen.

Die Homunculus-Pflegetherapie versteht sich weder als Allheilmittel, noch als eine Art "Führungstherapie" mit besonderen Ansprüchen, sondern versucht durch das Wissen um das menschliche Gehirn und menschliche Wahrnehmung Hintergrundinformationen zu erlangen, diese in eine therapeutische Methode zu integrieren und möglichst die Erholung von Patienten zu beschleunigen oder residuale Defizite zu überbrücken.

Die Entwicklung von Pflegtherapien ist noch immer ein Unternehmen, welches der persönlichen Initiative bedarf und keineswegs auf die finanzielle, technische und wissenschaftliche Unterstützung zurückgreifen kann, die anderen wissenschaftlich orientierten Projekten zugestanden wird. Daher sind unserer Meinung nach die bisherigen Resultate durchaus positiv zu bewerten, auch dann, wenn sie noch einer ausführlicheren Validierung bedürfen.

Die Frage nach der Plastizität

Das bereits ausführlicher behandelte Phänomen der cerebralen Plastizität führt zu Fragen nach ihrer Bedeutung und nach der Gültigkeit der damit verbundenen Annahmen und Schlussfolgerungen. Für die Homunculus-Pflegetherapie ist die mögliche "Formung" cerebraler Strukturen im Hinblick auf Reorganisation und Regeneration - wie in der Neurorehabilitation überhaupt - von großer Wichtigkeit. Gerade im Bereich von physiologisch orientierten Therapien fehlt der Bezug zur Plastizität des Gehirns oftmals noch immer. "In Bezug auf das körperorientierte Verfahren der Bewegungstherapie liegen im Bereich der Psychiatrie die Dinge noch ungünstiger als bei der Musiktherapie. An der Ulmer Universitätsklinik, an der seit mehreren Jahren die Sporttherapie gut etabliert ist, wurden daher mittlerweile mehrere Studien in Hinblick auf unterschiedliche Facetten von Bewegung durchgeführt. Zusammenfassend lässt sich sagen, dass körperliches Training messbare positive Auswirkungen auf höhere geistige Funktionen hat: Das Denken ist klarer und schneller, man ist aufmerksamer, gelassener und besser gestimmt. In laufenden Studien wird versucht, diese Effekte bei psychisch kranken Menschen therapeutisch zu nutzen." Und anderseits wirken sich Sedativa negativ auf das Lernen aus. Dies leuchtet ein: "Wer müde ist, lernt nicht so gut. Benzodiazepinderivate vertragen sich daher weder mit der Holzwerkstatt noch mit dem Computertraining. "Wir wissen, dass die Wohnverhältnisse, Musik oder ein netter Blick mit dem mesolimbisch-mesokortikalen Dopaminsystem mindestens genauso viel zu tun haben wie Neuroleptika. Sie wirken zudem spezifischer, daher auch nebenwirkungsärmer, und obendrein sind ihre Effekte physiologisch bei uns allen dauernd vorhanden. Es wird Zeit, dass wir uns diesen für den Alltag unserer Patienten sehr bedeutsamen Zusammenhängen mehr widmen."[73]

Dies alles weist auf die Notwendigkeit von Wohlbefinden hin, um den Organismus mittels Übung im Hinblick auf seine Konstitution zu fördern, wobei klar wird, dass stramme Muskeln und eine gute Durchblutung nicht automatisch zu besserem Befinden und höherer Leistung führen, wenn wir dabei das mesolimbisch-mesokortikale System vernachlässigen. Im neuropsychologischen Verständnis führt der vermehrte Gebrauch eines Gliedes oder vermehrt *verhaltensrelevante Stimulation eines sensorischen Bereichs* "zu einer Expansion der zugehörigen kortikalen Repräsentation und zu einer Schärfung der rezeptiven Felder der entsprechenden Neurone." Eine Deafferentierung, also ein verminderter Gebrauch bedingt die Invasion von Repräsentationsbereichen, die auf der Karte dazu benachbart liegen. "Zeitsynchrone, verhaltensrelevante Stimulation von zwei Regionen (z.B. zwei Fingern) bedingt eine Fusion der Repräsentationen, d.h. zeitlich korrelierte Aktivitäten formen kortikale Repräsentationen. Häufige asynchrone Reizung zweier Rezeptorengebiete bedingt Trennung der zugehörigen Repräsentationen (es entstehen z.B. getrennte Fingerareale)."[74]

Im Hinweis auf die Sporttherapie soll allgemein auf die geistigen Funktionen und damit auf die Lernfähigkeit eingewirkt werden, während die Homunculus-Pflegetherapie um spezifischere Wirkungen bemüht ist, die sich auf die Plastizität von Kortexarealen beziehen, wie sie im zweiten Absatz dargestellt sind. Hier ist noch anzufügen, dass Veränderungen in den kortikalen Karten nur dann erfolgen, wenn die Reizverarbeitung mit hoher Motivation erfolgt; und dass eine Hirnverletzung *selbst* kortikale Reorganisation in eng benachbarten Gebieten zur Läsion hervorrufen kann.[75] Um keiner Verwechslung zu unterliegen: Die Plastizität neuronaler/kortikaler Strukturen ist im Falle von explizitem Lernen nur implizit zu verstehen, ist sie als Anlage vorhanden, denn die Plastizität bezieht sich auf die kortikalen Areale, deren Um- oder Reorganisation über Sinnesreize und Nervenbahnen bewirkt wird. "Damit kann kortikale Reorganisation nicht als Lernen im klassischen Sinne aufgefasst werden, bei der die Wahrscheinlichkeit eines Verhaltens auf eine bestimmte Reizkonstellation hin verändert wird. Auch die bisher für ‚perzeptuelles' Lernen beschriebenen Gesetzmäßigkeiten reichen für eine Erklärung nicht aus. Kortikale Reorganisation muss demnach als neue Kategorie der Adaption an die Umwelt verstanden werden."[76]

Der Einfluss von neurorehabilitativen Maßnahmen versteht sich daher nicht pädagogisch, sondern physiologisch, und zwar unter Berücksichtigung der durch Wahrnehmungsreize ebenfalls bewirkten Emotionen, die auf die psychologische Ebene des subjektiven Empfindens und Fühlens wirken. Die Annahme dabei ist, die nachweislich mögliche Beeinflussung kortikaler Strukturen positiv zu nutzen, um dadurch Wahrnehmung und Bewegung wiederum zu koordinieren und folglich eine realere Übereinstimmung zwischen physischem Zustand, emotionaler Botschaft und individuellem Körpergefühl für den Patienten zu ermöglichen. Die therapeutische Maßnahme will und kann sich nicht als "Bildhauerarbeit" verstehen und die "graue Masse" als Plastilin.

Deshalb ist uns klar, dass die hier genannte Plastizität nicht unbegrenzt angenommen werden darf, dass sie - neben denen des Ausmaßes der Schädigung - Grenzen hat. Und deshalb ist die Vorstellung, wonach sich das Gehirn "formen, bilden, modellieren oder skulptieren" lässt, insgesamt überzogen. Erstens ist der primäre sensorische Kortex nicht der stabilste Teil des Hirns, "auf dem immer plastischere Stockwerke errichtet werden können, sondern möglicherweise der Teil des Gehirns, der für eine normale Entwicklung am stärksten von Input abhängig ist." Zweitens ist der primäre sensorische Kortex nicht das Fundament des Geistes, sondern ein Mechanismus . . ., "der zufällig auf eine bestimmte Art der Signalverarbeitung in den ersten Stadien der sensorischen Analyse spezialisiert ist."[77] Für die Homunculus-Pflegetherapie ist aber gerade dies interessant, denn darauf basiert ihre Wirksamkeit. Die Neurowissenschaft lehrt uns nämlich, dass - ungeachtet aller Bedeutung von Lernen und Plastizität - die Gehirnsysteme deutliche Anzeichen einer angeborenen Spezialisierung erkennen lassen und nicht willkürlich durch andere ersetzbar sind. Die Reorganisationsmöglichkeiten neuronaler Strukturen, die mit dem Begriff der "Plastizität" definiert sind, beziehen sich auf konkrete Areale und Funktionen, deren Schädigung rückgängig gemacht oder zumindest gemildert werden soll. Die Plastizität, welche sich durch messbare oder sichtbar gemachte Befunde etwa in der Vergrößerung spezialisierter Kortexareale spiegelt, kann für die Homunculus-Pflegetherapie als Funktions- oder Zielgebiet angesehen werden, welches mit adäquaten Mitteln erreicht werden soll. Ob nun ein höheres Maß an Geschicklichkeit auf mehr Quadratzentimeter Kortex oder eine höhere Neuronenkonzentration beruht, ob über Proteinsequenzen, neuen Neuronen oder Synapsen oder verstärkten vorhandenen Synapsenverbindungen Lernen erfolgt, kann aus Sicht der Autoren dieses Buches und im Zusammenhang mit der Homunculus-Pflegetherapie nicht beantwortet werden (und ist unseres Wissens auch von der Wissenschaft noch nicht beantwortet worden). Wesentlich ist der Zusammenhang zwischen Wahrnehmung, Übertragungsmedien der Reize und kortikaler Substanz. Anders gesagt: Mit der Homunculus-Pflegetherapie können Gehirnareale von bewusstseins- und wahrnehmungseingeschränkten Menschen erreicht werden; und zwar durch den spezifisch gewählten Input ziemlich präzise der konkrete Adressat. Was Kritiker der "Plastizitätseuphorie" meinen, betrifft die bekannte Auseinandersetzung zwischen *erworben* und *erlernt*. Für die theoretischen Annahmen und praktischen Ausführungen der Homunculus-Pflegetherapie kann nur beides gemeinsam relevant sein. Wir gehen - wie viele Wissenschaftler und Philosophen auch - davon aus, dass das eine das andere bedingt. Eine allzu starre Hirnstruktur kann Überleben schwer sichern und Entwicklung nicht fördern; ein beliebig modellierbares Gehirn wäre, bedingt durch die chaotischen Bedingungen, eine unerträgliche Belastung für den übrigen Organismus. Als Reorganisations- und Regenerationsmechanismus ist eine begrenzt wirksame Modellierbarkeit des Gehirns allerdings äußerst sinnvoll, wobei diese Eigenschaft durchaus als angeboren betrachtet werden kann.

Mensch, Person, Patient

In den Analysen von Pflegemodellen finden sich ausführliche Definitionen des Begriffs "Person", welche z.B. bei Dorothea Orem[78] mit "ganzheitliches Wesen, ... eine Einheit mit biologischen, symbolischen und sozialen Funktionen" beschrieben wird. Seit der Patristik spielt der Begriff *Person* eine zentrale philosophisch-theologische Rolle, dessen Definition bei Boethius (ca. 480-425 n.Chr.) lautet: "persona est naturae rationalis individua substantia.",[79] womit er im weitesten Sinne den meisten Vorstellungen von Person in Pflegemodellen oder -theorien entspricht. Heute wird zunehmend der sozialgesellschaftliche Charakter der *Person* betont (sie gewinnt ihre Identität und Bestimmung über die Zugehörigkeit zu sozialen Gruppen). Darüber hinaus ist er in juridischen Zusammenhängen festgelegt. Damit nähert sich der Begriff allerdings wieder seinem Ursprung, wonach er für "Rolle" oder "Maske" (des Schauspielers) stand. Eine Person wird im gesellschaftlichen wie rechtlichen Sinne nicht gleichermaßen definiert wie in einer anthropologischen oder pflegewissenschaftlichen Beschreibung. Personen können nämlich rechtlich eingeschränkt werden, ja völlig entrechtet sein. Und die entsprechenden Kritiken, nicht zuletzt aus den Pflegeberufen heraus geäußert, zeigen, dass in sozialer und rechtlicher Hinsicht *Personen* auch in demokratischen Gesellschaften unterschiedlich verstanden und behandelt werden. Für die Pflege*personen* hätte derzeit der Begriff *Person* deshalb die Bedeutung von rechtlichem Status, der sowohl für die Pflegefachkraft wie für den Patienten gilt, wenn es um berufliche Rechte und Pflichten und um Patientenrechte geht. Ob damit allerdings dem Menschen ontologisch und logisch Genüge getan wird ist fraglich, denn für Medizin und Pflege müsste das aristotelische Prinzip, wonach der Mensch nicht nur *in actu*, sondern auch *in potenzia* - also immer - Mensch sei, gelten. Daher halten wir es für angebracht, in der Pflege zwischen den Begriffen Mensch und Person zu unterscheiden. Die Integrität, die es zu achten und zu wahren gilt, beruht auf dem Menschsein, und über diese Integrität muss eine Person im gesellschaftlichen und rechtlichen Sinne nicht immer verfügen.

Wenn theoretische Vorgaben und Grundlagen für den Pflegeberuf, wenn Pflegeleitbilder und berufsspezifische Veröffentlichungen die Ganzheitlichkeit pflegebedürftiger Menschen betonen, dann ist das "Selbst" oder das "Ich" eines solchen Menschen zu respektieren und das Handeln aus der eigenen ganzheitlichen Existenz heraus zu verantworten. Wer sich für Neurowissenschaften beruflich interessiert, wird heute auf wissenschaftliche Theorien und szientistische Aussagen stoßen, welche die menschliche Integrität einzig auf biologisch-neurologischer Basis behaupten, ja das "Ich" in das Reich der Illusion, welches unsere Gehirne erzeugen, verbannen. Nicht zuletzt mit den Namen der Hirnforscher Gerhard Roth und Wolf Singer sind Aussagen verbunden, welche das mit freiem Willen ausgestattete Bewusstsein als kulturelles Produkt identifizieren und ein

Mensch, ob er nun erkrankt oder ein Verbrechen begeht, einfach Pech hat, da seine Gene und sein Gehirn über sein Leben entscheiden. Mit anderen Worten: Alles was wir denken, fühlen, wofür wir uns entscheiden wird vom Gehirn produziert und als neurologische Illusion oder kulturelle Errungenschaft psychisch in Form von Ichbewusstsein, Entscheidungsfreiheit, Geistestätigkeit und seelischem Befinden von uns Menschen fälschlicherweise als real angenommen. Die Kritiker gehen mit diesen Wissenschaftlern scharf ins Gericht; in Form von polemischen Angriffen aber auch scharfsinniger logischer Argumente, denn die Behauptungen der aktuellen "wissenschaftlichen Erkenntnisse" sind logisch nicht konsistent. Es soll hier nicht auf Einzelheiten eingegangen werden, sondern ein paar Hinweise müssen genügen. Es gelte damit die Behauptung, das Gehirn würde für uns alle Entscheidungen treffen - ob wir ins Kino gehen, Pfarrer werden wollen, ein Menü auswählen; immer sei es ein biologischer Naturvorgang im Kopf, immer hat das Hirn uns so denken lassen. Wie unterscheidet man dann das "Naturprodukt", welches aus dem cerebralen System hervorgegangen ist, von einer kulturellen Errungenschaft? Weiters verweist etwa Wolf Singer darauf, dass unsere Wahrnehmungssysteme in hohem Maße interpretativ seien, um zugleich aber die (mittels Wahrnehmungssystemen) festgestellten Beobachtungen über die neuronalen Aktivitäten (die ihm übrigens nur indirekt zugänglich sind) als naive realistische Objekte zu behandeln, die seine und Roths Behauptungen bestätigen sollen.[80] Es scheint in Wahrheit eher umgekehrt, denn unsere Wahrnehmungssysteme schützen unser Leben in den meisten Fällen besser als unsere Vorstellungen es tun, ganz zu schweigen davon, dass die beiden Herren auf ihre Wahrnehmungsorgane angewiesen sind, um Hirnforschung zu betreiben. Wer das Denken biologisch ansieht, der muss sich dessen bewusst sein, dass seine in Gedankenform vorgetragene Ansicht eine ebensolche Illusion ist wie andere geistige, durch das Gehirn hervorgebrachte Illusionen (wie von ihm postuliert), und deshalb sollte er sie nicht als "tatsächlich" behaupten. Warum wird dies hier vorgebracht? Wenn sich derartige Ansichten tatsächlich verbreiten würden, wären Fragen über Kompetenz und Verantwortung, von Erwartung und Zielsetzung neurologisch bestimmt. Es wäre dann cerebrales Kismet ob wir erfolgreich sind oder Versager, ob wir gute oder schlechte Menschen sind. Wir wären in einer Gesellschaft, die an eine genetisch-neurologische Prädestination, eine ausschließliche Bestimmtheit durch Gene und Neuronen glaubt, wie in vorhandenen religiösen Vorstellungen geglaubt wurde und wird, dass unser Schicksal durch einen Gott oder mehrere Götter vorgegeben ist.

Nicht an ein vernunftbegabtes "Ich" zu glauben ist ähnlich dem psychologisch fundierten Irrationalismus, der bei Singer und Roth neurophysiologisch begründet wird. Während die psychologische Grundlage (wie bei David Hume) dazu führt, dass der Verstand Sklave der Leidenschaften ist und sein soll[81], führt die neurologische Determinante zu einer cerebralen Versklavung desselben. Wenn die Auffassung angenommen wird, wonach menschliches Wollen und Handeln wegen der irrationalen aber unwiderstehlichen Macht des Assoziationsgesetzes entstehen oder durch eine neuronal-teleologische Determiniertheit verursacht werden, dann, so kann man mit dem Philosophen Bertrand Russell pointiert sagen, "wäre der Verrückte, der sich für ein Rührei hält . . . nur deshalb abzulehnen, weil er sich in der Minderheit befindet."[82]

Wenn wir das Gehirn als das Organ betrachten, welches unsere Persönlichkeit formt, so ist die Frage, wie das Gehirn diese personale Identität auf der Grundlage von Genen und Erfahrungen erzeugt, die wesentliche. Wie Gerald Fischbach, Torsten Wiesel, Joseph LeDoux und andere führende Neuro- und Kognitionswissenschaftler bereitwillig zugeben, haben die entsprechenden Fachgebiete keine Ahnung davon, "wie uns unser Gehirn zu der Person macht, die wir sind. Es gibt bislang noch keine Neurowissenschaft der Persönlichkeit. Wir haben wenige Erkenntnisse darüber, wie das Gehirn Kunstwerke und geschichtliche Ereignisse erlebt. Die geistige Zerrüttung bei der Psychose ist noch immer ein Rätsel."[83] Das einzige, was wir aus eigener Erfahrung wissen ist der Umstand, dass der Verlust der Persönlichkeit, der eigenen Integrität zu schwerwiegenden Problemen für den Betroffenen führt.

Gerade eine Pflegetherapie, die sich auf Wahrnehmung, neuronale Bahnen und cerebrale Strukturen stützt, muss sich - über das berufs- und methodenspezifische Interesse hinaus - mit der Gesamtentwicklung der Neurowissenschaften befassen. Antonio R. Damasio bringt den derzeitigen Stand, der vor allem Bewußtsein, Geist und Selbst betrifft, in eine gefasste Form: "In unserem augenblicklichen Verständnis der Frage, wie aus neuronalen Mustern Vorstellungsbilder werden, klafft eine riesige Lücke. . . . Auf der Ebene der Systeme kann ich den Prozess bis zur Organisation der neuronalen Muster erklären, indem ich mich daran orientiere, was für Vorstellungsbilder entstehen werden. Doch ich bin nicht in der Lage, Vermutungen darüber anzustellen, wie die letzten Schritte der Vorstellungsbilder aussehen - von einer Erklärung ganz zu schweigen." Des weiteren stellt Damasio fest: "Die Ergebnisse der modernen Neurobiologie lassen nicht nur darauf schließen, dass Vorstellungen im Gehirn entstehen, sondern

Conclusio

auch, dass ein Großteil der Vorstellungen, die im Gehirn entstehen, von Signalen aus dem eigentlichen Körper geformt wird."[84]
Einer der häufigsten Mechanismen, welche aus der Neuropsychologie heraus für die Entwicklung mentaler Prozesse und damit Bewusstseinsvorgänge genannt wird, ist die Aufmerksamkeit. "Das Bewußtsein ist wesentlich für die Unterscheidung realer und vorgestellter Bewegungen, realer und imaginärer Objekte und für die Unterscheidung zwischen momentanen Ereignissen und Erinnerungen." Bewusstsein ist kein Ja-oder-Nein-Phänomen. "Man beobachtet in der Evolution vielmehr einen graduellen Anstieg im Bewusstsein, der mit der zunehmenden Organisation und Steuerung sensorischer und motorischer Fähigkeiten einhergeht. Das höchstentwickelte Mittel dafür ist die Sprache, mit der auch die Kapazität von Aufmerksamkeitsprozessen anwächst."[85]
Daraus könnte geschlossen werden, dass der genannte graduelle Anstieg, bedingt durch Entwicklung und Organisation der Sinne und der Sprache, beim Menschen das "Selbstbewusstsein" entwickelt hat, welches zum "Ich-Verständnis" führte. Dieses "Ich" kann deshalb kaum als bloße "Kulturleistung" angesehen werden, sondern vielmehr ein aus der Phylogenese begründbares natürliches Resultat. Sicher haben kulturelle, politische, wissenschaftliche und religiöse Einflüsse dieses "Ich" vermehrt unterstützt oder verdrängt; die Singularität, ja Entität aber ist bereits auf biologischer Ebene nachweisbar, was wiederum auf neurologischer oder psychologischer Ebene nicht einfach ignoriert werden kann.
Die Selbstwahrnehmung und damit das Empfinden der eigenen Identität erfolgt über die Körperoberfläche. "Wenn wir über unsere Augen den eigenen Körper wahrnehmen, so ist dies eine Wahrnehmung von ‚außen', sie ermöglicht nicht eine Wahrnehmung als ein eigenständiges ‚Ich'. . . . Über die Hautwahrnehmung jedoch spüren wir uns selbst, unseren Körper, auch wenn wir eine andere Person anfassen."[86] Entsprechend bilden Körper und Gehirn einen einheitlichen Organismus und interagieren wechselseitig über chemische und neuronale Bahnen. "Die Gehirnaktivität hat in erster Linie das Ziel, die Lebensregulation des Organismus zu unterstützen" . . . und da "der Geist in einem Gehirn entsteht, das mit dem Organismus eine Einheit bildet, ist der Geist Teil eines stark vernetzten Apparates. Mit anderen Worten, Körper, Gehirn und Geist sind Manifestationen eines einzigen Organismus. Zwar können wir sie zu wissenschaftlichen Zwecken unter dem Mikroskop sezieren, doch unter normalen Bedingungen sind sie praktisch untrennbar."[87]
In unserem Gehirn bildet sich, wie manche meinen, ein Körperschema in dem

unsere Vorstellungen, Erwartungen, Erkenntnisse, Gefühle und Erfahrungen bezüglich unseres Körpers gesammelt sind.[88] Wir selbst ziehen allerdings eine Differenzierung dieser Verallgemeinerung vor. Das sogenannte *Körperschema* wäre demnach jenes, das wir genetisch und ontogenetisch erwerben, indem zwischen den anatomischen und organischen Gegebenheiten ein Zusammenhang entsteht, der dem entspricht, was einen Menschen in seiner Erscheinung und Bedingung ausmacht und objektiv betrachtet werden kann. Beim *Körperbild* unterscheidet beispielsweise Damasio zwischen Bildern des Fleisches und Bildern von bestimmten Sinnesorganen. Während erstere skizzenhaft aus den neuronalen Mustern gewonnen werden, die den Zustand im Inneren des Organismus abbilden, verändert z.B. bei Tasterlebnissen die mechanische Berührung zwischen einem Objekt und der Körpergrenze die Aktivität der Nervenenden, die an dieser Grenze - der Haut - liegen. "Form und Textur der Vorstellungbilder werden aus diesem Prozess gewonnen."[89] Gesamt bezieht sich dieses Körperbild auf das individuelle des jeweiligen Organismus, was der Eigenerfahrung und Vorstellung vom Körper eines Menschen entspricht. Emotionen haben dabei wie alle Phänomene der Lebenssteuerung entweder direkt oder indirekt mit der Unversehrtheit und Gesundheit des Organismus zu tun, "die letztlich zu jenen Veränderungen in der Hirnkartierung von Körperzuständen führen, die die Grundlage von Gefühlen bilden."[90] Mittels Emotionen kann zwar effektiv aber nicht kreativ auf eine Reihe von Bedingungen reagiert werden, während das Gefühl mental zu verstehen ist, welches Aufmerksamkeit und Gedächtnis dauerhafter beeinflusst.[91] Darunter kann auch das verstanden werden, was wir *Körpergefühl* nennen wollen, welches sowohl dem tatsächlichen Körperzustand entsprechen, durchaus aber von diesem abweichen kann. Körpergefühle können sich rasch ändern (Neukartierung) und sehr nützlich sein. Krankhaft werden sie dann, wenn sie sich ohne tatsächliche Entsprechung manifestieren; unbestimmt sind sie dann, wenn die Wahrnehmung von Körperbild und Umwelt beeinträchtigt ist. Aus alldem folgt, dass der Mensch nicht auf sein Gehirn reduzierbar ist, denn weder die Masse noch die Zahl der Neuronen eines Gehirns (siehe Walfisch oder Elefant) lassen entsprechende Vergleiche zu, wonach die "grauen Zellen" oder ihre Quantität allein entscheidend für Geist und Denkprozesse wären. Es sind die anatomisch-organischen Voraussetzungen, die dem menschlichen Gehirn Möglichkeiten und Fähigkeiten verleihen, über die ein Elefant oder eine Schlange nicht verfügen. Zum Beispiel können sich "weder Schlange noch Elefant auf unseren menschlichen Standpunkt versetzen, weil sie sich diesen Standpunkt nicht (und überhaupt gar nichts) vorstellen können, und sie können dies nicht, weil sie keine Hände haben.[92] Der Evolutionsbiologie Ernst Mayr hätte wohl angemerkt, dass die Frage nach dem "Warum"? in den durchaus als konstruktivistisch anzusehenden "naturwissenschaftlichen" Feststellungen der kritiserten Szientisten fehlen würde. Daher sind alle neurowissenschaftlichen Erkenntnisse nur begrenzt aussagekräftig, nicht zuletzt wenn es um den Menschen geht.

Aus alledem entsteht ein Bild des Menschen, welches für die Pflege, sei sie professionell oder laienhaft, gültig sein muss. Der Begriff der Person greift zu kurz, denn die damit verbundene soziale und rechtliche Stellung ist nur ein Attribut, welches zum biologischen, physiologisch-psychologischen, sozialen und sprachbegabten Menschen gehört, der neben seiner Fähigkeit zur persönlichen Erinnerung über ein Geschichtsbewusstsein verfügt, welches ihm ermöglicht, die Erfahrungen vergangener Generationen zu nutzen. Mögen dem Menschen innerhalb einer Gesellschaft auch Rechte, seien sie positiv oder negativ zu verstehen, zugestanden werden; kann er sich daraus auf Ansprüche berufen die ihm Denk- und Entscheidungsfreiheit garantieren, so ist dieses gesamte Regelwerk dennoch brüchig, wenn er erkrankt und auf andere angewiesen ist. Denn "der Schmerz und das Unglück lassen die Ansprüche des Geistes bis zu einem Punkt schrumpfen, an dem sie auf die Forderung reduziert sind: *Was es auch sei*, wenn es nur aufhört oder nicht eintritt!"[93]

Persönliche Freiheit geht bei Krankheit teilweise oder ganz verloren und auch ein Verlust der Vermittlungsfähigkeit des Geistes tritt auf, der es nicht ermöglicht, von einer prinzipiellen Autonomie kranker Menschen zu sprechen, sondern wohl eher von der Verantwortung anderer, die vorübergehend stellvertretend dafür eintreten. Daher ist der Begriff "Klient", der im Zusammenhang mit Pflegeberufen hin und wieder verwendet wird, kein brauchbarer Terminus. Mit "Klient" wurde ursprünglich eine landlose oder landarme Person bezeichnet, die in Abhängigkeit zu einem Patron steht, der auch für deren Rechtsschutz zuständig war, woraus sich später die Klientel von Anwälten ergab, die dann unter deren Schutz stand. Im Englischen und Französischen ist der *client* weitgehend der Kunde oder der Käufer. Dorothea Orem lehnt den Begriff *Klient* für die Pflege kategorisch ab. "Manche Pflegekräfte haben es sich angewöhnt, ihre Patienten ‚Klienten' zu nennen. Offenbar wollen sie den vertraglichen Charakter der Beziehung zwischen Pflegekräften und pflegebedürftigen Personen unterstreichen und den Eindruck der Passivität vermeiden, der mit dem Begriff ‚Patient' verbunden ist. Der Begriff ‚Klient' ist in Anwaltspraxen, in der Geschäftswelt und im Handel üblich ... Ein Klient ist eine Art Kunde, der regelmäßig oder gelegentlich die Dienste anderer in Anspruch nimmt ... Personen, die regelmäßig oder gelegentlich die Dienste von Pflegekräften in Anspruch nehmen, also Klienten bestimmter Pflegekräfte sind, befinden sich möglichweise zu einem bestimmten Zeitpunkt nicht in pflegerischer Behandlung und besäßen dann auch nicht den Patientenstatus."[94]

Ob sich für die Pflege das Problem als Selbstpflegedefizit darstellt oder als mangelnde Adaptionsfähigkeit zur Erhaltung der Integrität; kranke Menschen sind schon deshalb *Patienten*, weil sie dulden und leiden müssen; sie müssen hinnehmen, dass sie ihr Befinden zu ertragen haben und ohne Hilfe anderer nicht auskommen; sie müssen Geduld haben. Damit führt der Begriff *Patient* unmittelbar zu den Pflegekräften hin, und verweist auf deren Bereitschaft zur Geduld gegenüber dem Kranken. Myra Levine bemerkt dazu an einer Stelle: "Menschen als ‚Klienten' zu bezeichnen, verstärkt deren Abhängigkeit, weil ein Klient im wörtlichen Sinne ein ‚Höriger' ist. Der Begriff Patient dagegen bedeutet ‚Leidender'. Der Umstand des Leidens bedingt, dass die Betreffenden für einen bestimmten Zeitraum die eigene Unabhängigkeit aufgeben und die Fürsorge anderer Menschen akzeptieren müssen."[95]

Deshalb ist für die Homunculus-Pflegetherapie und die Pflege ganz allgemein der Begriff *Patient* die bestmögliche Definition für den Menschen, um den sie sich bemüht. Der in Krankheit und Hilfsbedürftigkeit duldende Mensch, der Patient, entspricht genau der pflegeberuflichen Intention, eines Pflegeethos, und damit des dieser Intention entsprechenden moralischen Bewusstseins.

Ethik

Das Wort "ethisch" im Sinne einer philosophischen Disziplin wurde erstmals von Aristoteles gebraucht. Seine Theorie der Tugenden der "rechten Mitte" fand ihren Platz innerhalb des Prinzips eines "guten Lebens", einem *eudaimonaia*, einem "Leben unter einem guten Dämon" (Schutzgottheit, Schutzgeist).[96]

Mit dem Christentum oder später durch Kant, wie anderen Ethikkonzeptionen traten neue Ethik-Postulate an die Stelle der *Nikomachischen Ethik* des Aristoteles oder (modifiziert) neben sie. Zugleich kann festgestellt werden, dass die moralischen Fragen und Probleme wesentlich zeitloser sind als etwa technische oder wissenschaftliche, und daher muss man hier in viel höherem Maße auf das zurückgreifen, was Philosophen der Vergangenheit erarbeitet haben.

Unter Ethik ist die kritische Reflexion bestehender Moralen zu verstehen, wobei nach den Bedingungen und Möglichkeiten des moralischen Handelns und nach der Begründbarkeit moralischer Normen gefragt wird, um zugleich zu versuchen, selbst solche zu formulieren.[97]

Ob in der sokratischen *Gesinnungsethik* oder in der aristotelischen *Tugendethik*, es geht immer um die Weisheit, die Klugheit, die grundsätzliche Einstellung, die das Handeln leiten soll. Daher ist Ethik nicht gleichzusetzen mit bestehendem Recht oder individueller Moral, sondern behandelt diese beiden Aspekte im jeweiligen sozialen Gefüge. Gesetz und damit Recht kann deutlich von ethisch vertretbaren Argumenten abweichen; die ausufernde Differenzierung, welche in der Jurisprudenz eine zunehmende Spezialisierung erfordert, fokusiert den Blick auf partikulare Probleme und verliert im Entscheidungsbereich nicht selten den Überblick und damit den Blick auf grundsätzliche ethische Werte und Normen. Moralische Entscheidungen werden von vielen Faktoren beeinflusst, zum Beispiel von soziologischen und kulturspezifischen Gegebenheiten oder auch von psychologischen Entwicklungsmomenten[98], in denen Alter und Geschlecht ebenso eine Rolle spielen wie die subjektiv erlebte aktuelle Situation. Sie werden demnach durch Einflüsse mitbestimmt, die von außen kommen oder innerlich entstehen, die zwar moralisch erklärbar sein mögen, in manchen Fällen ethisch aber nicht vertretbar sind. Ethische Konzepte machen übrigens nur dann einen Sinn, wenn sie die Frage "Was sollen wir tun?" mit praxisbezogenen Leitgedanken versehen. Daher sind alle Wertesysteme auf ihre praktische Anwendung und die daraus folgenden Konsequenzen hin zu untersuchen.

Weder Naturrecht noch Gruppenethik wäre nach dem in Österreich geborenen Wissenschaftsphilosophen Karl Raimund Popper die Basis, um ethisches Handeln zu bestimmen, sondern die Gemeinsamkeit menschlicher Vernunft. Aus der Verbindlichkeit der Natur wird sonst nämlich "eine Verbindlichkeit der Vernunft, die dort eine Preisgabe bzw. Kontrolle der Natur verlangt, wo deren Mechanik gerade nicht Ordnung garantiert, sondern ins Chaos zu führen droht (Naturzustand als Status nicht durch transsubjektive Vernunft kontrollierter Rechtsansprüche).[99] Religiöse Ethikkonzeptionen können hilfreich sein, bergen aber - wie gesellschaftsideologische auch - die Gefahr in sich, einer Gruppenethik, einer "Hordenmoral" zu entsprechen. In den meisten Interpretationen des Talmud durch jüdische Kommentatoren bezieht sich die Aufforderung zur "Nächstenliebe" einzig auf die Liebe zum Mitjuden.[100] Christen haben aus "Liebe und Sorge um deren Seelenheil" Ungläubige gefoltert, um sie zu überzeugen, und gemordet, um sie zu erlösen, weil diese nicht an den "rechten Gott" glaubten und damit keine Christen waren. Um aber moralisch nach ethischen Werten handeln zu können, bedarf es der individuellen Ungebundenheit. Deshalb sind es Gruppenmoral oder ideologische Moralvorstellungen, die in egalitären Gesellschaftsformen die Gleichheit innerhalb der Gruppe bestimmen. Aber Gleichheit ist nur ein schöner Traum, der die Freiheit gefährdet; ja wenn diese verloren ist, es unter Unfreien auch keine Gleichheit geben kann. Und damit ist klar: Freiheit ist wichtiger als Gleichheit.[101]

Daher sind die drei gängigen Grundtypen ethischer Systeme, die in der Gegenwart vorherrschen, nämlich "*Wertethik*, der *soziale Eudämonismus* und die auf einer unveränderlichen Wesens- und Zielordnung beruhende und darin Gottes Gebot anerkennende *christliche Ethik*" nach ihren praktischen Konsequenzen zu hinterfragen. "Eine auf bloß positiven Geboten beruhende Ethik wäre allenfalls Moraltheologie, aber nicht philosophische Ethik.[102]

Der 1950 verstorbene Philosoph Nicolai Hartmann hat der Wertethik, die als "materielle" bezeichnet wird, eine tiefe, reiche und exakt konstruierte Gestalt gegeben. Neben s*ittlichen Werten*, so Hartmann, gibt es auch *Güterwerte*, zu denen neben Geld- und Sachwerten auch vitale Güter wie die Gesundheit gehören. "Der sittliche Wert einer Handlung ist völlig unabhängig davon, wie materiell und in diesem Sinne ‚niedrig' er als Wert sein mag." Innere Zuwendung, das Zuhörenkönnen, das Zeithaben für andere sind Werte, wenn der andere das Zuhören, den Rat und den Trost *braucht*. "Die materielle Wertethik heißt also deshalb so, weil es hier um die Verwirklichung von Inhaltswerten für den bedürftigen Nächsten geht, nicht um die sittliche Formung der eigenen Person, die nur unbeabsichtigtes ‚Nebenprodukt' ist." Hartmann macht klar, dass dem größten Wert nicht automatisch der größte Unwert gegenübersteht. Ein taktvoller Umgang mit anderen Menschen ist ein sehr hoher Wert, Taktlosigkeit ein relativ geringer Unwert. Mord ist das schwerste Verbrechen, also ein extrem hoher Unwert; der Nicht-Mord, also das Am-Leben-Lassen des Mitmenschen, kein besonders hoher sittlicher Wert, sondern eine Selbstverständlichkeit.[103]

Nach Hartmann können auch Tugenden als Werte betrachtet werden wie andere Güter, da sie für einen *anderen* von hohem Wert sein können. Es geht nicht um die ego-moralische Erhöhung, sondern um den erkennbaren Wert für den Mitmenschen. Der sittliche Wert entspricht dem Wert, der von dem empfunden wird, dem die sittliche Handlung zukommt. An sich sind ethische Werte immer da, so Hartmann, sie sind nur nicht den Menschen immer alle bewusst.[104]

Die dabei nötige Verantwortlichkeit für das eigene Handeln beruht auf der dafür nötigen Freiheit des Individuums und kann, wenn diese Freiheit eingeschränkt ist, in die Verantwortlichkeit anderer übergehen. Der kantianische "gute Wille", der aus der Sicht von Kant einzig als "Gut" bezeichnet werden kann, bedarf der Willensfreiheit. Und so lautet das Argument: "Moralisch empfinden zu können gehört zur Idee des Personseins. Dann aber gehört zu dieser Idee auch, dass Personen in ihrem Willen unbedingt frei sind, denn die bloß bedingte Freiheit entzieht den moralischen Empfindungen den Boden. Und daher gilt: Wenn sich jemand als Person verstehen will, muss er sich in seinem Willen für unbedingt frei halten. Wir verstehen uns als Personen. Also müssen wir uns in unserem Willen für unbedingt frei halten."[105]

Da eine Gemeinschaft nie unmittelbar handlungsfähig ist, "sondern ein gemeinsamer Wille immer erst durch die Einzelwillen hergestellt werden muss, so ist das Individuum das eigentliche Subjekt aller Zwecksetzung und folglich ist der Individualismus keine bloße historische Erscheinung, sondern die notwendige Anschauung, wenn von Zwecktätigkeit soll geredet werden können. . . . Es hat also keinen Sinn, sich auf andere kulturelle oder epochale Zusammenhänge zu berufen." Wer freie Zwecktätigkeit leugnet, für den sind Fragen nach Recht oder Unrecht hinfällig.[106]

Das hier als nötig festgestellte individuelle Freiheitsprinzip führt zu Selbstbindung und Selbstverpflichtung. Es geht dabei insgesamt nicht nur um das Menschenlos, sondern zugleich um das Menschenbild, ". . . nicht nur um physisches Überleben, sondern auch um Unversehrtheit des Wesens." Und so muss die Ethik, die beides zu hüten hat, über die Klugheit hinaus eine solche der Ehrfurcht sein.[107]

Zu diesem Erscheinungsbild gehört die erkenntnistheoretische Auffassung, wie sie von Baruch de Spinoza formuliert wurde, wonach der Mensch als erkennendes Subjekt keine Wirklichkeit hätte, "wenn sein Körper als unmittelbarer Gegenstand seines Erkennens nicht selber wirklich existierte. Deshalb muss der Geist als Idee seines Körpers dasjenige, was sich im Körper ereignet auch wahrnehmen; denn durch dieses Wahrnehmen, wie bewusst es auch sein mag, ist er selber konstituiert." Dabei beruhe der menschliche Geist auf der Komplexität, er sei nicht einfach, sondern setze sich aus sehr vielen Ideen zusammen. Anders gesagt: Es gibt zwar anders verfasste Dinge, wie Körper es sind, sie sind aber nicht konstitutiv für das konkrete menschliche Sein. Wohl aber ist der Geist Teil eines Kontinuums, welches den Menschen in seiner Erscheinung ausmacht. Und es ist die komplexe Struktur und die Wahrnehmungsmöglichkeit, die den Menschen in seiner Erscheinung prägt.[108]

Hier soll die Problematik nicht verschwiegen werden, die nach Spinozas insgesamtem Denken in einen psycho-physischen Parallelismus führen kann. Dennoch ist der menschliche Körper unabdingbar für die geistige Erscheinung und demnach ist das konstituierte "Ich" kein zusammengesetzter, sondern ein einfacher Begriff, der sich wie der Begriff "gut" nicht definieren lässt, "denn definieren kann man nur komplexe Begriffe, die analytisch in Teile zerlegbar sind." Und so kann man den Menschen, ein Pferd, einen Organismus unterteilen, aber nicht das "Ich". Denn nach George Edward Moores sprachanalytischer Feststellung scheitern solche Versuche daran, "dass etwas Einfaches nicht mehr unterteilt werden kann." Ja es ist auch nicht möglich, die Bedeutung des Begriffs durch ein anderes Wort zu ersetzen.[109]

Wenn ein Mensch physisch oder psychisch gefoltert wird, mag er vieles zugeben wollen, er mag sich sogar selbst verleugnen; wenn er die Torturen aber überlebt wird er wissen, dass diese ihm und nur ihm geschehen sind. Menschen mögen Verwandte, Freunde und Bekannte verlieren oder ihre Identität wechseln, ihr "Ich" bleibt ihnen erhalten. Das "Ich" zerlegen, ihm eine andere Bedeutung geben zu wollen kommt einem naturalistischen Fehlschluss gleich.

Das Körper-Geist-Kontinuum ist demnach in seiner Ausgeprägtheit eine spezifisch menschliche Eigenschaft. Der empirische Verweis Spinozas auf Körper und Wahrnehmung ist von ethischer Relevanz. Denn wir wünschen nicht, dass jemand uns hindert zu reden, zu sehen, zu hören, zu schlafen usw. Und wir leiden, "wenn jemand uns fesselt oder einsperrt, uns schlägt, verwundet oder tötet, uns körperlichen Foltern unterzieht oder psychischen, die unser Denkvermögen beeinträchtigen oder vernichten." Als Grundlage einer Ethik kann daher gelten: "Wir müssen in erster Linie die Rechte der Körperlichkeit anderer respektieren, zu denen auch das Recht zu reden und zu denken gehört."[110]

Demnach ist jede ethische Verletzung als körperliche zu verstehen. Denn um amoralisch oder unethisch an jemandem oder etwas (Pflanze, Tier) zu handeln, muss ich der Person oder dem Lebewesen habhaft sein, muss ich mächtig sein, um entsprechende Wirkung zu erzielen. Die verbale Beleidigung eines Menschen, der fern von mir und dessen ich nicht habhaft bin, der auf mich und meine Meinung nicht angewiesen ist, mag zwar als unmoralisch gelten, kann aber ethisch gesehen nicht verletzen; es sei denn diese Beleidigung würde publik und hätte indirekte Folgen für den so Gekränkten. Dann käme allerdings wiederum das physische Moment zum tragen. Die indirekte Verletzung bezieht sich auf die beeinflussende Wirkung auf andere, die dann die ethische Verletzung begehen, wie sie durch Ideologien und Meinungsbeeinflussung durch oftmals Intellektuelle nachweislich erfolgte und noch geschieht. Gerade in den Gesundheits- und Krankenpflegeberufen ist dieser Aspekt von größter Bedeutung, da begrenzt entscheidungs- und handlungsfähige und damit abhängige Menschen mehr oder minder für einen gewissen Zeitraum sowohl der Kompetenz als auch der Moral von Pflegefachkräften körperlich ausgeliefert sind. Deshalb sind die vorab gemachten Feststellungen über Ethik, Moral und Recht für die Pflege insgesamt und daher auch für die Homunculus-Pflegetherapie nicht bloß schmückendes Attribut eines ohnehin humanistisch orientierten Berufes, sondern wesentlicher Teil professioneller Theorie und Praxis. Damit kann für die Pflege berufliche *Ethik* nur als eine *integrative* verstanden werden. Sie ist unabdingbarer Teil, der weder als gewissensberuhigender Überbau noch als notwendiges Anhängsel verstanden werden kann. Eine ethische Komponente, die für Pflegefachkräfte Priorität hat, ist das *kritische Potenzial*, z.B. gegenüber Maßnahmen, welche die Qualität der Pflege gefährden und damit den überantworteten Patienten schaden können. Die Fähigkeit zur argumentativen Kritik ist dabei an die *rationale Empathie* gebunden, dem ausreichenden *Einfühlungsvermögen* gepaart mit *kritischer Vernunft*. Pflegefachkräfte haben aus berufsrechtlichen Gründen die Autorität der Funktion in einer hierarchisch organisierten Gruppe hin und wieder zu akzeptieren, aus ethischen Gründen, aus Verantwortung dem Patienten gegenüber kann es nur die Autorität der Kompetenz sein. Zugleich kann der ethische Ansatz in der Pflege grundsätzlich als *"negativ"* gelten, wonach nicht das Streben nach Glück, sondern das vermeiden oder lindern von Leid oberstes Ziel ist. Daher ist die Ethik der Pflege mit Fürsorge zu verbinden.

Eine professionelle Pflegeethik, so die Meinung der Autoren, kann nur eine integrative sein, bedarf der rationalen Empathie und der kritischen Vernunft; sie ist fürsorglich zu verstehen und damit eine "negative Ethik", die sich an der Leidminderung orientiert und an eine Wertethik gebunden ist, in der der sittliche Wert einer Handlung nicht vom Handelnden aus bestimmt wird, sondern vom "Behandelten" her reflektiert.

So sehr die Kernsätze der christlichen Nächstenliebe einer ethischen Grundhaltung entsprechen, so oft auch die "Goldene Regel" als moralischer Basissatz genannt wird, wonach die Grundlage aller gesellschaftlichen Tugend lautet: "Man handle so, wie man selbst behandelt werden möchte"[111], so sind damit - ethisch

gesehen - Probleme verbunden. Die Nächstenliebe kann auch passiv verstanden werden, während Pflege immer aktiv verstanden werden muss. Die "Goldene Regel" hat das Problem der Zumutbarkeit, da nicht jeder so behandelt werden will, wie ich selbst es möchte oder akzeptieren kann. Eine Pflegefachkraft kann dadurch gegenüber anderen Pflegepersonen und gegenüber Patienten ohne böse Absicht Ansprüche stellen, die von diesen nicht angenommen oder erduldet werden wollen. In dieser Regel steckt das Problem des Gleichheitsprinzips, welches höchstens als Gleichheit vor dem Gesetz verwirklicht werden kann. Gerade die "Ungleichheit ist das Produkt des radikalsten und edelsten Triebes des Menschen, dem, seine persönliche Identität auf beste Weise zu verwirklichen."[112] Sowohl biologisch und physiologisch verstanden, können ethisch gesehen nicht in allem die gleichen Regeln gelten, die für einen Einzelnen von uns Gültigkeit haben. "Jeder Chirurg kennt bei seinen Patienten die Lage der Organe. Plötzlich gibt es einen Patienten, bei dem es anders ist. Den kann man nicht so operieren wie alle anderen. Und wie oft verschreiben Ärzte ihren Kranken eine Medizin, die sie immer verschreiben, die aber im Einzelfall nicht die richtige ist?" Und daher sind die Menschen nur eine Summe aus all den einzelnen Individuen.[113]
Ganz zu schweigen von den psychischen Unterschieden, von der abweichenden Intensität, mit der Schmerz empfunden wird, von eigenen Erfahrungen und kulturellen Eigenheiten. Deshalb kann es für den Pflegeberuf handlungsethisch betrachtet keine Klienten, keine Diabetiker, Moribunde, Apalliker usw. geben, sondern nur den einzelnen Kranken, der unter einer Verletzung oder Krankheit leidet und der einer Hilfe bedarf.
Und aus diesen Gründen scheint es für eine professionelle Pflege unserer Meinung nach ratsam, als Kernsatz für eine Pflegeethik, der ihrem moralischen Handeln entspricht, Schopenhauers Grundsatz aufzugreifen: *"Neminem laede, omnes, quantum potes, juva"* (Verletze niemanden, hilf allen, soviel du kannst),[114] also "Schade niemandem, sondern hilf allen, so gut Du kannst."[115]
Dieser Satz ermöglicht, eine Handlung auf ihren sittlichen Gehalt hin zu überprüfen und zugleich, dass der moralisch Geforderte nicht überfordert wird. Pflegefachkräfte haben demnach (negativ) dafür zu sorgen, dass sie keinen Schaden verursachen und zugleich (positiv) hängt das Maß der Möglichkeit ihres Helfens von ihrem Können, von den vorhandenen Möglichkeiten ab. Gerade in sozialen Berufen kommt es nachweislich zu dem, was "Helfer-Syndrom" genannt, und in "Burn-out", in Depressionen, Masochismus, Aggressionen, ja Selbsttötungsgedanken zum Ausdruck kommt. Die Annahme, wonach Helfer in einer Nische der

Leistungsgesellschaft leben würden, weil sie "mit den Regressionen anderer" umgehen, "die sich nicht mehr ganz fit fühlen für den großen Wettbewerb"[116], ist nicht durchgehend haltbar. Der Pflegeberuf ist vom Wettbewerbsdenken, von Kosten-Nutzen-Rechnungen, Sachzwängen und Sparkonzepten längst erfasst. Mit Schopenhauers Satz kann dem politischen und professionellen Management, welches nicht selten soziale Berufe und speziell den der Pflege als Vehikel benutzt, um humanitäre Gesinnung zu transportieren, der moralische Spiegel vorgehalten werden. Der Wert pflegerischer Arbeit wird von den vornehmlich ökonomisch orientierten Teilen des Gesundheitswesens nach wie vor an den Handlungen und nicht an den Wirkungen gemessen. Die Ansprüche stehen dabei oftmals im Widerspruch zu den vorhandenen Quantitäten und Qualitäten der Pflegefachkräfte.

Berufliche Ausbildung, ja Bildung überhaupt, sind als moralische Verpflichtung anzuerkennen, die nicht nur gegenüber dem Pflegepersonal, sondern vor allem gegenüber den Patienten bestehen. Daher ist eine ethische Haltung und entsprechend moralisches Handeln schon wegen der Beispielfunktion von Führungskräften anzunehmen oder einzufordern. Innerhalb einer wissenschaftsorientierten Pflegeprofession haben sich die Privilegierteren ihrer Stellung bewusst zu sein und sind nicht zuletzt an ihrer ethischen Haltung, die von Redlichkeit, Bescheidenheit und pädagogischer Hilfsbereitschaft bestimmt sein muss, zu messen. Der Pflegeberuf kann nur so gut sein, wie es seine Bildung und Ausbildung zulässt und er kann dann nur so viel leisten, wie ihm personell und materiell zugestanden wird.

Wenn der Pflegeprofession ein gerechtes Maß und ein gebührender Platz zuteil wird, dann kann Pflege das bleiben, was sie schon immer war, nämlich Bewegung. Ganz in diesem Sinne versteht sich die Homunculus-Pflegetherapie, nämlich als Teil dieser Bewegung, dieses Prozesses, der sich Pflege nennt. Um diesen Prozess fortzusetzen, bedarf es in ethischer Hinsicht des Respekts. Des Respekts vor dem leidenden, dem kranken Menschen, und dem vor den Helfern, die es als ihre vornehmlichste Aufgabe sehen, Leid zu vermeiden oder zumindest zu lindern.

Literatur und Hinweise

1   Karl R. Popper: "Die Welt des Parmenides." München, 2001, S. 321

2   Reinhard Kamitz: "Analyse." in Josef Speck (Hg.): "Handbuch theoretischer Wissenschaftsbegriffe." Band 1 (A-F), Göttingen, 1980, S. 12

3   Jacqueline Fawcett: "Pflegemodelle im Überblick." Bern/Göttingen, 1996

4   John Locke, Buch I, Einleitung, 1690; zitiert in Gerhard Vollmer: "Evolutionäre Erkenntnistheorie." Stuttgart/Leipzig, 7. Aufl., 1998, S. 25

5   Reinhard Kamitz: "Methode/Methodologie." in Josef Speck (Hg.): "Handbuch wissenschaftstheoretischer Begriffe." Band 2 (G-Q). Göttingen, 1980, S. 429

6   Helmut Seiffert: "Methode." in Helmut Seiffert/Gerard Radnitzky: "Handlexikon zur Wissenschaftstheorie." München, 2. Aufl., 1992, S. 215

7   K. Ajdukiewicz: "Pragmatic Logic." Dordrecht/Boston, 1974, S. 188ff

8   R. M. Burian: "Empirismus." in Josef Speck: "Handbuch wissenschaftstheoretischer Begriffe." Band I (A-F). Göttingen, 1980, S. 157

9   John L. Casti: "Szenarien der Zukunft." Stuttgart, 1992, S. 26

10   Alexander Ulfig: "Lexikon der philosophischen Begriffe." Wiesbaden, 1997, S. 110

11/12   Karl R. Popper: "Die beiden Grundprobleme der Erkenntnistheorie." Tübingen, 2. Aufl., 1994, S. 123

13   Ernst Pöppel: "Lust und Schmerz." Berlin, 1982, zitiert in Wulf Schiefenhövel/Christian Vogel/Gerhard Vollmer/Uwe Opolka (Hg.): "Gemachte und gedachte Welten." Bd. 3, Stuttgart, 1994, S. 106

14   Dazu Jeanne Hersch: "Das philosophische Staunen." München, 6. Aufl., 1997, S. 32

15   Diane Ackermann: "Die schöne Macht der Sinne. Eine Kulturgeschichte." München, 1991, S. 9

16   Dazu John Dewey: "Logik. Die Theorie der Forschung." Frankfurt/M., 2002, S. 38

17   Dazu Hartmut von Hentig: "Wissenschaft. Eine Kritik." München/Wien, 2003, S. 27

18/19   Andreas Fröhlich in Peter Nydahl/Gabriele Bartoszek (Hg.): "Basale Stimulation." Berlin/Wiesbaden, 1997, S. Vf

20   Georgi Schischkoff (Hg.): "Philosophisches Wörterbuch." Stuttgart, 22. Aufl., 1991, S. 157, S. 322

Conclusio

Literatur und Hinweise

21/24/28 Alfred Gierer: "Im Spiegel der Natur erkennen wir uns selbst." Reinbek bei Hamburg, 1998, S. 268f, S. 227, S. 268

22/23 Dazu Morton Hunt: "Das Rätsel der Nächstenliebe." Frankfurt am Main/New York, 1992, S. 15, S. 46

25/26/27 Antonio R. Damasio: "Der Spinoza-Effekt." München, 2003, S. 138, S. 140f, S. 143

29 Lexikon Medizin. Weyarn, o.Jg., S. 1059

30 Arvid Leyh: "Nur in deinem Kopf: Zurück ins Meer." 1999, www.nurindeinemkopf.de und Gerald Payer: Begleitschrift zur Eröffnung des Museums der Wahrnehmung, Graz, 1999

31 Arthur Schopenhauer bei Alfred Gierer: "Im Spiegel der Natur erkennen wir uns selbst." Reinbek bei Hamburg, 1998, S. 217

32/34 Dazu Martina Vohs/Ilse Winter (Hg.): "Fachpflege Rehabilitation." München/Jena, 1999, S. 4, S. 15,

33 Jürgen Mittelstraß: "Der Flug der Eule." Frankfurt/M., 2. Aufl., 1997, S. 81f

35 Jacqueline Fawcett: "Pflegemodelle im Überblick." Bern/Göttingen, 1996, S. 281ff

36 Martha E. Rogers: "An introduction in the theoretical basis of nursing. Philadelphia, 1970, S. 122

37 Dorothy Johnson: "One conceptual model of nursing." Nashville, 1968, S. 9

38 Imogene M. King: "King's general systems framework and theory." in J.P. Riehl-Sisca: Conceptual models for nursing practice." Northwalk, 3rd ed., 1989, S. 150

39 Siehe z.B. Diplomstudium Pflegewissenschaft. www.wi.fh-osnabrück, 2003

40 Harald Stefan/Franz Allmer et al.: "Praxis der Pflegediagnosen." Wien, 2. Aufl., 2000, S. 10ff

41 Hilde Steppe: "Auswirkungen auf Pflegekonzepte. Implikationen für die Praxis." in UlrikeHöhmann (Hg.): "Pflegediagnosen. Irrweg oder effektives Instrument professioneller Pflegepraxis?" Eschborn, 1995, S. 55

42/43 Dazu Penny Powers: "Pflegediagnosen aus diskursanalytischer Sicht." in Ingrid Kollak/ Margret Georg: "Pflegediagnosen: Was leisten sie - was leisten sie nicht?" Frankfurt/M., 2. Aufl., 2000, S. 50; darin auch Jürgen Habermas, zitiert nach Heiner Friesacher: "Bedeutung und Möglichkeit von Diagnostik und Klassifikation." S. 31

Literatur

44 Marjory Gordon/Sabine Bartholomeyczik: "Pflegediagnosen." München, 2001, S. 359ff

45/46/48/49/50/58/61
   Dazu Jacqueline Fawcett: "Pflegemodelle im Überblick." Bern/Göttingen, 1996,
   S. 209f, S. 370f, S. 367, 178ff, S. 182f, S. 181, S. 182

47 S. C. Sellers: "A philosophical analysis of conceptual models of nursing." Dissertation Abstracts International, 52, 1991, S. 147

51/52 Christian Göldenboog: "Das Loch im Walfisch." Stuttgart, 2003, S. 53, S. 58

53 Ernst Mayr: "Eine neue Philosophie der Biologie." München, 1991, S. 40-47

54 Martha E. Rogers: "Nursing: A science of unitary man." in J.P. Riehl/C. Roy: "Conceptual models for nursing practice." New York, 2nd ed., 1980, S. 334

55 Martha E. Rogers: "Nursing science and the space age." Nursing Science Quarterly, 1992, 5, S. 27-34

56 Antonio R. Damasio: "Der Spinoza-Effekt." München, 2003, S. 131f

57 Boris Cyrulnik: "Das Drehbuch menschlichen Verhaltens." München, 1996, S. 115f

59 K.M. Schaefer: "Creating a legacy." in K.M. Schaefer/J.B. Pond (Eds.): "Levine's concervation model: A framework for nursing practice." Philadelphia, 1991, S. 223
60 darin auch J. Grindley/M. Paradowski: "Developing an undergraduate program using Levine's model." S. 207f

62 Myra E. Levine: "The four conservation principles of nursing." Nursing Forum, 6, 1967, S. 46f

63 Dorothea Orem: "Nursing: Concepts of practice." St. Louis, 1991, 4th ed., S. 190

64 L. Schäfer: "Erfahrung." in Josef Speck (Hg.): "Handbuch wissenschaftstheoretischer Begriffe." Band 1, Göttingen, 1980, S. 166ff

65 Jürgen Mittelstraß: "Der Flug der Eule." Frankfurt/M., 2. Aufl., 1997, S. 83f

66/68/71/72
   Michel Rijntjes/Cornelius Weiller: "Funktionsanpassung im motorischen und im sprachlichen System." in Hans-Otto Karnath/Peter Thier: "Neuropsychologie." Berlin/Heidelberg, 2003, S. 710

67/69/70 Bryan Kolb/Ian Q. Wishaw: "Neuropsychologie." Heidelberg/Berlin, 2. Aufl., 1996, S. 456, S. 498, S. 457

Conclusio

Literatur und Hinweise

73	Manfred Spitzer: "Verdacht auf Psyche. Grundlagen, Grundfragen und Grundprobleme der Nervenheilkunde." Stuttgart, 2003, S. 86ff
74/75/76	Thomas Elbert/Brigitte Rockstroh: "Kortikale Reorganisation." in Hans-Otto Karnath/ Peter Thier: "Neuropsychologie." Berlin/Heidelberg, 2003, S. 690ff
77	Steven Pinker: "Das unbeschriebene Blatt." Berlin, 2003, S. 129-132
78	Dorothea Orem: "Nursing: Concepts of practice." St. Louis, 4th ed., 1991, S. 181
79	Alexander Ulfig: "Lexikon der philosophischen Begriffe." Wiesbaden, 1997, S. 306
80	Dazu: Freerk Huisken: "Zur Kritik Bremer ‚Hirnforschung': Hirn determiniert Geist - Fehler, Funktion, Folgen." Internet: www.fhuisken.de/roth.htm, 2003, S. 1-6 Bodo Hamprecht: "Der Dualismus von Willensfreiheit und Determiniertheit menschlichen Handelns." Skriptum einer Ringvorlesung an der Freien Universität Berlin vom 31. Jänner 2001 Neue Zürcher Zeitung, 18.06.2002, Frankfurter Allgemeine Zeitung, 29.04.2002
81/82	Karl R. Popper: "Das Problem der Induktion." in David Miller (Hg.): "Karl R. Popper: Lesebuch." Tübingen, 2. Aufl., 1997, S. 85-102
83	Dazu John Horgan: "Der menschliche Geist." Frankfurt/M., 2001, S. 51f
84/87/89/90/91	Antonio R. Damasio: "Der Spinoza-Effekt." München, 2003, S. 230f, S. 226f, S. 227f, S. 62, S. 98f
85	Bryan Kolb/Ian Q. Wishaw: "Neuropsychologie." Heidelberg/Berlin, 2. Aufl., 1996, S. 393f
86/88	Uta Wagener mit Verweis auf Didier Anzieu: "Fühlen - Tasten - Begreifen." Oldenburg, 2000, S. 88f, S. 86
92	Vilém Flusser: "Vom Subjekt zum Projekt." Bensheim/Düsseldorf, 1994, S. 198
93	Jean Valéry zitiert in Jean Starobinski: "Kleine Geschichte des Körpergefühls." Frankfurt/M., 1991, S. 136
94	Dorothea Orem zitiert in Jacqueline Fawcett: "Pflegemodelle im Überblick." Bern/ Göttingen, 1996, S. 314
95	Myra E. Levine zitiert in Jacqueline Fawcett: "Pflegemodelle im Überblick." Bern/ Göttingen, 1996, S. 176f

Literatur und Hinweise

96/103/104
Dazu Helmut Seiffert: "Einführung in die Wissenschaftstheorie 3." München, 2. Aufl., 1992, S. 58, S. 65ff

97 Dazu Konrad Liessmann/Gerhard Zenaty: "Vom Denken." Wien, 1996, S. 75

98 Dazu Olivia Dibelius/Marianne Arndt (Hg.): "Pflegemanagement zwischen Ethik und Ökonomie." Hannover, 2003, S. 15

99 Otfried Höffe: "Lexikon der Ethik." München, 4. Aufl., 1992, S. 196

100 Avishai Margalit: "Ethik der Erinnerung." Frankfurt/M., 2000, S. 27ff

101 Karl R. Popper: "Ausgangspunkte. Meine intellektuelle Entwicklung." Hamburg, 2. Aufl., 1994, S. 45

102 Georgi Schischkoff (Hg.): "Philosophisches Wörterbuch." Stuttgart, 1991, S. 186f

105 Peter Bieri: "Das Handwerk der Freiheit." München/Wien, 2001, S. 222

106 Malte Hossenfelder: "Der Wille zum Recht und das Streben nach Glück." München, 2000, S. 57

107 Hans Jonas: "Das Prinzip Verantwortung." Frankfurt/M., 1979, S. 8

108 Wolfgang Bartuschat: "Baruch de Spinoza." München, 1996, S. 84ff

109 George Edward Moore in Annemarie Pieper: "Selber denken." Leipzig, 1997, S. 92

110 Umberto Eco in Carlo Maria Martini/Umberto Eco: "Woran glaubt, wer nicht glaubt?" Wien, 1998, S. 85

111 Zitiert bei Udo Thiel: "Locke." Reinbek bei Hamburg, 1990, S. 82

112 Gonzalo Fernández de la Mora: "Der gleichmacherische Neid." München, 1987, S. 265

113 Ernst Mayr in Christian Göldenboog: "Das Loch im Walfisch." Stuttgart, 2003, S. 102f

114 Dazu Walter Abendroth: "Schopenhauer." Reinbek bei Hamburg, 16. Aufl., 1993, S. 94

115 Siehe Karl R. Popper: "Auf der Suche nach einer besseren Welt." München, 1984, S. 214

116 Wolfgang Schmidbauer: "Hilflose Helfer." Reinbek bei Hamburg, 1993, S. 216

Bildnachweise

Bildnachweise

Titelblatt Aquarell von Maria Spannring, Graz

Seite 1	"Ausblick eines Menschen." Bild: Helmut Faust
Seite 113	"Alpenländischer Homunkulus." Grafik: Helmut Faust
Seite 115	"Sensomotorische Repräsentationsfelder." In Robert F. Schmidt/Hans-Georg Schaible (Hg): "Neuro- und Sinnesphysiologie." Berlin/Heidelberg, 4. Aufl., 2000, S. 114
Seite 121	"Darstellung der Somatotopie des motorischen und sensorischen Homunkulus nach Penfield und Rasmussen." In Robert F. Schmidt: "Physiologie kompakt." Berlin/Heidelberg, 3. Aufl., 1999, S. 47 und S. 103
Seite 142 und 143	Sensible Bahnen: Graphische Darstellung, René Hojdeger, Hans Werner Wege, in Neurologie-Skriptum, Graz, 2003
Seite 202	"Kopf und Gesicht mit Muskeln." Grafik: René Hojdeger

Alle Bilder der Homunculus-Pflegetherapie®, Fallbeispiele und Methoden von Rene Hojdeger mit freundlicher Genehmigung der Familien Kofler, Hofer, Leyerer und Graf.
Modell-Lagerungen: Herr DpGKP Bernhard Strini

Seite 281   "Dynamisch-rhythmischer Prozess." Grafik: Helmut Faust

Wir danken dem Springer Verlag für die Benutzerrechte einiger von uns verwendeter Bilder.

Namenregister

Affolter, Felicie	105, 279	Dawkins, Richard	19, 28
Ajdukiewicz, K.	284	Demokrit	28, 45, 58
Anaxagoras	18, 36	Descartes, René	92
Angelaki, D. E.	262	Diderot, Denis	28, 46, 117
Anzieu, Didier	148	Dobzhansky, Theodosius	10, 298
Argelander, Friedrich	100		
Aristoteles	4, 16, 18, 36, 92 309, 315	Eccles, John C. Einstein, Albert	25, 52, 194 8, 83, 92, 297
Ayres, A. Jean	211	Elbert, T.	133
Azulaz, A.	147	Exner, Sigmund	155
Bergson, Henri	20	Fawcett, Jacqueline	3, 282
Bell, Sir Charles	37	Feldenkrais, Moshé	62
Berkeley, George	58	Ferrier, David	155
Bernstein, Nikolai A.	155	Feynmann, Richard P.	83
Bertalanffy, Ludwig v.	18, 297	Fischbach, Gerald	311
Bienstein, Christel	210	Flor, Herta	175
Binning, Gerd	84	Flusser, Vilém	25
Birbaumer, Niels	123, 124	Franklin, Benjamin	2
Boethius	309	Friedell, Egon	98
Boldrey, E.	118	Friedrich II.	92, 101
Boltzmann, Ludwig	93	Freud, Sigmund	101
Bouachba, Farouk	279	Fröhlich, Andreas	210, 287
Braun, Katharina	149	Frost, Robert Lee	22
Breuer, Josef	259		
Broca, Paul	155	Galen	103
Brown, Alexander Crum	259	Gdowski, G. T.	262
		Gehlen, Arnold	2, 76
Cabanac, M.	205	Georgopoulos, A. P.	52
Cain, W. S.	205	Gibson, James. J.	66, 147, 148
Calvin, William H.	13	Goltz, Friedrich	155
Capra, Fritjof	297	Graziano, Michael	129
Celsus	103	Grindley, J.	297
Cézanne, Paul	263	Gould, Richard	108
Chardin, Teilhard de	37		
Chargaff, Erwin	98	Habermas, Jürgen	295
Clark, S. A.	119	Haldane, J. S.	16, 54
Cyon, Elie von	259	Halberg, F.	49
		Hall, Edward T.	80
Damasio, Antonio R.	24, 25, 42, 67, 93, 311, 313	Hartmann, Nicolai Hatch, Frank	317 134
Darwin, Charles	41, 299	Heidegger, Martin	6

Namenregister

Heraklit	6, 18, 34, 45	Mach, Ernst	46, 259
Herophilos	33, 34	Maietta, Lenny	134
Hess, B. J. M.	262	Mandelbrot, Benoit	83
Hitzig, Eduard	155	Markinson, Robert	55
Hoag, John	76	Matthews, D. F.	133
Holst, Erich von	259	Mayr, Ernst	314
Hsiao, S. S.	148	McCrea, B. A.	262
Hume, David	311	Melissos	45
Husserl, Edmund	66, 302	Melsbach, G.	134
		Merfeld, D. M.	262
Jackson, John Hughling	128	Merleau-Ponty, Maurice	66, 146
Jaggi-Schwarz, K.	262	Meyer-Abich, Adolf	16
Jaspers, Karl	2, 92	Mitchell, Silas Weir	120
Jauron, Grace	294	Mogliner, A.	119
Johnson, Dorothe	293, 294	Monod, Jacques	30
Johnson, K. O.	148	Montague, Lady	104
Juvenal	85	Moore, George Edward	319
		Morris, Desmond	80
Kant, Immanuel	37, 66, 92, 315, 318	Mozart, Wolfgang Amadeus	103
		Mundinger, Mary	294
Kepler, Johannes	30, 65	Munk, Hermann	154, 155
Kierkegaard, Sören	92		
King, Imogne	293, 294	Newton, Isaac	29
Koestler, Arthur	2, 17	Nietzsche, Friedrich	92, 98
Konfuzius	76	Nothnagel, Hermann	155
Krieger, Dolores	100		
Krout, M. H.	80	Orem, Dorothea	293, 295, 302, 308, 314
Lafitau, Joseph-Francois	103		
LeDoux, Joseph	311	Paradowski, M.	297
Lehninger, Albert	87	Pei, Mario	80
Leroi-Gourhan, André	37	Penfield, Wilder	24, 25, 26, 114, 118, 120, 128, 138, 155
Levine, Myra	293, 297, 298, 301, 302, 315		
Libet, Benjamin	51, 52	Perez, A. J.	147
Lichtenberg, Georg Ch.	58	Piaget, Jean	60, 68, 105
Lilly, John C.	290	Pfurtscheller, Gert	123
Locke, John	283	Platon	98, 285
Lorenz, Konrad	12, 32	Plotkin, Henry	36
Lurija, Alexander R.	10, 13, 64, 151, 156	Polanyi, John Charles	297
		Pons, Tim	120, 124
		Pöppel, Ernst	285

Popper, Karl R.	194, 316	Snyder, L.	262
Posner, Michael I.	114, 118	Sokrates	316
Poincaré, Henri	72	Sperry, Roger Wolcott	194
		Spinoza, Baruch de	318, 319
Raichle, Marcus E.	114, 118, 121	Spitz, René	146
Ramachandran, Vilaynur S.	13, 24, 25, 60, 61, 121, 124, 126, 128	Spitzer, Manfred	121, 127
		Steppe, Hilde	295
		Stern, D.	145
Rannegger, Johann	249	Sternberg, Robert	52
Rasmussen, T.	24, 128	Strecke, Dorothea	212
Reil, Christian	117		
Rogers, Martha	293, 294, 297, 298, 299, 300	Tenon, Jacques René	104
		Thomas, Lewis	16
Rose, Steven	12	Turgot, Jacques	45
Roth, Gerhard	309, 310, 311		
Roy, Callista	293	Vega-Bermudez, F.	148
Rumpf, Horst	84	Vinci, Leonardo da	80
Russell, Bertrand	297, 311	Virilio, Paul	70
Sartre, Jean-Paul	5	Wagenschein, Martin	84
Schieber, Marc	129	Wang Wei	114
Schlick, Moritz v.	28	Watson, John B.	2
Schöffler, Herbert	287	Weaver, Warren	63
Schopenhauer, Arthur	2, 291, 321	Wiesel, Torsten	311
Schrödinger, Erwin	42	Wilhelm I.	100
Schwartz, A. S.	147, 148	Winfree, Arthur	53
Shannon, Claude	63	Wilson, Frank	65
Sheldrake, Rupert	31, 297	Wolf, Fred Alan	148
Sherrington, Sir Charles	2, 58	Wundt, Wilhelm	66
Singer, Wolf	309, 310, 311		
Skinner, Burrhus Frederic	2	Zalm-Waxler, Carolyn	289
Smuts, J. C.	16		

*Springer-Verlag
und Umwelt*

ALS INTERNATIONALER WISSENSCHAFTLICHER VERLAG sind wir uns unserer besonderen Verpflichtung der Umwelt gegenüber bewusst und beziehen umweltorientierte Grundsätze in Unternehmensentscheidungen mit ein.

VON UNSEREN GESCHÄFTSPARTNERN (DRUCKEREIEN, Papierfabriken, Verpackungsherstellern usw.) verlangen wir, dass sie sowohl beim Herstellungsprozess selbst als auch beim Einsatz der zur Verwendung kommenden Materialien ökologische Gesichtspunkte berücksichtigen.

DAS FÜR DIESES BUCH VERWENDETE PAPIER IST AUS chlorfrei hergestelltem Zellstoff gefertigt und im pH-Wert neutral.

SpringerKrankenpflege

Anita Steinbach, Johann Donis

Langzeitbetreuung Wachkoma

Eine Herausforderung für Betreuende und Angehörige

2004. Etwa 150 Seiten.
Broschiert **EUR 29,80**, sFr 51,–
ISBN 3-211-21189-6
Erscheint Juni 2004

Was tun, wenn Sie vor der Herausforderung stehen, Wachkomapatienten zu betreuen, sei es als Angehöriger, als Pflegeperson, als Arzt oder Therapeut?

Es gibt viele Missverständnisse im Umgang mit Wachkomapatienten. „Es sei ihnen nicht mehr zu helfen." Dass sie Lebensqualität haben könnten, wird oft angezweifelt. Dieses Buch zeigt neue Sichtweisen und eine Vielfalt an Wegen im Umgang mit Wachkomapatienten auf. In der Langzeitbetreuung stehen neben der motorischen Beeinträchtigung Wahrnehmungsprobleme im Vordergrund. Da sowohl Reizaufnahme als auch Reizverarbeitung gestört sind, ist es notwendig, verschiedene Stimulationsformen zu kennen und anzuwenden.

Neben theoretischen Grundlagen bieten die Autoren Informationen, Anleitungen und Anregungen für die Betreuung. Das Betreuungskonzept orientiert sich an den Aktivitäten des täglichen Lebens und an den individuellen Bedürfnissen der Patienten. Das Buch soll allen betroffenen Angehörigen, aber auch dem Pflegepersonal und den Ärzten ein wertvoller Ratgeber sein.

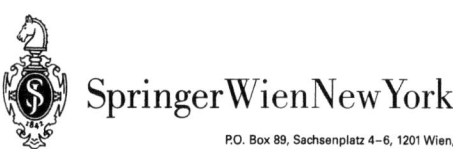

SpringerWienNewYork

P.O. Box 89, Sachsenplatz 4–6, 1201 Wien, Österreich, Fax +43.1.330 24 26, e-mail: books@springer.at, **springer.at**
Haberstraße 7, 69126 Heidelberg, Deutschland, Fax +49.6221.345-4229, e-mail: orders@springer.de, springer.de
P.O. Box 2485, Secaucus, NJ 07096-2485, USA, Fax +1.201.348-4505, e-mail: orders@springer-ny.com
Eastern Book Service, 3–13, Hongo 3-chome, Bunkyo-ku, Tokyo 113, Japan, Fax +81.3.38 18 08 64, e-mail: orders@svt-ebs.co.jp
Preisänderungen und Irrtümer vorbehalten.

SpringerKrankenpflege

Trixi Rosenthaler, Annelies Fitzgerald (Hrsg.)

Was haben Sie? Was fehlt Ihnen?

Praxisorientiertes NLP im Gesundheitswesen

2004. X, 362 Seiten.
Broschiert **EUR 39,80**, sFr 68,–
ISBN 3-211-00826-8

Was haben Sie? Was fehlt Ihnen?
In diesem praktischen Buch über NLP und seine Anwendbarkeit im Gesundheitswesen denken die Autorinnen nicht nur darüber nach, welche unterschiedlichen Welten die Antworten auf diese beiden Fragen entstehen lassen, sondern sie zeigen Ihnen vor allem praxisbezogene und kompetente Einblicke in die Welt des NLP.
Neben erkenntnistheoretischen Grundlagen des „Neurolinguistischen Programmierens" präsentieren die erfahrenen NLP-Trainerinnen präzise Beschreibungen von Techniken und Methoden, hilfreiche und zielorientierte Sprachmuster, Fallbeispiele, wirkungsvolle Übungen und verständnisfördernde Metaphern. All das ist für die LeserInnen in ihrem beruflichen Umfeld anwendbar und nützlich, fördert Flexibilität und Kreativität, ermöglicht gelungene Kommunikation nach innen und außen und garantiert eine hohe Qualität der Begegnungen. Aufschlussreich, anwendbar, vergnüglich und kompetent, kurz: praxisorientiertes NLP.

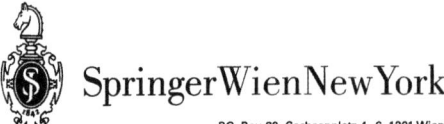

P.O. Box 89, Sachsenplatz 4–6, 1201 Wien, Österreich, Fax +43.1.330 24 26, e-mail: books@springer.at, **springer.at**
Haberstraße 7, 69126 Heidelberg, Deutschland, Fax +49.6221.345-4229, e-mail: orders@springer.de, springer.de
P.O. Box 2485, Secaucus, NJ 07096-2485, USA, Fax +1.201.348-4505, e-mail: orders@springer-ny.com
Eastern Book Service, 3–13, Hongo 3-chome, Bunkyo-ku, Tokyo 113, Japan, Fax +81.3.38 18 08 64, e-mail: orders@svt-ebs.co.jp
Preisänderungen und Irrtümer vorbehalten.

SpringerKrankenpflege

Gabriele Thür (Hrsg.)

Professionelle Altenpflege

Ein praxisorientiertes Handbuch

2004. XII, 180 Seiten.
Broschiert **EUR 29,80**, sFr 51,–
ISBN 3-211-40784-7

Wir werden alle länger leben – das prophezeit uns die demographische Entwicklung. Wie wir dabei mit alten und pflegebedürftigen Menschen umgehen, wird zu einer immer größeren Herausforderung unserer Gesellschaft.

Die Versorgung von alten Menschen kann sowohl in stationären Einrichtungen als auch zu Hause erfolgen und ist sowohl für betreute als auch betreuende Personen ein wichtiger Teil ihrer Lebens- und Arbeitswelt. In diesem Buch werden alle pflegerischen Handlungen und Begriffe in einzelnen abgeschlossenen Kapiteln praxisrelevant aufbereitet. Erfahrungsberichte, ein Glossar sowie Stimmungsbilder von in der Langzeitpflege tätigen Personen komplettieren das Werk.

Es ist daher unverzichtbar für alle Personen, die in der Pflege von alten oder chronisch erkrankten Personen tätig sind. Das Handbuch ist sicher ein weiterer und wichtiger Schritt, um professionelles Handeln beschreibbar zu machen.

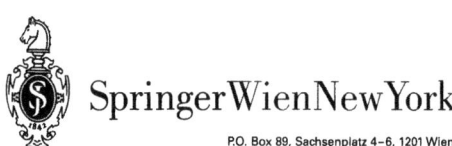

SpringerWienNewYork

P.O. Box 89, Sachsenplatz 4–6, 1201 Wien, Österreich, Fax +43.1.330 24 26, e-mail: books@springer.at, **springer.at**
Haberstraße 7, 69126 Heidelberg, Deutschland, Fax +49.6221.345-4229, e-mail: orders@springer.de, springer.de
P.O. Box 2485, Secaucus, NJ 07096-2485, USA, Fax +1.201.348-4505, e-mail: orders@springer-ny.com
Eastern Book Service, 3–13, Hongo 3-chome, Bunkyo-ku, Tokyo 113, Japan, Fax +81.3.38 18 08 64, e-mail: orders@svt-ebs.co.jp
Preisänderungen und Irrtümer vorbehalten.